W0254303

B. Wullich · K. Zang (Hrsg.)

Genetik von Krankheiten des Urogenitalsystems

Springer

Berlin
Heidelberg
New York
Barcelona
Hongkong
London
Mailand
Paris
Singapur
Tokio

B. Wullich K. Zang (Hrsg.)

Genetik von Krankheiten des Urogenitalsystems

Mit 142 Abbildungen und 36 Tabellen

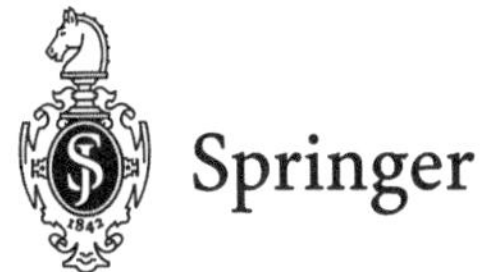

Springer

Wullich, Bernd, Priv. Doz. Dr. med.
Klinik und Poliklinik für Urologie und Kinderurologie
der Universität des Saarlandes
66421 Homburg/Saar
Deutschland

Zang, Klaus Dieter, Prof. Dr. med.
Leiter des Instituts für Humangenetik
der Universität des Saarlandes
66421 Homburg/Saar
Deutschland

ISBN-13: 978-3-642-64039-1 Springer-Verlag Berlin Heidelberg New York

Die Deutsche Bibliothek - CIP-Einheitsaufnahme
Genetik von Krankheiten des Urogenitalsystems : ????? ; mit 36 Tabellen /

ISBN-13: 978-3-642-64039-1 e-ISBN-13: 978-3-642-59589-9
DOI: 10.1007/978-3-642-59589-9

Softcover reprint of the hardcover 1st edition 2000

Umschlaggestaltung: de 'blick, Berlin
Satz: Cicero Lasersatz, Dinkelscherben

SPIN: 10542999 22/3135 5 4 3 2 1 0 – Gedruckt auf säurefreiem Papier

Inhaltsverzeichnis

Autorenverzeichnis

Herr Klaus BARTECZKO
Ruhr-Universität Bochum, Medizinische Fakultät,
Abteilung für Anatomie und Embryologie,
Universitätsstr. 150, MA6/142, 44801 Bochum

Herr Prof. Dr. med. Matthias BRANDIS
Universitätskinderklinik, Abt. Allgemeine Pädiatrie mit Poliklinik
Mathildenstraße 1, 79106 Freiburg/Br.

Herr Priv.-Doz. Dr. med. Jochen DECKER
III. Medizinische Klinik, Klinikum der Johannes Gutenberg-Universität,
Langenbeckstraße 1, 55101 Mainz

Herr Prof. Dr. med. Ulrich GEMBRUCH
Bereich Pränatale Medizin, Klinik für Frauenheilkunde u. Geburtshilfe
Medizinische Universität zu Lübeck, Ratzeburger Allee 160, 23538 Lübeck

Herr Priv-Doz. Dr. med. Wolfram HENN
Institut für Humangenetik der Universität des Saarlandes
Universität Bau 68, 66421 Homburg/Saar

Herr Prof. Dr. med. Albrecht HESSE
Experimentelle Urologie, Klinik und Poliklinik für Urologie,
Rhein.-Friedrich-Wilhelms-Universität, Sigmund-Freud-Str. 25, 53105 Bonn

Herr Dr. Bernd HOPPE
Klinik und Poliklinik für Allgemeine Kinderheilkunde,
Universität zu Köln, Joseph-Stelzmann-Str. 9, 50924 Köln

Herr Dr. med. Heinz Jürgen JACOB
Ruhr-Universität Bochum, Medizinische Fakultät,
Abteilung für Anatomie und Embryologie,
Universitätsstr. 150, MA6/142, 44801 Bochum

Frau Dr. med. Monika JACOB
Ruhr-Universität Bochum, Medizinische Fakultät,
Abteilung für Anatomie und Embryologie,
Universitätsstr. 150, MA6/142, 44801 Bochum

Herr Prof. Dr. med. Martin KIRSCHSTEIN
Allgemeines Krankenhaus Celle, Kinderklinik,
Siemensplatz 4, 29223 Celle

Herr Prof. Dr. med. Jürgen KUNZE
Institut für Humangenetik, Universitätsklinikum Charité,
Medizinische Fakultät der Humboldt-Universität zu Berlin
Augustenburger Platz 1, 13353 Berlin

Herr Prof. Dr. med. Jürgen MÜCKE
Hobelsstraße 5, 66386 St. Ingbert

Frau Prof. Dr. med. Helga REHDER
Zentrum für Humangenetik der Philipps-Universität,
Institut für Klinische Genetik
Bahnhofstraße 7, 65033 Marburg

Herr Priv.-Doz. Dr. med. Bernd WULLICH
Klinik und Poliklinik für Urologie und Kinderurologie
Universitätskliniken, 66421 Homburg/Saar

Herr Prof. Dr. med. Bernhard ZABEL
Kinderklinik, Klinikum der Johannes Gutenberg-Universität,
Langenbeckstraße 1, 55101 Mainz

Herr Prof. Dr. med. Klaus Dieter ZANG
Institut für Humangenetik der Universität des Saarlandes
Universität Bau 68, 66421 Homburg/Saar

Herr Prof. Dr. med. Klaus ZERRES
Institut für Humangenetik, Universitätsklinikum,
RWTH Aachen, Pauwelsstr. 30, 52074 Aachen

Vorwort

Die Fortschritte bei der Aufklärung der genetischen Grundlagen vieler angeborener Krankheiten, die durch den enormen Erkenntnisgewinn auf dem Gebiet der molekularen Humangenetik ermöglicht werden, haben inzwischen ein großes Wissen angesammelt, das jedoch weit verstreut und nicht leicht zu überblicken ist. Dies gilt besonders unter Berücksichtigung der oft erheblichen differentialdiagnostischen Breite bei der Beurteilung der klinischen Befunde. Es gibt sehr gute Handbücher, immer mehr Fachzeitschriften, aber auch moderne Online-Verfahren, die die Möglichkeit bieten, sich auch auf höchst spezialisierten Gebieten über den aktuellen Wissensstand zu informieren.

Man mag deshalb das vorliegende Buch, wie viele andere, deren Thematik sich im Schnittpunkt mehrerer Fächer befindet, für überflüssig erachten. Die regelmäßigen Beratungsanfragen von Ärztinnen und Ärzten unterschiedlicher fachlicher Disziplinen in den vergangenen Jahren haben uns jedoch gezeigt, daß es gleichwohl sinnvoll sein kann, ein solches interdisziplinäres Feld in einem Buch zusammenzufassen; denn das vorhandene Wissen steht im ärztlichen Alltag meist nur lückenhaft zur Verfügung.

Der Kliniker sieht sich unabhängig von seiner fachlichen Ausrichtung häufig Patienten gegenüber, die eine angeborene Anomalie oder Fehlbildung aufweisen. Er wird von den Patientinnen und Patienten nach den Ursachen, dem Verlauf und der Prognose gefragt. Es wird ihm die Frage gestellt, ob eigene Kinder in gleicher oder in ähnlicher Weise betroffen sein könnten. Eltern betroffener Kinder stellen die Frage nach dem Wiederholungsrisiko bei weiteren Kindern.

Ziel dieses Buches ist es, hier eine Hilfestellung zu geben und Fehlbildungen, Entwicklungsstörungen, aber auch andere genetisch (mit-) bedingte Krankheiten des Urogenitalsystems aus den Gesichtswinkeln der Anatomie und Entwicklungspathologie, der Andrologie, Gynäkologie, Pädiatrie, Urologie und Humangenetik umfassend darzustellen und kritisch zu bewerten. Entsprechend dem interdisziplinären Zugang wurde versucht, nicht nur gesicherte Erkenntnisse, sondern auch offene Fragen und kontroverse Meinungen zu Wort kommen zu lassen.

Die Heterogenität der behandelten Themen wurde bewußt in Kauf genommen. Bei der Auswahl, die wir treffen mußten, nehmen die urogenitalen Fehlbildungen einen wichtigen Platz ein. Ihre Zuordnung zu

Syndromen mit definiertem Erbgang und daraus resultierende Angaben zu Familiarität und Wiederholungsrisiken erschien uns ebenso wichtig, wie die Darstellung der den Fehlbildungen zugrunde liegenden embryologischen und, soweit bekannt, molekularen Störungen und die Möglichkeit zu deren molekularpathologischen Diagnostik.

Die Mitarbeit von Autoren sehr unterschiedlicher fachlicher Ausrichtung macht inhaltliche Überschneidungen, vor allem in nahe verwandten Kapiteln, unvermeidbar. Eine gewisse Redundanz wurde jedoch in der Absicht, jedes Kapitel verständlich und gut lesbar zu machen, bewußt in Kauf genommen. Außerdem ergeben sich so durchaus interessante Aspekte dort, wo durch unterschiedliche fachspezifische Sichtweisen auch unterschiedliche Bewertungen resultieren.

Wir danken allen Autoren, daß sie mit großem Einsatz ihr Wissen eingebracht haben. Unser Dank gebührt auch den Mitarbeiterinnen und Mitarbeitern des Springer-Verlages sowie dem Herstellungsservice Goldener Schnitt für ihre Beratung und dafür, daß sie eine zügige Herstellung und ansprechende Ausstattung des Buches ermöglicht haben. Wir wünschen uns, daß das Buch nützlich wird. Deshalb sind wir für kritische Kommentare und Anregungen besonders dankbar.

Homburg/Saar, im August 1999

Bernd Wullich
Klaus Zang

KAPITEL 1

Grundlagen der Vererbung

W. Henn

1.1 Aufbau und Funktion des Erbgutes

1.1.1 Die Nukleinsäuren

Das menschliche Erbgut (Genom) hat zwei zentrale Aufgaben: Zum einen müssen alle für die Entwicklung, Struktur und Funktion des Organismus erforderlichen Informationen gespeichert und bei Bedarf abrufbar sein, zum anderen müssen diese Informationen bei der Zellteilung weitergegeben werden können. Die Trägermoleküle der Erbinformationen, die Nukleinsäuren DNA (Desoxyribonukleinsäure) und RNA (Ribonukleinsäure), sind für diese Aufgaben durch ihre Struktur ideal geeignet: Ihr kettenförmiger Aufbau aus einem Gerüst von Zucker- und Phosphatmolekülen mit den daran gebundenen Basen Cytosin (C) und Guanin (G) bzw. Adenin (A) und Thymin (T; in der RNA statt Thymin Uracil, U) ermöglicht durch die spezifische Abfolge der Basen die Kodierung der Aminosäuresequenzen von Proteinen, die in der Zelle gebildet werden sollen. Die DNA ist doppelsträngig aufgebaut, wobei zwischen den Strängen jeweils eine Paarbildung zwischen den Basen A und T bzw. C und G stattfindet. Hierdurch wird die identische Weitergabe der Erbinformation von einem als Matrize fungierenden DNA-Einzelstrang an einen neu gebildeten RNA-Strang (für die Proteinsynthese) oder DNA-Strang (für die Zellteilung) ermöglicht (Knippers 1995; Abb. 1.1). Der genetische Code, der für alle Organismen vom Menschen bis zum Virus praktisch gleich (universell) ist, ordnet hierfür jeweils einer spezifischen Folge von drei Basen (Triplett) der DNA einen der 20 verschiedenen Aminosäurebausteine des zu bildenden Proteins oder Signale für Beginn und Ende der Aminosäurenkette zu. Die Proteinsynthese beginnt mit der Transkription: Unter Kontrolle durch regulierende DNA-Abschnitte (Promotoren) wird im Zellkern die Basenfolge des DNA-Strangs in eine einzelsträngige RNA umgeschrieben. Nach dem Entfernen der Introns (Splicing; s. Kap. 1.1.2) wird die »Boten-RNA« (Messenger-RNA) aus dem Zellkern ausgeschleust und wandert zu den Ribosomen. Dort lagert sich an jedes Basentriplett der Messenger-RNA ein für eine bestimmte Aminosäure spezifisches Transfer-RNA-Molekül mit ihrem Erkennungstriplett an (Translation); die an die Transfer-RNA gebundenen einzelnen Aminosäuren werden daraufhin durch Peptidbindungen zu Proteinen verknüpft. Es gilt also die Grundregel: »DNA makes RNA makes protein« (Klug u. Cummings 1996). Ein Gen ist dementsprechend als diejenige DNA-Sequenz im Zellkern zu verstehen, welche die Aminosäuresequenz eines bestimmten Proteins kodiert. Die Länge der Gene und ihrer Produkte ist sehr unterschiedlich: Das Insulin-

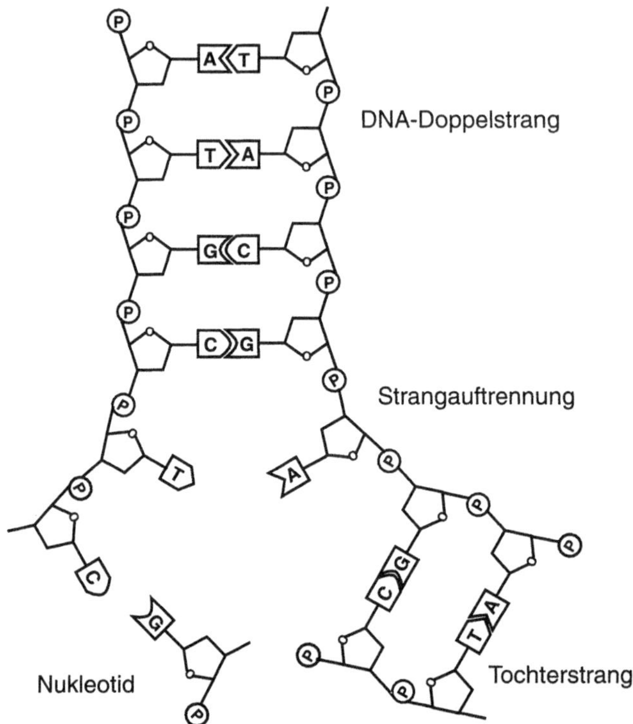

Abb. 1.1. Semikonservative Replikation der DNA. Der DNA-Doppelstrang besteht aus einem Gerüst aus Zucker- und Phosphatmolekülen mit den Basenpaaren A-T, T-A, G-C und C-G. Durch die Auftrennung des Doppelstrangs können sich an die freiliegenden Basen der entstehenden Einzelstränge freie Nukleotide anlagern und einen komplementären Tochterstrang bilden. In ähnlicher Weise wird der Einzelstrang der Messenger-RNA gebildet

Gen ist 1.430 Basenpaare lang, während das größte bekannte Gen des Menschen, das Dystrophin-Gen, über 2 Millionen Basenpaare umfaßt.

1.1.2 Struktur des Genoms

Wie die meisten höheren Organismen besitzt der Mensch ein diploides Genom: Die genetische Information liegt doppelt auf 23 Chromosomenpaaren vor, wobei jeweils ein vollständiger einfacher (haploider) Chromosomensatz aus einer väterlichen bzw. mütterlichen Keimzelle stammt. Eine Ausnahme bilden die Geschlechtschromosomen (XX bei der Frau, XY beim Mann; Abb. 1.2). Jedes Chromosom besteht aus einem Proteingerüst mit einem um Trägerproteine (Histone) gewickelten durchgehenden DNA-Strang. Das menschliche Genom hat eine Länge von etwa 3,5 Milliarden Basenpaaren und enthält etwa 70.000 Gene (Vogel u. Motulsky 1996); 37 von ihnen liegen außerhalb der Chromosomen in den Mitochondrien. Die Gene machen jedoch nur einen kleinen Teil der gesamten DNA aus; nur etwa 1–2% der Basenpaare kodie-

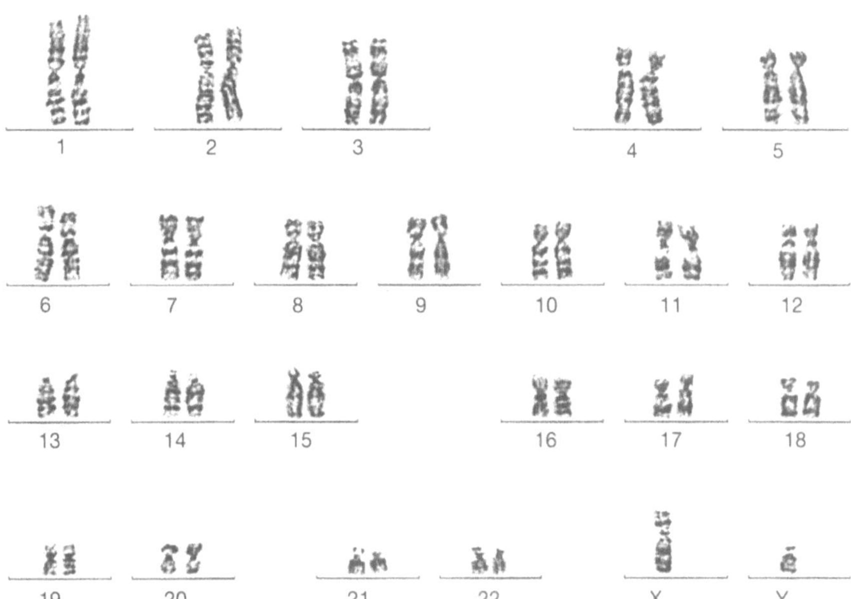

Abb. 1.2. Mikroskopische Darstellung eines männlichen Chromosomensatzes mit paarweise angeordneten Chromosomen (Karyogramm) mit normalem männlichem Chromosomensatz (Karyotyp 46,XY). Die Autosomen 1–22 sind, im Gegensatz zu den Gonosomen X und Y, paarweise vorhanden. Die Bänderungsfärbung (GTG-Bänderung) zeigt ein für jedes Chromosomenpaar spezifisches Muster. Die Länge eines Chromosoms 1 beträgt etwa 10 μm

ren tatsächlich für Proteine (Strachan u. Read 1996). Die überwiegende, nicht-kodierende Menge der DNA liegt, häufig als tandemartig wiederholte (repetitive) Sequenzen, zwischen den Genen; über ihre Funktion ist bislang nur wenig bekannt. Auch innerhalb der Gene selbst liegen zwischen den kodierenden Abschnitten (Exons) immer wieder nicht-kodierende DNA-Sequenzen (Introns); das WT1(Wilms-Tumor)-Gen beispielsweise besteht aus 10 durch Introns voneinander getrennten Exons (Abb. 1.3). Jede Körperzelle enthält zwar den kompletten Bestand an Genen, jedoch sind nicht alle Gene in allen Organen gleichzeitig aktiv. Erst die Steuerung der Aktivität der für Strukturproteine, Enzyme oder zellzyklusspezifische Proteine kodierenden Gene durch regulierende Gene ermöglicht die Entwicklung und Differenzierung verschiedener Zelltypen und die Koordination ihrer Funktion. Jedes Gen hat seine genau festgelegte Lokalisation auf einem bestimmten Chromosom, wobei funktionell verwandte oder strukturell ähnliche Gene weit voneinander entfernt auf verschiedenen Chromosomen liegen können. Auf demselben Chromosom nahe benachbarte Gene können dagegen völlig unterschiedliche Funktionen haben; der Verlust (Deletion) eines solchen Genclusters kann dementsprechend die Funktion verschiedener Organe beeinträchtigen (»contiguous gene syndromes«, z. B. WAGR-Syndrom (s. Kap. 7, 11). Die vollständige Kartierung des menschlichen Genoms, also die Klärung von Struktur, Lokalisation und Nachbarschaftsbeziehungen aller Gene des Menschen, ist die Aufgabe des weltweiten Genomprojektes (Olson 1993).

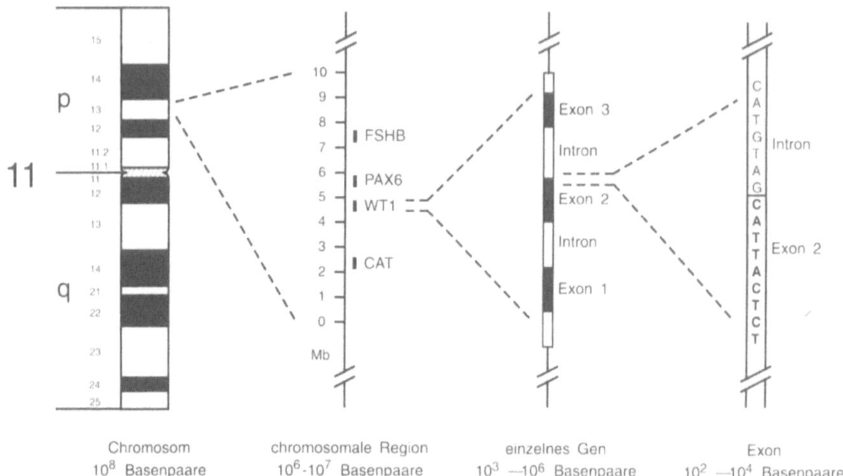

Abb. 1.3. Schema des hierarchischen Aufbaus des Genoms am Beispiel des WT1-Gens (s. Kap. 11). Von links nach rechts: Chromosom 11 mit Bande 11p13 nach ISCN-Nomenklatur (ISCN 1995); chromosomale Region mit WT1 und benachbarten Genen; Abschnitt von WT1 mit Exons und Introns; Exon-Intron-Übergang mit Basensequenz der DNA

1.1.3 Zellteilung und Keimzellbildung

Zellzyklus und Mitose. Alle Zellen des Organismus stammen von einer Ursprungszelle, der Zygote, ab und tragen denselben diploiden Chromosomensatz aus Chromosomenpaaren, die aus jeweils zwei die gleichen Gene tragenden (homologen) Partnern bestehen. Im Lebenszyklus der Zelle (Abb. 1.4) wird die identische Weitergabe des kompletten Chromosomensatzes von einer Körperzelle auf ihre Tochterzellen (Mitose: M-Phase; Abb. 1.5) durch die identische Replikation der DNA in der Synthesephase (S-Phase) eingeleitet. Nach einer kurzen Vorbereitungsphase (G2-Phase), in der Reparaturmechanismen Fehler in der Replikation korrigieren, beginnen sich die zuvor als Interphasechromatin vorliegenden Chromosomen zu kondensieren. Nach der DNA-Replikation besteht jedes Chromosom aus zwei am Zentromer verbunde-

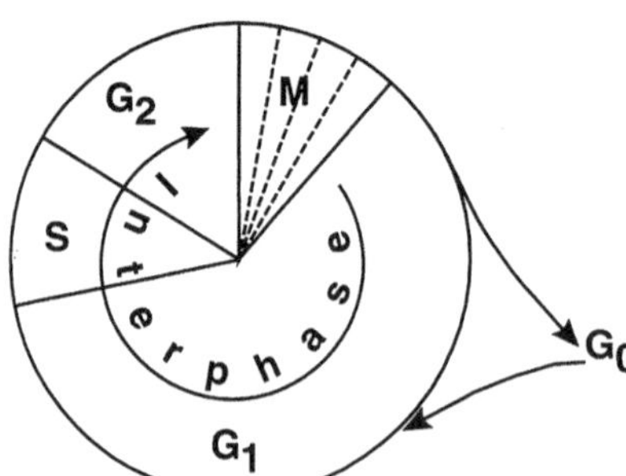

Abb. 1.4. Der Zellzyklus. G_0 Ruhephase, G_1 präsynthetische Phase (»Arbeitsphase«), *S* Synthesephase, G_2 postsynthetische Phase, *M* Mitose, bestehend aus Prophase, Metaphase, Anaphase und Telophase. Die Interphase umfaßt G_0–G_2

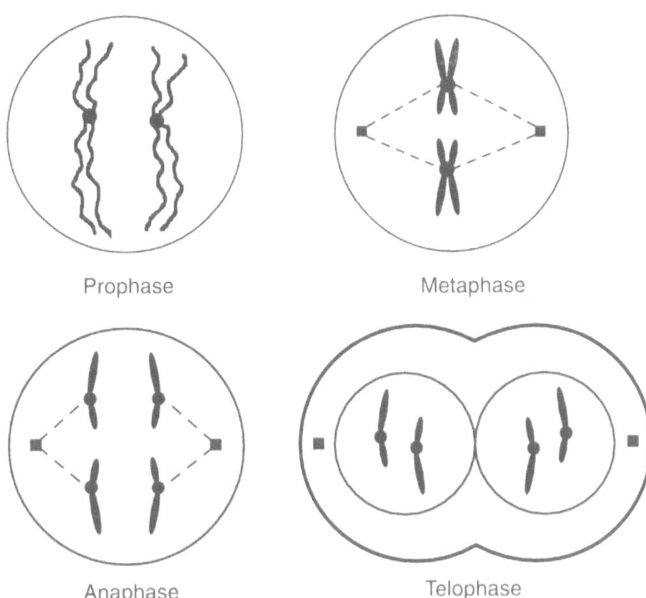

Abb. 1.5. Stadien der Mitose. Zur besseren Übersicht ist nur ein Chromosomenpaar dargestellt

nen, exakt identischen Schwesterchromatiden. Die Kernmembran löst sich auf, an den beiden Polen der Zelle bilden die Zentriolen die Spindelfasern, an denen die Chromosomen mit den Zentromeren angeheftet werden (Prophase). Die Chromosomen ordnen sich in der Äquatorialebene der Zelle an (Metaphase); zu diesem Zeitpunkt sind die Chromosomen maximal kondensiert und der zytogenetischen Analyse am besten zugänglich. Dann werden die beiden Schwesterchromatiden jedes Chromosoms voneinander getrennt und von den Spindelfasern zu den entgegengesetzten Polen der Zelle gezogen (Anaphase). Schließlich entspiralisieren sich die Chromatiden; um jeden der beiden genetisch identischen Tochterkerne bildet sich eine neue Kernmembran (Telophase). Mit der Teilung des Zytoplasmas ist die Zellteilung abgeschlossen.

Meiose. In der Meiose (Abb. 1.6) wird durch die Reifeteilungen der Keimzellen der ursprünglich diploide Chromosomensatz (46 Chromosomen) auf den haploiden Satz (23 Chromosomen) reduziert. Weiterhin wird durch die Aufteilung der homologen – jeweils von Vater und Mutter ererbten und damit nicht identischen – Partner der Chromosomenpaare auf die Tochterzellen eine Neuverteilung des genetischen Materials auf die Keimzellen erreicht. Die Meiose besteht aus zwei aufeinanderfolgenden Teilungsschritten:

Die Meiose I (Reduktionsteilung) beginnt nach einer S-Phase (Verdopplung der DNA der Chromosomen) mit der Prophase I, in der in fünf Einzelschritten die homologen Chromosomen, beim Mann auch die Geschlechtschromosomen X und Y, gepaart werden (Bivalentbildung) und zwischen den homologen Chromosomen Stücke ausgetauscht werden (Rekombination durch crossing-over). Metaphase I, Ana-

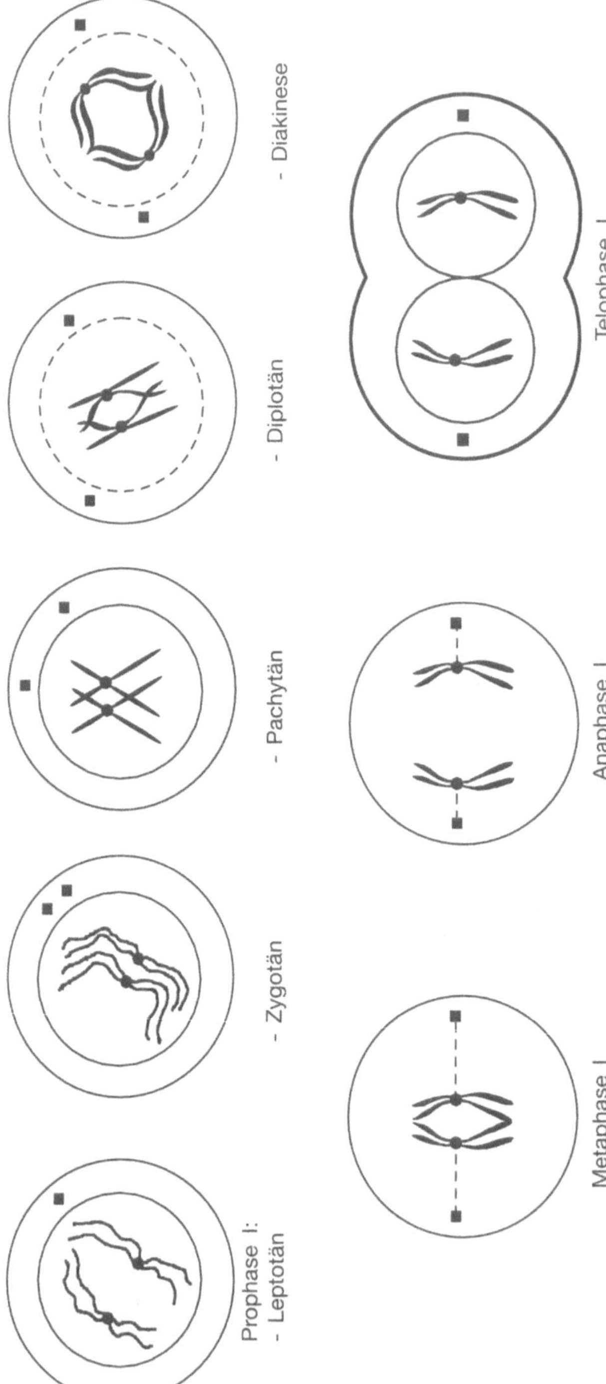

Abb. 1.6. Stadien der Meiose I. Im Diplotän der Prophase I findet crossing-over mit Stückaustausch zwischen homologen Chromosomen statt. Die Meiose II entspricht einer Mitose (Abb. 1.5) ohne Prophase am haploiden Chromosomensatz

phase I und Telophase I verlaufen ähnlich den gleichnamigen Phasen der Mitose, jedoch werden in der Meiose die beiden homologen Partner der Chromosomenpaare und nicht, wie in der Mitose, die Schwesterchromatiden jedes einzelnen Chromosoms getrennt. Mithin enthalten die haploiden Tochterzellen der Meiose I jeweils 23 Chromosomen; bei der Frau besitzen alle Tochterzellen (Oozyten II) ein X-Chromosom, beim Mann enthalten die entstehenden Spermatozyten II je zur Hälfte ein X- oder ein Y-Chromosom. Durch die Aufteilung der mütterlichen und väterlichen Homologen nach dem Zufallsprinzip ergeben sich 2^{23}=8.338.608 Kombinationsmöglichkeiten; hinzu kommt die Rekombination durch »crossing-over«. Die Meiose II (Äquationsteilung) stellt nur noch eine Mitose ohne Prophase am haploiden Chromosomensatz dar, ohne daß eine erneute Rekombination stattfindet (Murken u. Cleve 1996).

1.2
Formale Genetik

1.2.1
Gene und Allele

Die von Mendel (1865) begründete und von Garrod (1902) erstmals auf den Menschen angewendete formale Genetik beschreibt die Vererbungsweise von genetisch determinierten, beobachtbaren oder analytisch nachweisbaren Merkmalen (Phänotypen), also z. B. Organfehlbildungen oder Blutgruppenmerkmalen. Dabei besteht kein prinzipieller Unterschied, ob es sich dabei um physiologisch variable (polymorphe) Merkmale oder um pathologische Mutationen handelt. Die Unterschiede in den Vererbungsmodi von Merkmalen, die durch ein einzelnes Gen (monogen) bestimmt werden, gehen auf drei Grundtatsachen zurück:

- Ein Gen kann in unterschiedlichen Ausprägungsformen (Allelen) im Genom vorkommen: Für das ABO-Blutgruppengen sind z. B. die Allele A, B und o möglich.
- Jeder Mensch trägt auf seinen homologen Chromosomen jeweils ein von Vater oder Mutter ererbtes Allel für jedes Gen (Ausnahme: geschlechtschromosomale Gene, vgl. Abschn. 2.3). Diese beiden Allele können identisch (homozygot) oder unterschiedlich (heterozygot) sein.
- Im Phänotyp können sich beide Allele nebeneinander ausprägen (kodominante Vererbung; so lassen sich im ABO-System die heterozygoten Allele A und B als Blutgruppe AB nachweisen); in den meisten Fällen prägt sich jedoch nur eines der beiden Allele aus. Das sich durchsetzende Allel wird als dominant, das unterdrückte als rezessiv bezeichnet. Die klassischen Erbleiden sind die klinischen Korrelate monogen vererbter pathologischer Merkmale. Die im folgenden dargestellten monogenen Erbgänge ergeben sich daraus, ob das mutierte Gen auf einem Autosom oder Geschlechtschromosom liegt und ob sich das pathologische (mutierte) Allel gegenüber dem normalen (Wildtyp)allel dominant oder rezessiv verhält.

1.2.2
Autosomal-dominanter Erbgang

Wenn das dominante Allel im Genotyp das Merkmal im Phänotyp bestimmt, ist also jeder heterozygote Genträger auch Merkmalsträger. Ein Beispiel ist das von Hippel-

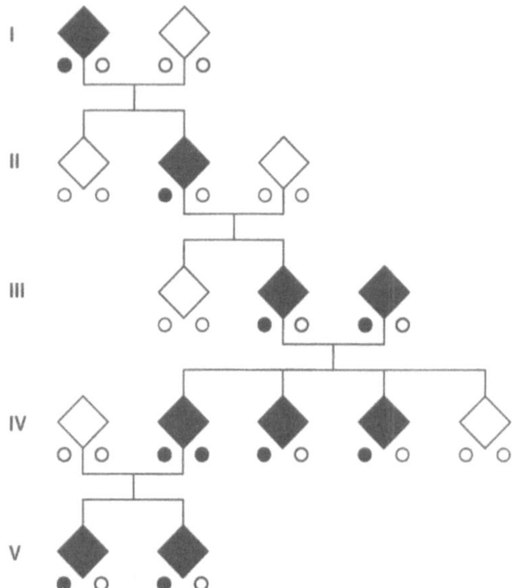

Abb. 1.7. Schema des autosomal-dominanten Erbgangs. Der Phänotyp ist als Viereck dargestellt (Merkmalsträger *schwarz*; die Rhombenform besagt, daß hier das Geschlecht ohne Belang ist), der Genotyp als kleine Kreise. Nachkommen zweier heterozygoter Merkmalsträger sind mit 25% Wahrscheinlichkeit merkmalsfrei (Generation III/IV); alle Nachkommen eines homozygoten Merkmalsträgers tragen ebenfalls das Merkmal (Generation IV/V)

Lindau-Syndrom (s. Kap. 11). Von einem heterozygoten Genträger wird das Merkmal mit einer Wahrscheinlichkeit von 50% an seine Nachkommen, unabhängig von deren Geschlecht, weitergegeben (Abb. 1.7). Eine Ausnahme hiervon stellen dominante Merkmale mit unvollständiger Penetranz dar, bei denen sich das Merkmal nicht bei allen Heterozygoten ausprägt. Die Stärke der Ausprägung des Phänotyps unter Merkmalsträgern kann, auch innerhalb derselben Familie, schwanken (variable Expressivität; z. B. bei den Manifestationen der tuberösen Sklerose, s. Kap. 11). Das von Hippel-Lindau-Syndrom und die tuberöse Sklerose sind auch Beispiele dafür, daß ein Defekt in einem einzelnen Gen phänotypische Auswirkungen in verschiedenen Organsystemen haben kann (Pleiotropie). Der Phänotyp kann auch durch unterschiedliche Aktivität des mütterlich oder väterlich ererbten Allels desselben Gens bestimmt werden (Imprinting), z. B. beim Prader-Willi- bzw. Angelman-Syndrom (Surani 1994). Umgekehrt können klinisch ähnliche genetische Krankheitsbilder durch Mutationen verschiedener Gene verursacht werden (Heterogenie), z. B. bei den Zystennieren (s. Kap. 9).

Tritt ein autosomal-dominantes Merkmal bei einem Kind merkmalsfreier Eltern auf, so ist von einer Neumutation auszugehen. Dominante Fehlbildungen, deren Träger nicht fortpflanzungsfähig sind, treten in Familien fast ausschließlich als sporadische Einzelfälle durch Neumutation auf (z. B. thanatophore Dysplasie).

1.2.3
Autosomal-rezessiver Erbgang

Ein rezessives Allel macht sich nur dann im Phänotyp bemerkbar, wenn es homozygot vorliegt. Dies ist besonders häufig bei Stoffwechseldefekten der Fall, z. B. bei der Homozystinurie. Typischerweise sind beide Eltern eines Merkmalsträgers klinisch

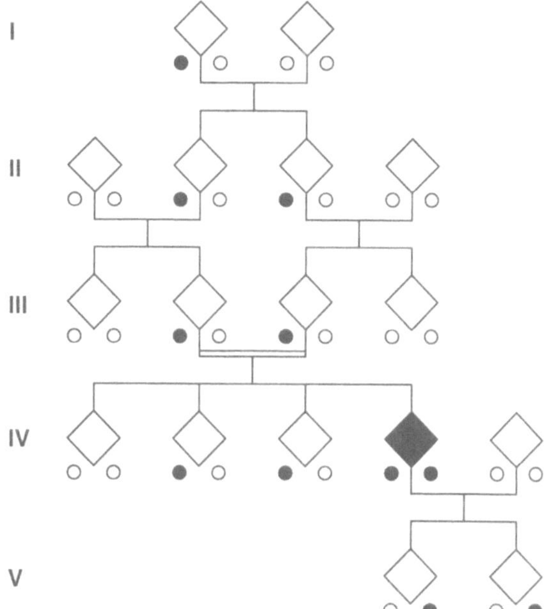

Abb. 1.8. Schema des autosomal-rezessiven Erbgangs. In Generation III Verwandtenehe zwischen Vetter und Kusine 1. Grades. Nachkommen von Merkmalsträgern sind merkmalsfrei, wenn das andere Elternteil kein heterozygoter Genträger ist (Generation IV/V)

unauffällige Heterozygote. Für die Praxis bedeutet dies, daß die Eltern eines Kindes mit einem rezessiven Erbleiden mit einem Wiederholungsrisiko von 25% für weitere Nachkommen zu rechnen haben (Abb. 1.8). Heterozygote Anlageträgerschaft Gesunder für rezessive Defektallele ist außerordentlich häufig: Für das adrenogenitale Syndrom (AGS) vom Typ des C21-Hydroxylasedefektes liegt die Häufigkeit homozygoter Merkmalsträger bei etwa 1:6.400 (McKusick 1995). Daraus errechnet sich nach dem Hardy-Weinberg-Gesetz (Vogel u. Motulsky 1996) eine Genfrequenz von 1:80 und eine Heterozygotenfrequenz von 1:40. Vermutlich ist jeder gesunde Mensch für mehrere Defektallele heterozygot; die erhöhte Wahrscheinlichkeit für das Zusammentreffen gleichartiger Heterozygotie bei den Nachkommen eines gemeinsamen Vorfahren erklärt die Häufung rezessiver Erbleiden bei Nachkommen blutsverwandter Partner.

1.2.4 Geschlechtsgebundene Vererbung

Das X-Chromosom zeichnet sich dadurch aus, daß es bei der Frau in zwei, beim Mann aber nur in einer Kopie vorhanden ist. Das X-Chromosom trägt zahlreiche Gene, für die es beim Mann auf dem viel kleineren Y-Chromosom kein homologes Allel gibt. Trägt also ein X-Chromosom ein rezessives Defektallel, z. B. für die Hämophilie A, kann es bei der Frau durch das homologe Allel auf dem zweiten X-Chromosom ausgeglichen werden (Heterozygotie), beim Mann jedoch nicht (Hemizygotie). Aus der meiotischen Aufteilung der Geschlechtschromosomen bei der Keimzellbildung (Abb. 1.9) ergibt sich, daß eine heterozygote merkmalsfreie Frau (Konduktorin) ein X-chromosomal-rezessives Allel an 50% ihrer Nachkommen weitergibt. Demnach

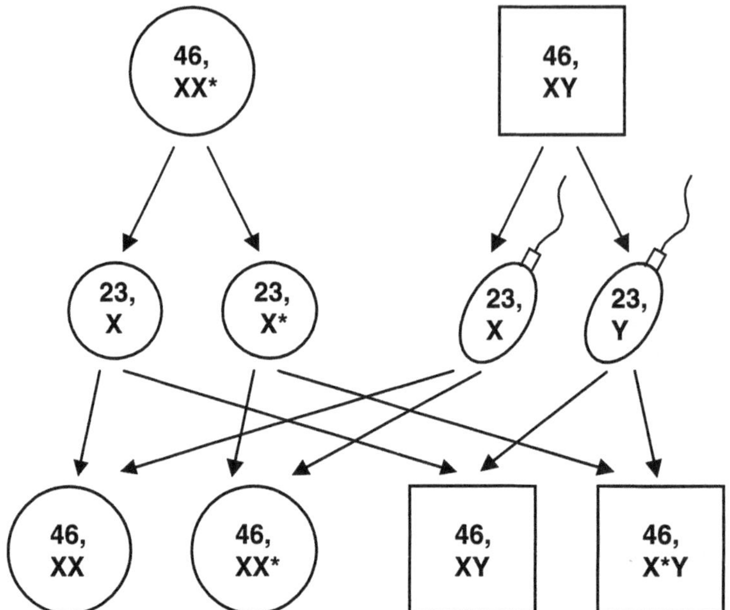

Abb. 1.9. Weitergabe eines X-chromosomal rezessiven Defektallels (X*) von einer heterozygoten Konduktorin an ihre Nachkommen

sind statistisch 50% der Söhne einer Konduktorin Merkmalsträger; 50% der Töchter sind wiederum Konduktorinnen. Merkmalstragende (hemizygote) Männer geben das Merkmal niemals an ihre Söhne weiter, da diese das väterliche Y-Chromosom erben; alle Töchter sind jedoch Konduktorinnen (Abb. 1.10). Einzelfälle X-chromosomal-rezessiver Leiden können entweder auf eine Neumutation beim betroffenen Jungen oder einen Konduktorinnenstatus der Mutter zurückgehen. Diese Unterscheidung ist klinisch wichtig, da hiervon das Erkrankungsrisiko für weitere Geschwister abhängt. Der Nachweis einer Heterozygotie bei der Mutter kann durch molekulargenetischen Nachweis der Mutation versucht werden (s. Kap. 1.2.4). Verschiedentlich kommt es auch zu einer klinisch erfaßbaren Heterozygotensymptomatik (z. B. felderförmig pathologische Muskelbiopsie bei Konduktorinnen für die Muskeldystrophie Duchenne), die im Zusammenhang mit der Inaktivierung eines X-Chromosoms bei der Frau steht (Lyon 1988).

1.2.5 Polygene und multifaktorielle Vererbung

Viele Merkmale, z. B. die Körpergröße, werden nicht durch ein einzelnes, in seinem Erbgang berechenbares Gen (monogene Vererbung), sondern durch das Zusammenwirken mehrerer Gene (polygene Vererbung), vielfach auch zusätzlich exogen durch Umwelteinflüsse (multifaktorielle Vererbung) bestimmt. Je größer die Zahl der beteiligten Gene und Faktoren ist, desto stärker nähert sich die quantitative Verteilung des

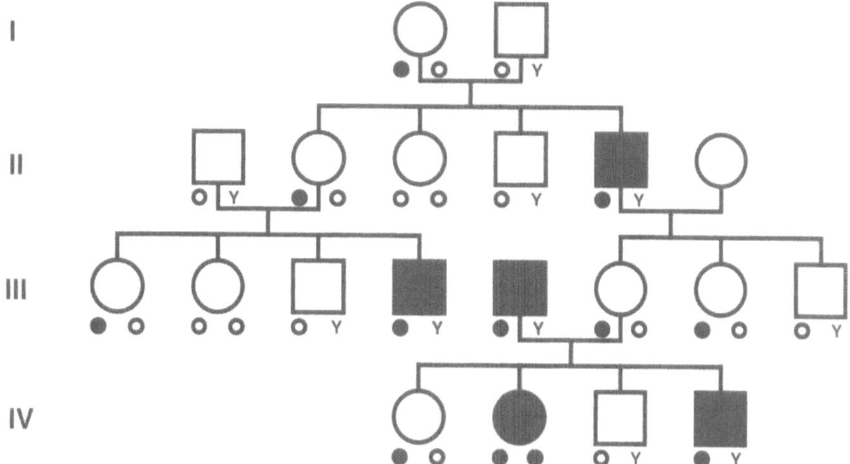

Abb. 1.10. Schema des X-chromosomal rezessiven Erbgangs (Frauen als Kreise, Männer als Quadrate dargestellt). Eine homozygote weibliche Merkmalsträgerin kann – was in der Praxis selten ist – aus einer Ehe zwischen einem hemizygoten Mann und einer Konduktorin hervorgehen (Generation III/IV)

Merkmals (z. B. Intelligenz) einer Gauß-Normalverteilung. Viele der sog. »Volkskrankheiten« sind multifaktoriell bedingt. So geht die Arteriosklerose zum einen auf disponierende genetische Faktoren wie z. B. Varianten der Apolipoproteine, zum anderen auf auslösende exogene Einwirkungen wie das Rauchen zurück. Angesichts der Vielzahl und individuellen Variabilität der zugrundeliegenden genetischen und exogenen Faktoren läßt sich bei multifaktoriellen Leiden das Erkrankungsrisiko für Mitglieder belasteter Familien nicht exakt errechnen, sondern nur empirisch abschätzen. Auch viele angeborene Fehlbildungen wie beispielsweise die Hypospadie (s. Kap. 8) sind multifaktoriell bedingt. In betroffenen Familien ist dabei oft kein kontinuierlicher Übergang zwischen normalem und pathologischen Phänotyp, sondern eine bimodale Verteilung mit einerseits gänzlich unauffälligem Phänotyp und andererseits dem Vollbild der Fehlbildung zu beobachten. Offenbar können von dem sich entwickelnden Organismus disponierende Faktoren bis zu einem Schwellenwert toleriert werden, bei dessen Überschreitung es dann zur vollständigen Manifestation des pathologischen Phänotyps kommt. So liegt nach der Geburt eines Kindes mit Hypospadie das Wiederholungsrisiko für Geschwister bei nur etwa 2%. Bei zwei betroffenen Geschwistern ist jedoch von einer genetischen Disposition nahe des Schwellenwertes auszugehen, woraus hier für weitere Geschwister ein viel höheres empirisches Wiederholungsrisiko um 10% resultiert. Angeborene Fehlbildungen können auch, weitgehend oder gänzlich ohne genetischen Hintergrund, durch fruchtschädigende (teratogene) exogene Noxen während der Schwangerschaft entstehen, z. B. durch Medikamente wie Retinoide oder Cumarinderivate (Fabel 1993) oder durch Infektionen wie Röteln (Enders 1991). Die Unterscheidung zwischen teratogen und genetisch bedingten Fehlbildungen kann im Einzelfall schwierig sein.

1.3 Grundlagen genetischer Erkrankungen

1.3.1 Chromosomenaberrationen

Ein wesentlicher Anteil der kongenitalen Fehlbildungen und Krankheiten geht auf mikroskopisch sichtbare Chromosomenaberrationen (Chromosomenmutationen) zurück (Witkowski u. Mitarbeiter 1995); mit einer Häufigkeit von 1: 600 Neugeborenen zählt die Trisomie 21 (Down-Syndrom) zu den häufigsten angeborenen Krankheitsbildern überhaupt. Die Mehrzahl der Chromosomenaberrationen sind jedoch letal: bis zu 40% aller Fehlgeburten weisen eine Chromosomenanomalie auf (Nielsen u. Wohlert 1991). Konstitutionelle Chromosomenanomalien stammen in der Regel aus der elterlichen Keimbahn, sind schon in der Zygote präsent und liegen in allen Körperzellen des betroffenen Individuums vor. Ist eine Chromosomenanomalie erst in den ersten Zellteilungen nach der Zygotenbildung entstanden, so findet sie sich als Mosaik nur in einem Teil der Zellen, was zur Abschwächung der klinischen Symptomatik führen kann. Somatische Chromosomenanomalien durch Mitosefehler können zu jedem Zeitpunkt und in allen teilungsfähigen Zellen auftreten; sie sind für die Tumorgenese von Bedeutung (s. Kap. 11). Grundsätzlich ist zwischen numerischen und strukturellen Chromosomenaberrationen zu unterscheiden. Numerische Aberrationen entstehen in der Regel spontan bei der elterlichen Keimzellbildung (s. Abschn. 1.1.3) durch Fehlverteilung homologer Chromosomen (Non-disjunction) in der Meiose I oder II. Bei den numerischen Aberrationen handelt es sich zumeist um Trisomien, die jedes Chromosom betreffen können; bei lebendgeborenen Kindern kommen, abgesehen von Mosaikbefunden, jedoch nur Trisomien der Chromosomen 13, 18 und 21 sowie verschiedene Aneuploidien (euploid: genetisch ausgeglichen) der Geschlechtschromosomen vor (s. Kap. 12). Ein seltener Sonderfall sind Polyploidien, bei denen der komplette Chromosomensatz vervielfacht ist (Triploidie mit 69 und Tetraploidie mit 92 Chromosomen, beide nicht mit der Lebensfähigkeit des Kindes vereinbar). Angesichts der Tatsache, daß schon das Chromosom 21 als kleinstes menschliches Chromosom etwa 1.000 Gene enthält, ist es nicht verwunderlich, daß numerische Chromosomenanomalien zu einer Vielzahl von Symptomen führen; umgekehrt aber erlaubt oft schon das charakteristische klinische Gesamtbild die Verdachtsdiagnose einer bestimmten Chromosomenanomalie (Leiber 1990). Anders als numerische Anomalien gehen strukturelle Chromosomenaberrationen auf Brucherereignisse innerhalb von Chromosomen zurück. Diese können entweder innerhalb eines Chromosoms stattfinden (z. B. Deletion: Stückverlust; Duplikation: Stückverdopplung; Inversion: Richtungsumkehr eines Stückes), aber auch, zumeist als Translokation (Stückaustausch) zwischen verschiedenen Chromosomen. Ein klinisch wichtiger Sonderfall sind die Robertson-Translokationen, bei denen eine Verschmelzung zweier vollständiger, hierfür durch ihre Struktur prädestinierter akrozentrischer Chromosomen (13,14,15,21 und 22) vorliegt (Abb. 1.11). Für das klinische Bild einer strukturellen Chromosomenanomalie ist es entscheidend, ob der Chromosomensatz in der Summe eine ausgeglichene Dosis aller Gene enthält. Träger einer solchen balancierten strukturellen Chromosomenanomalie sind in der Regel gesund, haben aber ein erhöhtes Risiko, in der Meiose Keimzellen mit unbalanciertem Karyotyp zu

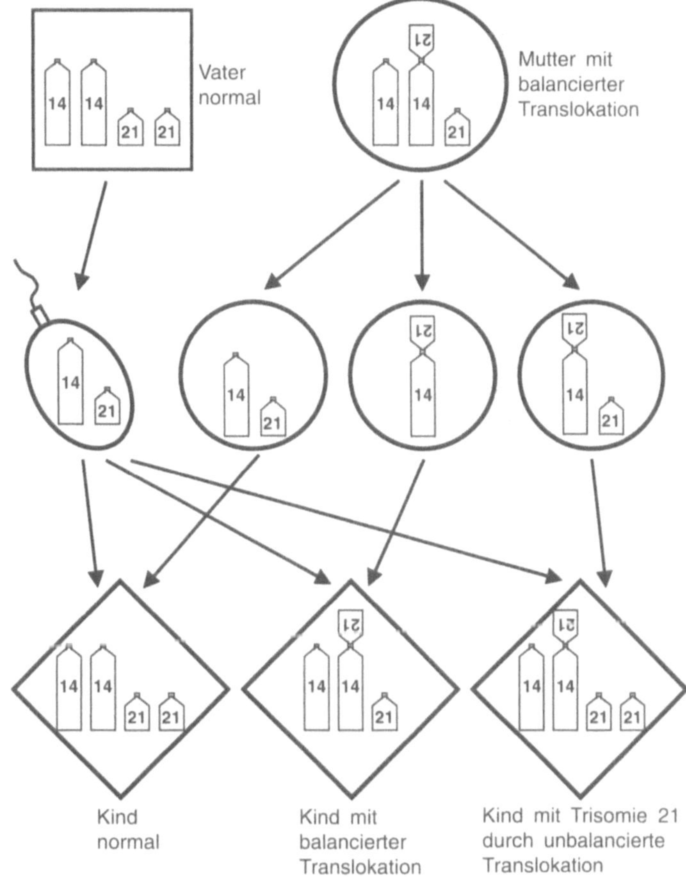

Abb. 1.11. Vererbung einer balancierten Chromosomentranslokation (Robertson-Translokation t(14;21). Das Entstehen einer Trisomie 14 ist grundsätzlich auch möglich, wird in der Praxis aber nicht beobachtet

bilden (Abb. 1.11). Selten kann auch eine balanciert erscheinende strukturelle Chromosomenanomalie zu einem pathologischen Phänotyp führen, wenn das Bruchereignis in einem Chromosom mit einem submikroskopisch kleinen Verlust genetischen Materials (Mikrodeletion) einhergeht oder der Bruch zur Zerreißung und daraus folgendem Funktionsausfall eines Gens führt.

1.3.2 Molekulare Gendefekte

Patienten mit monogenen Erbleiden haben in aller Regel einen mikroskopisch unauffälligen Chromosomensatz. Hier liegt die der Krankheit zugrundeliegende Mutation auf der Ebene des einzelnen Gens. Grundsätzlich kann jede DNA-Sequenz durch einen Fehler bei der Replikation in Meiose oder Mitose oder eine durch ein Mutagen bewirkte DNA-Veränderung in der Interphase mutiert werden. Trotz der im Zellzyklus nach der DNA-Synthese wirkenden Reparaturmechanismen (s. Abschn. 1.1.3) liegt die physiologische Mutationsrate bei etwa 1: 10.000 bis 1: 100.000 pro Gen pro Generation. Durch chemische und physikalische Mutagene, z. B. Benzpyren oder ionisierende Strahlung, wird in den exponierten Geweben die Mutationsrate erhöht. Klinische Auswirkungen haben Mutationen aber nur dann, wenn sie in einem relevanten Anteil der Zellen des Organismus ein Gen sinnentstellend verändern und damit das von ihm kodierte Protein funktionell beeinträchtigen. Mutationen können auch dann klinisch relevant sein, wenn sie nicht unmittelbar die Proteinsequenz eines Gens verändern, aber z. B. durch Veränderung von regulierenden Promotorsequenzen die Expression von Proteinen beeinflussen. Konstitutionelle Mutationen sind typischerweise ererbte oder in der Meiose neu entstandene Genveränderungen, die aus der Keimbahn über die Zygote alle Körperzellen betreffen; solche konstitutionelle Genveränderungen können über die Keimzellen an Nachkommen weitervererbt werden (s. Abschn. 1.2). Somatische Mutationen sind demgegenüber zumeist nur dann relevant, wenn sie Onkogene oder Tumorsuppressorgene (s. Kap. 11) betreffen und zu einer neoplastischen Transformation der mutierten Zelle führen. Nach ihrem Entstehungsmechanismus unterscheidet man verschiedene Mutationstypen:

- Punktmutation: Austausch einer einzelnen Base in der DNA durch eine andere Base, dadurch Austausch einer Aminosäure im kodierten Protein durch eine andere. So verändert beispielsweise eine Punktmutation im Gen für die ß-Kette des Hämoglobins dessen Aminosäuresequenz; die daraus resultierende Konformationsänderung des Proteins führt zum klinischen Bild der Sichelzellenanämie.
- Deletion: Verlust eines oder mehrerer Basenpaare der DNA, die zum Ausfall von Aminosäuren des Proteins oder zum vorzeitigen Stopp der Transkription führen kann. Falls nicht komplette Basentripletts deletiert sind, resultiert eine Verschiebung des Leserasters der DNA (»frame shift«) mit einer Sinnentstellung der nachfolgenden Codons. Größere Deletionen können ganze Exons, komplette Gene oder gar Gruppen von Genen (»contiguous gene syndromes«, s. Abschn. 1.1.2) betreffen.
- Insertion: Einfügung zusätzlicher Basenpaare, die das Leseraster verschiebt oder, bei kompletten Tripletts, zusätzliche Aminosäuren in das kodierte Protein einfügt.
- Amplifikation: identische Vervielfachung von DNA-Sequenzen. Die Amplifikation von repetitiven Tripletts (Trinukleotidexpansion) kann zur Destabilisierung eines Gens führen, z. B. bei der Chorea Huntington.

Die klinische Symptomatik, die von einer Mutation verursacht wird, hängt von der physiologischen Funktion des betroffenen Gens ab. Der Defekt manifestiert sich nur in den Organen, in denen das nichtmutierte Gen (Wildtypgen) aktiv ist. Eine konstitutionelle Mutation im Androgenrezeptor-Gen, wie sie der testikulären Feminisierung zugrundeliegt (s. Kap. 12), ist also auf der DNA-Ebene in allen Geweben präsent und kann daher auch aus einer Blutprobe untersucht werden. Die Symptomatik prägt sich jedoch nur in androgensensitiven Geweben aus, in denen das in seiner Funktion gestörte Rezeptorprotein exprimiert wird. Symptome einer Mutation, die mehrere Organsysteme betreffen, sind dagegen besonders dann zu erwarten, wenn das betroffene Gen in der Entwicklung des Organismus eine übergeordnete regulierende Funktion besitzt. Funktionsstörungen solcher Regulatorgene, z. B. der für die Differenzierungssteuerung embryonaler Gewebe verantwortlichen HOX (Homeobox)- oder PAX (»paired box«)-Gene (McGinnies u. Krumlauf 1992), können daher zu komplexen Organfehlbildungen führen.

1.4 Humangenetische Untersuchungstechniken

1.4.1 Zytogenetische Techniken

Die Analyse von Metaphasechromosomen stellt die einzige Möglichkeit dar, eine vollständige Übersicht über den Chromosomensatz zu erhalten. Diese klassisch-zytogenetische Untersuchung läßt sich nur aus vitalen Zellen durchführen, die in der Zellkultur teilungsfähig sind. Als Ausgangsmaterial (Tabelle 1.1) wird in den meisten Fällen Heparinblut verwendet (andere Antikoagulanzien stören die Vitalität der Zellen in vitro). Die Blutprobe mit zur Proliferation stimulierten Lymphozyten wird in einem Nährmedium kultiviert und nach drei Tagen mit dem Spindelgift Colchicin versetzt, das die Lymphozyten in der Metaphase arretiert. Nach einer hypotonen Behandlung und Säurefixierung können die Chromosomen auf Objektträgern präpariert werden. Zur Darstellung der Binnenstruktur der einzelnen Chromosomen wird mit Hilfe von Enzymen oder Fluoreszenzfarbstoffen eine Bänderungsfärbung durchgeführt. Abschließend werden die Chromosomen fotografiert und ausgeschnitten oder mit Hilfe eines Bildanalysesystems paarweise zum Karyogramm geordnet (Abb. 1.2). Zur Erfassung von Mosaikbefunden werden pro Fall etwa 15 Metaphasen vollständig ausgewertet. Als Ausgangsmaterial für die Chromosomenanalyse kommen auch sterile Haut- oder Tumorbiopsien in Betracht, für die Pränataldiagnostik weiterhin Fruchtwasser oder Choriongewebe. Neben dem hohen Arbeitsaufwand und der Beschränkung auf vitale Zellen in der Metaphase hat die klassische Zytogenetik den Nachteil einer nur geringen Auflösung chromosomaler Strukturen. Strukturelle Veränderungen, die weniger als 20 Millionen Basenpaare umfassen, sind auch bei optimaler Präparationsqualität nicht erfaßbar. Als Erweiterung der zytogenetischen Methodik ist seit Ende der achtziger Jahre mit der Fluoreszenz-in-situ-Hybridisie-

Tabelle 1.1. Übersicht über Untersuchungsmaterialien für genetische Untersuchungen. Die Modalitäten sind im Einzelfall unterschiedlich und erfordern vorherige Absprache mit dem untersuchenden Labor

	Zytogenetik	Molekulargenetik/Biochemie
Pränatal [2]	Chorionzotten (ab etwa 10. SSW) Fruchtwasser (ab etwa 15. SSW) Nabelschnurblut (ab etwa 20. SSW)	Chorionzotten (v. a. für DNA-Analysen) Fruchtwasser (v. a. für biochemische Analysen) -
Postnatal	Heparinblut, sterile Hautbiopsie (auch postmortal) unfixierte Tumorbiopsie (nicht eingefroren)	Direkte DNA-Diagnostik (Mutationsanalyse): EDTA-Blut des Patienten Indirekte DNA-Diagnostik (Kopplungsanalyse): EDTA-Blut mehrerer betroffener und nicht betroffener Familienmitglieder Tumorbiopsie (frisch oder eingefroren; ungünstig: fixiert oder in Paraffin)

rung (FISH) der mikroskopische Nachweis definierter DNA-Sequenzen an Chromosomen, aber auch an Interphasezellkernen z. B. von Gewebeschnitten möglich geworden (»Interphasezytogenetik«) (Lichter u. Cremer 1992). Das Prinzip der FISH (Abb. 1.12) besteht in der Hybridisierung, also der sequenzspezifischen Doppelstrangbildung, einzelsträngiger, fluoreszenzmarkierter DNA-Sequenzen (»Sonden«) mit der zu Einzelsträngen denaturierten DNA der zu untersuchenden Zellen. Bei der Sonden-DNA handelt es sich zumeist um rekombinante, z. B. in Bakterienplasmiden vermehrte, fluoreszenzmarkierte menschliche DNA (s. Abschn. 1.3.4). Diese entspricht entweder repetitiven chromosomenspezifischen Sequenzen z. B. der Zentromerregion (»alphoide« Sequenzen, die besonders für den Nachweis numerischer Chromosomenaberrationen geeignet sind), oder aber als »Single-copy-Proben« einzelnen Genen oder Regionen, deren chromosomale Lokalisation bekannt ist und die für den Nachweis von strukturellen Aberrationen wie Translokationen oder Mikrodeletionen geeignet sind. Weiterhin stehen Gemische chromosomenspezifischer DNA-Sequenzen (»Genbibliotheken«) zur Verfügung, mit denen einzelne Chromosomen in ihrem ganzen Verlauf markierbar sind (»chromosome painting«). Die maximale Auflösung der FISH liegt in der Größenordnung von etwa 1.000 Basenpaaren, so daß Punktmutationen oder sehr kleine Mikrodeletionen innerhalb des zu

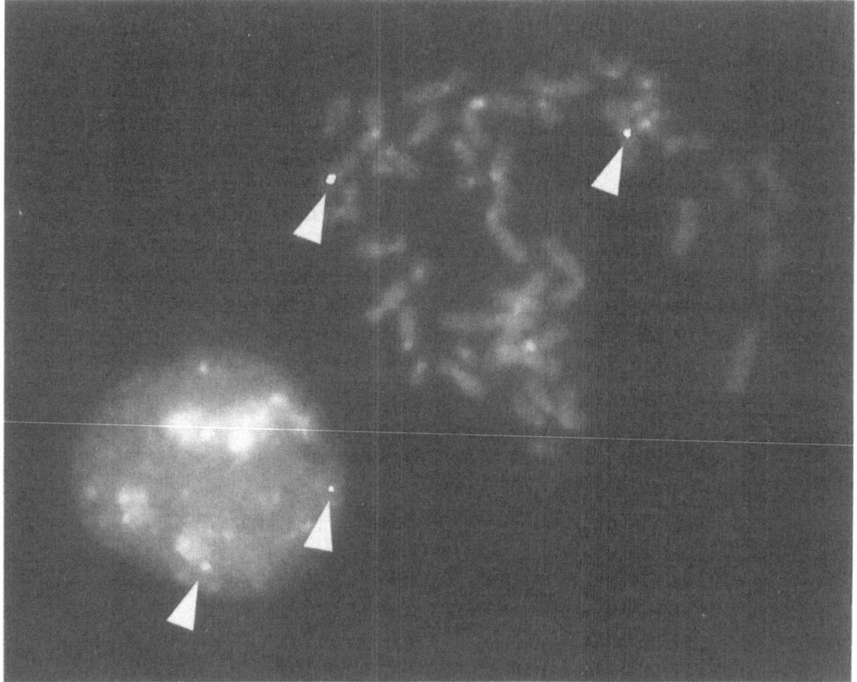

Abb. 1.12. Fluoreszenz-in-situ-Hybridisierung (*FISH*). Markierung der Zentromere der beiden Chromosomen 10 (*Pfeile*; im farbigen Original grüne Markierung auf blauem Hintergrund) in der Metaphase (*rechts*) und in einem Interphasezellkern (*links*). (Aufnahme: Dr. Heike Steilen-Gimbel, Homburg)

untersuchenden Gens auch auf diesem Wege nicht nachweisbar sind. Da durch FISH jeweils nur ein oder, bei Mehrfarbenmarkierung, einige wenige ausgewählte Chromosomenabschnitte in einem Versuchsansatz untersuchbar sind, eignet sich die In-situ-Hybridisierung im Gegensatz zur klassischen Chromosomenanalyse nicht als Suchtest für die Abklärung eines gänzlich unklaren klinischen Bildes. Der sinnvolle Einsatz der FISH in der klinischen Diagnostik setzt daher eine genetische Verdachtsdiagnose voraus, die durch die Auswahl für die Fragestellung spezifischer DNA-Sonden überprüft werden kann.

1.4.2 Molekulargenetische Techniken

Die Labordiagnostik von Gendefekten kann auf zwei Ebenen erfolgen: Ist das durch die Mutation veränderte Protein bekannt, kann durch biochemische Untersuchungen der Defekt am Genprodukt nachgewiesen werden. So lassen sich bei den Thalass-

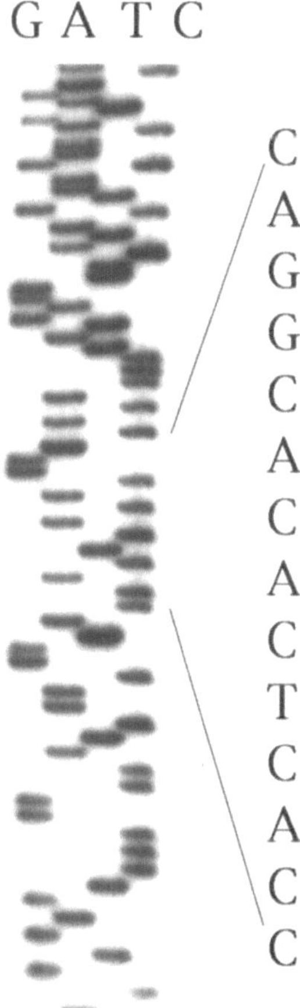

Abb. 1.13. DNA-Sequenzierung. Das Bandenmuster der gelelektrophoretisch aufgetrennten DNA-Fragmente gibt die Basensequenz wieder. (Aufnahme: Dr. Markus Seifert, Homburg)

ämien die Effekte der zugrundeliegenden Mutationen in Genen für die Hämoglobinsynthese durch Proteinelektrophoresen am Hämoglobin selbst zeigen (Klug u. Cummings 1996). Die molekulare Charakterisierung von DNA-Sequenzen auf der Genebene basiert auf der Technologie der rekombinanten DNA. Diese macht sich die Identität des genetischen Codes aller Organismen zunutze. Das wichtigste Werkzeug sind die Restriktionsendonukleasen, bakterielle Enzyme, die DNA-Stränge beliebiger Spezies abhängig von ihrer Basensequenz an definierten Stellen schneiden. Mit Hilfe weiterer Enzyme (Polymerasen und Ligasen) können so menschliche DNA-Sequenzen erkannt, in vitro in die DNA von teilungsfähigen Mikroorganismen (Vektoren) eingefügt und so beliebig vermehrt (kloniert) werden (Strachan u. Read 1996). Ebenso können menschliche DNA-Sequenzen durch die PCR (Polymerase-Kettenreaktion) in einem temperaturgesteuerten zyklischen Prozeß aus Aufspaltung und Synthese von DNA-Doppelsträngen in vitro beliebig identisch vervielfältigt werden (Reiss u. Cooper 1990).

Aus diesen menschlichen DNA-Abschnitten kann entweder durch schrittweisen Abbau die Basensequenz ermittelt werden (Abb. 1.13), oder in Einzelstränge aufgespaltene (denaturierte) DNA des Patienten wird durch Doppelstrangbildung (Hybridisierung) mit Test-DNA bekannter Basenfolge, z. B. synthetischen Oligonukleotiden, verglichen. Auf diese Weise können Mutationen in der DNA des Patienten direkt nachgewiesen werden (direkte DNA-Diagnostik). Beim gegenwärtigen Kenntnisstand ist jedoch erst ein kleiner Teil der menschlichen Gene genau charakterisiert und einer direkten Diagnostik zugänglich. Ist dies bei einem Gen nicht der Fall, kann eine indirekte DNA-Diagnostik versucht werden: Dabei wird mit Hilfe bekannter, dem Gen benachbarter DNA-Sequenzen (gekoppelte Marker) der Vererbungsweg (Segregation) des mutierten Gens innerhalb der zu untersuchenden Familie über mehrere Generationen nachvollzogen. Als Ausgangsmaterial für die molekulargenetische Diagnostik kommt grundsätzlich jedes Gewebe in Betracht; für die Analyse konstitutioneller Mutationen wird üblicherweise EDTA-Blut verwendet (Tabelle 1.1). Für die molekulare Pränataldiagnostik ist Choriongewebe besser geeignet als Fruchtwasser, da die Untersuchung früher in der Schwangerschaft erfolgen kann und eine größere Menge an DNA zur Verfügung steht.

Literatur

1. Enders G (1991) Infektionen und Impfungen in der Schwangerschaft, 2. Aufl. Urban & Schwarzenberg, München
2. Fabel G (1993) Medikation in der Schwangerschaft und Stillzeit. Urban & Schwarzenberg, München
3. Garrod AE (1902) The incidence of alcaptonuria: a study in chemical individuality. Lancet 2:1616–1620
4. ISCN (1995) International system for cytogenetic nomenclature. Karger, Basel
5. Klug WS, Cummings MR (1996) Essentials of genetics. Prentice-Hall, New Jersey
6. Knippers R (1995) Molekulare Genetik, 6. Aufl. Thieme, Stuttgart
7. Leiber B (1990) Die klinischen Syndrome, 7. Aufl. Urban & Schwarzenberg, München
8. Lichter P, Cremer T (1992) Human cytogenetics: a practical approach, 2nd ed. IRL Press, Oxford
9. Lyon MF (1988) X-chromosome inactivation and the location and expression of X-linked genes. Am J Hum Genet 42: 8–16
10. McGinnies W, Krumlauf R (1992) Homeobox genes and axial patterning. Cell 68:283–302
11. McKusick VA (1995) Mendelian Inheritance in Man, 11th ed. Johns Hopkins University Press. Im Internet: Online Mendelian Inheritance in Man (OMIM). http://www3. ncbi. nlm. nih. gov/Omim/
12. Mendel JG (1865) Versuche über Pflanzenhybriden. Verhandlungen des Naturforschenden Vereins, Brünn

13. Murken J, Cleve H (1996) Humangenetik, 6. Aufl. Enke, Stuttgart
14. Nielsen J, Wohlert M (1991) Chromosome abnormalities found among 34910 newborn children: result from a 13-year incidence study in Arhus, Denmark. Hum Genet 87:81–83
15. Olson MV (1993) The human genome project. Proc Natl Acad Sci USA 90:4338–4344
16. Reiss J, Cooper DN (1990) Application of the polymerase chain reaction to the diagnosis of human genetic disease. Hum Genet 85: 1–8
17. Strachan T, Read AP (1996) Molekulare Humangenetik. Spektrum Verlag, Heidelberg
18. Surani MA (1994) Genomic imprinting: control of gene expression by epigenetic inheritance. Curr Opin Cell Biol 6:390–395
19. Vogel F, Motulsky AG (1996) Human genetics: problems and approaches, 3rd ed. Springer, Berlin
20. Witkowski R, Prokop O, Ullrich E (1995) Lexikon der Syndrome und Fehlbildungen. Springer, Berlin

KAPITEL 2

Embryologie des Urogenitalsystems

M.Jacob, H.J. Jacob, K. Barteczko

2.1 Allgemeines

Zusätzlich zur »Scheitel-Steiß-Länge« SSL als Standardmaß wird hier das Carnegie-Stadien-System benutzt. Dieses wurde von O'Rahilly und Müller 1987 auf Grundlage der »Streeter-Horizons« für die eigentliche Embryonalzeit, d.h. bis zum Ende der 8. Woche post ovulationem eingeführt, da häufig bei Embryonen mit gleichgroßer SSL unterschiedliche Entwicklungen erkennbar sind. Diese Stadieneinteilung basiert auf der Beobachtung einzelner Entwicklungsschritte sogenannter »Schlüsselorgane«, die zusammengefaßt das jeweilige Stadium ergeben. Die zeitliche Komponente spielt dabei eine untergeordnete Rolle. Zur besseren Einordnung möglicher teratologischer Einwirkungen innerhalb der Embryonalzeit, haben wir hier zusätzlich das Alter der Embryonen angegeben.

Da die Entwicklung der Vertebraten nach einem gemeinsamen Grundmuster abläuft und wichtige Entwicklungsgene unterschiedlichster Spezies in der Konsensusregion, der Homeobox, weitgehende Übereinstimmung aufweisen, können für die Deutung grundlegender Entwicklungsprozesse im Urogenitalsystem des Menschen auch Erkenntnisse aus experimentellen Untersuchungen an niederen Vertebraten hinzugezogen werden.

2.2 Entwicklung der Niere und des Harnleiters

2.2.1 Einleitung

Die Nieren des Menschen, wie die anderer Vertebraten, entwickeln sich aus dem intermediären Mesoderm, d.h. aus dem Abschnitt des mittleren Keimblattes, der die paraxiale Segmentplatte mit den Seitenplatten verbindet. In den Segmentplatten bilden sich vom Stadium (St.) 9 (20 d) an die metamer gegliederten epithelialen Somiten aus, die das Anlagematerial von Wirbelsäule, Skelettmuskulatur, Gefäßen und

Die Zeichnungen zu den Abbildungen stammen von K. Barteczko, die Makroaufnahmen wurden von A. Jaeger angefertigt. Abb. 2.8 und 2.19 wurde von H. Stephan mit Axiophot aufgenommen und die REM-Aufnahme 2.11a von V. Mannheim. Wenn nicht anders angegeben, entstammen die Präparate der Embryonensammlung der Abt. f. Anatomie und Embryologie der Ruhr-Universität Bochum, die von K.V. Hinrichsen angelegt wurde. – Pfeile (⟶) in den Abbildungen zeigen immer nach ventral.

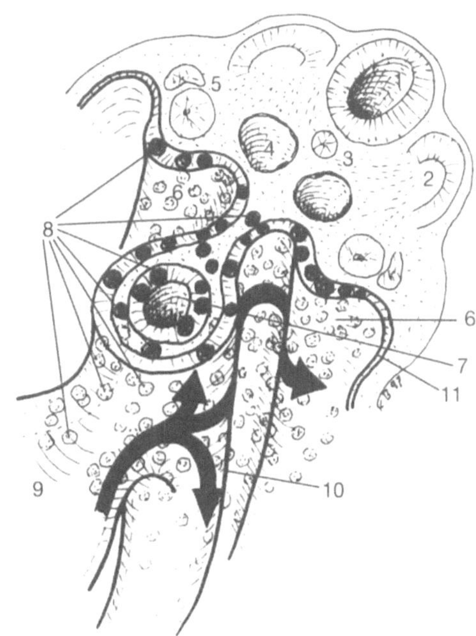

Abb. 2.1. Schematische Darstellung zur Wanderung der Urkeimzellen. *1* Neuralrohr, *2* Somiten, *3* Chorda dorsalis, *4* noch paarige Aorta, *5* Mesonephros, *6* Zölomepithel, Gonadenleiste, *7* Darmrohr, *8* Urkeimzellen, *9* Dottersack, *10* Splanchnopleura, *11* Somatopleura. Die *Pfeile* geben die Wanderungsrichtung der primordialen Keimzellen vom Dottersack in die Gonadenleiste an

Dermis enthalten. Innerhalb der Seitenplatte entsteht die embryonale Leibeshöhle (Zölom) mit der Somatopleura als dorsale und der Splanchnopleura als ventrale Begrenzung (Abb. 2.1).

Vom intermediären Mesoderm ausgehend bilden sich räumlich und zeitlich aufeinanderfolgend drei Nierengenerationen: Pronephros (Vorniere), Mesonephros (Urniere) und Metanephros (Nachniere). Pro- und Mesonephros stellen beim Menschen nur transitorische Strukturen dar, die aber dennoch in der Embryonalzeit als Exkretionsorgane funktionieren. Ihr Zellmaterial findet später in Abschnitten des männlichen Genitaltraktes eine Wiederverwertung. Der Metanephros bildet sich zum bleibenden Harnorgan aus, in dem Tubuli und Glomeruli zu hochspezialisierten Geweben ausdifferenzieren. Bindeglied und Induktor der embryonalen Nierenabschnitte ist der Ductus pro- bzw. mesonephricus (Wolff-Gang) mit dem Uretersproß.

2.2.2
Pro- und Mesonephros

Im St. 10 (22 d) gliedert sich aus dem unsegmentierten intermediären Mesoderm eine nach dorsal gerichtete Leiste ab, die erst vom 9. Somiten ab nach kaudal auswächst. Vom St. 11 an (ca. 24 d) bildet sich daraus ein epithelialer Gang, dessen zervikaler Anteil als Ductus pronephricus (beachte, daß aus den ersten 5 Somiten das Os basioccipitale hervorgeht!) und dessen thorakaler Anteil als Ductus mesonephricus oder Wolff-Gang bezeichnet wird. Mit Hilfe seiner mesenchymal verbleibenden Spitze kann der Wolff-Gang auf dem intermediären Mesoderm kaudalwärts zur Kloake migrieren.

Dort, wo er in Kontakt zum restlichen intermediären Mesoderm (auch nephrogener Strang) gelangt, induziert er einerseits in diesem die Bildung von Tubuli. Andererseits ist nur dieser Mesodermabschnitt als Substrat für den kaudal wandernden Wolff-Gang (Jacob u. Christ 1978; Jacob et al. 1991; Poole u. Steinberg 1982) geeignet. Wie experimentelle Untersuchungen an Hühnerembryonen gezeigt haben (Erzner 1994), ist eine Migration des Wolff-Ganges nur auf dem intermediären Mesodermabschnitt möglich, der sich in Höhe oder etwas kaudal der mesenchymalen Gangspitze befindet. Auch bereits epithelialisierte Gangabschnitte, die hierhin explantiert wurden, erlangten sogar nach einer Drehung von 180° die Fähigkeit wieder, nach kaudal auszuwachsen (Jacob u. Christ 1978). Eine Migration des Wolff-Ganges auf weiter kranial oder lateral gelegenem Mesoderm ist nicht möglich. Interaktionen zwischen Zellen der Gangspitze und der extrazellulären Matrix wie z.B. Fibronektin spielen offenbar bei der zielgerichteten Wanderung des Wolff-Ganges eine wesentliche Rolle (Jacob et al. 1991).

Wird die mesenchymale Spitze des Wolff-Ganges experimentell entfernt, so unterbleibt seine Migration und weitreichende Störungen in der Entwicklung des Urogenitalsystems sind die Folge: Es kommt nicht nur zu einer Aplasie des Meso- und Metanephros (Abb. 2.9), sondern auch Geschlechtsgänge – männliche und weibliche – werden dann nicht angelegt. Der Wolff-Gang hat somit eine Schlüsselposition bei der Entwicklung des gesamten Urogenitalsystems: In seinem kranialen Abschnitt induziert er die Bildung von Vornierentubuli, die im Gegensatz zu den Tubuli in den anderen Nierenabschnitten über Öffnungen (Nephrostomata) mit dem Zölom in Verbindung stehen. Da sich sowohl Vornierengang wie -tubuli zurückbilden, verbleiben nur unregelmäßige Epithelpfropfen, die dicht unter dem Ektoderm liegen; ebenso persistieren Nephrostomata über einen längeren Zeitraum (Jacob u. Jacob 1990).

Bereits im Vornierenabschnitt entstehen Nierenkörperchen, die jedoch frei in die Zölomhöhle hineinragen und als externe Glomeruli bezeichnet werden (Tandler 1905). Bei menschlichen Embryonen vom St. 14 (ca. 32 d) sind ein oder zwei im Übergangsbereich von Vor- und Urniere auffindbar (Jacob u. Jacob 1990). Ultrastrukturelle Untersuchungen externer Glomeruli von Hühnerembryonen zeigen bereits eine deutliche Differenzierung der oberflächlichen Zellschicht zu Podozyten, die fenestrierten Endothelien aufliegen (Jacob et al. 1977).

Der Mesonephros beginnt mit seiner Entwicklung in der 4. Woche. Es bilden sich von kranial nach kaudal fortschreitend im intermediären Mesoderm Vesikel. Sie sind zunächst birnenförmig und verlängern sich dann zu Tubuli, die mit dem Wolff-Gang Verbindung aufnehmen (Abb. 2.2a, 2.9). Der vollentwickelte Mesonephros (Wolff-Körper) wölbt sich beiderseits des Mesenteriums in das Zölom vor und ist bis zu seiner Rückbildung in der 8. Woche das mächtigste Organ an der hinteren Bauchwand. Die dadurch entstehende Auffaltung des Zölomepithels setzt sich kranial- und kaudalwärts als Urnierenband fort. Der Mesonephros selbst liegt in Höhe der thorakalen sowie der oberen lumbalen Somiten. Er weist keine strenge Metamerie auf, sondern es bilden sich mehr oder weniger regelmäßig angeordnet etwa 3 Vesikel pro Somit. Insgesamt entstehen nacheinander bis zu 80 Vesikel bzw. Tubuli, wobei sich die kranialen schon zurückbilden, wenn die letzten noch nicht existieren.

Die Tubuli verlängern sich, sie werden S-förmig. Im St. 13 (ca. 28 d), wenn das kaudale Ende des Wolff-Ganges bereits die Kloake erreicht hat, beginnt im kranialen Abschnitt des Mesonephros die Bildung der Glomeruli: Das blinde, ampulläre Ende

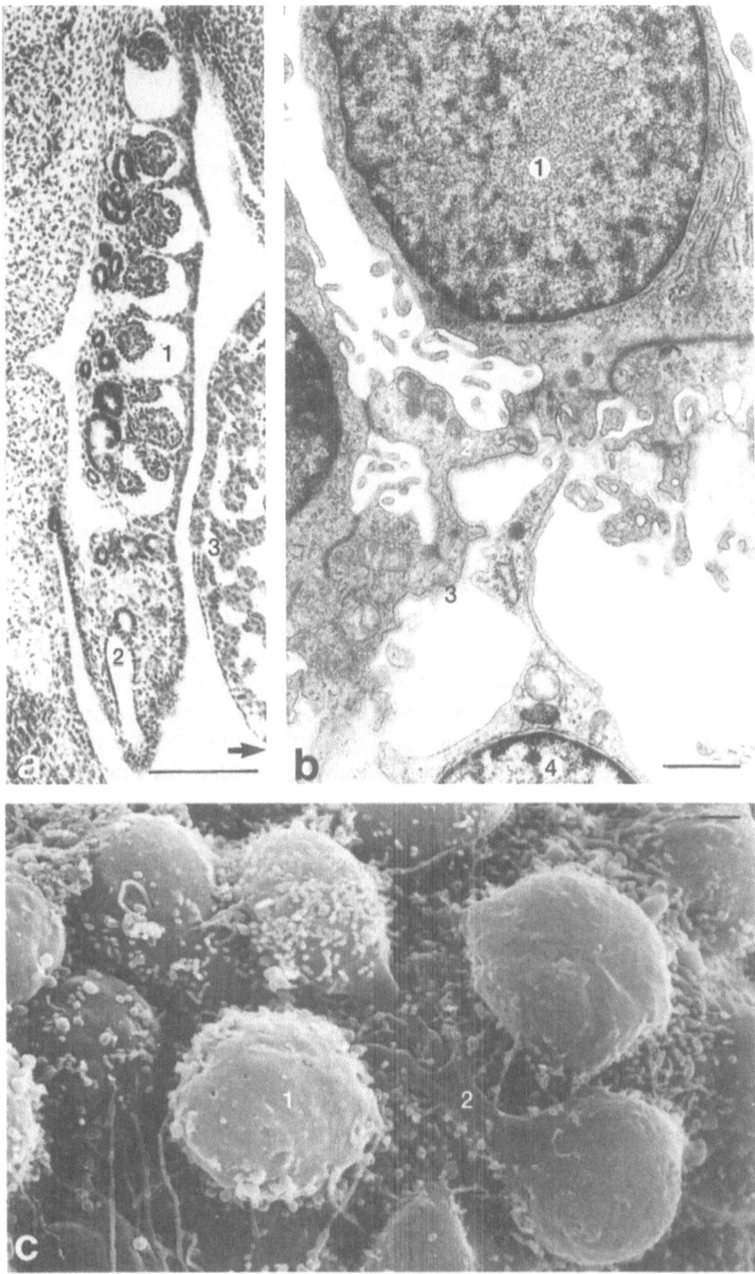

Abb. 2.2a–c. Mesonephros bei menschlichen Embryonen. *a* Sagittalschnitt durch den Mesonephros eines Embryos im St. 14 (6,5 mm; ca. 32 Tage). *1* Glomerulus, *2* Wolff-Gang, *3* Leber. Maßstab: 0,1 mm, *b* Transmissionselektronenmikroskopische Aufnahme durch einen Mesonephrosglomerulus eines Embryos im St. 18 (16 mm, ca. 44 Tage). *1* Zellkern eines Podozyten, *2* Podozytenfortsätze, *3* Basalmembran. Maßstab: 1 µm, *4* Endothelzelle. *c* Rasterelektronenmikroskopische Aufsicht auf die Podozyten eines Glomerulus eines Embryos im St. 19 (17 mm, ca. 47 Tage). *1* Perikaryon eines Podozyten, *2* Primärfortsatz. Maßstab: 1 µm

eines Tubulus stülpt sich schüsselförmig ein. Danach sprossen Gefäßäste aus der dorsalen Aorta ein (Abb 2.8a). Die Formentwicklung der Tubuli des Mesonephros stimmt weitgehend mit der des Metanephros überein und wird dort im Detail besprochen (s. auch Abb. 2.4). Das Epithel der Vesikel differenziert sich außen zur Bowmanschen Kapsel und innen zu Podozyten (Abb. 2.2b, c) mit Primär- und Sekundärfortsätzen sowie charakteristischen Füßchen. Sie liegen Kapillaren an, deren Endothelplatten zwar dicker als beim ausgereiften Glomerulus sind (Abb. 2.2b), jedoch ebenso wie diese Fenestrationen mit dem typischen Diaphragma besitzen. Zwischen Podozyten und Endothel ist eine Basallamina ausgebildet. Am Tubulusapparat läßt sich ein proximaler Abschnitt aus hochprismatischen Zellen mit apikalem Mikrovillibesatz sowie ein distaler Abschnitt mit flacheren Zellen und glatterer Oberfläche unterscheiden. Eine Henlesche Schleife fehlt. Aufgrund der Feinstruktur kann ab St. 17 (ca. 41 Tage) der Mesonephros als harnproduzierendes Organ angesehen werden (Silverman 1969).

2.2.3 Metanephros

Die Anlage der definitiven Niere befindet sich zunächst in Höhe der kranialen Sakralsegmente und entsteht durch Interaktionen zwischen einer Aussprossung des Wolff-Ganges und dem metanephrogenen Blastem. Unmittelbar nachdem der Wolff-Gang die Kloake erreicht hat, zweigt sich aus ihm ein epitheliales Divertikel nach dorsal ab. Im St. 14 (ca. 32 d) ist daraus bereits eine deutliche Ureterknospe geworden, die kappenförmig von einer verdichteten Zone des metanephrogenen Blastems umgeben ist (Abb. 2.3). Die Ureterknospe verlängert sich dorso-kranialwärts. Ihr blindes Ende ist ampullär aufgetrieben und teilt sich schon bald in ein oberes und unteres Polrohr auf, wodurch schon sehr früh die definitive Form der Nachniere festgelegt wird. Durch weitere dichotome Aufteilung, wobei unterschiedlich lange Äste den Primärstamm verlassen, bildet sich ein stark verzweigter Ureterbaum aus. Der unverzeigte Stamm, aus dem sich der definitive Ureter entwickelt, wird offenbar durch eine dichte Mesenchymhülle stenosiert. Nach Osathanondh u. Potter (1963) entsteht das Nierenbecken mit den Hauptkelchen durch Dilatation und Verschmelzung der ersten 3 bis 5 Teilungsgenerationen. Dabei läuft innerhalb des gleichen Zeitintervalls an den Polen eine größere Teilungsrate ab als in den zentralen Partien. Aus der nächsten Teilung gehen die Calices minores hervor, deren distale Enden schon früh die charakteristische Kelchform aufweisen. Durch sechs bis neun weitere Aufzweigungen entstehen schließlich die Sammelrohre. Die Hauptteilungsaktivität reicht bis zur 20. Entwicklungswoche; nach der 32. Woche finden in der Regel keine Sprossungen mehr statt.

Zu den Molekülen, die die Sprossung der Ureterknospe veranlassen und kontrollieren, gehören Matrixmoleküle und Wachstumsfaktoren. So sollen nach Davies et al. (1995) sulfathaltige Glycosaminoglycane für Wachstum und Verzweigung der Ureterknospe erforderlich sein. Für Proliferation und Aufzweigung der Ureterknospe sind offenbar auch der von angrenzenden Mesenchymzellen des metanephrogenen Blastems gebildete Wachstumsfaktor GDNF (»glial cell line derived neurotrophic factor«) und sein Rezeptor an der Ureterknospe, das Protoonkogen c-Ret, unentbehrlich (s. zur Übersicht Lechner u. Drechsler 1997; Horster et al. 1997).

Während einerseits das Auswachsen des Wolff-Ganges und der Ureterknospe vom intermediären Mesoderm bzw. metanephrogenen Blastem stimuliert wird, müssen

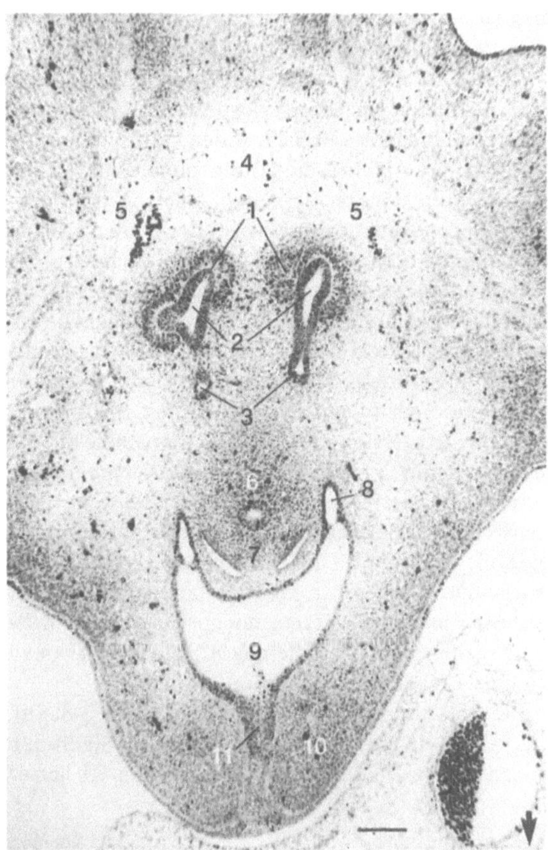

Abb. 2.3. Horizonzalschnitt durch einen 9,5 mm großen Embryo (St. 16, ca. 37 Tage) auf Höhe des Genitalhöckers. *1* metanephrogenes Blastem, *2* Ureterknospe/Nierenbecken, *3* Ureter, *4* Aorta dorsalis, *5* Aa. umbilicales, *6* Darm, *7* Septum sinorectale, *8* Mündung des Wolff-Ganges, *9* Sinus urogenitalis, *10* Genitalhöcker, *11* Urethralrinne. Maßstab: 0,1 mm. (Präparat: Embryonensammlung des Histologisch-Embryologischen Institutes Wien)

andererseits der Gang bzw. sein Zweig, die Ureterknospe, einen induktiven Reiz auf das metanephrogene Blastem ausüben, um die Bildung eines Nephrons einzuleiten (Grobstein 1953; Saxen 1987). Fehlt dieser Stimulus, so kann sich das metanephrogene Blastem nicht weiterentwickeln, und das Apoptoseprogramm wird eingeschaltet (Koseki et al. 1992).

Eine wesentliche Rolle bei der Nierenentwicklung spielt das *WT-1* (Wilms-Tumor) Gen. Bei Mutanten bilden sich zwar normale Wolff-Gänge und mesonephrogene Tubuli, jedoch eine Ureterknospe fehlt und das metanephrogene Blastem geht zugrunde (Kreidberg et al. 1993). *WT-1* ist ein Zinkfingergen, das als Tumorsuppressorgen die Aktivität bestimmter Wachstumsfaktoren, z.B. PDGF (»platelet-derived growth factor«), herunterregulieren soll. WT-1 ist bereits im uninduzierten metanephrogenen Blastem exprimiert (Mundlos et al. 1993), tritt deutlicher im kondensierten Blastem auf und ist später auf die Podocyten beschränkt. Zahlreiche Untersuchungen sprechen dafür, daß die normale Expression von WT-1 für die Differenzierung der Zellen des metanephrogenen Blastems zu reifen Epithelien notwendig ist.

Ein Modell für die ersten Interaktionen zwischen Ureterknospe und metanephrogenem Blastem wurde von Schuchardt et al. (1996) vorgestellt: Ein diffusibler Ligand wird zu einem bestimmten Zeitpunkt im metanephrogenen Blastem gebildet (evtl. unter dem Einfluß von WT-1) und trifft auf eine an der Spitze des Wolff-Ganges konzentrierte Rezeptortyrosinkinase (RET). Die Zellen in diesem Bereich proliferieren und evaginieren zur Ureterknospe, deren Wachstumsrichtung möglicherweise durch einen Gradienten des RET-Liganden bestimmt wird.

Als weitere Akteure, die als Signalmoleküle an der Induktion direkt beteiligt sind oder sie indirekt aufrechterhalten, sollen noch Mitglieder der Wnt-Familie und BMP-7 (Bone morphogenetic protein) aus der großen Familie der transformierenden Wachstumsfaktoren genannt werden (s. hierzu Lechner u. Dressler 1997; Horster et al. 1997).

Im verdichteten, kappenförmigen metanephrogenen Blastem, unmittelbar am distalen, ampullären Ende des sich verzweigenden Ureters, haben Vainio et al. (1989) ein adhäsives Proteoglycan namens Syndecan nachgewiesen, dessen Translation offenbar durch die Induktion reguliert wird. Syndecan bewirkt eine Aggregation und Proliferation der mesenchymalen Zellen. Ebenfalls kurz nach der Induktion nimmt auch die Expression des Zelladhäsionsmolekül N-CAM zu, das möglicherweise gemeinsam mit Syndecan wirkt. (Diskussion bei Davies 1996).

Im kondensierten metanephrogenen Blastem verändert sich weiterhin die Zusammensetzung der extrazellulären Matrix: Statt Fibronektin und Kollagen I und III treten Kollagen IV und Laminin auf, was als Indikator einer mesenchymo-epithelialen Umwandlung angesehen werden kann. Dabei entsteht ein Epithel mit einer Basalmembran und polarisierten hochprismatischen Zellen. Als Folge der Epithelialisierung entstehen Vesikel, die das Anlagematerial der harnproduzierenden Nierenabschnitte - Tubuli und Glomeruli- enthalten.

Die Entstehung eines Nephrons kann in 4 Stadien (hier mit römischen Ziffern angegeben) eingeteilt werden (Abb. 2.4). Im Stadium I ist der Vesikel oval, im Stadium II birnenförmig (Abb. 2.5a,b). Im Stadium III hat er sich S-förmig verlängert. Das

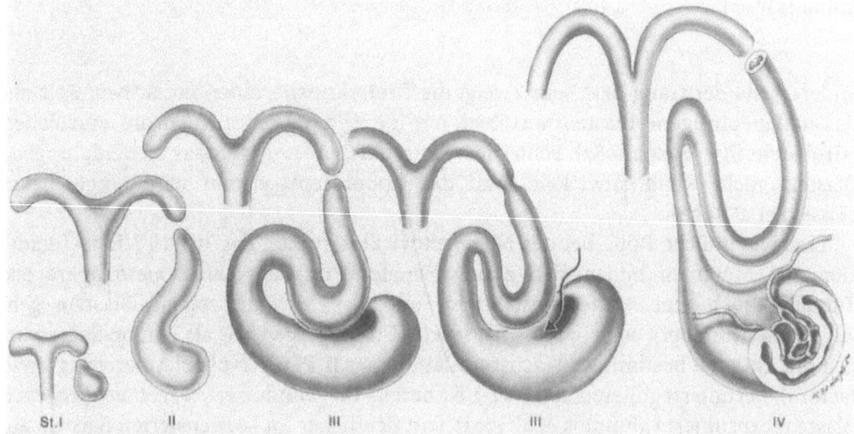

Abb. 2.4. Schematische Darstellung der Tubulus- und Glomerulusbildung im Metanephros. St. I: ovale Vesikel; St. II: birnenförmige Vesikel; St. III: S-förmige Tubuli, die Anschluß an die Ureterverzweigungen bekommen. Im späten St. III beginnen Angioblasten einzuwachsen; St. IV: löffelförmige Einstülpung des blinden Endes, Ausbildung von Kapillarschlingen und Differenzierung des inneren und äußeren Blattes der Bowman-Kapsel. (Umzeichnung nach Stoerk 1904 unter Verwendung der Befunde und Einteilung von Dørup und Maunsbach 1982; leicht verändert aus Hinrichsen 1990)

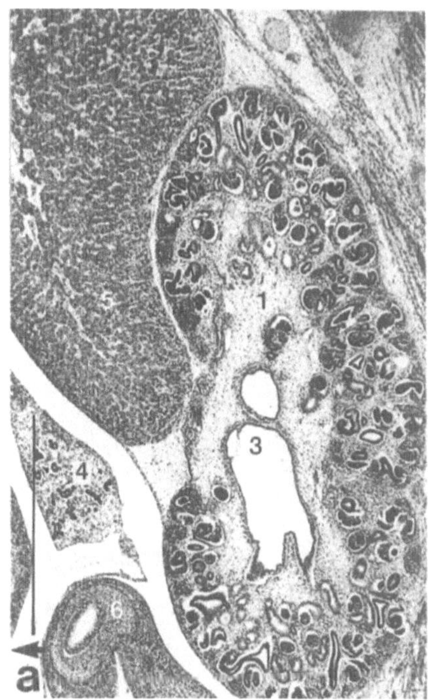

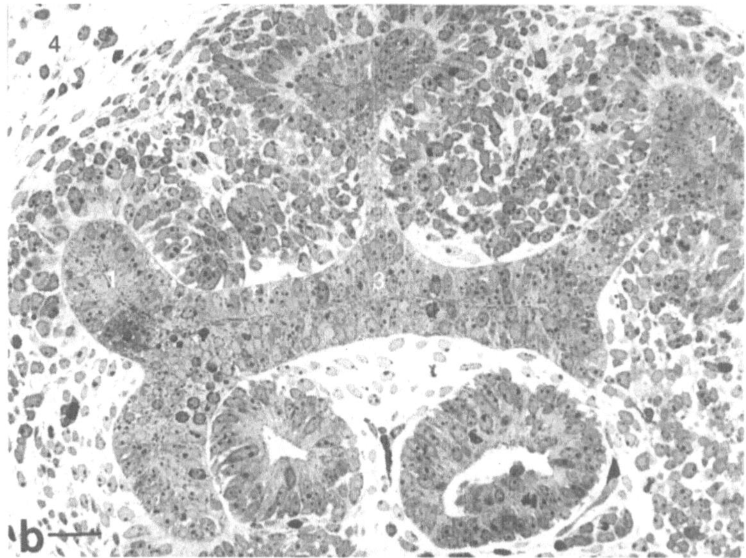

Abb. 2.5a–d. Tubulus- und Glomerulusbildung im Metanephros. *a* Horizontalschnitt durch einen Embryo im St. 23 (28 mm, ca. 56 Tage). *1* Nierenmark, *2* Nierenrinde, *3* Anlage des Nierenbeckens, *4* Pankreas, *5* Leber, *6* Darm. Maßstab: 1 mm, *b,c* Semidünnschnitte von Embryonen im St. 20 (22 mm, ca. 50 Tage): *b* St. I der Glomerulusbildung. *1* rindennahe dichotome Verzweigung des Ureterbaumes, *2* metanephrogenes Blastem, *3* unverzweigte Ureterknospe, *4* Anlage der Nierenkapsel. Maßstab: 0,01 mm, c St. III. *1* Lumen der Ureterknospe, *2* distaler Tubulus, *3* proximaler Tubulus, *4* einsprossende Kapillaren, *5* äußeres Blatt der Bowman-Kapsel, *6* inneres Blatt der Bowmanschen Kapsel; Maßstab: 0,1 mm, *d* St. IV. *1* distaler Tubulus, *2* Macula densa, *3* Glomerulus, *4* Kapillare, *5* Bowman-Kapsel. Maßstab: 0,1 mm

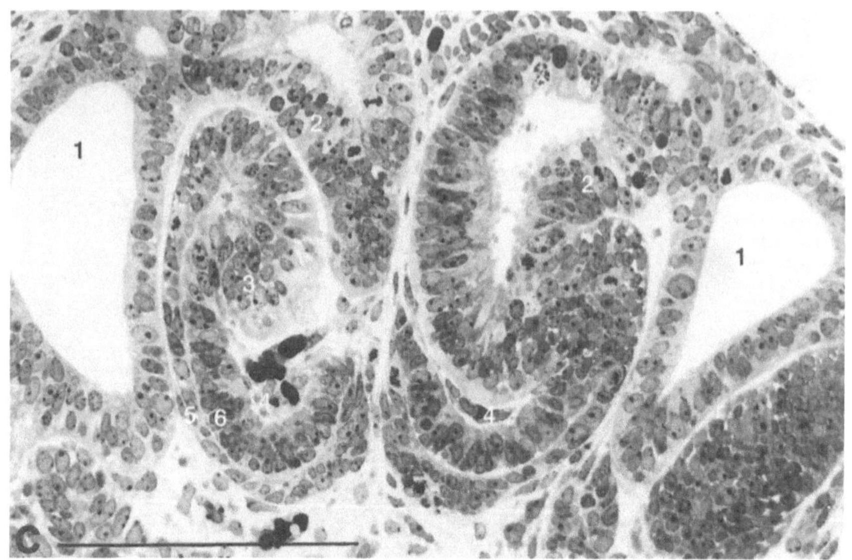

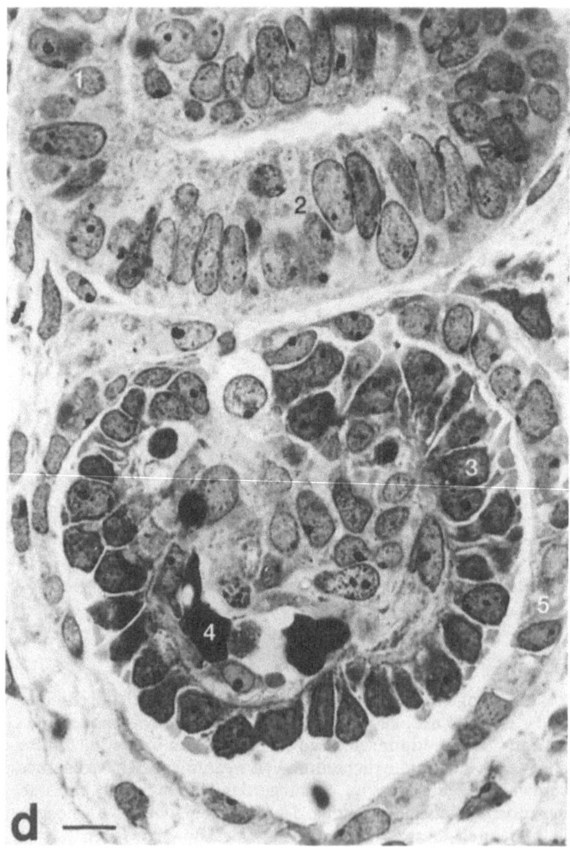

Abb. 2.5c,d

schmalere distale Ende verbindet sich mit der Anlage der Sammelrohre (Abb. 2.5c). Im späten Stadium III stülpt sich das blinde Ende löffelförmig ein, und es beginnen, Angioblasten einzuwachsen. Im Stadium IV bilden sich durch Interaktionen der entstehenden Kapillarschlingen mit dem inneren Blatt des eingestülpten Vesikels die Glomeruli aus (Abb. 2.5d). Es entstehen Podozyten, von denen Primärfortsätze abgehen, die sich aber noch intensiver als beim Mesonephros in stark interdigitierende Sekundärfortsätze verzweigen. Podozyten und Endothelien der Kapillarschlingen bilden gemeinsam eine Basalmembran. Aus den einwachsenden Gefäßen gehen auch die Mesangiumzellen hervor (Aoki 1966). Mit Ausbildung der typischen Form und Struktur des Nierenkörperchens besteht somit auch ein funktionsfähiger harnableitender Apparat.

An einem Embryo ist die Glomerulusbildung mit der beginnenden Entwicklung in der Rinde und den reiferen Glomeruli in Marknähe gut zu vergleichen (Abb. 2.5a, 2.7a), denn Wachstum und Teilung der Ureterknospe mit Induktion eines Nephrons setzt sich peripherwärts fort. In der 14.–22. Schwangerschaftswoche sistiert die Teilung der Ampullen jedoch. Sie wachsen langsam nach peripher weiter und induzieren dabei auch die Bildung neuer Vesikel. Wegen des Vorwachsens können diese jedoch keinen Anschluß an die Ampulle mehr gewinnen, vielmehr münden sie hintereinander aufgereiht jeweils in das Verbindungsstück des davor gebildeten Tubulus. Auf diese Weise entstehen die charakteristischen Arkaden.

Die Differenzierung des Tubulus beginnt mit der Ausbildung eines Bürstensaumes im proximalen Abschnitt im Stadium III der Nephronbildung (Dørup u. Maunsbach 1982). Im Stadium IV können bereits alle Abschnitte des adulten Nephrons unterschieden werden. Bei dem weiteren Längenwachstum des Tubulus bildet die Macula densa am Gefäßpol sozusagen den Fixpunkt.

Die Produktion von Renin haben Celio et al. (1985) immunohistochemisch bereits bei 8 Wochen alten Embryonen nachgewiesen und daraus geschlossen, daß durch Renin die Filtration und die Durchblutung des Glomerulus beim Feten niedrig gehalten wird.

2.2.4 Bedeutung von *Pax*-Genen bei der Nierenentwicklung

Bei den Interaktionen zwischen Wolff-Gang und intermediärem Mesoderm scheint dem *Pax-2*-Gen eine Schlüsselrolle zuzukommen. *Pax*-Gene (benannt nach dem Segmentationsgen *paired*, mit dem sie eine hochkonservierte Domäne »paired box« gemeinsam haben) funktionieren als Mastergene bei der Entwicklung vieler Organsysteme. So ist z.B. *Pax-1* für die Wirbelbildung verantwortlich und *Pax-6* für die Augenentwicklung. Eine weitgehende Homologie bei den verschiedenen Spezies dokumentiert die essentielle Bedeutung solcher Gene für die Organogenese. *Pax-2* kodiert für einen Transkriptionsfaktor, der bereits im Wolff-Gang und in der Ureterknospe exprimiert ist und unmittelbar nach der Induktion auch im intermediären Mesoderm nachweisbar ist. Es wird aber bereits nach der Tubulusbildung herunterreguliert (Dressler et al. 1990).

Das *Pax-2*-Genprodukt löst offenbar eine ganze Kaskade von Entwicklungsschritten aus, die zu den oben beschriebenen Zellmatrix- sowie Zell-Zellinteraktionen im meso- und metanephrogenem Blastem führen. In *Pax-2* Mutanten entwickelt sich zwar zunächst ein Wolff-Gang, er wächst aber nicht nach kaudal aus und induziert auch keine Tubuli (Torres et al. 1995). Zieht man die Experimente mit Huhn-Wachtel-chimären (Erzner 1994) mit in Betracht (s. Abschn. 2.2.2), so läßt sich spekulieren, daß *Pax-2* zu einem ganz bestimmten Zeitpunkt in einem bestimmten Abschnitt des intermediären Mesoderm aktiviert wird – möglicherweise durch einen sich nach lateral fortpflanzenden Hox-code. Der Wolff-Gang kann nur auf diesem speziellen Abschnitt des intermediären Mesoderm migrieren und dabei wird sein *Pax-2* angeschaltet. Durch die induktive Wirkung des Wolff-Ganges erfolgt nacheinander die Aktivierung und Expression des *Pax*-Gens in den verschiedenen Abschnitten des Urogenitalsystems.

Die Wirkung vom *Pax-2*-Protein ist hauptsächlich in der frühen Entwicklungsphase der Organe zu sehen. Das Gen selbst besitzt Bindungstellen für das Wilms-Tumor-Supressorprotein WT-1 und wird normalerweise von ihm herunterreguliert. Nach Eccles et al. (1992) sowie Dressler u. Douglas (1992) persistiert im menschlichen Wilms-Tumor die Expression von *Pax-2* .

Große Ähnlichkeit mit dem *Pax-2* Gen hat das *Pax-8* Gen (Plachov et al. 1990), dessen Expression aber auf das induzierte Nierenmesenchym beschränkt ist. Das Produkt des *Pax-8* Gens ist ein Transkriptionsfaktor, der offenbar den *WT-1* Promotor aktiviert (Dehbi u. Pelletier 1996). Die Aktivierung und die Aufrechterhaltung der *Pax-8* Expression hängt dagegen von *Wnt-4* ab, das für ein sezerniertes Glycoprotein kodiert (Stark et al. 1994).

Die bisher bekannten Gene, die bei der Nierenentwicklung eine Rolle spielen, sind in einer Datenbank zusammengefaßt (Davies u. Brandli 1996).

2.2.5
Aszensus der Niere

Die Nachniere, in Höhe der oberen Sakralsegmente angelegt, gelangt ab der 6.–9. Woche an ihren definitiven Platz in Höhe des unteren Thorakalwirbels und der oberen Lumbalwirbel. Dieser sog. Aszensus der Niere ist bedingt durch eine Ausrollung des kaudalen Rumpfendes und durch eine Verlängerung des Ureters. Über den genauen Mechanismus ist aber noch wenig bekannt. Während des Aszensus verlagert sich schrittweise das Hilum von ventral nach medial. Diese relative Rotation ist wohl durch stärkeres Dickenwachstum des lateral vom Hilum gelegenen Nierenabschnittes zu verstehen.

Die aufsteigende Niere klettert gleichsam wie an einer Leiter an Ästen der dorsalen Aorta kranialwärts (Abb. 2.6). Die am weitesten kaudal gelegenen Arterien werden dabei sukzessiv abgebaut. Der erste Ast der III. Gruppe bzw. der zweite der II. Gruppe wird zur definitiven Nierenarterie erweitert. Aus persistierenden Gefäßen, meist kaudal vom Hilum gelegen, entstehen die überzähligen Nierenarterien.

2.2.6
Gliederung der Niere

In der Fetalzeit und sogar über die Geburt hinaus weist die Niere eine Furchung der Oberfläche auf, die sie somit in verschiedene Lappen oder Renculi aufteilt. Jeder Lappen besteht aus einem Kelch und einem Ast der Nierenarterie. Nach Inke (1987) sind

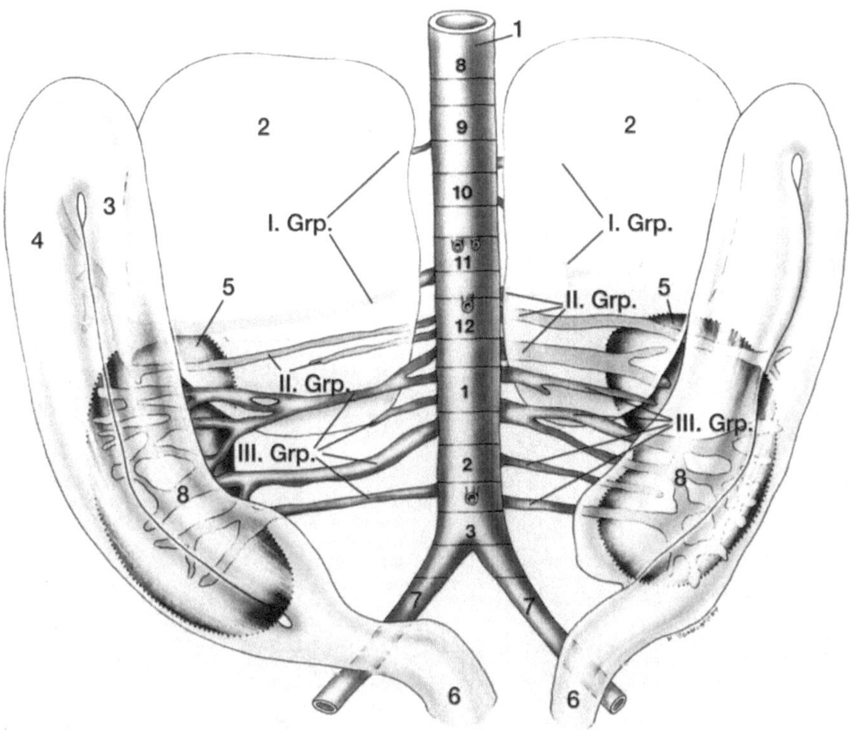

Abb. 2.6. Schematische Darstellung zur Entwicklung der Nachnierenarterien etwa im St. 19 (19,5 mm, 47 Tage). *1* Aorta, *2* Nebenniere, *3* Gonade, *4* Mesonephros, *5* Metanephros, *6* Wolff-Gänge, *I.Grp.* obere dorsale Astgruppe hinter der Nebenniere verlaufend, *II.Grp.* mittlere Astgruppe innerhalb der Nebenniere verlaufend, *III. Grp.* untere ventrale Astgruppe der Urnierenarterien. Die Markierungen auf der Aorta verweisen auf den Höhenbezug zu den Körpern der 8.–12. Thorakal- und 1.–3. Lumbalwirbel hin. (Umzeichnung nach Felix; aus Hinrichsen 1990)

zunächst ganz konstant 4 Protolappen angelegt (2 polare und 2 intermediäre). In der 30. Woche sollen genau 14 Calices minores 14 Läppchen entsprechen. Durch Verschmelzung von Papillen findet man später eine geringere Anzahl von Läppchen. Die Furchen selbst verstreichen meistens im Kleinkindalter.

2.2.7 Innervation der Niere

Bereits im undifferenzierten metanephrogenen Blastem fanden Sariola et al. (1988) neuronale Zellkörper (evtl. Neuroblasten). Möglicherweise entstammen sie der Neuralleiste, da schon LeDouarin u. Teillet (1974) mit Hilfe von Huhn-Wachtel-Chimärenzellen solcher Abstammung im Stroma der Nierenanlage von Vogelembryonen nachgewiesen haben. In der Erwachsenenniere regeln die Nerven vor allem die Sekretion und die Blutzirkulation; in der embryonalen Niere scheinen sie über neurotrope Faktoren auch auf die Verzweigung der Ureterknospe Einfluß zu nehmen (Pichel et al. 1996).

2.3 Harnblase und Urethra

Harnblase und Urethra sind Abkömmlinge der Kloake, dem erweiterten Abschnitt des Enddarms und sind daher endodermaler Abstammung. Die Kloake bildet einen nach ventral gerichteten Blindsack, in dessen Scheitel die Allantois einmündet, einem beim Menschen nur für kurze Zeit ausgebildeten Organ. Der Allantoisgang obliteriert bereits bei 17 mm großen Embryonen zu einem soliden Epithelstrang, dem Urachus, der in der Plica umbilicalis mediana der vorderen Bauchwand von der Harnblase zum Nabel zieht. Beim Erwachsenen ist dieses Überbleibsel als Chorda urachi noch nachweisbar.

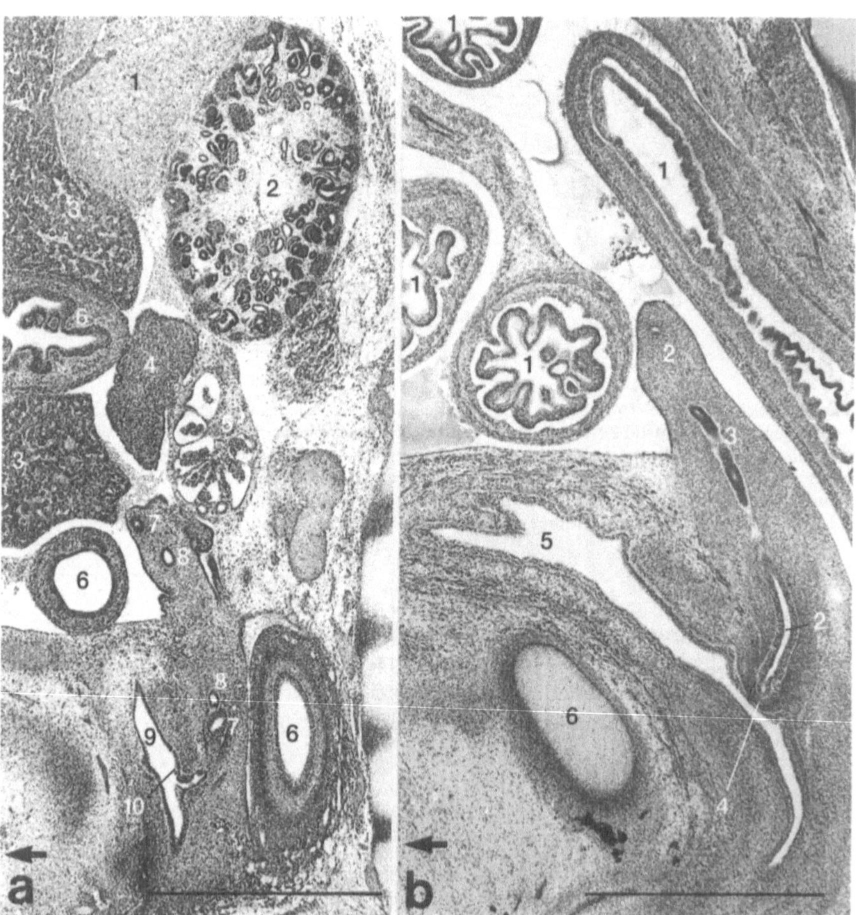

Abb. 2.7a,b. Entwicklung des Wolff- und Müller-Ganges sowie der Harnblase. *a* Sagittalschnitt durch einen weiblichen Embryo im St. 21 (23 mm, ca. 52 Tage). *1* Nebenniere, *2* Nachniere, *3* Leber, *4* Ovar, *5* Mesonephros, *6* Darm, *7* Müller-Gang, *8* Wolff-Gang, *9* Sinus urogenitalis/Blase, *10* Müller-Hügel mit Mündung eines Wolff-Ganges. Maßstab 1 mm, *b* Sagittalschnitt durch einen männlichen Embryo von 32 mm (9. Woche). *1* Darm, *2* Müller-Gang, *3* Wolff-Gang, *4* Müller-Hügel, *5* Blase, *6* Symphyse. Maßstab 1 mm

Kurz nachdem der Wolff-Gang in die Kloake eingemündet ist, wird diese durch eine analwärts auswachsende Scheidewand, dem Septum urorectale, in ein dorsales Rektum und einen ventralen primitiven Sinus urogenitalis unterteilt. Eine Einschnürung, die Anlage der pelvinen Urethra, trennt den kranialen Teil, die prospektive Harnblase, von dem kaudalen definitiven Sinus urogenitalis (Abb. 2.7a,b). Die paarige Einmündung des Wolff-Ganges befindet sich in dem kaudalen Abschnitt des Harnblasenteils in trichterförmigen Erweiterungen, den sog.n Kloakenhörnern. Die Ureterknospe liegt zunächst proximal dieser Einmündungsstelle, d.h. es besteht eine gemeinsame Mündung von Meso- und Metanephros. Die komplexen Vorgänge, die zu einer Trennung der Ureteren vom Wolff-Gang führen, wurden von Chwalla (1927) und Gyllensten (1949) bei einer großen Anzahl von Embryonen untersucht. Durch kaudomediale Verlagerung der Öffnung des Wolff-Ganges und durch Einbeziehung von dessen Wandabschnitten in die Wandung des Sinus urogenitalis bildet sich die Anlage des Trigonum vesicae aus. Der Ureter, der offenbar nicht mit der gleichen Geschwindigkeit wächst wie der Wolff-Gang, gelangt so mit seiner Mündung kranialwärts. Die Harnleitermündungen sind teilweise von epithelialen Membranen verschlossen, die etwa um die 10. Woche, vermutlich als Folge der Sekretion der Nachniere, durchbrochen werden. Das Wolff-Gangepithel mesodermaler Herkunft im Bereich des Trigonum vesicae wird durch das Epithel endodermaler Herkunft der Sinuswand verdrängt.

Die Kloake ist kaudal durch eine Membran, bestehend aus Endoderm und Oberflächenektoderm, verschlossen. Diese Membran wird dünner und reißt unter dem Druck des Harns, der vom Mesonephros gebildet wird, bei Embryonen zwischen 16–17 mm SSL ein (Ludwig 1965). Das freie kaudale Ende des Septum urorectale bildet den Damm.

Glatte Muskulatur entsteht im Blasenabschnitt bei Feten von 52 mm, im Urethralabschnitt bedeutend später. Beide Anteile unterscheiden sich sowohl morphologisch als auch immunohistochemisch (Gilpin u. Gosling 1983). Ein typisches Übergangsepithel entwickelt sich in der 21. Schwangerschaftswoche (Newman u. Antonakopoulos 1989).

2.4 Primordiale Keimzellen

Während die somatischen Zellen nach dem Tod des Organismus zugrunde gehen, ist es den Keimzellen vorbehalten, die genetische Information weiterzuvererben. Beim Menschen sind die Keimzellen nicht Bestandteil einer ununterbrochenen Keimbahn im Sinne von Weismann (1885), sondern es erfolgt eine Neurekrutierung aus somatischen Zellen. Der genaue Zeitpunkt dieser Abgliederung ist nur zu vermuten. Nach Lawson u. Hage (1994) wird bei der Maus die Keimlinie zum Zeitpunkt der Gastrulation, also der Bildung des Primitivstreifens, etabliert. Eindeutig zu identifizierende primordiale Keimzellen lassen sich dorsokaudal im Endoderm des Dottersacks bzw. der Allantois (Abb. 2.1) bereits in der 3. Embryonalwoche nachweisen (Jirasek 1976). Mit Hilfe des histochemischen Nachweises der alkalischen Phosphatase (McKay et al. 1953) können sie relativ spezifisch markiert werden (Abb. 2.8a–c). Nach Witschi (1948) wandern Keimzellen von der 4. Woche an ins Epithel der Anlage des Enddarmes ein. Hierbei spielt wohl auch eine passive Verlagerung, bedingt durch die Einfal-

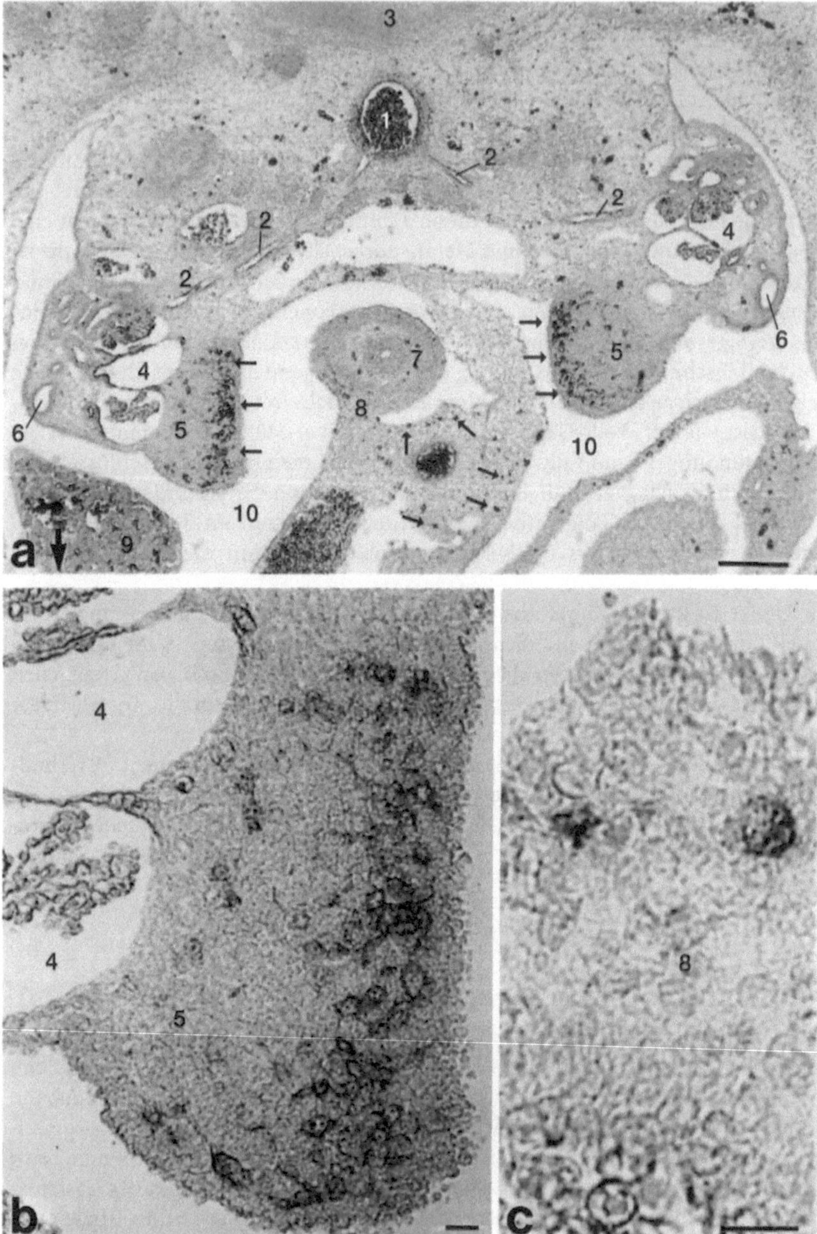

Abb. 2.8a–c. Nachweis der Urkeimzellen mittels der alkalischen Phosphatasereaktion unter Verwendung von Neufuchsin bei einem Embryo vom St. 18 (16 mm, ca. 44 Tage). *a* Übersicht: *1* Aorta, *2* Arterien des Mesonephros, *3* Wirbelkörperanlage, *4* Glomerulus, *5* Gonadenanlage/Ovar, *6* Wolff-Gang, *7* Darm, *8* Mesenterium, *9* Leber, *10* Zölom. Die Pfeile verweisen auf rotangefärbte Urkeimzellen. Maßstab 1 mm, *b* Vergrößerung aus a mit rechter Gonadenanlage. Maßstab 0,1 mm, *c* Vergrößerung aus dem Mesenterium mit 2 Urkeimzellen. Maßstab 0,1 mm

tung des Embryos, eine Rolle. Die primordialen Keimzellen verlassen aber schon wenige Tage später den Enddarm und gelangen durch aktive Migration via Mesenterien in die Genitalleiste bzw. in die Gonadenanlage (Abb. 2.1). Über den Mechanismus der Wegfindung ist jedoch noch relativ wenig bekannt. Nach Alvarez Byalla u. Merchant-Larios (1986) ist Fibronektin ein geeignetes Substrat für die Migration. Mucine an der Keimzelloberfläche sollen eine vorzeitige Anheftung an Blutgefäße oder fibronektinreiches Mesenchym verhindern (Halfter et al. 1996). Während der Migration stehen die Zellen über lange Fortsätze miteinander in Verbindung (Gomperts et al. 1994), so daß vermutlich Informationen von den zuerst auswandernden Pionierzellen an die nachfolgenden Zellen weitergegeben werden. Dennoch erreichen anscheinend nicht alle Keimzellen ihr Zielorgan, denn es werden häufig aberrierende Zellen z. B. an Nerven oder in der Nebennierenanlage gefunden.

Während der Migration nimmt die Anzahl der primordialen Keimzellen durch mitotische Teilung stetig zu und auch in den Gonadenanlagen proliferieren sie zunächst weiter. In Abhängigkeit von der Entwicklung der Gonaden entstehen daraus dann die Spermatogonien oder Oogonien.

Proliferation und Differenzierung der Keimzellen werden neben intrinsischen Stoffen auch durch Faktoren aus der Umgebung reguliert, wie z.B. Steel factor und dem Wachstumsfaktor LIF (»Leucemia inhibiting factor«; Matsui et al. 1991).

2.5 Gonadenentwicklung

2.5.1 Indifferente Gonade

In beiden Geschlechtern entsteht im St. 15–17 (33–41 Tage) an der medialen Seite des Mesonephros die sog. Genitalleiste als Anlage der Gonade. Wie aus Abbildung 2.9 ersichtlich, erfolgt die Bildung der Gonaden auch ohne das Vorhandensein eines Mesonephros, diese Gonaden sind allerdings kleiner als normale. Es muß also angenommen werden, daß zur Bildung der Genitalleiste ein induktiver Stimulus durch den Mesonephros nicht erforderlich ist, daß aber Material aus dem sich zurückbildenden Mesonephros in den Gonaden verwertet wird (Wartenberg 1982, 1990). Die einwandernden primordialen Keimzellen regen möglicherweise das Zölomepithel der medialen Seite des Mesonephros zur Proliferation an. Die Splanchnopleura (ventraler Teil des Zölomepithels) ist im Bereich der Genitalleiste nicht durch eine kontinuierliche Basalmembran vom unterliegenden Mesenchym getrennt. Somit ist die Herkunft des Materials der Genitalleiste schwer zu bestimmen. Mit zunehmender Proliferation wölbt sich die Genitalleiste immer weiter ins Zölom vor und läßt sich gut vom Mesonephros abgrenzen (Abb. 2.16c).

2.5.2 Entwicklung des Testis

Unter dem Einfluß des Testis-determinierenden Gens *SRY* (sexdeterminierende Region auf dem Y-Chromosom; Sinclair et al. 1990) beginnt die indifferente Gonadenanlage sich in Hodengewebe zu transformieren. Erste morphologische Anzeichen

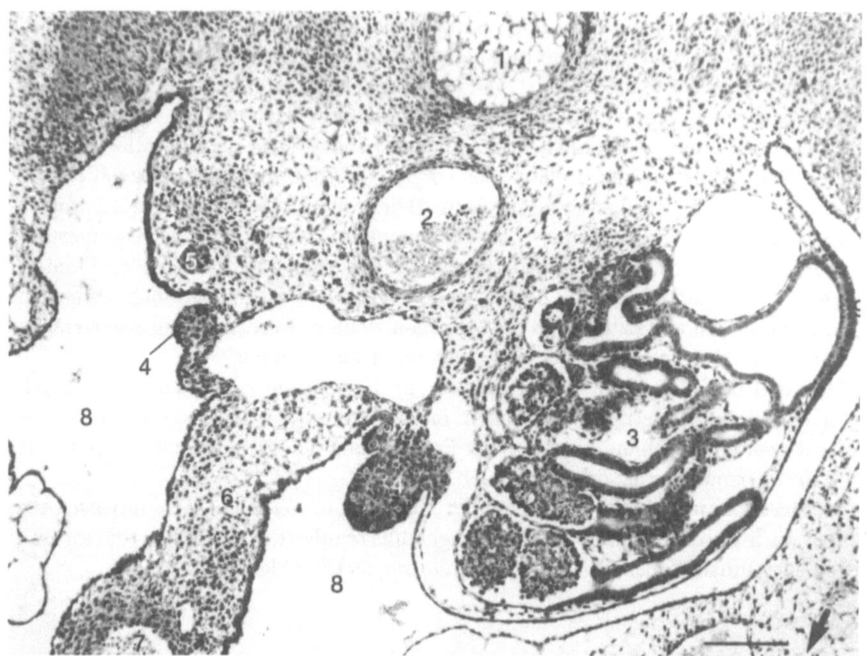

Abb. 2.9. Horizontalschnitt durch einen Hühnerembryo mit einseitiger Aplasie des Mesonephros nach Exstirpation des rechten Wolff-Ganges. *1* Chorda dorsalis, *2* Aorta, *3* Mesonephros auf der Kontrollseite, mit Glomeruli und Tubuli, die in den Wolff-Gang münden, *4* Gonaden. Beachte die kleinere Gonade auf der operierten Seite. *5* Tubulusrest im Anlagegebiet des Mesonephros auf der operierten Seite, *6* Mesenterium, *7* Darm, *8* Zölom, *9* Anlagegebiet (Leiste) des Müller-Ganges. Maßstab: 0,1 mm

sind die nach Jirasek (1976) im St. 18 (ca. 44 d) auftretenden medullären Hodenstränge (Abb. 2.10a,c): Epitheliale Leisten werden durch extrazelluläre Matrix radiär zur Oberfläche abgegrenzt. Diese Hodenstränge enthalten neben den Sertolischen Stützzellen auch die Keimzellen, welche nach ihrer Ansiedlung vorübergehend ihren Gehalt an alkalischer Phosphatase oder Glycogen reduzieren. Da sie den adulten Spermatogonien immer ähnlicher werden, kann man sie sodann als Prospermatogonien (Wartenberg 1990) bezeichnen. Sie teilen sich mitotisch, und nach einer Ruhepause treten sie erneut in eine Proliferationsphase ein. Diese Phasen verlaufen nicht synchron, so daß in der 2. Schwangerschaftshälfte ruhende und proliferierende Prospermatogonien im Hoden zu finden sind. Im Gegensatz zu den Oogonien ist der Eintritt in die Meiose bei den Prospermatogonien bis zur Pubertät blockiert.

Durch eine Bindegewebsschicht, der Anlage der Tunica albuginea, sind die Hodenstränge schon frühzeitig vom Oberflächenepithel getrennt, und durch das stark proliferierende interstitielle Bindegewebe werden die Hodenstränge deutlich gegeneinander abgegrenzt (Abb. 2.11b). In ihren peripheren Abschnitten entwickeln sie sich zu den Ductuli seminiferi, während der innere Abschnitt als Rete testis später Anschluß an die Ductuli efferentes, die ehemaligen Urnierentubuli, gewinnt. Nach Wartenberg (1990) stammt das Reteblastem sowohl aus dem Mesonephros als auch aus der Splanchnopleura. Experimentelle Untersuchungen von Buehr et al. (1993) mit transgenen

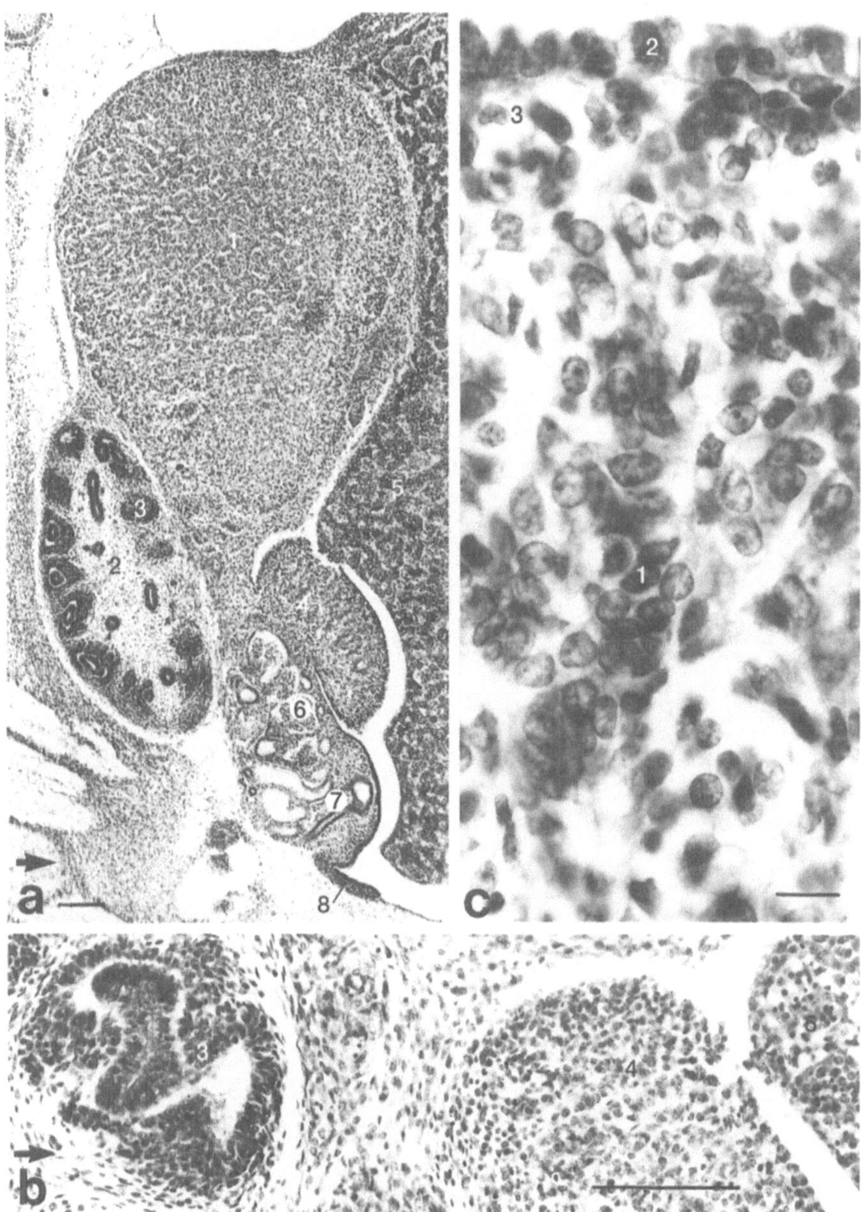

Abb. 2.10a–c. Sagittalschnitt durch einen Embryo im St. 18 (16 mm, ca. 44 Tage). *a 1* Nebenniere, beachte die Größe! *2* Metanephros, *3* Nierenrinde, *4* Gonade / Hoden, *5* Leber, *6* Mesonephros, *7* Wolff-Gang mit Tubulusanschnitt, *8* gubernakulare Leiste. Maßstab 0,1 mm, *b* Ausschnittvergrößerung von Metanephros und Gonade. Bezeichnungen wie bei *a*. Maßstab 0,1 mm, *c* Ausschnittvergrößerung der Gonade. *1* Hodenstrang, *2* Oberflächenepithel, *3* Anlage der Tunica albuginea. Maßstab 0,01 mm

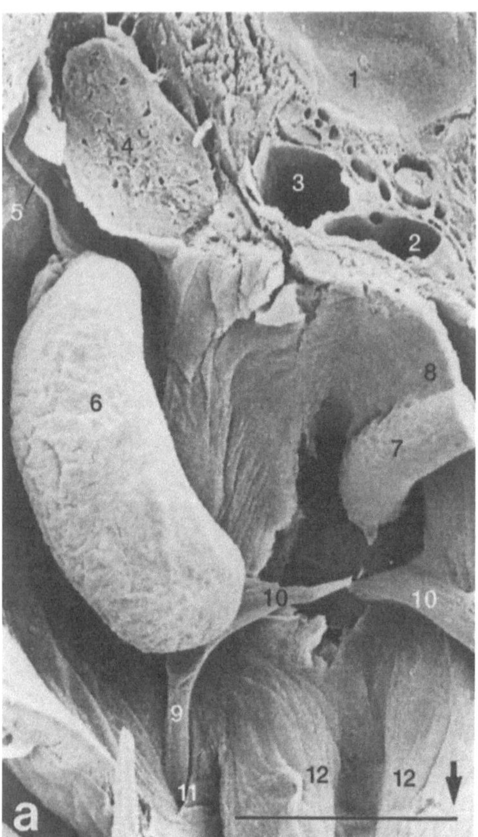

Abb. 2.11a,b. Hodenentwicklung. *a* REM eines 70 mm Fetus (ca. 12. Woche) in der Teilansicht von ventral, vordere Bauchwand und Blase entfernt. *1* Wirbelkörper, *2* Aorta abdominalis, *3* Vena cava inf., *4* Schnitt durch Nachniere, *5* kraniales Keimdrüsenband, *6* Hoden, *7* Darm, *8* dors. Mesenterium, *9* abdominelles Gubernaculum, *10* Wolff-Gang, *11* Anulus inguinalis profundus, *12* Aa. umbilicales. Maßstab 1 mm, *b* Horizontalschnitt durch den kaudalen Abschnitt des Hodens sowie des Nebenhodens im Gubernaculum eines 12 cm Fetus (16 Wochen). *1* Material des abdominellen Gubernaculum, *2* Bauchwand, *3* Ductuli efferentes, *4* Ductus deferens (Schleife), *5* Hodenstränge, *6* Tunica albuginea, *7* rud. Hydatide aus Müller-Gang/Appendix testis, *8* Serosa. Maßstab 1 mm

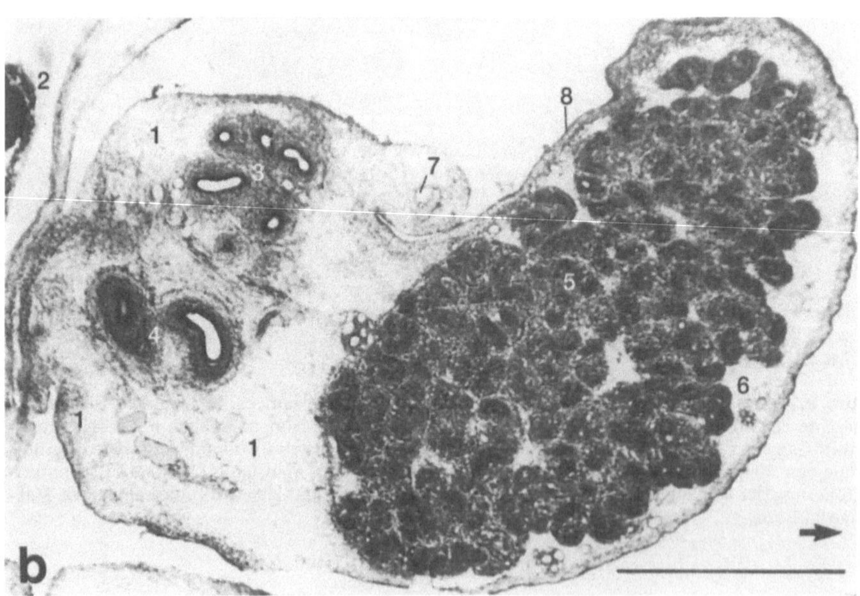

Mäusen ergaben gleichfalls, daß für die normale Testisentwicklung der Mesonephros benötigt wird und daß Mesonephroszellen in die interstitielle Zellpopulation des Hodens migrieren. Auf der Basis histologischer Untersuchungen vermuten andere Autoren (z.B. Wartenberg et al. 1991), daß Sertoli-Zellen vom Mesonephros abstammen.

Die Expression von *SRY* in der Genitalleiste erfolgt in einem ganz bestimmten Zeitraum. Setzt die Bildung der Hodenkanälchen ein, wird unmittelbar die Maskulinisierung eingeleitet. Bei Fehlen des Y-Chromosoms bzw. Deletion von *SRY* wird die Maskulinisierung unterdrückt und die Wege für eine Feminisierung sind geebnet.

Eine zellautonome Expression von *SRY* ist für die Entwicklung von Sertoli-Zellen notwendig, während bei der Bildung der Leydig-Zellen hormonale Faktoren eine Rolle spielen. Als Folge des Einflusses von SRY produzieren die Sertoli-Zellen das Anti-Müller-Hormon, auch MIS (»Müllerian inhibiting substance«) genannt, ein Wachstumsfaktor aus der TGF-ß-Familie (Josso et al. 1977). MIS hat einen dualen Effekt: Erstens führt es zu einer Involution der Müller-Gänge (s. Abschn. 2.6.2), und zweitens initiiert es die Bildung der Leydig-Zellen im Interstitium. Für eine fortschreitende Maskulinisierung ist das Testosteron verantwortlich, das bereits von der 9. Woche an von den Leydig-Zellen gebildet wird. Als direkte Antwort auf die Testosteronbildung proliferieren die Wolff-Gänge und entwickeln sich zu den männlichen Geschlechtsgängen.

Experimentelle Untersuchungen an Huhn-Wachtel-Chimären (Himmelmann u. Jacob 1995) haben ergeben, daß die Splanchnopleura vom Zeitpunkt ihrer Besiedlung mit Keimzellen determiniert ist, Gonaden zu bilden. Bei unterschiedlichem Geschlecht zwischen Wirt und Spender ist das genetische Geschlecht der transplantierten Gonadenanlage für die weitere Differenzierung bestimmend. Dessen ungeachtet können aber auch Keimzellen des Wirtes in solche heterosexuellen und heterotop implantierten Gonaden vermutlich via Chemotaxis einwandern.

2.5.3 Descensus testis

Kurz nachdem die Wolff-Gänge die Kloake erreicht haben (St. 13/14, ca. 30 Tage), berührt das kaudale Ende der Urnierenfalte, dort wo der Wolff-Gang von seinem vertikalen Verlauf in eine horizontale Verlaufsrichtung abknickt, den sich aus der vorderen Bauchwand ins Abdomen hineinwulstenden Conus inguinalis. Somit ist das abdominelle Gubernaculum angelegt und der Ort des Anulus inguinalis profundus bestimmt.

Im folgenden Verlauf der Entwicklung (etwa St. 20, ca. 50 Tage) festigt das abdominelle Gubernaculum seine Verwachsungsstelle im ventralen Mesenchymlager von Wolff- und jetzt auch Müller-Gang (s. Abschn. 2.6.1; Abb. 2.13) an deren Überkreuzungsstelle (Abb. 2.12a). In Fortsetzung des abdominellen Teils werden dann zwei weitere Abschnitte unterschieden (Moszkowicz 1935): Eine pars interstitialis, die die Anlagen der Bauchmuskeln durchdringt, sowie ein faseriger Endabschnitt, pars subcutanea, der ventrolateral der Symphyse endet. Weiterhin wird eine Aussackung des Peritoneums, der Processus vaginalis peritonei, erkennbar, dessen dorsaler Abschnitt mit dem Gubernaculum fest verwachsen ist und mit ihm in die Bauchwand vordringt. Zur gleichen Zeit entsteht etwas weiter medial eine Verbindung zwischen

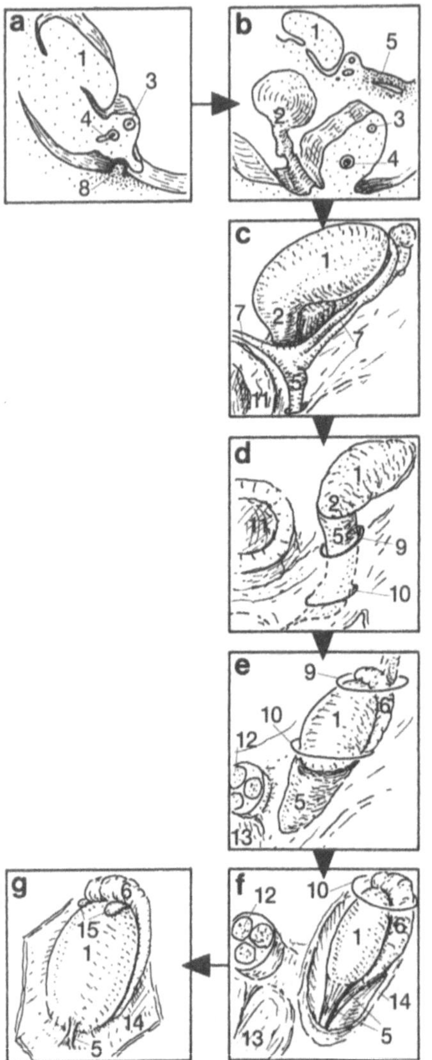

Abb. 2.12a–g. Synoptische Darstellung des Descensus testis. *a* 21 mm indifferentes Stadium (St. 20, ca.50 Tage), *b* 26 mm (St.22, ca. 54 Tage), *c* 55 mm (11.Woche), *d* 17 cm (20. Woche), *e* Passage (ab 7. Monat), *f* 36 cm *g* adult. *1* Gonade/Hoden, *2* kaudaler Hodenpol, *3* Müller-Gang, *4* Wolff-Gang, *5* Gubernaculum/Lig. scrotale testis, *6* Nebenhoden, *7* beide Gänge im Mesenchym und Serosa, *8* Conus inguinalis, *9* Anulus inguinalis profundus, *10* Anulus inguinalis superficialis, *11* Harnblase, *12* Penis (Querschnitt), *13* Schnitt durch das Scrotum, *14* Tunica vaginalis testis, *15* Appendix testis und Appendix epididymidis

unterem Pol der Gonade und dem kaudal davon liegendem Mesenchym, das die beiden Gänge, Müller und Wolff, umgibt (Abb. 2.12b,c). Beim weiblichen Embryo wird hiermit der Tubenwinkel festgelegt und das Lig. ovarii proprium angelegt (Barteczko u. Jacob in Vorbereitung).

In der nächsten Phase der Entwicklung nehmen das gesamte Gubernaculum sowie der Processus vaginalis an Volumen und Länge zu (Abb. 2.12c, d). Aber auch der Hoden gewinnt an Mächtigkeit und überragt dadurch mit seinem kaudalen Abschnitt die beiden Gänge nach ventral. Bei Feten von etwa 70 mm SSL verliert er den Kontakt mit dem dorsalen Mesenchymlager der Gänge und »gleitet« bei Feten von ca. 100 mm

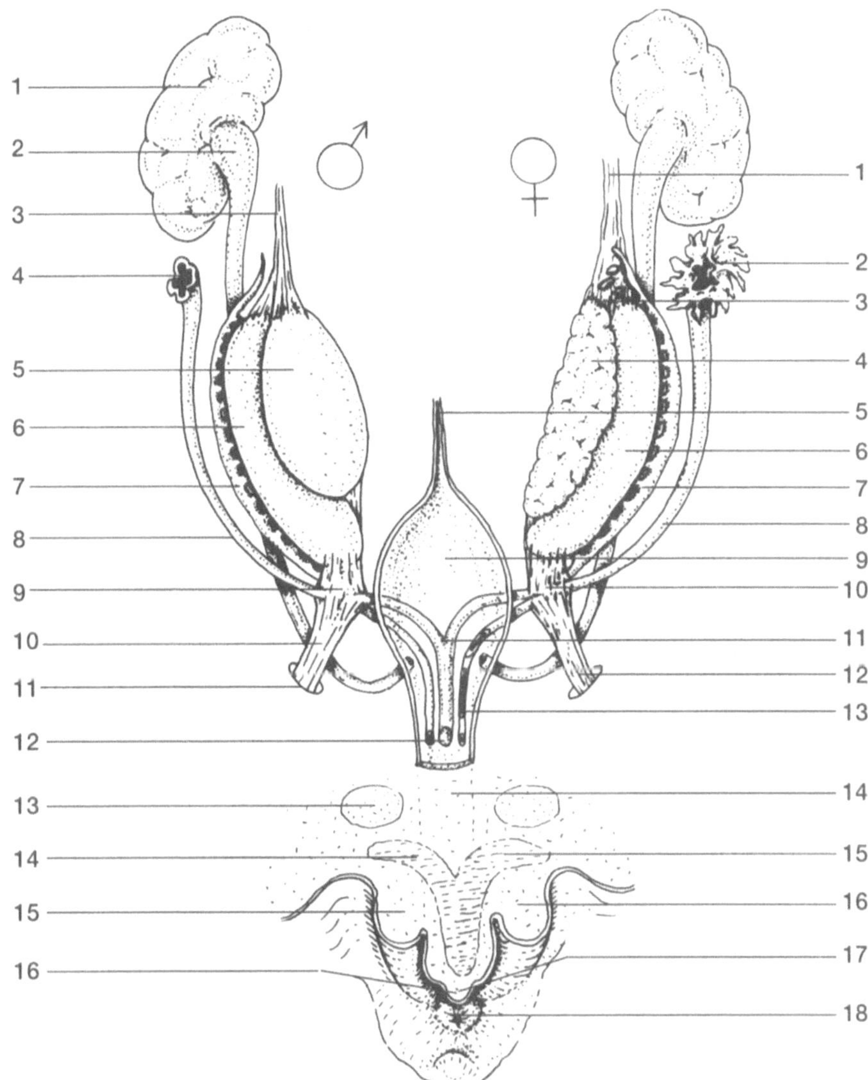

Abb. 2.13a,b. Schematische Darstellung zur geschlechtsspezifischen Differenzierung des Urogenitalsystems. *männlich: 1* Niere, *2* Ureter, *3* kraniales Urnierenband/obliteriert, *4* kranialer Abschnitt des Müller-Ganges/Appendix testis, *5* Testis, *6* Mesonephros/Ductuli efferentes, *7* Wolff-Gang/Ductus deferens, *8* Müller-Gang/obl., *9* Befestigungsband zwischen kaudalem Hoden sowie kaudalem Mesonephros und dem Mesenchymlager der überkreuzten Gänge von Müller und Wolff, *10* Gubernaculum/Ligamentum testis, *11* Anulus inguinalis profundus, *12* Utriculus prostaticus auf dem Colliculus seminalis (Müller-Hügel), *13* Os pubis, *14* Corpus cavernosum penis, *15* Skrotum, *16* Glans penis; *weiblich: 1* kraniales Urnierenband, *2* Fimbria tubae und Ostium abdominale tubae, *3* Epoophoron, *4* Ovar, *5* Urachus, *6* Mesonephros/obl., *7* Wolff-Gang/obl., *8* kranialer Abschnitt der Müller-Gänge/Tuba uterina, *9* Sinus urogenitalis (kranial) /Harnblase, *10* Befestigungsband zwischen kaudalem Ovar sowie kaudalem Mesonephros und dem Mesenchymlager der überkreuzten Gänge von Müller und Wolff/Lig. ovarii proprium, *11* vereinigte Müller-Gänge/Uterus und oberer Vaginalabschnitt, *12* Gubernaculum/Lig. teres uteri, *13* Wolff-Gang/obl. zu Gartnerschem Gang, rud., *14* kaudaler Teil des Sinus urogenitalis/Vagina, Urethraregion, *15* Corpus cavernosum clitoridis, *16* Labium majus pudendi, *17* Glans clitoridis, *18* Anus

SSL über die beiden Gänge hinweg. Der kaudale Hodenpol sowie der untere Teil des Mesonephros – nun Cauda epididymidis (s. Abschn. 2.6.4) – verschmelzen mit der stark angeschwollenen Masse des abdominellen Gubernaculum. Nebenhoden und Ductus deferens gelangen jetzt in ihre definitive Position, nämlich seitlich hinter den Hoden.

Ab 170 mm SSL sind die fest im Gubernaculum verankerten kaudalen Hoden- und Nebenhodenteile durch das Vordringen des mittleren Abschnittes des Gubernaculum in die Bauchwand vor den inneren Leistenring verlagert: Der Processus vaginalis peritonei hat sich zu einem langen und tiefen Blindsack ausgebildet, und das interstitielle Gubernaculum weitet den äußeren Leistenring zu einem Durchtrittskanal.

Etwa im 7. Monat (Abb. 2.12e) passieren Hoden und Nebenhoden die Bauchwand. Das Gubernaculum ist jetzt bolzenförmig, es hat bereits den Halt in der Subcutis der Symphysenregion verloren, so daß es frei am kaudalen Hodenpol hängt.

Vor dem endgültigen Eintritt des Hodens in den Scrotalsack schrumpft das Gubernaculum bis auf zwei dünne Bändchen, die vom kaudalen Pol des Hodens und Nebenhodens ausgehen. Sie vereinigen sich distal zu einem Strang, dem definitiven Ligamentum scrotale testis (Abb. 2.12f,g).

Inwieweit Androgene oder das Anti-Müller-Hormon einen direkten Einfluß auf die Entwicklung des Gubernaculum haben, ist umstritten (s. Lyet et al. 1996). Hutson et al. (1994) nehmen aufgrund von Untersuchungen bei Kryptorchismus an, daß die späte Phase des Descensus testis (26.–35. Woche) androgenabhängig ist. Gesteuert wird dieser Vorgang durch das Neuropeptid CGRP (»calcitonin gene-related peptide«), das vom Ramus genitalis des Nervus genitofemoralis freigesetzt wird.

2.5.4
Entwicklung des Ovars

Die Umformung der indifferenten Gonade in ein Ovar beginnt bei Embryonen ab 18 mm SSL, also in der 8. Woche (Jirasek 1976). Nach Untersuchungen von Wartenberg (1982) mittels Semidünnschnitten ist das Ovarialblastem zunächst zu einem zentralen Kern verdichtet, während die periphere Zone relativ hell erscheint. Kennzeichen der ovariellen Differenzierung ist dann die Ausbildung und das Wachstum der Rindenzone (Abb. 2.8a,b). Dabei erhält der Kortex einmal Zellen aus dem oberflächlichen Zölomepithel und zum anderen aus der Medulla. Durch das Einwachsen dunkler Stützzellen aus der Medulla wird die Rinde in Stränge und Ballen unterteilt (Abb. 2.14). Im Gegensatz zum Hoden proliferieren die kortikalen Geschlechtsstränge, und die Stützzellen werden zu den Follikelzellen. Durch einwachsendes Bindegewebe und einsprossende Gefäße wird die Untergliederung des Kortex noch deutlicher und an der Oberfläche des Ovars läßt sich eine Läppchenbildung erkennen.

Die Medulla ist über ein Reteblastem mit dem Mesonephros verbunden. Wiederum im Unterschied zu den Testes bilden sich die medullären Geschlechtsstränge und auch das Reteblastem im 3. Trimester zurück.

Keimzellen befinden sich besonders in der Rindenzone bis direkt zur Serosa, welche zunächst nicht vom Kortex abzugrenzen ist. Nach van Wagenen u. Simpson (1965) bildet sich in der 2. Hälfte der Schwangerschaft eine subepitheliale Bindegewebsschicht aus, die aber bei weitem nicht die Stärke der Tunica albuginea testis erreicht.

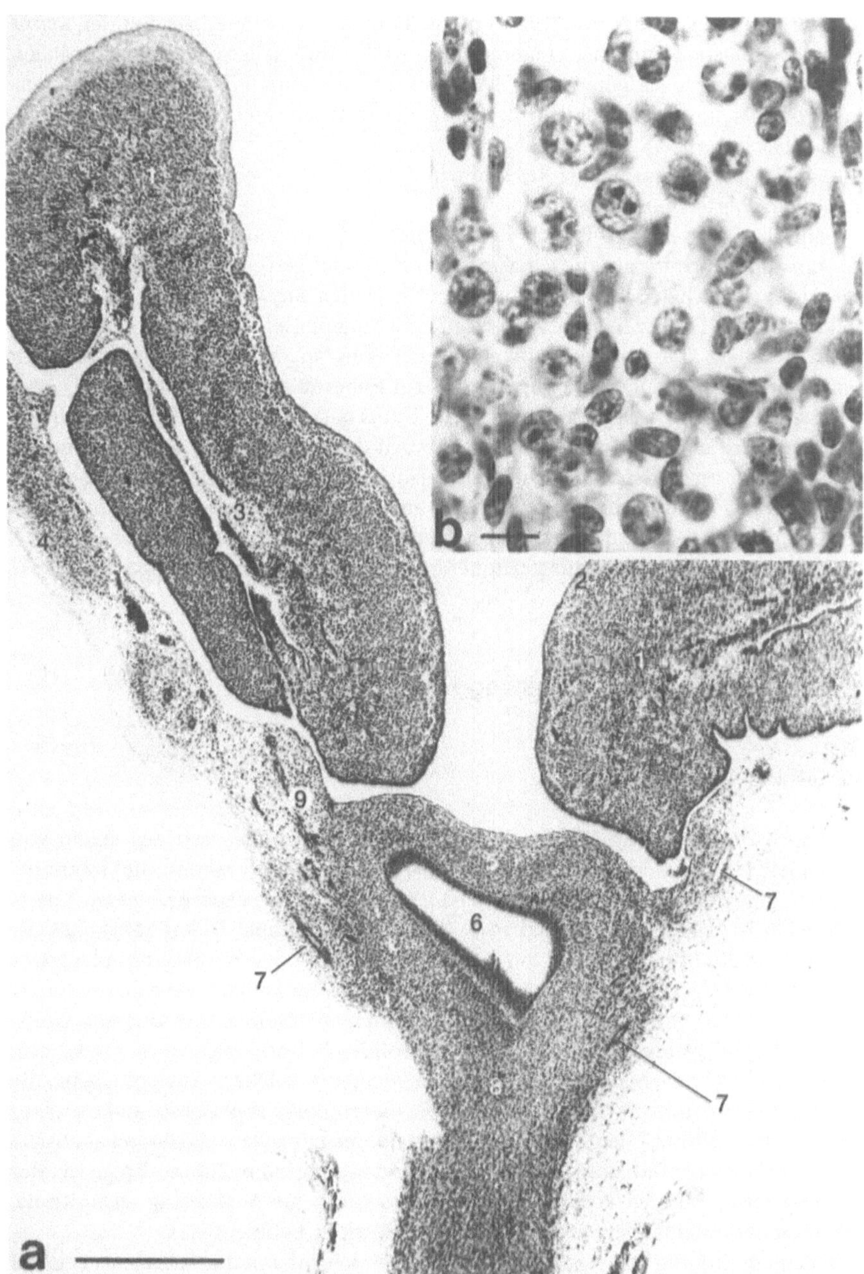

Abb. 2.14a,b. Ovar und Uterusanlage eines 4 Monate alten Fetus, ca. 130 mm SSL. *a* Übersicht, frontal: *1* Ovar, *2* Tunica albuginea, *3* Hilusregion, *4* Mesosalpinx, *5* Fundus uteri, *6* Uteruslumen, *7* Gartnerscher Gang / rudimentärer Wolff-Gang, *8* Corpus uteri, *9* Ramus ovaricus der A. uterina. Maßstab 0,5 mm, *b* Ausschnitt aus der Rindenregion des Ovars mit Keimzellen. Maßstab 0,01 mm

Das Hauptereignis der ovariellen Entwicklung ist die Differenzierung der Keimzellen. Es entstehen zunächst Oogonien, die größer und heller als die primordialen Keimzellen sind. Sie enthalten kein Glycogen mehr, sind durch Zellbrücken miteinander verbunden und teilen sich synchron. Von der 12. Woche an (Wartenberg 1990) treten sie als Oozyten in die Prophase der Meiose ein. Bis zum 5. Monat bleiben jedoch teilungsfähige Stammzellen als Reservoir in der äußersten Schicht des Kortex direkt unter dem Oberflächenepithel erhalten.

Wenn die Oozyten das Diplotän der Prophase erreicht haben, und die homologen Chromosomen sich bis auf die Chiasmata voneinander getrennt haben, umgeben sie sich mit einer flachen Schicht von Follikelepithelzellen. Sie werden dann Primordialfollikel genannt. Die Eizellen treten jetzt in eine Ruhephase, die üblicherweise bis zur Pubertät anhält. Die meisten Follikel degenerieren, so daß von den ursprünglich mehreren Millionen nur noch ca. 40.000 bis zur Pubertät erhalten bleiben.

Obwohl auch die weibliche Gonade ein Gubernaculum besitzt (Lig. teres uteri; Abb. 2.13), wird ein natürlicher Descensus ovarii durch das Fehlen der hormonellen Unterstützung verhindert. Aber auch Hindernisse wie die Prominenz der Tuben, die quere Lage der Ovarien hinter dem Uterus im Ligamentum latum sowie die Haltefunktion des Lig. suspensorium ovarii spielen dabei eine Rolle (van der Schoot 1993). Als Rest des Processus vaginalis peritonei ist im Mons pubis das Diverticulum Nucki noch auffindbar.

2.6 Entwicklung der Ableitungswege der Gonaden

2.6.1 Entstehung des Müller-Ganges

Der paarige Müller-Gang (Ductus paramesonephricus) bildet sich aus einem von kranial nach kaudal verlaufenden Streifen des Zölomepithels (Tubenleiste) in unmittelbarer Nähe des Wolff-Ganges (Abb. 2.15a). Aus zahlreichen experimentellen Untersuchungen ist bekannt (Grünwald 1937; Bishop-Calame 1966; Didier 1973), daß die Entwicklung des Müller-Ganges von der Induktion durch den Wolff-Gang abhängt.

Im St. 16 (ca. 37 d) erkennt man am kranialen Ende der Tubenleiste eine tropfenartige Ansammlung von Zellen zwischen dem verdickten Zölomepithel und dem Wolff-Gang. Diese Zellgruppe wächst zunächst als solider Epithelzapfen nach kaudal aus. Wahrscheinlich entsteht der Müller-Gang aus mehreren solcher »Abtropfungen«, die sich aus Nephrostomata der ehemaligen Vornierentubuli abgliedern und zu einer gemeinsamen Öffnung, dem Ostium abdominale, verschmelzen. Die dann kanalisierten Epithelsprossen erhalten dadurch eine Verbindung zum Zölom. Entgegen der Meinung vieler Autoren kommt es primär also nicht zur Ausbildung einer Rinne, deren Ränder miteinander verwachsen (s. auch Burkl u. Politzer 1952).

Bei einem Embryo von 16 mm SSL (St. 18) läßt sich anhand der Teilrekonstruktion (Abb. 2.16a) ein deutliches Ostium abdominale oberhalb des Mesonephros darstellen. Die sog. dorsale und ventrale Trichterlippe begrenzen jetzt die Öffnung. Der Müller-Gang wächst dann – nicht zuletzt wegen einer hohen Proliferationsrate – rasch nach kaudal weiter. Sein kaudales Ende befindet sich dabei zusammen mit dem Wolff-Gang in einer gemeinsamen Basalmembran (Frutinger 1969; Wartenberg 1990). Das

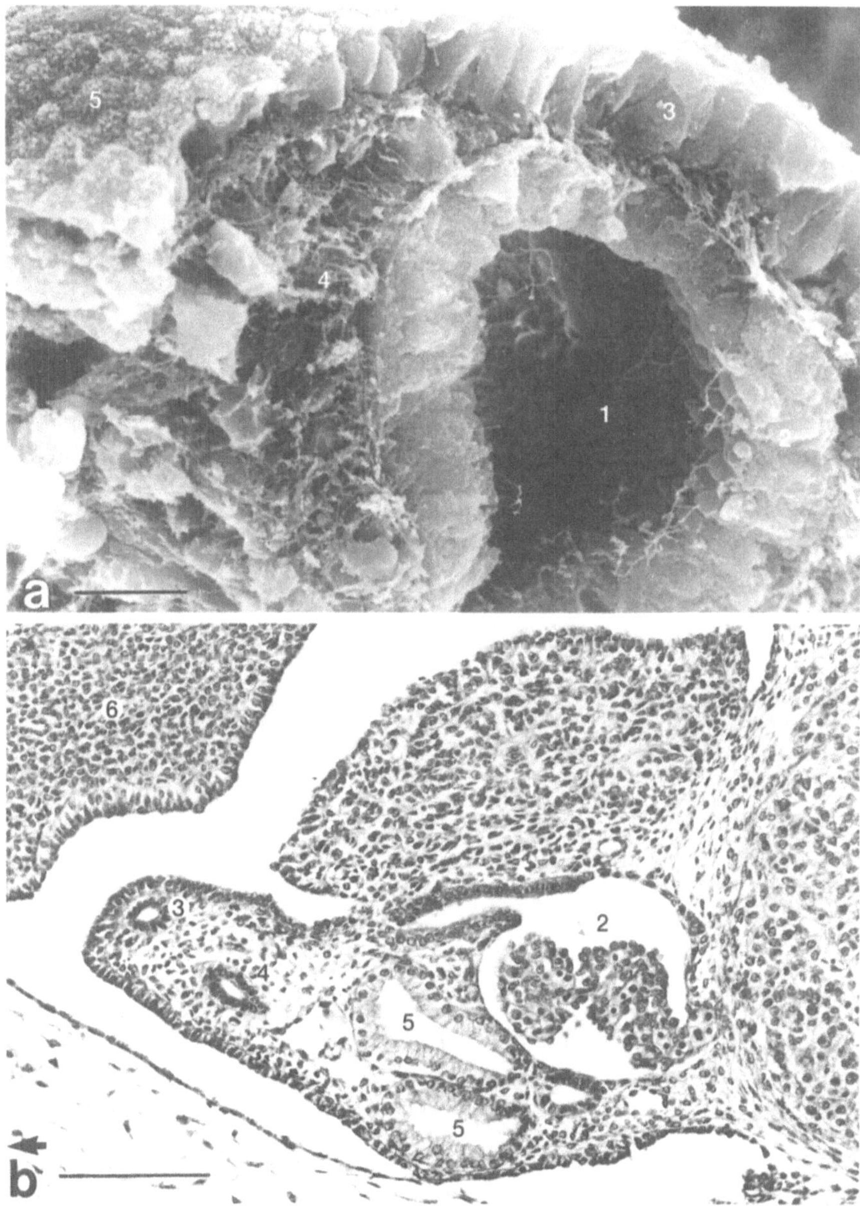

Abb. 2.15a,b. Wolff- und Müller-Gang und frühe Gonadenentwicklung. *a* Querbruch durch den Wolff-Gang eines Embryos im St. 18 (16 mm, ca.44 Tage). *1* Lumen des Wolff-Ganges, *2* Epithel des Wolff-Ganges, *3* verdicktes Zölomepithel (Müller-Leiste), *4* Bindegewebe zwischen Wolff-Gang und Zölomepithel, *5* Oberfläche des Zölomepithels. Maßstab 0,01 mm, *b* Transversalschnitt von einem Embryo im gleichen Stadium wie a jedoch weiter kranial gelegen. *1* Gonade/vermutl.Ovar, *2* Glomerulus des Mesonephros, *3* Müller-Gang, *4* Wolff-Gang, *5* Tubuli des Mesonephros, *6* Leber. Maßstab 0,1 mm

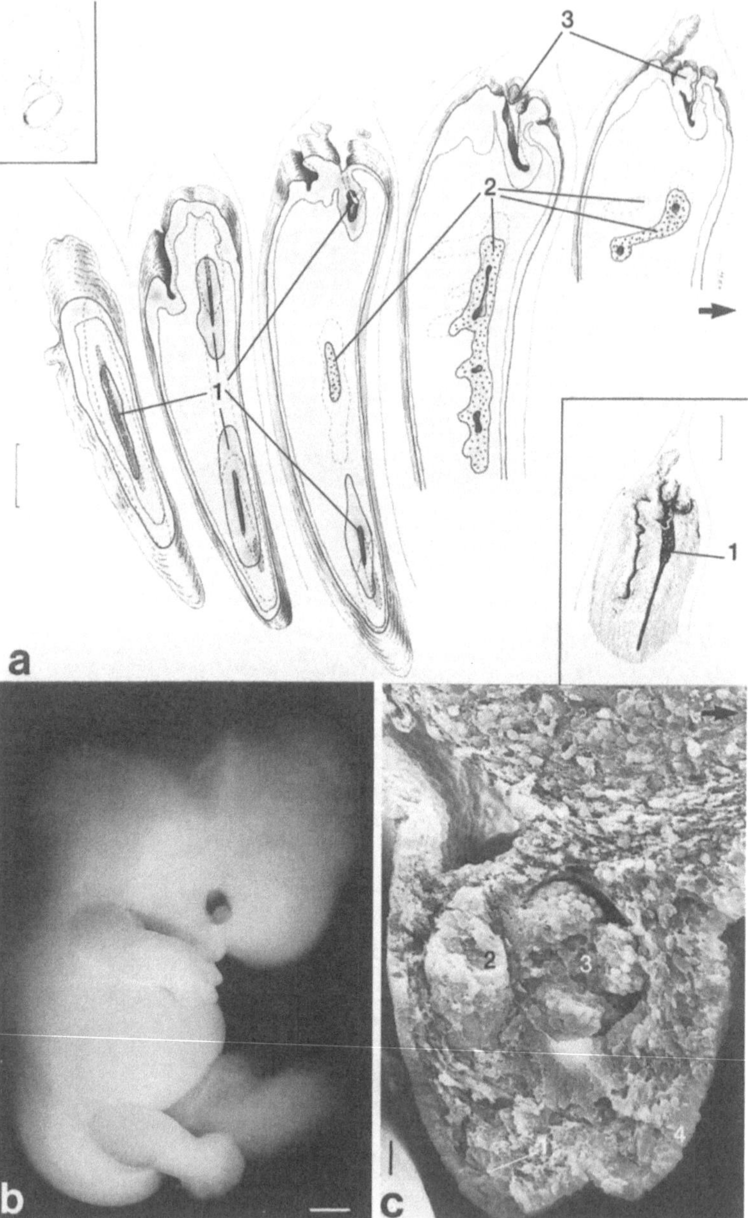

Abb. 2.16a–c. Entwicklung des Müller-Ganges. **a** Teilrekonstruktion des rechten Mesonephros bei einem Embryo im St. 18 (16 mm, 7. Woche). *1* Müller-Gang, *2* Wolff-Gang, *3* kraniales Teilstück des Müller-Ganges mit Trichterfeld sowie ventraler und dorsaler Trichterlippe. Inset oben links: Lageangabe; Inset unten rechts: Mesonephros plastisch mit kranialem Verlauf des Ganges (durchscheinend). Maßstab 0,1 mm, **b** Makroaufnahme des in **a** besprochenen Embryos. Maßstab 1 mm, **c** REM-Aufnahme eines Querbruches durch den rechten Mesonephros von kranial gesehen bei einem Embryo im St.19 (20 mm, 48 Tage). *1* Müller-Gang, *2* Wolff-Gang, *3* Glomerulus, *4* verdicktes Zölomepithel. Maßstab 0,01 mm

kraniale Ende löst sich dagegen vom Wolff-Gang und wird zirkulär von Mesenchym umhüllt, das sich bei der Auflösung der Tubenleiste gebildet hat.

Trotz der engen Lagebeziehung zum Wolff-Gang, sprechen eigene experimentelle und immunohistochemische Untersuchungen gegen eine zelluläre Beteiligung des Wolff-Ganges bei der Ausbildung des Müller-Ganges – wie viele Untersucher postuliert haben (s. Diskussion bei Burkl u. Politzer 1952, Jacobs et al. 1999). Dagegen ist der Wolff-Gang Induktor und Leitschiene des Müller-Ganges, welcher sich ohne ersteren nicht entwickeln kann (Grünwald 1937 und eigene Beobachtungen).

Müller- und Wolff-Gang liegen zunächst in einer Falte (Tubenfalte) am lateralen Rand des Mesonephros dicht nebeneinander. Bei Embryonen von 20 mm SSL, ca. 48 Tage (Frutinger 1969) haben die Müller-Gänge die Wolff-Gänge im kaudalen Bereich des Mesonephros überkreuzt und ziehen nach medial aufeinander zu, um dann in der Medianebene parallel nach kaudal zum Sinus urogenitalis zu gelangen (Abb. 2.13). Nach Frutinger (1969) proliferiert das Bindegewebe zwischen den kaudalen Enden der Müller-Gänge und dem Sinus urogenitalis so stark, daß sich die dorsale Wand des Sinus urogenitalis lumenwärts vorwölbt und der sog. Müller-Hügel entsteht (Abb. 2.19).

2.6.2
Regression des Müller-Ganges

Während die ersten Entwicklungsstadien der Müller-Gänge bei beiden Geschlechtern gleich ablaufen, kommt es bei männlichen Feten unter dem Einfluß des Anti-Müller-Hormons (oder MIS, s. Abschn. 2.5.2; Josso et al. 1977), das von den fetalen Sertoli-Zellen gebildet wird, zu einer Regression dieser Organanlagen. Dabei spielt die Apoptose keine nennenswerte Rolle. Anscheinend findet eine epitheliomesenchymale Transformation statt, wobei die umgeformten Zellen in die mesonephrogenen Tubuli migrieren (Austin 1995). Für die Wirkung von MIS liegt folgendes Modell vor: MIS bindet an Ser/Thr-Kinase-Rezeptoren an den Mesenchymzellen, die den Müller-Gang umgeben. Über die veränderten Mesenchymzellen wird dann die Rückbildung der Müller-Gänge eingeleitet (Abb. 2.17; Behringer 1995).

Der Überrest des kranialen Teils persistiert beim Mann als Appendix testis, der kaudale Endabschnitt als Utriculus prostaticus (Abb. 2.20a,b).

2.6.3
Entwicklung von Tube, Uterus und Vagina

Fehlt das Anti-Müller-Hormon, so verschmelzen die kaudalen vertikal verlaufenden Abschnitte der Müller-Gänge zu einem unpaaren Uterovaginalkanal (Abb. 2.18a,c), während die kranialen Abschnitte paarig bleiben und die Eileiter bilden. Die Verschmelzung beginnt kaudal und setzt sich nach kranial bis zum Ansatz des Ligamentum teres uteri fort. Muller et al. (1967) sind allerdings aufgrund von Beobachtungen bei Uterusmißbildungen der Meinung, daß die Fusion im Bereich des Isthmus uteri beginnt und gleichzeitig in beide Richtungen fortschreitet. Die Resorption der Mittelwand startet auch am Isthmus und setzt sich dann kaudal in den Zervix und die Vagina fort. Erst später soll es zur Elimination des Uterusseptums kommen. Die Fusion der Müller-Gangabschnitte ist nach Koff (1933) bei Feten von 56 mm SSL abgeschlossen.

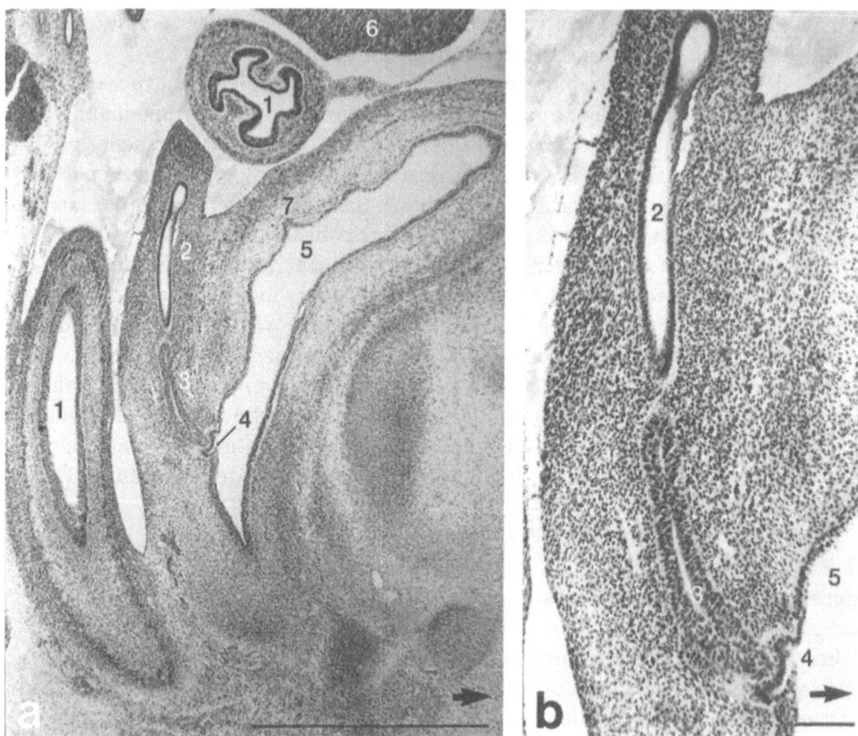

Abb. 2.17a,b. Sagittalschnitt durch einen männlichen Embryo im St. 22 (26 mm, ca. 54 Tage). *a 1* Darm, *2* Wolff-Gang, *3* Müller-Gang, *4* Müller-Hügel, *5* Blase, *6* Leber, *7* Uretermündung. Maßstab 1 mm, *b* Vergrößerung aus *a*; Maßstab 0,1 mm

Das kaudale Ende des Uterovaginalkanals gelangt zwischen den Einmündungen der Wolff-Gänge an die dorsale Wand des urethralen Sinus urogenitalis und wölbt sie lumenwärts vor (s. auch Abschn. 2.6.1). Es bildet sich der Müller-Hügel, in dessen kaudalem Bereich das Sinusepithel dünner wird und die Basalmembran sich auflöst (Abb. 2.19). Die Abgrenzung zwischen den Epithelien der Müller-Gänge und dem umgebenden Mesenchym bereitet Schwierigkeiten; es formt sich eine Gewebesäule aus Mischgewebe unklarer Genese. Ob Teile der sich zurückbildenden Wolff-Gänge mit am Aufbau dieser Gewebesäule beteiligt sind, bleibt umstritten, ebenso wieweit das sich daraus entwickelnde Vaginalepithel aus endodermalen oder mesodermalen Organanlagen abstammt.

Durch Längenwachstum dieses Mischgewebes entsteht die Vaginalplatte. Nach Terruhn (1980) ist diese kein solider Strang, sondern stellt ein lockeres Proliferationsgewebe dar, das bereits von der 14. Woche an ein Lumen aufweist. Ein Fünftel der Vagina soll aus Sinusepithel, die oberen 4 Fünftel aus Gangepithel bestehen (Koff 1933). Dies ist zunächst ein mehrreihiges Zylinderepithel, welches aber durch Metaplasie oder Überwachsen von Sinusepithel zu einem mehrschichtigen, unverhornten Plattenepithel umgestaltet wird.

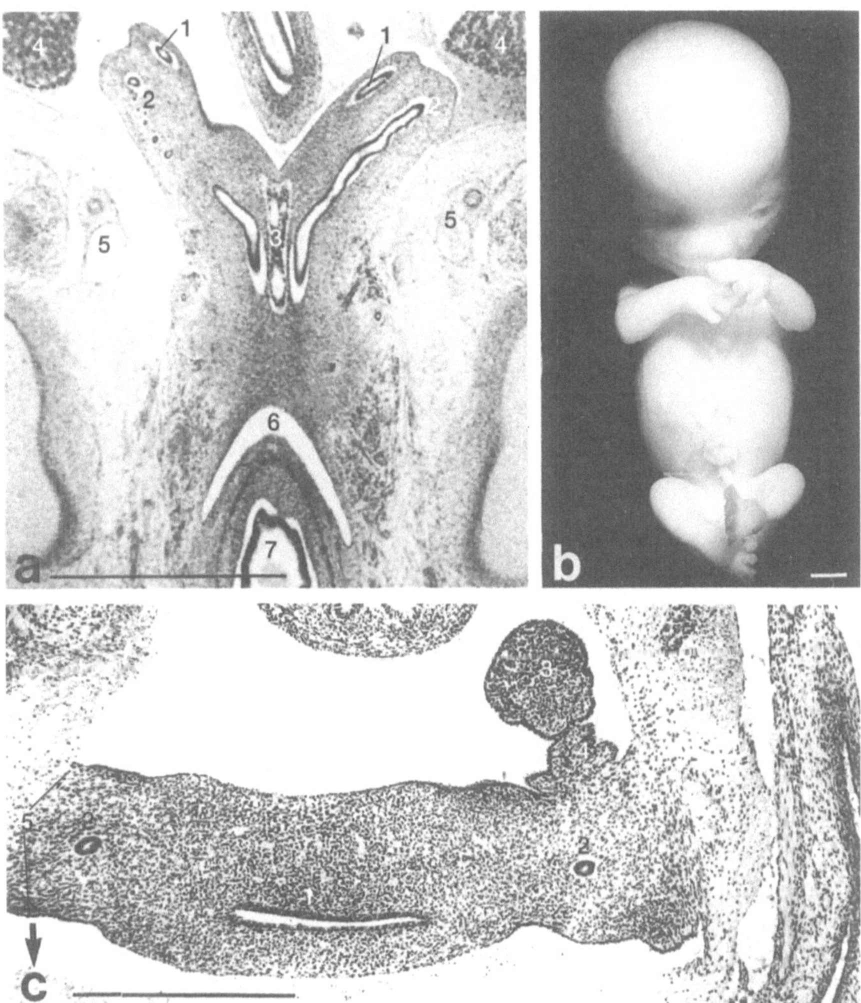

Abb. 2.18a–c. *a* Frontalschnitt durch einen weiblichen Embryo im St.23 (29 mm, ca. 56 Tage). *1* Müller-Gang, *2* Wolff-Gang, *3* fusionierte Müller-Gänge, Uterovaginalkanal, *4* Leber, *5* A. et V. epigastrica inf., *6* Sinus urogenitalis, *7* Enddarm. Maßstab 1 mm, *b* Makroaufnahme des Embryos von a. Maßstab 2 mm, c Horizontalschnitt durch die Gebärmutteranlage eines weiblichen Embryo von 40–50 mm SSL. *1* fusionierte Müller-Gänge, *2* Wolff-Gänge/Gartner-Gänge, *3* Teil des Ovars, *4* ovarielle Befestigung am späteren Tubenwinkel, Anlage des Lig. ov. propr., *5* Lig. latum, *6* Enddarm. Maßstab 0,5 mm. (Präparat Prof. Christ)

2.6.4 Entwicklung von Nebenhoden, Ductus deferens und Samenblase

Unter dem Einfluß von Testosteron differenziert sich der Wolff-Gang zu den männlichen Geschlechtsgängen. In unmittelbarer Lagebeziehung zum Rete testis bilden sich ab der 12.-13. Woche (Abb. 2.11b) aus dem kranialen Mesonephros die Ductuli efferen-

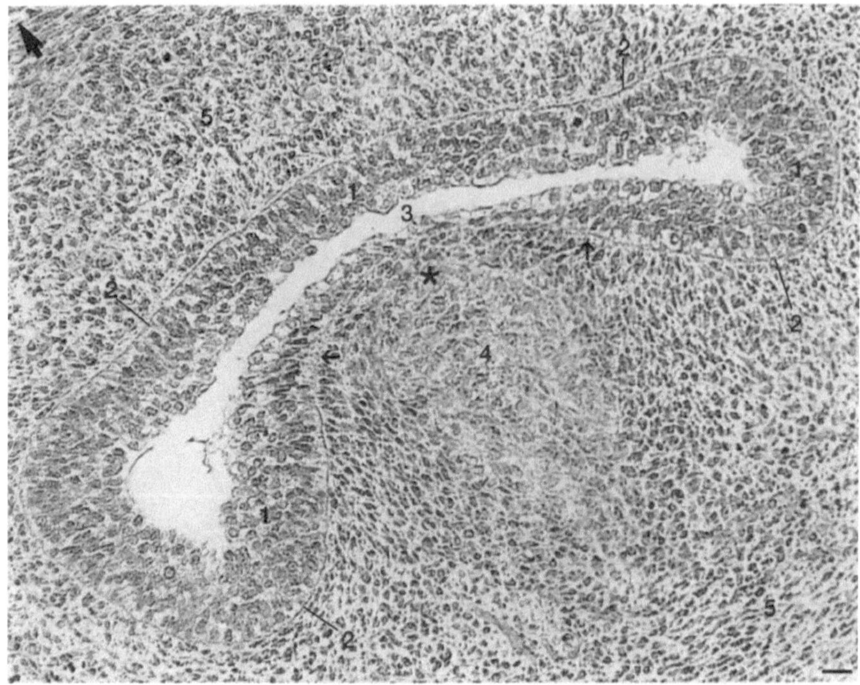

Abb. 2.19. Horizontalschnitt durch den Müller-Hügel nebst Sinus urogenitalis eines 38 mm großen weiblichen Fetus (ca. 9 Wochen). *1* endodermales Epithel des Sinus urogenitalis, *2* Basalmembran, *3* Verengung des Lumens, *4* Müller-Hügel, *5* Mesenchym der Urethra-Säule, * kaudalste Stelle der fusionierten Müller-Gänge, Region zwischen den beiden Pfeilen: Auflösung der Basalmembran des Sinus urogenitalis, beginnendes Mischgewebe. Maßstab 0,1 mm

tes des Nebenhodens (Wartenberg 1990). Diese münden in den oberen Abschnitt des Wolff-Ganges, der sich hier zum Ductus epididymidis umbildet. Der übrige Abschnitt des Wolff-Ganges wird zum Ductus deferens (Abb. 2.13). Oberhalb der Anlage der Prostata erweitert er sich zur Ampulle, von der die Samenblase ab dem 4. Monat aussproßt. Für die Entwicklung dieser glandulären Strukturen sind Interaktionen zwischen dem Wolff-Gang und dem angrenzenden Mesenchym des Sinus urogenitalis erforderlich. Ähnlich wie bei der Entwicklung der Prostata (s. Abschn. 2.6.6) ist das Mesenchym auch hier der parakrin wirkende Vermittler des androgenen Stimulus (Shima et al. 1995).

Kaudale Urnierentubuli, die nicht an der Bildung des Nebenhodens beteiligt sind, können als Paradidymidis persistieren. Ebenso können sich aus dem blinden Ende des Wolff-Ganges Hydatiden bilden.

2.6.5 Rudimente des Mesonephros und des Wolff-Ganges bei der Frau

Bei weiblichen Feten bilden sich sowohl Mesonephros als auch Wolff-Gang weitgehend zurück, wenn der Stimulus durch Testosteron fehlt (Abb. 2.13). Rudimente des

Mesonephros treten als Epoophoron oder Paroophoron im Mesovar oder im Ligamentum latum auf. Die kaudalen Überreste der Wolff-Gänge persistieren als Gartnersche Gänge (Abb. 2.14 und 2.18), die evtl. Zysten im Bereich der Cervix uteri oder der Vagina bilden können.

2.6.6 Entwicklung der Prostata

Im Bereich des Müller-Hügels als Anlage des Colliculus seminalis wachsen Epithelsprossen aus dem Sinus urogenitalis in das Mesenchym ein und bilden bei Feten von 45 mm SSL die ersten Drüsenanlagen (Abb. 2.20a,b). Das kaudale Ende der fusionierten Müller-Gänge ist zum Utriculus prostaticus aufgetrieben. Nach Glenister (1962) entsteht jedoch das sinusnahe Ende des Utriculus aus einem gemischten Epithel, bestehend aus Sinusepithel, Wolff- und Müller-Gangepithel. Aus dem oberen Abschnitt dieses gemischten Epithels soll sich der sog. Mittellappen bilden, während die

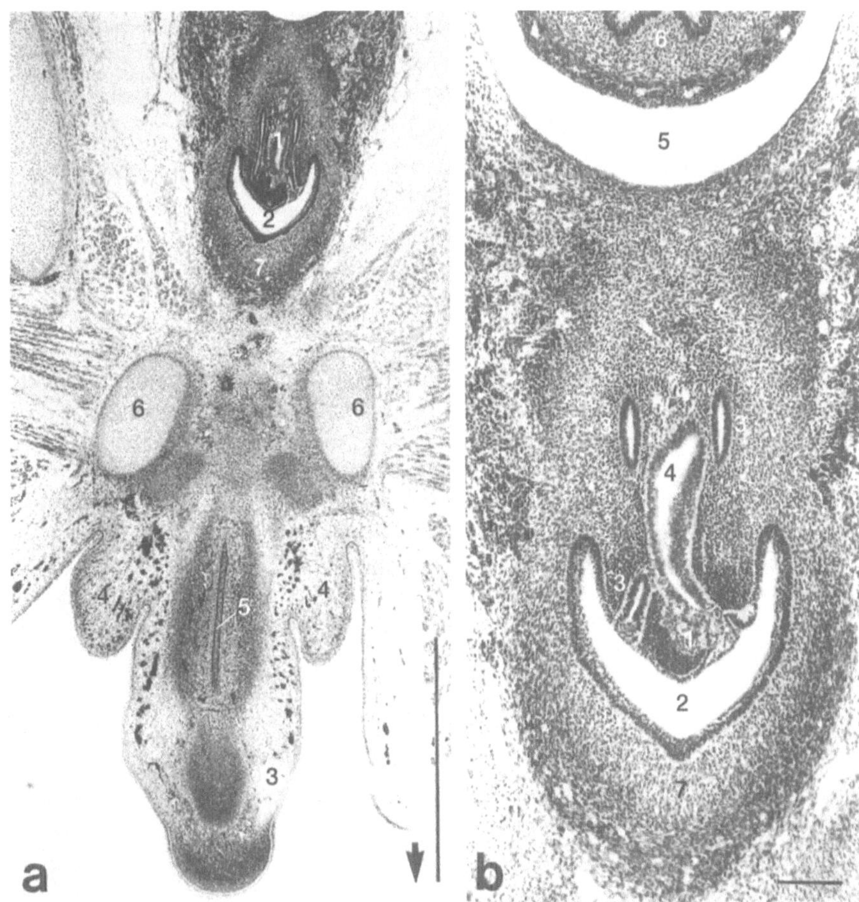

Abb. 2.20a,b

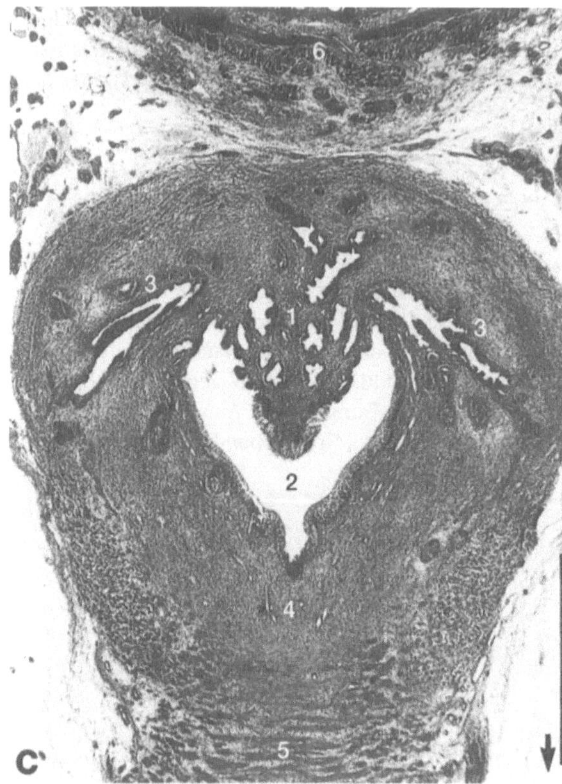

Abb. 2.20a–c. Das Anlagegebiet der Prostata bei Feten von 45 mm ca. 10 Wochen (*a* und *b*) und 120 mm 16 Wochen (*c*). *a 1* fusionierte Müller-Gänge / Utriculus prostaticus auf dem Colliculus seminalis, *2* Urethra, pars prostatica, *3* Penis, *4* Scrotalwülste, *5* Urethralrinne, *6* Os pubis, *7* Isthmus prostatae. Maßstab 1 mm, *b* Vergrößerung von *a*, jedoch benachbarter Schnitt. *1* Colliculus seminalis, *2* Urethra, pars prostatica, *3* Mündung der Wolff-Gänge (Ductus deferentes) in den Sinus urogenitalis, *4* Utriculus prostaticus, *5* Excavatio rectovesicalis, *6* Enddarm, *7* Isthmus prostatae. Maßstab 0,1 mm, *c 1* Utriculus prostaticus, *2* Urethra, pars prostatica, *3* Drüsenschläuche, *4* Isthmus prostatae, *5* Diaphragma urogenitale, M. transversus perinei profundus, *6* Enddarm. Maßstab 1 mm

Drüsen in den anderen Lappen nur aus endodermalem Sinusepithel hervorgehen. Bei 120 mm SSL Embryonen (4 Monate) sind die tubuloalveolären Drüsenschläuche seitlich des Colliculus seminalis deutlich zu erkennen (Abb. 2.20c).

Das Aussprossen des Sinusepithels setzt sich noch postnatal fort. Sowohl für die Verzweigung wie auch für die Differenzierung des Drüsenepithels ist der Einfluß von Androgenen erforderlich, die indirekt über das Mesenchym auf das Epithel einwirken (Cunha 1994). Das induktive Signal muß im reagierenden Epithel bestimmte Änderungen der Genexpression bewirken. Ein Mitglied der Homeobox-Genfamilie *Nkx* könnte an der Epithel-Mesenchym-Interaktion während der Prostataentwicklung beteiligt sein (Sciacovolino et al. 1997).

Literatur

1. Alvarez-Byalla A, Merchant-Larios H (1986) Mouse primordial germ cells use fibronectin as a substrate for migration. Exp Cell Res 165:362–368
2. Aoki A (1966) Development of the human renal glomerulus I. Differentiation of the filtering membrane. Anat Rec 155:339–352
3. Austin HB (1995) DiI analysis of cell migration during Mullerian duct regression Dev Biol 169:29–36

4. Behringer RR (1995) The Müllerian inhibitor and mammalian sexual development. Phil Trans R Soc Lond B 350:285–289
5. Bishop-Calame S (1966) Etude expérimentale de l'organogénèse du système uro-génital de l'embryon de poulet. Arch Anat micr Morph exp 55:215–309
6. Buehr M, Gu S, Mc Laren A (1993) Mesonephric contribution to testis differentiation in the fetal mouse. Development 117:273–281
7. Burkl W, Politzer G (1952) Über die genetischen Beziehungen des Müller-Ganges zum Wolffschen Gang beim Menschen. Z Anat Entwickl-Gesch 116:552–572
8. Celio MR, Groscurth P, Inagami T (1985) Ontogeny of renin immunoreactive cells in the human kidney. Anat Embryol 173;149–155
9. Chwalla R (1927) Über die Entwicklung der Harnblase und der primären Harnröhre beim Menschen mit besonderer Berücksichtigung der Art und Weise, in der sich die Ureteren von den Urnierengängen trennen, nebst Bemerkungen über die Entwicklung der Müller-Gänge und des Mastdarmes. Z Anat Entwickl-Gesch 83:615–733
10. Cunha GR (1994) Role of mesenchymal-epithelial interactions in normal and abnormal development of the mammary gland and prostate. Cancer 74:1030–1044
11. Davies JA (1996) Mesenchyme to epithelium transition during development of the mammalian kidney tubule. Acta Anat 156:187–201
12. Davies JA, Brandli AW (1996) The Kidney Development Database. World Wide Web address http://mbisg2.sbc.man.ac.uk/kidbase/kidhome.html
13. Davies J, Lyon M, Gallagher J, Garrod D (1995) Sulphated proteoglycan is required for collecting duct growth and branching but not nephron formation during kidney development. Development 121: 1507–1517
14. Dehbi M, Pelletier J (1996) PAX8-mediated activation of the wt1 tumor suppressor gene. EMBO J 15:4297–4306
15. Didier E (1973) Recherches sur la morphogénèse du canal de Müller chez les Oiseaux. II. Etude expérimentale. Wilhelm Roux' Arch Entwickl-Mech Org 172:287–302
16. Dørup J, Maunsbach AB (1982) The ultrastructural development of the distal nephron segments in the humen fetal kidney. Anat Embryol 164:19–41
17. Dressler GR, Douglas EC (1992) Pax-2 is a DNA-binding protein expressed in embryonic kidney and Wilms tumor. Proc Nat Acad Sci USA 89:1179–1183
18. Dressler GR, Deutsch U, Chowdhury K, Nornes HO, Gruss P (1990) Pax-2 a new paired-box-containing gene and its expression in the developing excretory system. Development 109:787–795
19. Eccles MR, Wallis LJ, Fidler AE, Spur NK, Goodfellow PJ, Reeve AE (1992) Expression of the Pax-2 gene in human fetal kidney and Wilms's tumor. Cell Growth Diff 3:279–289
20. Erzner S (1994) Experimentelle Untersuchungen zur Wechselwirkung zwischen Wolffschem Gang und angrenzendem Mesoderm bei Vogelchimären. Diplomarbeit, Ruhr-Universität Bochum
21. Felix W (1911) Die Entwicklung der Harn- und Geschlechtsorgane. In : Keibel F, Mall FH (Hrsg) Handbuch der Entwicklungsgeschichte des Menschen. Bd 2. Hirsel, Leipzig S 732–955
22. Frutinger P (1969) Zur Frühentwicklung der Ductus paramesonephrici und des Müller-Hügels beim Menschen. Acta anat 72:233–245
23. Gilpin SA, Gosling JA (1983) Smooth muscle in the wall of the developing human urinary bladder and urethra. J Anat 137:503–512
24. Glenister TW (1962) The development of the utricle and of the so-called middle or median lobe of the human prostate. J Anat 96:443–455
25. Gomperts M, Garcia-Castro M, Wylie C, Heasman J (1994) Interactions between primordial germ cells play a role in their migration in mouse embryos. Development 120:135–141
26. Grobstein C (1953) Inductive epithelio-mesenchymal interaction in cultured organ rudiments of the mouse. Science 118:52–55
27. Grünwald P (1937) Zur Entwicklungsmechanik des Urogenitalsystems beim Huhn. Wilhelm Roux' Arch Entwickl-Mech Org 136:786–813
28. Gyllensten L (1949) Contribution to the embryology of the urinary bladder. Acta anat 7:305–344
29. Halfter W, Schurer B, Hasselhorn H-M, Christ B, Gimpel E, Epperlein HH (1996) An ovomucin-like protein on the surface of migrating primordial germ cells of the chick and rat. Development 122:915–923
30. Himmelmann S, Jacob HJ (1995) Differentiation of the splanchnopleure in the genital area: morphological and experimental investigations on avian embryos. In: Organization of the early vertebrate embryo. Zagris N. (Hrsg) Plenum Press, New York S 323–331
31. Horster M, Huber S, Tschop J, Dittrich G, Braun G (1997) Epithelial Nephrogenesis. Pflügers Arch 434: 647–660
32. Hutson JM, Baker M, Terada M, Zhou B, Paxton G (1994) Hormonal control of testicular descent and the cause of cryptorchidism. Reprod Fertil Dev 6:151–156

33. Inke G (1987) The protolobar structure of the human kidney. Its biology and clinical significance. Liss, New York
34. Jacob HJ, Christ B (1978) Experimentelle Untersuchungen am Exkretionsapparat junger Hühnerembryonen. XIXth Morphological Congress Symposia Charles University Prague 1978, S 219–225
35. Jacob HJ, Jacob M (1990) Entwicklung der Harnorgane. In: Hinrichsen KV (Hrsg) Humanembryologie. Springer, Berlin Heidelberg New York, S 723–744
36. Jacob HJ, Jacob M, Christ B (1977) Die Ultrastruktur der externen Glomerula. Ein Beitrag zur Nierenentwicklung bei Hühnerembryonen. Verh.Anat.Ges.71:909–912
37. Jacob M, Christ B, Jacob HJ, Poelmann RE (1991) The role of fibronectin and laminin in development and migration of the avian Wolffian duct with reference to somitogenesis. Anat Embryol 183:385–395
38. Jacob M, Konrad K, Jacob HJ (1999) Early Development of the Müllerian Duct in Arian Embryos with Reference to the Human. Cells Tissues Organs 164: 63–81
39. Jirasek JE (1976) Principles of reproductive embryology. In: Simpson JL (Hrsg) Disorders of sexual differentiation. Etiology and clinical delineation Academic Press New York S 51–110
40. Josso N, Picard JY, Tran D (1977) The antimüllerian hormone. Recent Prog Horm Res 33:117–167
41. Koff AK (1933) Development of the vagina in the human fetus. Contrib Embryol Carnegie Inst Wash 24:61–90
42. Koseki C, Herzlinger D, al-Awqati Q (1992) Apoptosis in metanephric development. J Cell Biol 119:1327–1333
43. Kreidberg JA, Sariola H, Loring JM, Maeda M, Pelletier J, Housman D, Jaenisch R (1993) WT-1 is required for early kidney development. Cell 74:679–691
44. Lawson KA, Hage WJ (1994) Clonal analysis of the origin of primordial germ cells in the mouse. Ciba Found Symp 182:68–91
45. Lechner MS, Dressler GR (1997) The molecular basis of embryonic kidney development. Mech Dev 62:105–120
46. LeDouarin NM, Teillet M-AM (1974) Experimental analysis of the migration and differentiation of neuroblasts of the autonomic nervous system and of neuroectodermal mesenchymal derivatives using a biological cell marking technique. Dev Biol 41:162–184
47. Ludwig KS (1965) Über die Beziehungen der Kloakenmembran zum Septum urorectale bei menschlichen Embryonen von 9 bis 33 mm SSL. Z Anat Entwickl-Gesch 124:401–413
48. Lyet L, Vigier B, van der Schoot P (1996) Anti-Müllerian hormone in relation to the growth and differentiation of the gubernacular primordia in mice. J Reprod Fertil 108:281–288
49. Matsui Y, Nishikawa S, Nishikawa S-L, Williams D, Zsebo K, Hogan BLM (1991) Effect of Steel factor and leukemia inhibitory factor on murine primordial germ cell in culture. Nature 353:750–752
50. McKay DG, Hertig AT, Adams EC, Danziger S (1953) Histochemical observations on the germ cells of human embryos. Anat Rec 117:201–220
51. Moszkowicz L (1935) Das Gubernaculum Hunteri und seine Bedeutung für den Descensus testiculorum beim Menschen. Z Anat Entwickl-Gesch 105:37–52
52. Muller P, Musset R, Netter A, Solal R, Vinourd J-C, Gillet J-Y (1967) Etat du haut appareil urinaire chez les porteuses de malformations utérines. Etude de 132 observations. II. Essai d'interprétation. La Presse Medicale 75:1331–1336
53. Mundlos S, Pelletier J, Darveau A, Bachmann M, Winterpacht A, Zabel B (1993) Nuclear localization of the protein encoded by the Wilms' tumor gene *WT1* in embryonic and adult tissues. Development 119:1329–1341
54. Newman J, Antonakopolous GN (1989) The fine structure of the human fetal urinary bladder. J Anat 166:135–150
55. O'Rahilly R, Müller F (1987) Developmental stages in human embryos. Carnegie Inst Wash Publ 637
56. Osathanondh V, Potter EL (1963) Development of human kidney as shown by microdissection. II: Renal pelvis, calyces and papillae. Arch Pathol 76:277–289
57. Pichel JG, Shen L, Sheng HZ, Granholm A-C, Drago J, Grinberg A, Lee EJ, Huang SP, Saarma M, Hoffer BJ, Sariola H, Westphal H (1996) Defects in enteric innervation and kidney development in mice lacking GDNF. Nature 382:73–76
58. Plachov D, Chowdhury K, Walther C, Simon D, Guenet J-L, Gruss P (1990) *Pax8*, a murine paired box gene expressed in the developing excretory system and thyroid gland. Development 110:643–651
59. Poole TJ, Steinberg MS (1982) Evidence for the guidance of pronephric duct migration by a craniocaudally traveling adhesion gradient. Dev Biol 92:144–158
60. Sariola H, Holm K, Henke-Fahle S (1988) Early innervation of the metanephric kidney. Development 104:571–573
61. Saxen L (1987) Organogenesis of the kidney. Cambridge University Press, Cambridge

62. van der Schoot P (1993) Doubt about the 'first phase of testis descent' in the rat as a valid concept. Anat Embryol 187:203–208
63. Schuchardt A, Dagati V, Pachnis V, Costantini F (1996) Renal agenesis and hypodysplasia in ret-k(-) mutant mice result from defects in ureteric bud development. Development 122:1919–1929
64. Sciavolino PJ, Abrams EW, Yang L, Austenberg LP, Shen MM, Abate-Shen C (1997) Tissue-specific expression of murine *Nkx3.1* in the male urogenital system. Dev Dyn 209:127–138
65. Shima H,Tsuji M,Elfman F, Cunha GR (1995) Development of male urogenital epithelia elicited by soluble mesenchymal factors. J Androl 16:233–241
66. Silvermann H (1969) Über die Entwicklung der Epithelplatten in den Corpuscula renalia der menschlichen Urniere. Acta anat 74:36–43
67. Sinclair AH, Berta P, Palmer MS, Hawkins JR, Griffiths BL, Smith MJ, Foster JW, Frischauf AM, Lovell-Badge R, Goodfellow PN (1990) A gene from the human sex-determining region encodes a protein with homology to a conserved DNA-binding motif. Nature 346:240–244
68. Stark K, Vainio S, Vassileva G, McMahon AP (1994) Epithelial transformation of metanephric mesenchyme in the developing kidney regulated by *Wnt-4*. Nature 372:679–683
69. Tandler J (1905) Über Vornierenrudimente beim menschlichen Embryo. Anat H 28:255–284
70. Terruhn V (1980) A study of impression moulds of the genital tract of female fetuses. Arch Gynecol 229: 207–217
71. Torres M, Gómez-Pardo E, Dressler GR, Gruss P (1995) A study of impression moulds of the *Pax-2* controls multiple steps of urogenital development. Development 121; 4057–4065
72. Vainio S, Lehtonen E, Jalkanen M, Bernfield M, Saxén L (1989) Epithelial-mesenchymal interactions regulate the stage-specific expression of a cell surface proteoglycan, syndecan, in the developing kidney. Dev Biol 152:221–232
73. van Wagenen G, Simpson ME (1965) Embryology of the ovary and testis Homo sapiens and Macaca mulatta, Yale University Press, New Haven and London
74. Wartenberg H (1982) Development of the early human ovary and role of the mesonephros in the differentiation of the cortex. Anat Embryol 165:253–280
75. Wartenberg H (1990) Entwicklung der Genitalorgane und Bildung der Gameten. In: Hinrichsen KV (Hrsg) Humanembryologie. Springer, Berlin S 745–822
76. Wartenberg H, Kinsky I, Viebahn C, Schmolke C (1991) Fine structural characteristics of testicular cord formation in the developing rabbit gonad. J Electron Microscop Techn 19:133–157
77. Weismann A (1885) Die Kontinuität des Keimplasmas. Jena
78. Witschi E (1948) Migration of the germ cells of human embryos from the yolk sac to the primitive gonadal folds. Contrib Embryol Carnegie Inst 32:67–80

KAPITEL 3

Fehlentwicklung des ableitenden Harnwegssystems im Fetus

H. Rehder

3.1 Normale Entwicklung

Die ableitenden Harnwege entwickeln sich aus der Kloake. Die Kloake stellt in der 4. Entwicklungswoche den kaudalen Anteil des primitiven Darmrohrs in der Fortsetzung des Enddarms dar. Sie ist damit in ihrer Entstehung eng mit der Abfaltung der Keimscheibe vom Dottersack verknüpft. Unter der Abfaltung der Keimscheibe vom Dottersack versteht man zum einen die seitliche Krümmung der Keimscheibe zum Rohr und damit die ventrale Annäherung der Keimscheibenränder zum vorderen Körperwandverschluß (Abb. 3.1), zum anderen die zephalokaudale Krümmung des Embryo in der Längsachse (Abb. 3.2). Der unterhalb der Keimscheibe gelegene, von

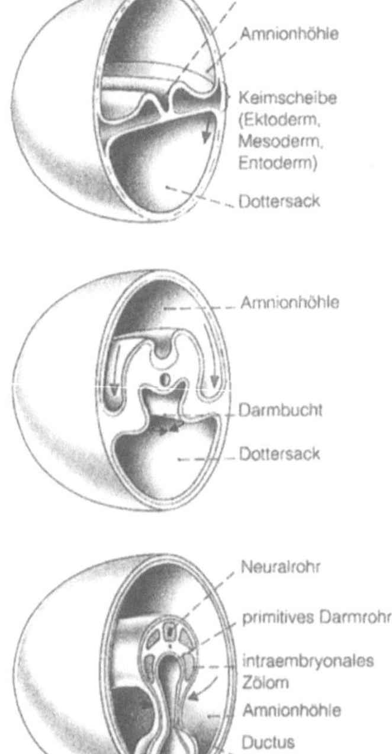

Abb. 3.1a–c. Schematische Darstellung der Abfaltung der embryonalen Keimscheibe vom Dottersack durch seitliche Krümmung und mit Ausbildung von primitivem Darmrohr (intraembryonaler Dottersackanteil), Ductus omphaloentericus (intraumbilikaler Dottersackanteil) und extraembryonalem Dottersack. Fruchtanlage im Querschnitt. (Aus Rehder u. Rauskolb 1992)

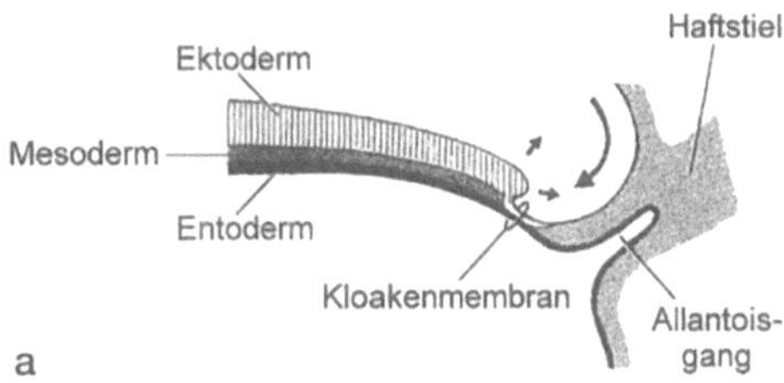

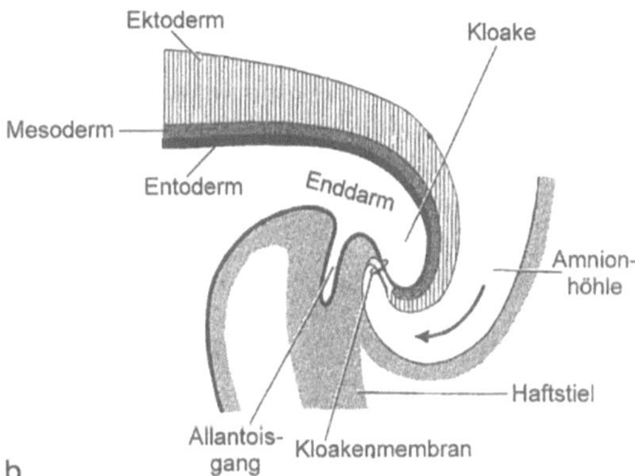

Abb. 3.2a,b. Schematische Darstellung der kaudalen Region der 3lagigen, aus Ektoderm, Mesoderm und Entoderm bestehenden Keimscheibe im Längsschnitt. Die Darmbucht ist von der mesodermalen Invasion ausgespart, bleibt zweilagig und bildet so die Kloakenmembran. Sie wandert durch die zephalokaudale Längskrümmung der Keimscheibe mit dem Haftstiel nach ventral und bildet so die kaudale Begrenzung des primitiven Enddarms bzw. der Kloake. (Mod. nach Moore u. Persaud 1996)

Entoderm ausgekleidete primäre Dottersack wird durch den Abfaltungsprozeß eingeschnürt, der intraembryonale Anteil wird zum primitiven Darmrohr und zur Kloake, der intraumbilikale Dottersackanteil zum Ductus omphaloentericus und der extraembryonale Dottersackanteil zum sekundären Dottersack. Durch die embryonale Krümmung wird der oberhalb der Keimscheibe gelegene Amnionsack nach ventral mitgezogen. Er umgibt schließlich den gesamten Embryo unter Belassung eines Dottersackstiels und des kaudalen Haftstiels, die beide nach Fusion die Nabelschnur bilden.

Die Kloake, die nach kranial Verbindung zum primitiven Enddarm und zum Allantoisgang des Haftstiels hat, wird nach außen durch die Kloakenmembran begrenzt. Die Kloakenmembran bildet sich bereits am 16. Entwicklungstag am kaudalen Ende der Keimscheibe aus. Sie entsteht, indem die zunächst zweilagige, nur aus Ektoderm und Entoderm bestehende Keimscheibe in dem umschriebenen Bereich der Darmbucht nicht von Mesoderm durchwandert wird. Sie behält ihre Zweilagigkeit, bestehend aus einer ektodermalen und entodermalen Epithelschicht bei. Die Kloakenmembran gelangt mit der zephalokaudalen Krümmung des Embryo zusammen mit dem kaudalen Haftstiel nach ventral und rupturiert nach Abschluß der Harnblasenentwicklung in der 8. Entwicklungswoche (EW) (Abb. 3.2).

In der 5. Entwicklungswoche beginnt im Winkel zwischen Allantoisgang und Enddarm ein von kranial nach kaudal zur Kloakenmembran vorwachsendes mesenchymales Septum urorectale ventral den Sinus urogenitalis vom dorsal gelegenen Anal-

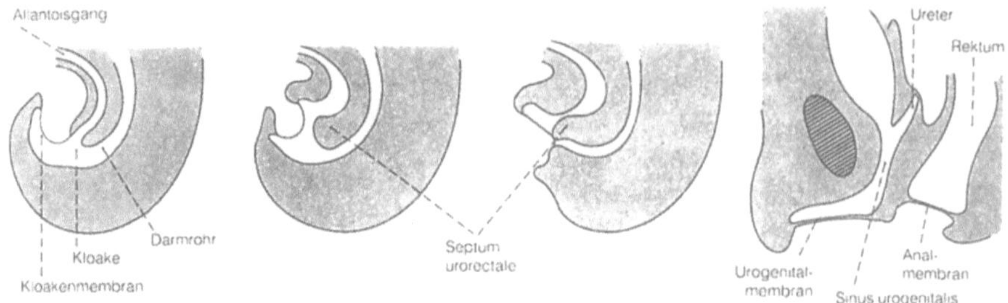

Abb. 3.3. Schematische Darstellung der Septierung der primitiven Kloake in Harnblase und Rectum in der 4., 6., 7. und 8. Entwicklungswoche. (Aus Rehder u. Rauskolb 1992)

kanal abzugrenzen und die Kloakenmembran durch Formierung des Perineums in die Urogenital- und Analmembran zu teilen. Dieser Entwicklungsvorgang ist mit der 7. Entwicklungswoche abgeschlossen (Abb. 3.3). Aus dem kranialen Segment des Urogenitalsinus wird die Harnblase. Sie steht apikal über den Allantoisgang, der nach Obliteration als Urachus bezeichnet wird, mit der Nabelschnur in Verbindung. Das mittlere Segment des Urogenitalsinus wird zum prostatischen und membranösen Urethralanteil und das distale Segment zum definitiven Urogenitalsinus. Lamina propria, Muskelschicht und Serosa entwickeln sich aus dem angrenzenden viszeralen Blatt des Mesoderm. Durch Epithelaussprossung im Bereich des mittleren, d. h. prostatischen Segments des Urogenitalsinus entsteht in der 9. EW die Prostata.

Schon in der 4. Entwicklungswoche wachsen die mesodermalen Urnierengänge, oder später Wolff-Gänge genannt, bis zur Kloake vor. Aus ihnen sprossen in der 5. Entwicklungswoche die Ureterknospen aus, die das metanephrische Blastem penetrieren und die Nierenentwicklung induzieren. Sie gelangen durch Längenwachstum und Aszension der Nieren weit nach kranial. Durch Absorption der distalen Segmente der Wolff-Gänge in die dorsale Harnblasenwand als Trigonum vesicae werden Ureteren und Wolff-Gänge separiert und münden nun getrennt in die Harnblase bzw. den Sinus urogenitalis.

3.2 Fehlentwicklung der ableitenden Harnwege

Vor dem Hintergrund der genannten Entwicklungsprozesse lassen sich Entwicklungsstörungen der ableitenden Harnwege leicht verstehen. Sie treten bei etwa 10% der Bevölkerung auf, bleiben aber zumeist unerkannt (Warkany 1971). Nur in schweren Fällen führen sie zu Funktionsstörungen bzw. zur Harnabflußbehinderung oder sie sind mit einem postnatalen Überleben nicht vereinbar. Dies ist zum Teil auf die bereits intrauterin einsetzenden Folgeveränderungen vornehmlich an den Nieren und Lungen zurückzuführen.

Harntraktanomalien kommen als isolierte, assoziierte, syndromale oder sequentielle Fehlbildungen vor. Im Rahmen eines Entwicklungsfelddefektes sind sie besonders häufig mit Fehlbildungen der Nieren, der Genitalorgane oder des Enddarms kombiniert. Ihre Ätiologie ist heterogen. Exogene Ursachen lassen sich nur selten nachweisen. Die meisten Fälle erscheinen sporadisch, familiäre Fälle bleiben häufig unentdeckt; offenbar spielen genetische Faktoren bei der Entstehung von Anomalien der ableitenden Harnwege eine größere Rolle, als bisher angenommen wurde.

3.2.1 Entwicklungsstörungen des oberen Harntrakts

Entwicklungsstörungen des oberen Harntrakts, der die Ureteren, aber auch das Nierenbeckenkelch- und Sammelrohrsystem umfaßt, können auf einer gestörten Aussprossung der Ureterknospe beruhen oder sich sequentiell durch Harnstau bei Obstruktion des unteren Harntrakts entwickeln. Nicht immer ist bei gleichem Erscheinungsbild die pathogenetische Zuordnung einfach. So ist die Klassifizierung eines erweiterten Ureters als obstruktiv bedingter »Hydroureter« oder nicht-obstruktiv bedingter »Megaureter«, der als echte Fehlbildung bzw. Dysplasie über einen Entwicklungsfelddefekt auch bei kongenitaler Harnwegsobstruktion erklärbar wäre, in einigen Fällen nicht möglich.

Die Entwicklungsstörungen der oberen Harnwege manifestieren sich als dysplastische oder zystische Nierenveränderungen, die hier nicht abgehandelt werden, oder als Anomalien im Verlauf des Ureters (Tabelle 3.1).

In der Fetalpathologie werden diese Anomalien selten als isolierte Fehlbildungen gesehen. Erst wenn bei bilateralem Auftreten Störungen des Harntransports zu Komplikationen führen oder andere komplikationsträchtige Begleitanomalien im Vordergrund stehen, werden sie pränatal erfaßt (Abb. 3.4, 3.5). Im Rahmen syndromaler, insbesondere chromosomaler Erkrankungen sind sie nicht selten ein Zufallsbefund. So finden sich die »kinky ureters«, charaktisiert durch eine Erweiterung und einen geschlängelten Verlauf, besonders häufig bei Feten mit Trisomie 21 und die Ureterduplikation bei der Trisomie 13 (Rehder 1981).

3.2.2 Entwicklungsstörungen des unteren Harnwegs

Entwicklungsstörungen des unteren Harntrakts umfassen die Anomalien der Harnblase, des Urachus und der Urethra (Tabelle 3.2).

Die meisten der genannten Anomalien sind selten, wie die Harnblasenagenesie z. B. bei Sirenomelie (Abb. 3.6) oder treten als klinisch nicht relevante Begleitanoma-

Tabelle 3.1. Ureteranomalien

Ureteraplasie (fehlende Organentwicklung)	Ureterduplikation
Ureteratresie (fehlende Entwicklung oder Verödung einer Lichtung)	Ureter duplex (komplett)
Ureterobstruktion (Lichtungsverschluß durch Verlegung oder Verstopfung, Striktur oder Kompression)	Ureter bifidus (partiell)
Ureterstenose durch	Ureterektopie (Verlaufsanomalie)
Abnorme Wandtextur	Ureterdivertikel (umschriebene Wandausstülpung)
Schleimhautfalten	Ureterozele (Wandhernie)
Abknickung	Megaureter (anlagebedingte dysplastische Erweiterung)
Kompression	Hydroureter (obstruktiv bedingte Erweiterung)
Ureterabgangsstenose	
Ureterostienstenose	

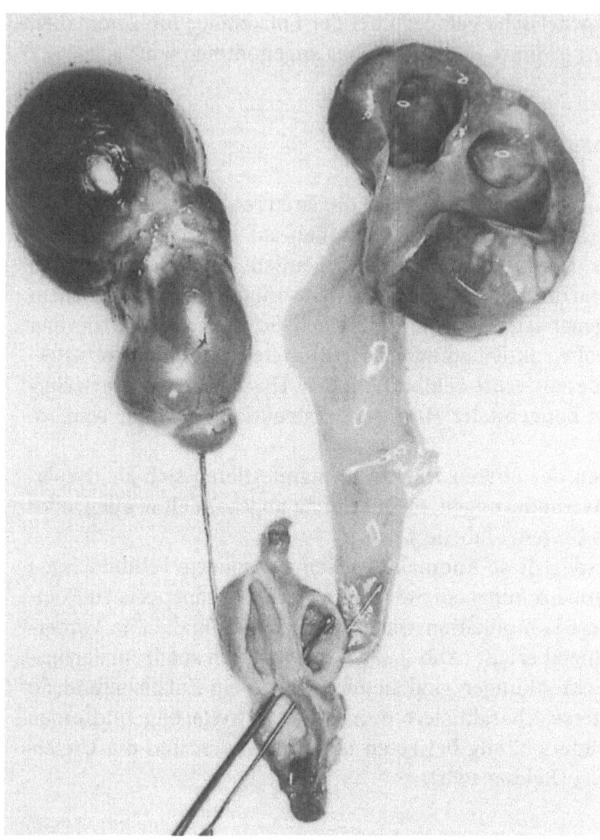

Abb. 3.4. Komplexe Harnwegsfehlbildung mit kaudaler Ureteratresie rechts, Ureterostienstenose links, Hydroureter und Hydronephrose beidseitig sowie septierter Harnblase bei einem Neugeborenen. (Prof. Briner, Department Pathologie, Univ. Zürich)

Tabelle 3.2. Anomalien der Harnblase, des Urachus und der Urethra

Harnblase	Urachus	Urethra
Harnblasenagenesie*	Offener Urachus	Agenesie
Harnblasenhypoplasie	Urachuszyste	Atresie
Harnblasenektopie	Urachusfistel	Urethraldivertikel
Harnblasenekstrophie	Vesikourachales Divertikel	Urethrale Schleimhautfalten
Harnblasenduplikation komplett oder partiell als Harnblasenseptum, Harnblasendivertikel oder Sanduhrharnblase bei horizontaler Konstriktion durch ein Muskelband		Urethralpolyp Zyste des Utriculus prostaticus Zyste der Cowper-Drüsen Urethralduplikation Distale Urethralstriktur
Kloakendysgenesie		Distaler urethraler Ring
Kloakenekstrophie		Megaurethra
Megacystis		Epispadie komplett oder partiell
Rektovesikale Fistel		Hypospadie koronal glandulär penil penoskrotal perineoskrotal pseudovaginal

* Agenesie = fehlende Organanlage vs. Aplasie = fehlende Organentwicklung b. vorh. Anlage

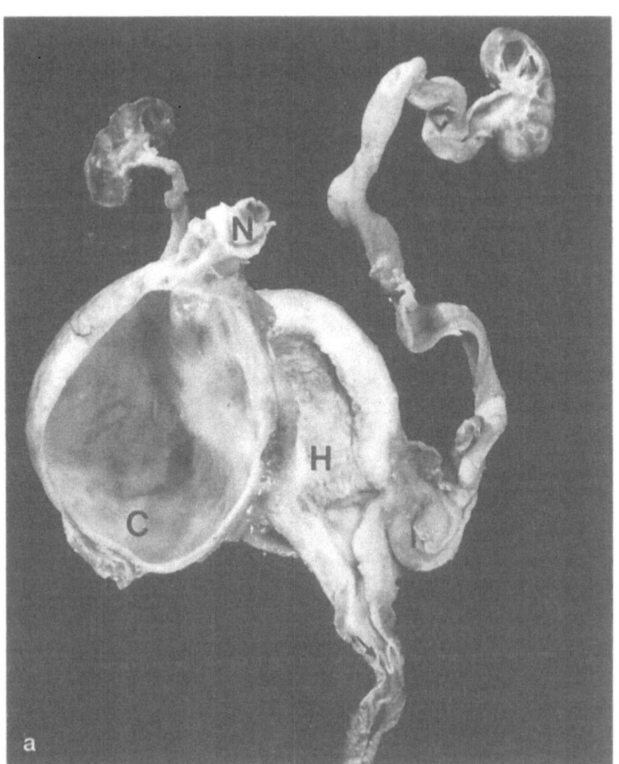

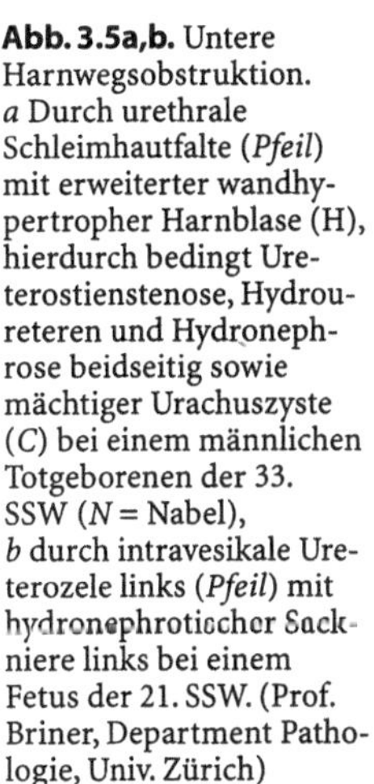

Abb. 3.5a,b. Untere Harnwegsobstruktion. *a* Durch urethrale Schleimhautfalte (*Pfeil*) mit erweiterter wandhypertropher Harnblase (H), hierdurch bedingt Ureterostienstenose, Hydroureteren und Hydronephrose beidseitig sowie mächtiger Urachuszyste (*C*) bei einem männlichen Totgeborenen der 33. SSW (*N* = Nabel), *b* durch intravesikale Ureterozele links (*Pfeil*) mit hydronephrotischer Sackniere links bei einem Fetus der 21. SSW. (Prof. Briner, Department Pathologie, Univ. Zürich)

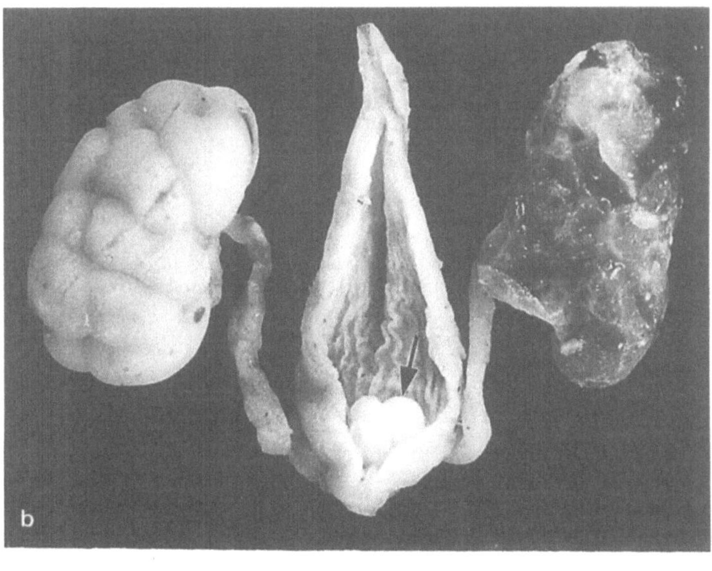

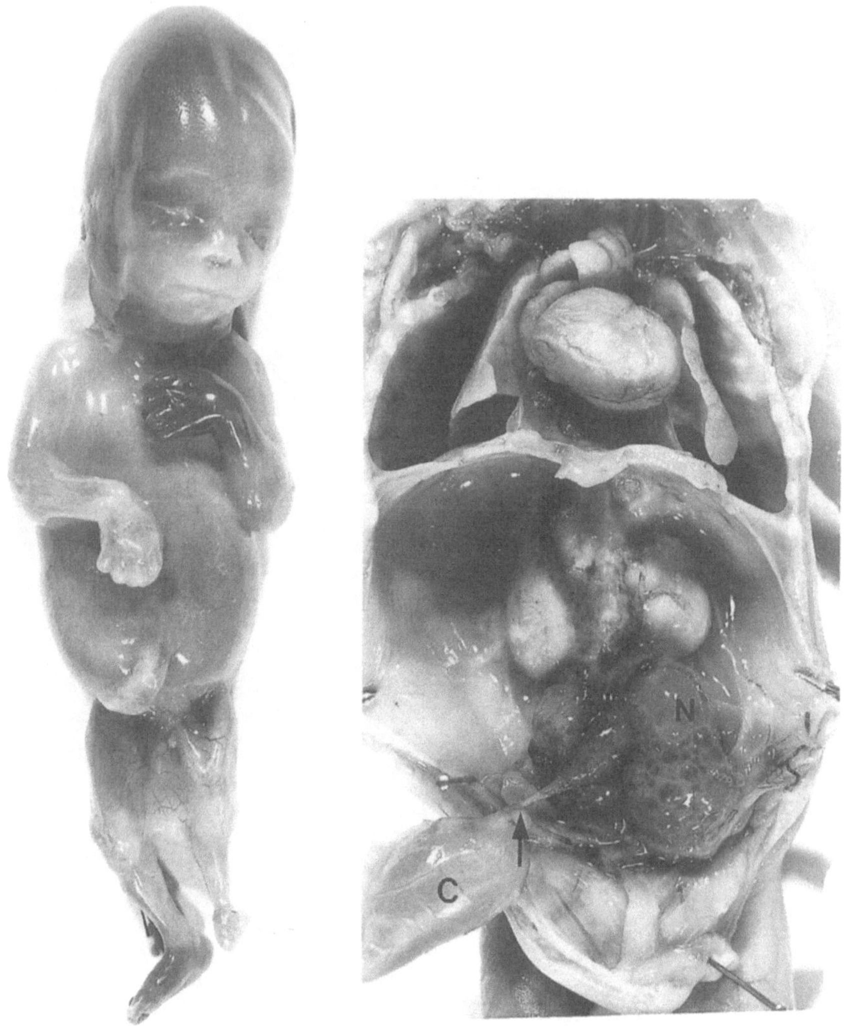

Abb. 3.6. Harnblasenaplasie und Uretereinmündung (*Pfeil*) in das Kolon (*C*) bei einem Fetus der 19. SSW mit inkompletter Sirenomelie, Urethral- und Anorektalatresie und zystischer Nierendysplasie (*N*)

lien auf. Die Harnblasen- und Kloakenekstrophie, die Megacystis und Kloakendysgenesie bei der sog. »Prune-belly-Sequenz« hingegen stellen schwere und für den Ultraschaller und Fetalpathologen beeindruckende Entwicklungsstörungen dar. Eine weniger schwerwiegende Anomalie, die Hypospadie, spielt wegen ihres häufig syndromalen Auftretens fetalpathologisch eine Rolle.

3.3 Ekstrophie-Epispadie-Komplex

3.3.1 Ekstrophie der Harnblase

Die Ekstrophie der Harnblase stellt eine Spaltung der ventralen Harnblasenwand und der darüber gelegenen Bauchwand dar, wobei die Schleimhaut der hinteren Harnblasenwand im Spaltbereich freiliegt bzw. zelenartig ausgestülpt ist. In die so gebildete peritoneale Pseudolichtung der Harnblasenhinterwand können Darmanteile und Beckenorgane prolabiert sein. Es gibt partielle und komplette Harnblasenekstrophien. Die partielle Form kann als obere oder untere Harnblasenfissur auftreten. Die komplette Harnblasenekstrophie, wie auch die untere Harnblasenfissur sind häufig mit einer Spaltung des Schambeins und einer Epispadie kombiniert, gelegentlich auch mit einer Spaltung des Perineums und intestinalen Fistel. Kranialwärts kann eine Harnblasenekstrophie in eine begleitende Omphalocele übergehen. Die Prävalenz beträgt 1:40.000 mit einem Geschlechterverhältnis von etwa 3:1 männlich: weiblich (Campbell 1951). Die Ätiologie ist unbekannt, das Auftreten in der Regel sporadisch mit Ausnahme weniger familiärer Fälle, die auch auf einen autosomal-dominanten Erbgang bzw. auf ein autosomal-dominantes Hauptgen im Rahmen eines multifaktoriellen Erbgangs hinweisen könnten (Glaser et al. 1961; Messelink et al. 1994). In Einzelfällen wurde eine Harnblasenekstrophie in Assoziation mit einer kaudalen Regression oder Sirenomelie (Uson et al. 1959), kongenitalen segmentalen Dilatation des Kolon (Aterman und Abaci 1967), frontonasalen Dysplasie (Neidich et al. 1988; Robin et al. 1996a), Syndactylie TypV (Robinow et al. 1982), einem 'Limb/Pelvis-hypoplasia/aplasia'-Syndrom (Mollica et al. 1995), lateralen Bauchwanddefekt (Tang et al. 1991; Martinez-Frias et al. 1992) oder auch mit einer Epidermolysis bullosa (Moretti et al. 1995) beobachtet.

Es gibt unterschiedliche Hypothesen zur Pathogenese der Harnblasenekstrophie. Die eine besagt, daß die paarigen Genitaltuberkel, die in der 4. EW lateral der Kloakenmembran angelegt werden und in der 5. EW am oberen Rand der Kloakenmembran fusionieren, bei der Blasenekstrophie nach kaudalwärts verlagert sind und in Höhe des späteren Perineums verschmelzen. Die andere Hypothese macht eine überdimensionale Entwicklung oder Ektopie der Kloakenmembran für die Blasenekstrophie verantwortlich (Patten u. Berry 1952). In jedem Fall würden Anteile der Kloakenmembran oberhalb der äußeren Genitalregion zu liegen kommen und nach deren Ruptur das Innere der Harnblase im subumbilicalen Abdominalbereich freilegen. Eine wichtige Rolle bei der Entstehung der Blasenekstrophie spielt offenbar auch eine mangelhafte Migration mesenchymaler Zellen in die subumbilicale Bauchwand, wobei nicht klar ist, ob es sich hierbei um eine primäre Störung oder um einen sekundären, z. B. durch Inhibition bedingten Effekt handelt. Eine Migrationsstörung mesodermaler Zellen in die Abdominalwandung würde die häufige Assoziation einer Blasenekstrophie mit einer Omphalozele (4%) und mit tiefem Nabelschnuransatz erklären (Uson et al. 1959). Andere Begleitanomalien sind die laterale Rotation von Azetabulum und Femur, die durch die Symphysenspalte bedingt sind. Seltener finden sich Ureter- und Nierenanomalien, Poly- und Brachydaktylien, Neuralrohrdefekte, Lippen-Kiefer-Gaumenspalten und Herzfehler. Hydronephrose, Harnwegsinfekte und die spätere Entwicklung eines Adenokarzinoms der Harnblase stellen Komplikationen der operativ nicht versorgten Blasenekstrophie dar.

3.3.2 Ekstrophie der Kloake

Die Ekstrophie der Kloake präsentiert bei gleicher Pathogenese eine komplexere und schwerere Manifestation der Harnblasenfehlbildung. Bei ihr treffen zwei Entwicklungsstörungen aufeinander, zum einen die o. g. Überdimensionierung und Ektopie der Kloakenmembran und mesenchymale Migrationsstörung in die subumbilicale Bauchwand. Zum anderen führt eine Septierungsstörung der Kloake durch ein unvollständiges oder fehlendes Septum urorectale zu einer unvollständigen Abgrenzung von Harnblase und Rektum und damit zu einer Persistenz der primitiven Kloake. Auch bei dem Septum urorectale handelt es sich ja um eine mesenchymale Struktur. Die exponierte Harnblase ist hierdurch in eine rechte und linke Hälfte geteilt mit einem dazwischen liegenden breiten Darmschleimhautstreifen. Kolon oder »Kolon und ein prolabiertes Ileum«, gelegentlich auch ein oder mehrere Appendices münden im oberen und unteren Bereich der exponierten Kloake. Das Genitale ist komplett gespalten mit doppeltem Genitalhöcker und häufig intrakloakalem extrovertiertem Phallus und atretischem Anus (Abb. 3.7). Die Prävalenz der Kloakenekstrophie beträgt 1:200.000– 400.000 (Campbell, 1951; Hurwitz et al. 1987). Das Geschlechterverhältnis liegt bei 1:2 männlich:weiblich. Eine Kloakenekstrophie wurde in Zusammenhang mit kaudaler Duplikation (Dominguez et al. 1993) oder Regression bzw. Sirenomelie (Cohen 1991), mit Femurduplikation (Bodurtha et al. 1989) und frontonasaler Dysplasie (Robin et al. 1996) beobachtet.

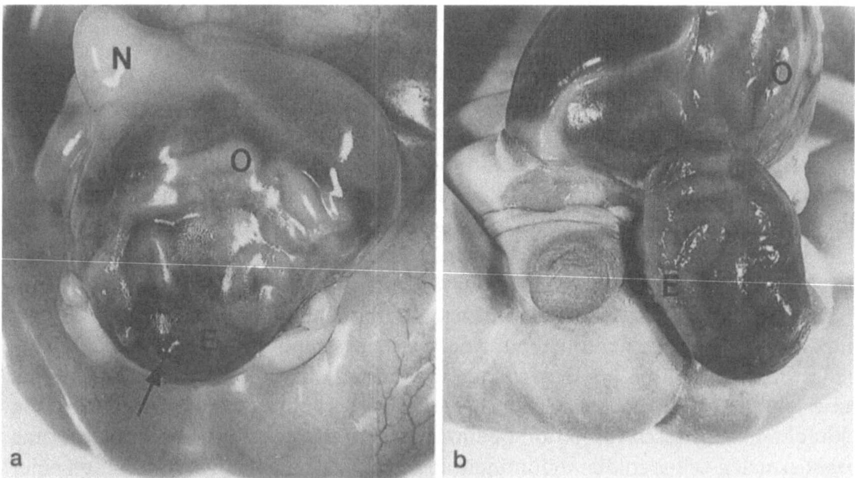

Abb. 3.7a,b. Kloakenekstrophie (*E*) mit durchscheinender, sackförmig ausgestülpter und Darmschlingen enthaltender Kloakenhinterwand sowie Spaltung des Genitale und Analatresie. *a* In direkter Verbindung mit einer Omphalocele (*O*) bei erweitertem und gespaltenem Nabelring und mit erkennbarer Ausmündung des Kolon (*Pfeil*) bei einem männlichen Fetus der 22. SSW, *N* Nabelschnur; *b* assoziiert mit einer Omphalocele bei erweitertem, nicht gespaltenem Nabelring und auf der Abbildung nicht erkennbarer Ausmündung des Kolon bei einem männlichen Fetus der 37. SSW

3.3.3 OEIS-Komplex

In 90% der Fälle liegt zusätzlich zur Kloakenekstrophie eine Omphalocele oder Gastroschisis, in 40% der Fälle eine Myelocystocele vor. Eine Analatresie und spinale Anomalien in Form einer zumeist schweren Skoliose oder Lipomeningozele sind ebenfalls häufige Begleitanomalien (Abb. 3.8, 3.9). Die Assoziation der genannten Defekte führte zu der Bezeichnung »OEIS-Komplex« (Omphalozele, Ekstrophie, imperforierter Anus, spinale Defekte, Carey et al. 1978; Hendren 1992). Auch Ureter- und Nierenfehlbildungen sowie ein Umbilicalarteriendefekt und Wirbelanomalien sind beschrieben, wie auch gelegentlich untere Extremitätenfehlbildungen, Hüftgelenksluxationen, Darmduplikationen, Herzfehlbildungen, Polydaktylien, Gallengangsatresie, Uterus- und Vaginalduplikationen. Der OEIS-Komplex, der in der Literatur auch unter der Bezeichnung »cloacal exstrophy sequence« geführt wird, stellt die schwerste Manifestation des Ekstrophie-Epispadie-Komplexes dar. Bei zumeist spo-

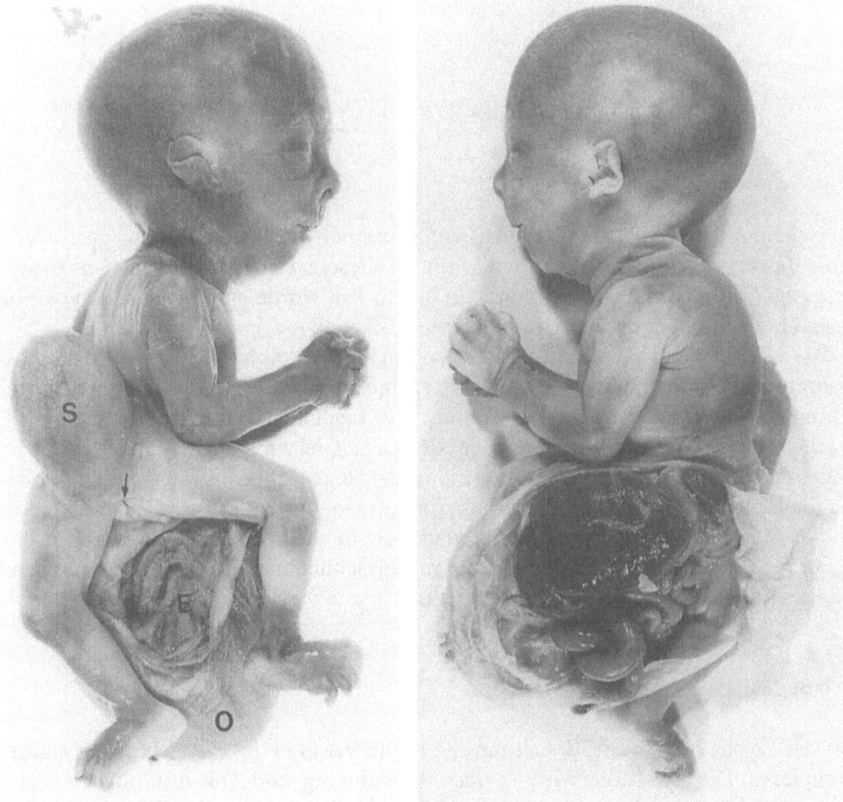

Abb. 3.8. OEIS-Komplex mit Omphalocele (*O*), Ekstrophie der Kloake(*E*), imperforiertem Anus (*Pfeil*) und Spina bifida als Meningocele (*S*) sowie Skoliose und beginnendem Hydrocephalus bei einem männlichen Fetus der 23. SSW

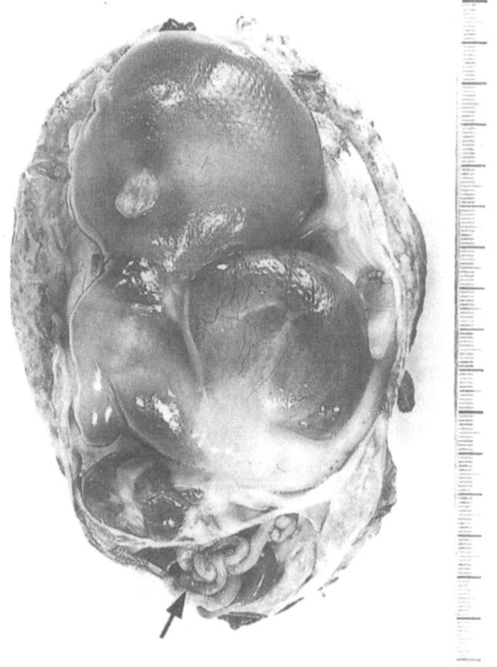

Abb. 3.9. Männlicher Fetus der 20. SSW mit OEIS-Komplex und rupturierter Omphalocele (*Pfeil*) in der eröffneten Fruchtblase liegend: *S* Meningomyelocele

radischem Auftreten wurden in einer Familie ein betroffenes Geschwisterpaar unterschiedlichen Geschlechts beschrieben und in diesem Fall ein autosomal-rezessiver Erbgang vermutet (Smith et al. 1992). In einem Fall wurde eine in utero-Exposition gegenüber Diazepam nachgewiesen (Lizcano-Gil et al. 1995).

Die vielfach schwere Manifestation der Kloakenekstrophie mit celenartiger Ausstülpung der Kloakenhinterwand (Abb. 3.7) und Prolaps der ausmündenden Darmschlingen sowie die häufige Assoziation mit Begleitfehlbildungen (Abb. 3.7, 3.8) machen ihre Erfassung im pränatalen Ultraschall leicht (Kutzner et al. 1988), im Gegensatz zur Harnblasenekstrophie, die in der Regel als isolierte Fehlbildung oder in inkompletter Form als Harnblasenfissur ultrasonographisch schwer erfaßbar ist und auch keine Ursache für einen Spontanabort darstellt. Dies mag der Grund sein, warum im fetalpathologischen Sektionsgut ausschließlich Kloakenekstrophien mit einer Inzidenz von 0,5% beobachtet werden.

3.3.4 Epispadie

Bei der Epispadie handelt es sich um die milde Variante des Ekstrophie-Epispadie-Komplexes. Die Epispadie wird je nach Ausdehnung und Lokalisation der Harnröhrenmündung in eine penopubische Form, beginnend am Harnblasensphinkter mit unterer Harnblasenfissur und Prolaps von Harnblasenschleimhaut, in eine penile Form mit Urethralmündung am oberen Penisschaft und in eine seltene glanduläre

Form mit Fissur allein der Glans penis unterteilt. Im weiblichen Geschlecht ist eine Epispadie immer subsymphysisch entsprechend der penilen Form. Sie führt zu einer Clitoris bifida, gelegentlich begleitet von einem Uterus bicornis, einer Vaginalduplikation oder -atresie, einer Vagina septata oder Vaginalhernie. Die Prävalenz der Epispadie liegt bei 1:100.000, das Geschlechterverhältnis bei 5:1 männlich:weiblich. Das Auftreten ist sporadisch. Eine Assoziation mit kaudaler Duplikation (Dominguez et al. 1993) und Ellis-van Creveld-Syndrom (Blackburn et al. 1971) wurde beschrieben.

3.4 Prune-belly-Sequenz

»Prune belly« beschreibt eine ballonförmige, harnstaubedingte Auftreibung von Abdomen und Harnblase, die nach Kollaps durch entlastende Punktion, Ruptur oder Beseitigung der Harnabflußbehinderung zu einem runzeligen, einer getrockneten Pflaume (engl.: »prune«) vergleichbaren Aspekt der Bauchhaut führt (Pagon et al. 1979; Woodhouse et al. 1982). Zunächst war der Mangel an quergestreiften Muskelfasern in der Bauchwand und eine dadurch bedingte Bauchwandschwäche, die der Harnblase keinen begrenzenden Widerstand entgegensetzt und damit eine Megacystis verursacht, als die primäre Entwicklungsstörung angesehen worden (Ives 1974). Die hieraus resultierende Bezeichnung »Bauchmuskelaplasiesyndrom« definierte die Trias »Defekt der Bauchmuskulatur, Megaloureter und Megacystis und nichtdeszendierte sog. Bauchhoden«. Sie wird z. T. noch synonym verwendet, besonders für Fälle, in denen nach Geburt die Harnabflußbehinderung nicht mehr nachweisbar ist. Heute werden die mehr oder weniger ausgeprägte Erweiterung von Harnblase, oberem Harntrakt, Bauchdecken wie auch die Folgen der Oligohydramnie als sekundäre, durch eine Harnwegsobstruktion entstandene Veränderungen und der Mangel an Bauchdeckenmuskulatur als Atrophie oder sekundäre Hypoplasie angesehen (Pagon et al. 1979; Moermann et al. 1984; Rehder 1985). Das Krankheitsbild wird daher als Sequenz (Prune-belly-Sequenz oder »early urethral obstruction sequence«) bezeichnet. Die Prune-belly-Sequenz (PBS) läßt sich unterteilen in einen Typ I als ein reines sequentielles Krankheitsbild auf dem Boden einer unkomplizierten Urethralobstruktion und einen komplexeren, auf einer Urethralatresie beruhenden PBS Typ II, der eine Kombination von Sequenz und Entwicklungsfelddefekt darstellt (Abb. 3.10). Die Prävalenz zum Zeitpunkt der Geburt wird für die PBS1 mit 1:29.231 und für die PBS2 mit 1:250.000 angegeben (Baird u. MacDonald 1981; Escobar et al. 1987). In unserem fetlapathologischen Obduktionsgut beträgt die PBS-Inzidenz 4% mit einer Relation von 3:1 PBS1:PBS2.

3.4.1 Prune-belly-Sequenz-Typ I

Die Prune-belly-Sequenz-Typ I, die auf einer vergleichsweise harmlosen urethralen Obstruktion beruht, kann zu unterschiedlichen Zeiten der Entwicklung entstehen. Strikturen, Polypen, Schleimhautfalten oder Divertikel der Urethra können die gleichen harnstaubedingten Folgeveränderungen, nämlich Harnblasendilatation, Hydroureter, Hydronephrose und Bauchdeckenmuskelatrophie und im Gefolge der Oligo- oder Anhydramnie eine sog. Potter-Facies, Positionsanomalien der Extremitäten und

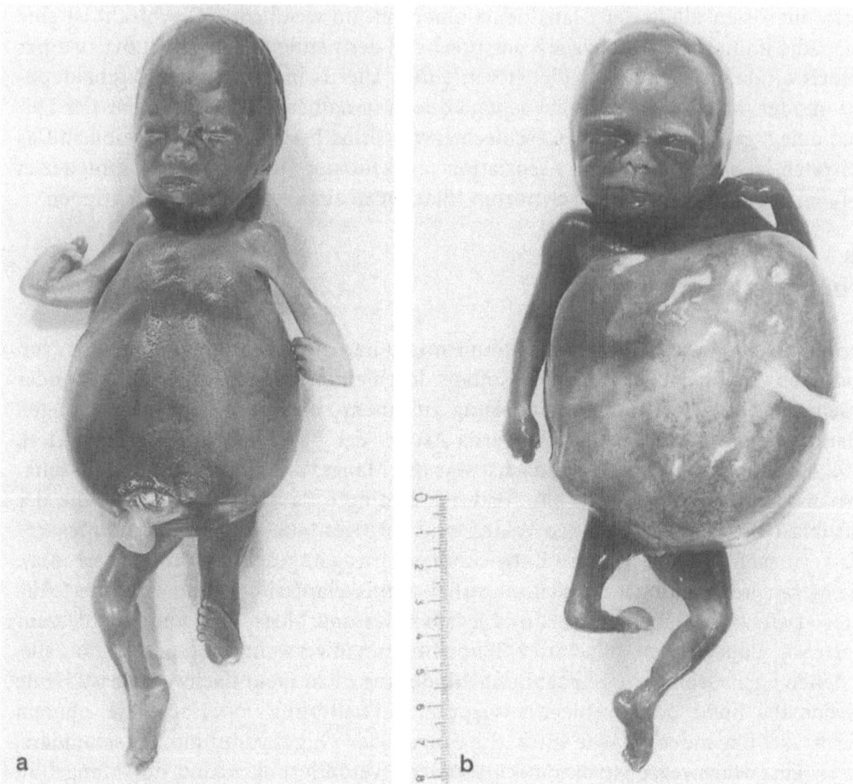

Abb. 3.10a,b. Prune-belly-Sequenz (PBS). *a* Typ I bei einem weiblichen Fetus der 22. SW mit Prostataaplasie, Ösophagusatresie, Herzfehlbildung und syndromalen Defektfehlbildungen der Extremitäten (Radiusaplasie und präaxiale Oligodaktylie bds. und Tibiaaplasie links) bei Trisomie 18; *b* Typ II bei einem weiblichen Fetus der 23. SSW mit Kloakendysgenesie, Urethral- und Analatresie und sequentieller Hypotrophie des verkürzten rechten Beines ohne Knochendefekte

eine Lungenhypoplasie hervorrufen (Abb. 3.10a). Nichtsequentielle Begleitfehlbildungen sind eher selten.

Bemerkenswert ist jedoch, daß die pränatal diagnostizierten Fälle, in denen sich die ultrasonographisch erkennbare Harnblasendilatation früh, nämlich schon im zweiten Trimester einstellt, alle männlich sind und eine Prostataaplasie zeigen. Da im Bereich des Prostatabetts die Urethra keine muskuläre Wandung hat, sondern die muskulären Elemente erst nach der urethralen Epithelaussprossung im Zusammenhang mit der Prostatadifferenzierung gebildet werden, stellt das Prostatabett einen »Locus minoris resistentiae« dar und begünstigt die Entstehung eines Urethraldivertikels. Dieses kann über eine kaudale Aussackung die Harnröhre komprimieren und durch Auswalzung der Schleimhaut am unteren Rand des Divertikels die Ausbildung von Schleimhautfalten verursachen und somit schon in einem frühen Schwangerschaftsstadium obstruktiv wirken (Abb. 3.11). Je früher sich die Obstruktion manifestiert, um so schwerer sind die Folgeveränderungen, die sich nach Einsetzen der fetalen Harnproduktion etwa in der 12. SSW entwickeln. Hierzu gehören bei früher

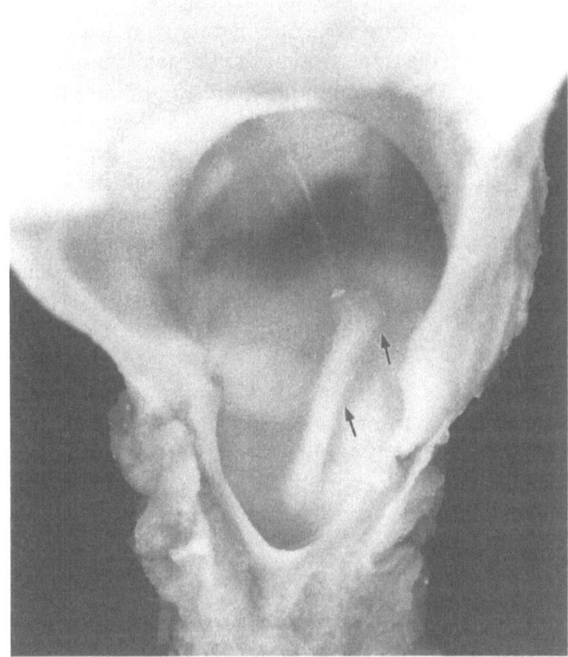

Abb. 3.11. Urethraldivertikel im Bereich des Prostatabetts mit obstruktiver Kompression des subprostatischen, in der Divertikellichtung erkennbaren Urethralsegments (*Pfeile*) bei einem männlichen Fetus der 23. SSW mit PBS1

Manifestation neben der massiven Dilatation des oberen Harntrakts und der Bauchdecken und dem nahezu vollständigen Schwund der quergestreiften Bauchmuskulatur auch die obstruktiven Zystennieren. Ihr Bild ist charakterisiert durch eine eher gering ausgeprägte Hydronephrose und durch zunächst nur subcapsulär angeordnete Sammelrohrzysten, die sich im weiteren Verlauf des Harnstaus auf corticale und medulläre Regionen ausdehnen (Abb. 3.13a). Sie folgen so dem Weg des geringsten Widerstandes. Die Harnblasenwandung ist in diesen Fällen von früher Obstruktion eher verschmälert, fibrosiert und weitgehend frei von glatter Muskulatur.

Die PBS1 tritt in der Regel sporadisch auf. Gelegentlich findet sie sich auch im Rahmen eines chromosomalen oder monogenen Syndroms, wie z. B. bei Trisomie 1q, 10p, 13, 18 oder 21, del (6q), Ring-X mit Verlust des X-chromosomalen Inaktivierungszentrums, bei Pfeiffer-, Langer-Giedion-, Beckwith-Wiedemann- oder Johanson-Blizzard-Syndrom (Fryn et al. 1997; van Buggenhout et al. 1995; Frydman et al. 1983; Beckmann et al. 1984; Rehder 1985; Fryns et al. 1991; Guillen et al. 1997; Barone et al. 1993; Ramos et al. 1992; Watanabe et al. 1990; Schwiese et al. 1998). Eine Assoziation mit Amnionbändern, Omphalocele, Herz- und Knochenfehlbildungen, adenomatoider Lungenmalformation, intrahepatischer Gallengangshypoplasie und Alpha1-Antitrypsin-Mangel sind beschrieben (Chen et al. 1997; Guvenc et al. 1995; Yoshida et al. 1995; Frydman et al. 1993; Ramirez-Figueroa et al. 1993; Aanpreung et al. 1993; Schmittenbecher et al. 1990). Bei den Krankheitsbildern, die über andere Auffälligkeiten pränatal erfaßt werden, steht die PBS häufig nicht im Vordergrund, die Bauchdecken- und Harnblasendilatation kann geringer ausgeprägt, die Harnblasenwandung verdickt und muskelhypertroph und bei älteren Feten im Sinne einer Balkenblase verändert sein. Der Harnrückstau macht sich eher in einer Erweiterung von Ureteren und Nierenbecken bemerkbar. Dies beruht zum Teil auch auf der Einengung der Ureterostien durch die Hypertrophie der Harnblasenwandung. Da sich auch in diesen späten Fällen eine Prostataaplasie und ein Urethraldivertikel finden, scheinen bei gleicher Grundstörung Zeitpunkt und Ausmaß der Harnwegsobstruktion variabel zu sein.

Andere seltene obstruktive Urethralveränderungen, wie die oben genannten Strikturen, Schleimhautfalten und Polypen entwickeln sich häufig erst später in der Schwangerschaft und sind nicht auf das männliche Geschlecht begrenzt (Bernstein u. Churg 1992). Die harnstaubedingten Folgeveränderungen sind weniger ausgeprägt und betroffene Neugeborene haben die Chance, nach operativer Korrektur zu überleben. Versuche, über einen pränatal angelegten Harnblasenkatheter die harnstaubedingten Veränderungen insbesondere von Lungen und Nieren zu verhindern, sind bisher wenig erfolgreich. Sie setzen eine Abklärung des PBS-Typs, den Ausschluß von Begleitfehlbildungen und von Chromosomenanomalien und eine Untersuchung zur verbleibenden Nierenfunktion voraus. Postnatal wurden Nierentransplantationen z. T. erfolgreich durchgeführt (Fontaine et al. 1997). Bei längerer Überlebenszeit sollte die Möglichkeit eines erhöhten Risikos für Adenocarcinome der Harnblase und testikuläre Seminome bedacht werden (Djavan et al. 1995; Parra et al. 1991).

3.4.2
Prune-belly-Sequenz-Typ II

Die Prune-belly-Sequenz-Typ II stellt eine komplexe Kloakenfehlbildung mit Kloakenpersistenz und begleitender Urethral- und Anorektalatresie dar und wird deshalb auch als »cloacal dysgenesis sequence« bezeichnet. Der Fehlbildungskomplex ist als Folge einer fehlenden Ausbildung der Kloakenmembran anzusehen, wenn der umschriebene Bereich der Darmbucht am kaudalen Ende der Keimscheibe nicht von der mesodermalen Invasion ausgespart bleibt, die Zweilagigkeit aus einer ektodermalen und entodermalen Epithelschicht als Voraussetzung für eine spätere Ruptur damit nicht beibehält, sondern dreilagig wird. Die fehlende Kloakenmembran macht auch das Septum urorectale orientierungslos, und es resultiert eine Kloakenpersistenz mit hoher Einmündung des Kolons in die Kloake (Abb. 3.12).

Die PBS2 tritt mit gleicher Häufigkeit im weiblichen und männlichen Geschlecht auf. Fast immer sind jedoch bei Urethral- und Anorektalatresie weiblicher Feten auch der Sinus urogenitalis betroffen und eine Scheidenöffnung nicht angelegt. Die großen Labien sind daher fusioniert, und die Klitoris erscheint besonders prominent, fast peniform, so daß ein scheinbar männliches Genitale entsteht (Abb. 3.14). Der Eindruck, daß eine Prune-belly-Sequenz fast ausnahmslos das männliche Geschlecht betrifft (Williams u. Burkholder 1967), entspricht bei der PBS2 einer fehlerhaften Geschlechtszuordnung.

Die Folgen der Urethral- und Analatresie sind denen der frühen Urethralobstruktion bei der PBS1 vergleichbar und bestehen in einer exzessiven harnstaubedingten Dilatation von Kloake und oberem Harntrakt, gelegentlich auch des Kolon. Die Bauchdecken sind erweitert, und die Bauchdeckenmuskulatur ist atrophisch (Abb. 3.10b). Eine früh einsetzende Anhydramnie verursacht zusätzliche Störungen, insbesondere der Lungenentwicklung. Neben den sequentiellen Veränderungen finden sich aber auch assoziierte, nichtsequentielle Fehlbildungen bei der PBS2. Sind

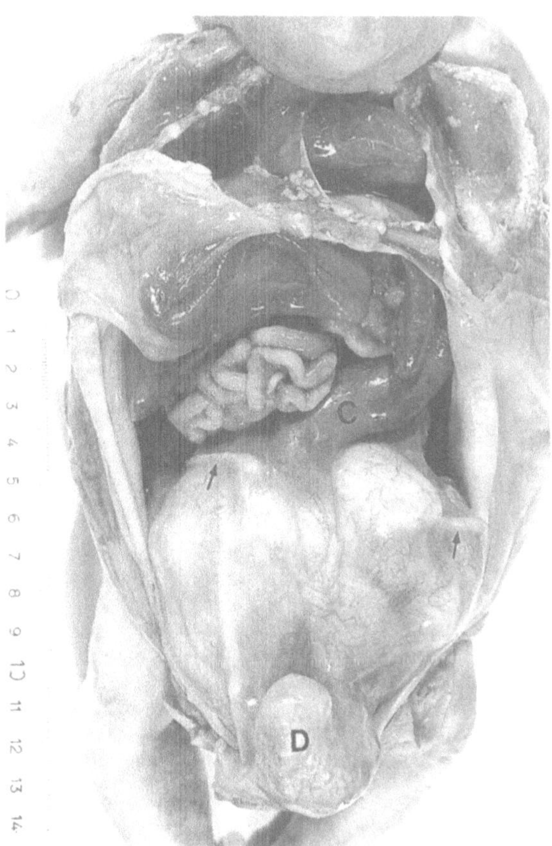

Abb. 3.12. Kloakendysgenesie und -dilatation mit Einmündung des Colon descendens (*C*) und beider Tuben (*Pfeile*) in die Kloakenhinterwand sowie vesicourachalem Divertikel (*D*) bei einem weiblichen Zwillingsfetus der 34. SSW mit diskordanter PBS2

diese im gleichen Entwicklungsfeld gelegen, betreffen sie z. B. die Ureter- und Nierenentwicklung und das innere Genitale, so sprechen wir von einem Entwicklungsfelddefekt. Ein Entwicklungsfelddefekt verlangt definitionsgemäß »ätiologische Heterogenität«, d. h. unterschiedliche Ursachen bewirken bei Schädigung eines Entwicklungsfeldes das gleiche Störungsmuster (Opitz 1985). Anomalien des inneren Genitale in Form von Defekten der unteren Müller-Gangderivate, wie Uterus und Scheide, im weiblichen Geschlecht und die fehlende Ausbildung von Prostata und Samenblasen im männlichen Geschlecht, zystische Nierendysplasien (Abb. 3.13b) oder Urachusanomalien fallen in diese Kategorie. Pauli (1994) hat für diesen Entwicklungsfelddefekt den Begriff »lower mesodermal defect sequence« geprägt. Ein Nabelarteriendefekt kann gelegentlich auftreten, wobei zu erwähnen ist, daß die Entwicklung der Umbilicalarterien über den Allantoisgang gebahnt wird. Ein Nabelarteriendefekt geht gelegentlich mit einer kontralateralen Hypotrophie des Beines einher (Genest et al. 1991). Dies erklärt sich über eine Kompression der Iliacalarterie durch die erweiterte Harnblase und den bevorzugten Blutstrom über die A. iliaca interna in die singuläre Nabelarterie, woraus eine Mangelversorgung des Beines und damit eine Hypotrophie resultieren kann (Rehder 1985).

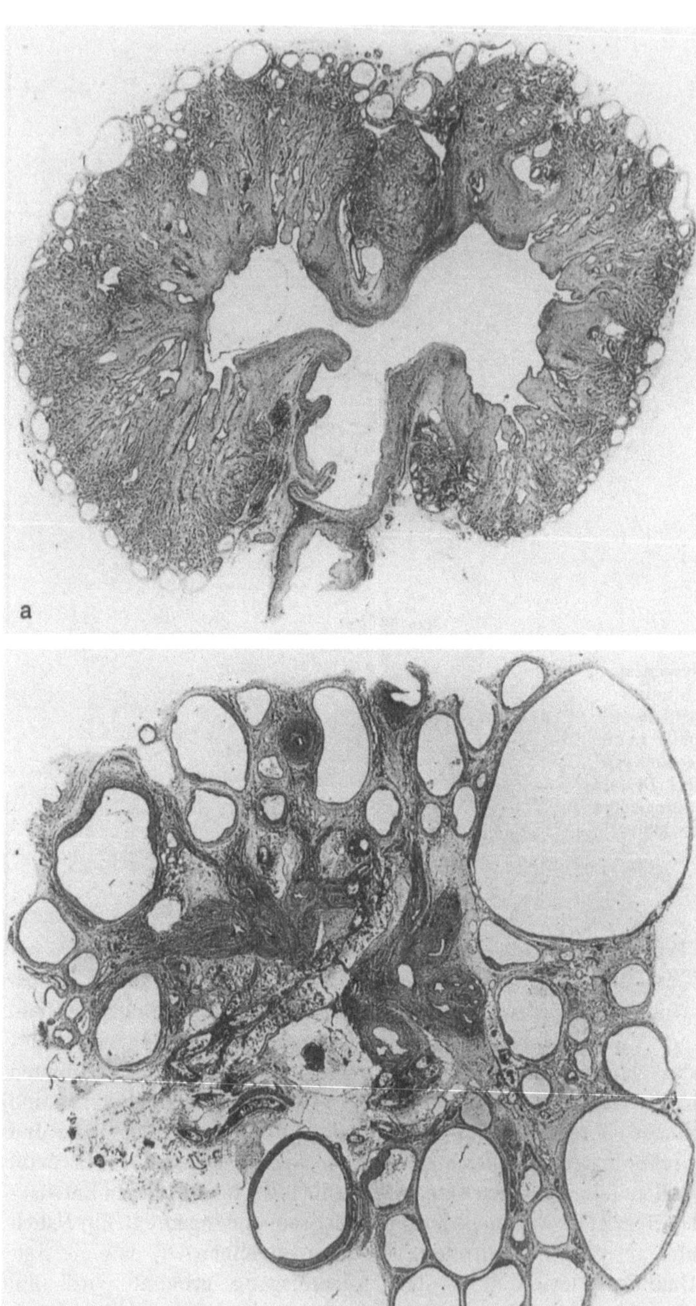

Abb. 3.13a,b. Zystennieren bei PBS (histologisch). *a* Obstruktive Zystenniere mit Hydronephrose und subcapsulär angeordneten Zysten bei PBS1, *b* unilaterale dysplastische Zystenniere ohne funktionelles Nierenparenchym, entstanden im Rahmen eines Entwicklungsfelddefektes bei PBS2

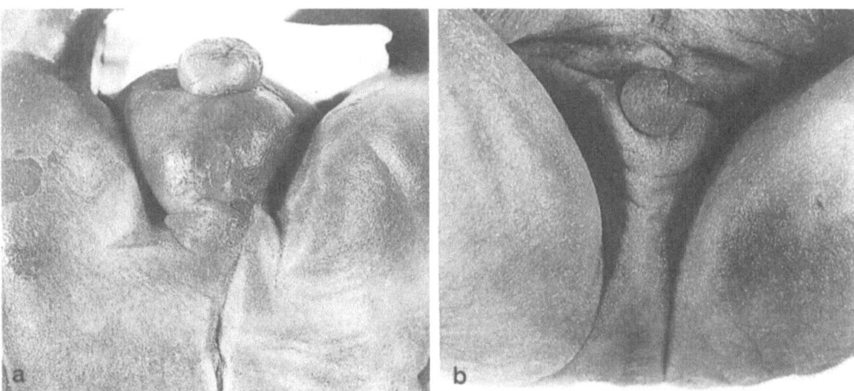

Abb. 3.14a,b. Männlich erscheinendes Genitale bei weiblichen Feten *a* der 28. SSW. und *b* 34. SSW mit Urethral-, Vaginal- und Anorectalatresie bei PBS2

Aber auch Fehlbildungen außerhalb eines Entwicklungsfeldes sind bei der Prune-belly-Sequenz-Typ II gehäuft zu beobachten. Hierunter sind vor allem Fehlbildungen des Herzens und des ZNS zu erwähnen. Gelegentlich tritt die PBS2 im Rahmen einer VATER-Assoziation oder eines chromosomalen Syndroms auf (Pauli 1994; Robinson u. Tross 1984; Liang et al. 1998; Beckmann et al. 1984).

3.5 Hypospadie

Die Hypospadie bezeichnet eine partielle oder komplette Öffnung der Harnröhre an der Unterseite des Penisschafts. Je nach Lokalisation der Ausmündung der Urethra werden eine glanduläre, koronale, penile, penoskrotale, skrotale und perineale bzw. pseudovaginale perineoskrotale Hypospadie (PPSH) unterschieden. Die Hypospadie tritt unter männlichen Neugeborenen mit einer Prävalenz von 1:346 (Stoll et al. 1990) bis 1:1.000 (EUROCAT-Working Group 1993) auf. In etwa 15% der Fälle finden sich Begleitfehlbildungen, vorwiegend Nieren- und Harntraktanomalien. Eine syndromale oder mit anderen Fehlbildungen assoziierte Hypospadie ist besonders unter abortierten Feten häufig. Sie fand sich in unserem fetalpathologischen Obduktionsgut bei über 90% aller Hypospadien. In der London Dysmorphology Data Base wird eine Hypospadie bei 156 unterschiedlichen Syndromen und im P.O.S.S.U.M (Pictures of Standard Syndromes and Undiagnosed Malformations 1996) bei 195 Syndromen, und davon insgesamt 45 mit unterschiedlichen Chromosomenanomalien angegeben. Unter den chromosomalen Syndromen mit Hypospadie sind in erster Linie die Deletion 4p und 13q und das XXY- bzw. XX-Klinefelter-Syndrom oder die XXY-Triploidie zu nennen. Unter den häufigeren monogenen Syndromen mit einer Hypospadie als Hauptmerkmal sind das Smith-Lemli-Opitz (SLO)-Syndrom, das Opitz-Syndrom, das Opitz-Frias-Syndrom (Abb. 3.15) und die Aniridie-Wilms-Tumor-Assoziation besonders erwähnenswert. Bei dem SLO-Syndrom, das durch postnatale Gedeihstörungen, Mikrozephalie, charakteristische faciale Merkmale, Polydaktylie und eine Syndaktylie der Zehen 2 und 3, sowie durch variable Begleitfehlbildungen bis hin zur Holoprosen-

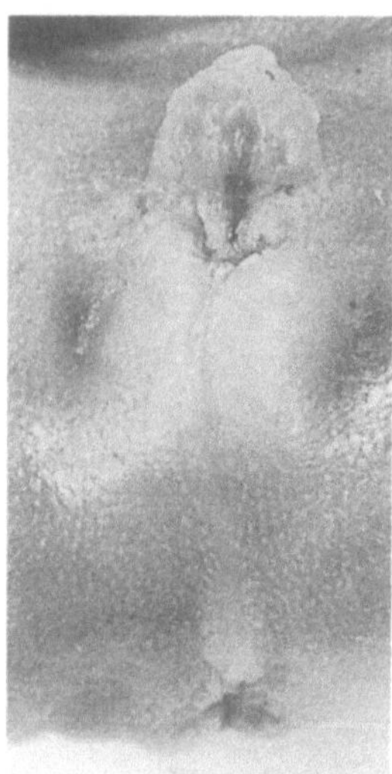
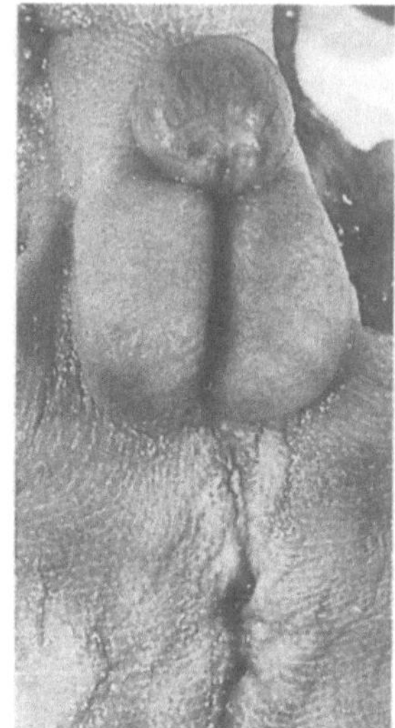
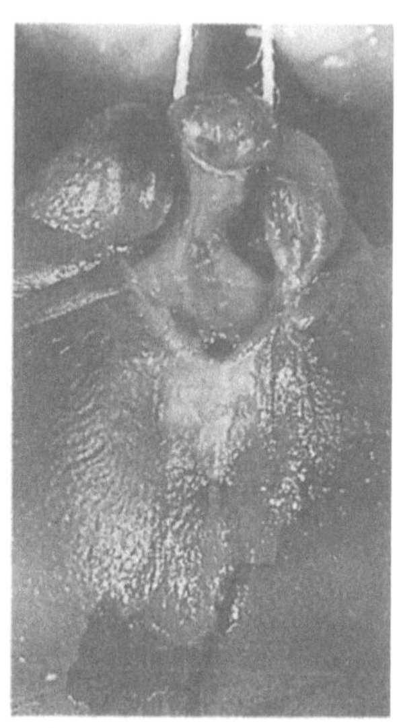

Abb. 3.15a–c. Penile, penoskrotale und perineoskrotale pseudovaginale Hypospadie bei männlichen Feten. *a* 32. SSW mit Dystrophie und Hypertelorismus und Verdacht auf Opitz-Frias-Syndrom, *b* 23. SSW mit Smith-Lemli-Opitz-Syndrom, c 20. SSW mit 13q–Syndrom (Bruchpunkt in 13q14)

cephalie gekennzeichnet ist und bei einem unter 20.000 Neugeborenen beobachtet wird, erklärt sich die Hypospadie über eine gestörte Cholesterinbiosynthese (Opitz et al. 1994). Diese ist die Folge einer defekten 7-Dehydrocholesterol (DHC) -Reductase-Aktivität, die die Umwandlung von 7-DHC in Cholesterol bewirkt (Tint et al. 1994; Cunniff et al. 1997). Das Gen für die 7-DHC-Reductase konnte inzwischen auf dem Chromosom 11 in 11q13 lokalisiert und Mutationen charakterisiert werden (Fitzky et al. 1998). Das Opitz-Syndrom, die X-chromosomale Form des G/BBB-Syndroms, ist durch Hypospadie, Hypertelorismus und Dysphagie, sowie fakultativ durch Lippen- und Larynxspalten, Herzfehler und Corpus callosum-Agenesie, also insgesamt durch Mittelliniendefekte charakterisiert (Opitz 1987; Robin et al. 1996b). Mutationen im MID1(midline 1)-Gen in Xp22, einem RINGfinger-Gen, das ein transscriptionsregulierendes Protein kodiert, konnten als verantwortlich für das Opitz-Syndrom identifiziert werden (Quaderi et al. 1997). Die autosomal-dominante Form des Opitz-G/BBB bzw. Hypertelorismus-Hypospadie-Syndroms wird heute als Opitz-Frias-Syndrom bezeichnet. Das Gen wird in 22q11.2 vermutet, da in einigen betroffenen Fällen über FISH mit der DiGeorge-Sonde eine Mikrodeletion im DiGeorge1-Locus nachweisbar war (Robin et al. 1996b; Zackai et al. 1996; Fryburg et al. 1996).

Bei isolierten bzw. scheinbar isolierten Hypospadien sollte eine Geschlechtschromosomenanomalie ausgeschlossen und an eine genetische Form gedacht werden. Die Häufigkeit genetisch bedingter Hypospadien wurde auf etwa 20% geschätzt. Es wurden ein autosomal-rezessiver Erbgang mit 25%igem Risiko für Geschwister eines Betroffenen (während Kinder eines Betroffenen nur bei Blutsverwandtschaft seiner Eltern ein erhöhtes Wiederholungsrisiko haben) (Frydman et al. 1985; Tsur et al. 1987), ein autosomal-dominanter Erbgang mit 50%igem Wiederholungsrisiko für Söhne eines Betroffenen (Lowry u. Kliman 1976; Cote et al. 1979; Page 1979) sowie auch X-chromosomale Formen (Allera et al. 1995; Sutherland et al. 1996) beschrieben. Ein autosomal-rezessiver Erbgang liegt dem 5α-Reduktasemangel zugrunde. Das Enzym bewirkt die Umwandlung von Testosteron in Dihydrotestosteron. Das verantwortliche Gen ist in 2p23 lokalisiert. Ein 5α-Reduktasemangel führt zur PPSH, da die Androgenrezeptoren im äußeren Genitalbereich vorzugsweise Dihydrotestosteronrezeptoren sind und auf Testosteron nur über metabolische Umwege ansprechen. Ein X-chromosomaler Erbgang liegt dem Androgenrezeptor (AR-)defekt zugrunde. Mutationen im AR-Gen das in Xq11-q12 lokalisiert ist, führen bei XY-Individuen zur kompletten oder inkompletten testikulären Feminisierung, können aber auch bei männlichem Phänotyp lediglich eine Infertilität oder eine Hypospadie bedingen. Allerdings gelang es lediglich bei einem Mann mit peniler Hypospadie unter 40 untersuchten Männern mit unterschiedlichen isolierten Hypospadien sowie in einem weiteren Fall von perinealer Hypospadie eine Punktmutation jeweils im Exon 2 des AR-Gens nachzuweisen (Sutherland et al. 1996). Das empirische Wiederholungsrisiko für eine isolierte Hypospadie wird für Brüder und Söhne eines Betroffenen gleichermaßen mit 6–17% angegeben (Sutherland et al. 1996). Wehrung und Hay (1970) konnten einen Anstieg der Hypospadieinzidenz unter Kindern, die zu Beginn des Jahres geboren wurden, nachweisen und schlossen daraus, daß teratogene Einflüsse stärker bei den im Sommer erfolgten Konzeptionen zum Tragen kommen. Im weiblichen Geschlecht ist eine Hypospadie selten und bezeichnet eine Persistenz des Sinus urogenitalis mit Einmündung der Urethra in die Scheide.

Angesichts der Komplexität der Entwicklungsschritte zur Ausbildung der ableitenden Harnwege sind Vielfalt, Häufigkeit und unterschiedliche Genese möglicher Fehlbildungen nicht erstaunlich. Molekulargenetische Studien aus jüngster Zeit signalisieren, daß in naher Zukunft die für einzelne Entwicklungsschritte zuständigen Gene und das Zusammenspiel ihrer Produkte klärbar sein werden und zu therapeutischen Hoffnungen Anlaß geben könnten.

Literatur

1. Aanpreung P, Beckwith B, Galansky SH, Koyle MA, Sokol RJ (1993) Association of paucity of interlobular bile ducts with prune belly syndrome. J. Pediatr. Gastroenterol. Nutr. 16:81–86
2. Allera A, Herbst MA, Griffin JE, Wilson JD, Schweikert H-U, McPhaul MJ (1995) Mutations of the androgen receptor coding sequence are infrequent in patiens with isolated hypospadias. J. Clin. Endocr. Metab. 80:2697–2699
3. Aterman K, Abaci F (1967) Heterotopic gastric and esophageal tissue in the colon. Am. J. Dis. Child. 113:552–559
4. Baird PA, MacDonald EC (1981): An epidemiologic study of congenital malformations of the anterior abdominal wall in more than half a million consecutive live births. Am. J. Hum. Genet. 33:470–478
5. Barone CM, Marion R, Shanske A, Argamaso RV, Shprintzen RJ (1993) Craniofacial, limb, and abdominal anomalies in a distinct syndrome: relation to the spectrum of Pfeiffer syndrome type 3. Am. J. Med. Genet. 45:745–750
6. Beckmann H, Rehder H, Rauskolb R (1984): Prune belly sequence associated with trisomy 13. Letter to the editor. Am. J. Med. Genet. 19:603–604
7. Bernstein J, Churg J (Hrsg.) (1992): Urinary Tract Pathology. Raven Press – New York
8. Blackburn MG, Belliveau RE (1971): Ellis-van Creveld syndrome: a report of previously undescribed anomalies in two siblings. Am. J. Dis. Child. 122:267–270
9. Bodurtha J, Coutinho M, Benator R, et al. (1989): Femoral duplication: a case report. Am. J. Med. Genet. 33:165–169
10. Campbell M (1951): Clinical Pediatric Urology. W. B. Saunders Company, Philadelphia
11. Carey JC, Greenbaum B, Hall BD (1978): The OEIS complex (omphalocele, exstrophy, imperforate anus, spinal defects). Birth Defects OAS XIV(6B):253–263

12. Chen CP, Liu FF, Jan SW, Wang KG, Lan CC (1997): First report of distal obstructive uropathy and prune belly syndrome in an infant with amniotic band syndrome. Am. J. Perinatol. 14:31–33
13. Cohen AR (1991): The mermaid malformation: cloacal exstrophy and occult spinal dysraphism. Neurosurgery 28:834–843
14. Cote G. B., Petmezaki S, Bastakis N (1979): A gene for hypospadias in a child with presumed tetrasomy 18p. Am. J. Med. Genet. 4:141–146
15. Cunniff C, Kratz LE, Moser A, Natowicz MR, Kelley RI (1997): Clinical and biochemical spectrum of patients with RSH/Smith-Lemli-Opitz syndrome and abnormal cholesterol metabolism. Am. J. Med. Genet. 68:263–269
16. Djavan B, Litwiller SE, Michgrub S, Roehrborn CG (1995): Micinous adenocarcinoma in defunctionalized bladders. Urology 46:107–110
17. Dominguez R, Rott J, Castillo M, et al. (1993): Kaudal duplication syndrome. Am. J. Dis. Child. 147:1048–1052
18. Escobar LF, Weaver DD, Bixler D, Hodes ME, Michell M (1987): Urorectal septum malformation sequence. Report of six cases and embryologic analysis. Am. J. De. Child. 141:1021–1024
19. EUROCAT- Working Group (1993): Eurocat Report 5 – Surveillance of Kongenital Anomalies 1980 – 1990. Institute of Hygiene and Epidemiology, Brussels
20. Fitzky BU, Witsch-Baumgartner M, Erdel M, Lee JN, Paik YK, Glossmann HG, Utermann G, Moebius FF (1998) Characterization and localization of a candidate gene for the Smith-Lemli-Opitz syndrome. Med. Genet. 10:115
21. Fontaine E, Salomon L, Gagnadoux MF, Niaudet P, Broyer M, Beurton D (1997): Long-term results of renal translantation in children with the prune belly syndrome. J. Urol. 158:892–894
22. Fryburg JS, Lin KY, Golden WL (1996). Chromosome 22q11.2 deletion in a boy with Opitz (G/BBB) syndrome. Am. J. Med. Genet. 62:274–275
23. Frydman M, Magenis RE, Mohandas TK, Kaback MM (1983): Chromosome abnormalities in infants with prune belly anomaly: Association with trisomy 18. Am. J. Med. Genet. 15:145–148
24. Frydman M, Greiber C, Cohen HA (1985): Uncomplicated familial hypospadias: evidence for autosomal recessive inheritance. Am. J. Med. Genet. 21:51–55
25. Frydman M, Cohen HA, Ashkenazi A, Varsano J (1993): Familial segregation of cervical ribs, Sprengel anomaly, preaxial polydactyly, anal atresia, and urethral obstruction: a new syndrome? Am. J. Med. Genet. 45:717–720
26. Fryns JP, Vandenberghe K, Van den Berghe H (1991): Prune-belly anomaly and large interstitial deletion of the long arm of chromosome 6. Ann. Genet. 34:127 only
27. Fryns JP, Vandenberghe K, Deschrijver D (1997): Early urethral obstruction sequence and unbalanced translocation with terminal 10p duplication/1p deficiency. Genet. Couns. 8:349–350
28. Genest DR, Driscoll SG, Bieber FR (1991): Complexities of limb anomalies: The lower extremity in the »prune belly« phenotype. Teratology 44:365–371
29. Glaser LH, Rossiter Lewis AP (1961): A case of familial incidence of extopia vesicae. Brit. Med. J. 263:1333 only
30. Guillen DR, Lowichik A, Schneider NR, Cohen DS, Garcia S, Zinn AR (1997): Prune belly syndrome and other anomalies in a stillborn fetus with a ring X chromosome lacking XIST. Am. J. Med. Gent. 70:32–36
31. Guvenc M, Guvenc H, Aygun AD, Yalcin O, Baydinc YC, Soylu F (1995): Prune belly syndome associated with omphalocele in a female newborn. J. Pediatr. Surg. 30:896–897
32. Hendren WH (1992): Cloacal malformations: experience with 105 cases. J. Pediatr. Surg. 27:890–901
33. Hurwitz RS, Manzoni GAM, Ransley PG, Stephens FD (1987): Cloacal exstrophy: a report of 34 cases. J. Urol. 138:1060–1064
34. Ives EJ (1974): The abdominal muscle deficiency triad syndrome – Experience with ten cases. BDOAS X/4:127–135
35. Kutzner DK, Wilson WG, Hogge WA (1988): OEIS complex (cloacal exstrophy): prenatal diagnosis in the second trimester. Prenat. Diagn. 8:247–254
36. Liang X, Ioffe OB, Sun CCJ (1998): Cloacal dysgenesis sequence: Observations in four patients including three fetuses of second trimester gestation. Develop. Pathol. 1:281–288
37. Lizcano-Gil LA, Garcia-Cruz D, Sanchez-Corona J (1995): Omphalocele -exstrophy – imperforate anus – spina bifida (OEIS) complex in a male prenatally exposed to diazepam (letter). Arch. Med. Res. 26:95–96
38. Lowry RB, Kliman MR (1976): Hypospadias in successive generations – possible dominant gene inheritance. Clin. Genet. 9:285–288
39. Martinez-Frias ML, Cucalon F, Urioste M (1992): New case of limb body-wall complex associated with sirenomelia sequence. Am. J. Med. Genet. 44:583–585
40. Messelink EJ, Aronson DC, Knuist M, Heij HA, Vos A(1994): Four cases of bladder exstrophy in two families. J. Med. Genet. 31: 490–492

41. Mollica F, Mazzone D, Cimino G, Opitz JM (1995): Severe case of Al Awadi/Raas-Rotschild syndrome or new possibly autosomal recessive facio-skeleto-genital syndrome. Am. J. Med. Genet. 56:168–172
42. Moore KL, Persaud TVN (Hrsg.) (1996): Embryologie. Schattauer – Stuttgart, New York
43. Moretti G, Mazzaglia E, D »Anieri A, Merlino V, Magaudda L, Mondello MR, Santoro G, Vaccaro M, Albanese A (1995): Epidermolysis bullosa junctionalis associated with urinary bladder exstrophy and concomitant malformations; a case report. Pedoatr. Dermatol. 12:239–241
44. Neidich JA, Whitacker LA, Zackai EH (1988): Frontonasal malformation: two new syndromes? Am. J. Med. Genet. Suppl. 4:202–203
45. Opitz JM (1985): The developmental field concept. Am. J. Med. Genet. 21:1–11
46. Opitz JM (1987): G syndrome (hypertelorism with esophageal abnormality and hypospadias, or hypospadias-dysphagia, or«Opitz. Frias« or«Opitz-G« syndrome) – perspective in 1987 and bibliography. Am. J. Med. Genet. 28:275–285
47. Opitz JM, Penchaszadeh VB, Holt MC, Spano LM, Smith VL (1994): Smith-Lemli-Opitz (RHS) syndrome bibliography: 1964–1993. Am. J. Med. Genet. 50:339–343
48. Page LA (1979): Inheritance of uncomplicated hypospadias. Pediatrics 63:788–790
49. Pagon RA, Smith DW, Shepard TH (1979): Urethral obstruction malformation complex: a cause of abdominal deficiency and the »prune belly«. J. Pediat. 94:900–906
50. Parra RO, Cummings JM, Palmer DC (1991): Testicular seminoma in a long term survivor of the prune belly syndrome Eur. J. Urol. 19:79–80
51. Patten BM, Barry A (1952): The genesis of exstrophy of the bladder and epispadias. Am. J. Anat. 90:35–43
52. Pauli RM (1994): Lower mesodermal defects: a common cause of fetal and early neonatal death. Am. J. Med. Genet. 50:154–157
53. Quaderi NA, Schweiger S, Gaudenz K, Franco B, Rugarli EI, Berger W, Feldman GJ, Volta M, Andolfi G, Gilgenkrantz S, Marion RW, Hennekam RCM, Opitz JM, Muenki M, Ropers HH, Ballabio A (1997): Opitz G/BBB syndrome, a defect of midline development, ist due to mutations in a new RING finger gene on Xp22. Nature Genet. 17:285–291
54. Ramirez-Figueroa JL, Perez-Fernandez LF, Lopez-Corella E, Cuevas-Schacht FJ, Smith Sousa A (1993): Prune belly syndrome associated with cystic adenomatoid malformation of the lung and pulmonary sequestration. Bol. Med. Hosp. Infant Mex. 50:336–340
55. Ramos FJ, McDonald-McGinn DM, Emanuel BS, Zackai EH (1992): Tricho-rhino-phalangeal syndrome type II (Langer Giedion) with persistent cloaca and prune belly sequence in a girl with 8q interstitial deletion. Am. J. Med. Genet. 44:790–794
56. Rehder H (1981): Pathology of trisomy 21 – with particular reference to persistent common atrioventricular canal of the heart. In: GR Burgio, M. Fraccaro, L. Tiepolo, U. Wolf (Hrsg.) Trisomy 21, S. 57–73. An International Symposium. Springer Verlag – Berlin, Heidelberg, New York
57. Rehder H (1985): Ätiologie und Pathogenese von Fehlbildungen. In: H. H. Wolff, W. Schmeller (Hrsg.) Fehlbildungen, Nävi, Melanome, S. 3-15, Springer Verlag – Berlin, Heidelberg, New York, Tokyo
58. Rehder H, Rauskolb R (1992): Entwicklung fetaler Organe. Spezielle Diagnostik und Therapie. In: W. Künzel und K.-H. Wulf (Hrsg.) Klinik der Frauenheilkunde und Geburtshilfe, Bd. 4, S. 361–396, Urban & Schwarzenberg – München, Wien, Baltimore
59. Robin NH, Newidich JA, Bason LD, Whitacker LA, McDonald-McGinn D, Hunter J, Snyder HM III, Zackai EH (1996): Frontonasal malformation and cloacal exstrophy : a previously unreported association. Am. J. Med. Genet. 61:75–78
60. Robin NH, Opitz JM, Muenke M (1996): Opitz G/BBB syndrome: clinical comparison of families linked to Xp22 and 22q, and a review of the literature. Am. J. Med. Genet. 62:305–317
61. Robinow M, Johnson GF, Broock GJ (1982): Syndactyly type V. Am. J. Med. Genet. 11:475–482
62. Robinson HB, Tross JK (1984): Agenesis of the cloacal membrane. A probable teratogenic anomaly. Perspect. Pediatr. Pathol. 1:79–96
63. Schmittenbecher PP, Endres W (1990): Alpha 1-antitrypsin deficiency and prune belly syndrome – first report of coincidence. Klin. Wochenschr. 68:346 only
64. Schwiese K, Ngo E, Louwen F, Hülskamp G, Rehder H (1998): Severe manifestation of the Johanson-Blizzard syndrome. Med. Genet. 10:120 only
65. Smith NM, Chambers HM, Furness ME, Haan EA (1992): The OEIS complex (omphalocele-exstrophy-imperforate anus-spinal defects): recurrence in sibs. J. Med. Genet. 29:730–732
66. Stoll C, Alembik Y, Roth MP, Dott B (1990): Genetic and environmental factors in hypospadias. J. Med. Genet. 27:559–563
67. Sutherland RW, Wiener JS, Hicks JP, Marcelli M, Gonzales ET, Toth DR, Lamb DJ (1996) Androgen receptor gene mutations are rarely associated with isolated penile hypospadias. J. Urol. 156:828–831
68. Tang TT, Oechler HW, Hinke DH, Segura AD, Franciosi RA (1991): Limb body wall complex in association with sirenomelia sequence. Am. J. Med. Genet. 41:21–25

69. Tint GS, Irons M, Elias ER, Batta AK, Frieden R, Chrn TS, Salen G (1994): Defective cholesterol biosynthesis associated with the Smith-Lemli-Opitz syndrome. New Eng. J. Med. 330:107–113
70. Tsur M, Linder N, Cappis S (1987): Hypospadias in a consanguineous family. (Letter) Am. J. Med. Genet. 27:487–489
71. Uson AC, Lattimer JK, Melicow MM (1959) Types of exstrophy of urinary bladder and concomitant malformations. A report based on 82 cases. Pediatrics 23:927–933
72. Van Buggenhout G, Cooreman G, Thienpont L, Fryns JP (1995): Early urethral obstruction sequence and trisomy of the long arm of chromosome 1. Ann. Genet. 38:106–107
73. Warkany J (Hrsg.) (1971): Kongenital Malformations. Year Book Medical Publishers - Chicago
74. Watanabe H, Yamanaka T (1990): A possible relationship between Beckwith-Wiedemann syndrome, urinary tract anomaly and prune belly syndrome. Clin. Genet. 38:410–414
75. Wehrung DA, Hay S (1970): Kongenital malformations in twins. Am. J. Hum. Genet. 22:662–678
76. Williams DI, Burkholder GV (1967): The prune belly syndrome. J. Urol. 98:244–251
77. Woodhouse CRJ, Ransley PG, Innes-Williams D (1982): Prune belly syndrome - report of 47 cases. Arch. Dis. Child. 57:856–859
78. Yoshida M, Matsumura M, Shintaku Y, Yura Y, Kanamori T, Matsushita K, Nonogaki T, Hayashi M, Tauchi K (1995): Prenatally diagnosed female prune belly syndrome associated with tetralogy of Fallot. Gynecol. Obstet. Invest. 39:141–144

Pränatale Diagnostik von Erkrankungen der Nieren und ableitenden Harnwege des Feten

U. Gembruch, M. Kirschstein

4.1 Sonographie der fetalen Nieren

Die fetalen Nieren lassen sich ab der 11. Woche post menstruationem sonographisch darstellen. Im abdominalen Querschnitt erscheinen sie als runde Strukturen beidseits der Ossifikationszentren der lumbalen Wirbelsäule. Im Längsschnitt imponieren sie als bilaterale elliptische Struktur. Die Umrisse der Niere werden in der Spätschwangerschaft durch das stark echogene retroperitoneale Gewebe der Fossa renalis betont. In der Frühschwangerschaft erscheint das Nierengewebe sonographisch homogen bis auf einen zentralen echogenen Komplex, der durch die Grenzen des Nierenbeckens gebildet wird. Bei sehr hoher Auflösung läßt sich bereits schon ab der 13. Woche die Flüssigkeitsfüllung des Nierenbeckens erkennen (Abb. 4.1a, b). Ebenfalls abhängig vom Auflösungsvermögen des Ultraschallgerätes ist die Differenzierung zwischen Nierenrinde und -mark, die bereits ab der 20. SSW möglich ist. Der Kortex und die vom Kortex in Richtung Hilus ziehenden Columnae renales (Bertini-Säulen) erscheinen echogen und umgeben zylinderförmig die echoarmen mit dem Hilus der Niere in Kontakt stehenden Pyramiden des Nierenmarks. Die Abgrenzung der Nieren gegenüber den ihnen kappenförmig aufsitzenden Nebennieren kann in einigen Fällen Schwierigkeiten bereiten, obwohl die Nebennieren üblicherweise höher liegen –

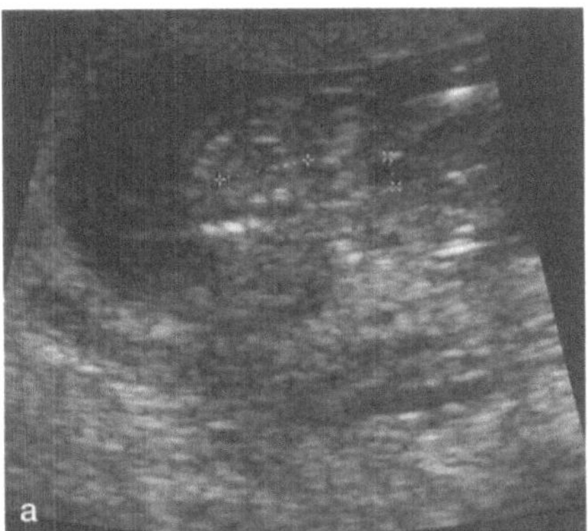

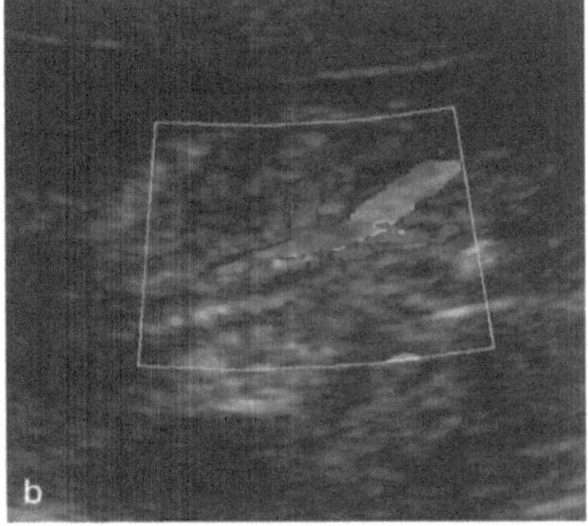

Abb. 4.1a,b. Nieren- und Blasendarstellung in der 13+4. SSW. *a* In einem schrägen Schnitt durch das Abdomen sind beide Nieren und die leicht gefüllte Harnblase des Feten zu erkennen und markiert, *b* Im Längsschnitt der Niere läßt sich auch die Nierenarterie farbdopplersonographisch nachweisen, die aus der Aorta abdominalis entspringt.

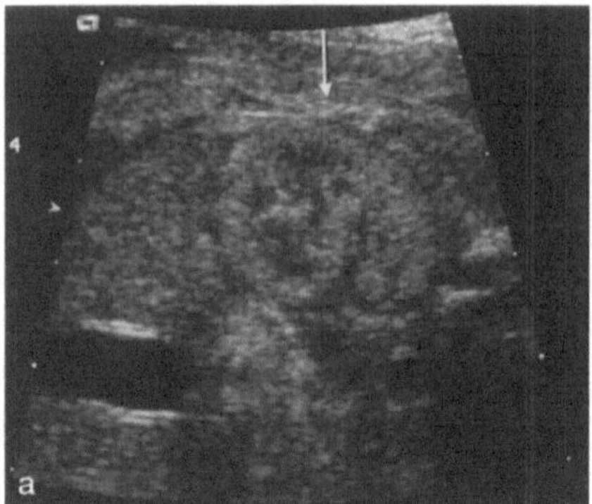

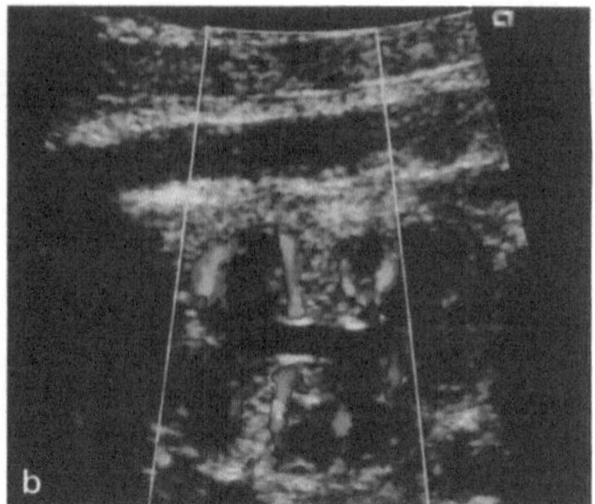

Abb. 4.2a,b. Normale Niere *a* der 23+4. SSW, *b* der 31+5. SSW mit gut erkennbarer Differenzierung zwischen Mark und Rinde. In *b* ist farbdopplersonographisch der Blutfluß in den Aa. arcuatae dargestellt

etwa in Höhe des Magens – ferner im Querschnitt des Abdomens schräg getroffen werden, während die Nieren als Organ selbst ebenfalls quer geschnitten werden (Crane 1993). Am wichtigsten ist jedoch die Darstellung des Nierenbeckens und später die Mark-Rinden-Differenzierung des Nierenparenchyms (Abb. 4.2a,b), die eine Abgrenzung zur Nebenniere erlaubt (Crane 1993). Die Nierengröße nimmt im Laufe der Schwangerschaft zu. Gestationsaltersabhängige Wachstumskurven stehen für alle Schnittebenen der Niere zur Verfügung. Besonders hilfreich hat sich das Verhältnis zwischen Nierenumfang und abdominalen Umfang erwiesen, das in der gesamten Schwangerschaft relativ konstant zwischen 0,27 und 0,30 liegt. Ein pathologisches Größenwachstum der Niere läßt sich anhand einer Zunahme des Verhältnisses der beiden Umfänge gut diagnostizieren (Crane 1993).

Das Nierenbecken selbst läßt sich schon am Ende des ersten Trimenons flüssigkeitsgefüllt darstellen (Abb. 4.1a), wobei seine Füllung im Laufe der Schwangerschaft zunimmt. Gestationsaltersabhängige Normkurven für den anterior-posterioren Durchmesser des Nierenbeckens werden genutzt, um eine noch normale Füllung des Nierenbeckens von einer leichten Pyelektasie bzw. Hydronephrose abzugrenzen. Die Grenzwerte der anterior-posterioren Nierenbeckenweite betragen zwischen der 12. bis 16. SSW 3 mm, bis zur 20. SSW 4 mm und zwischen der 20. bis 24. SSW 5 mm. Eine Dynamik der fetalen Nierenbeckendurchmesser ist erkennbar, die mit dem Füllungszustand der Harnblase korreliert. Die einzelnen Kelche der Niere sind normalerweise nicht flüssigkeitsgefüllt, wobei die Angaben über die noch normalen Weiten des Nierenbeckens leicht variieren. Oberhalb des gestationsaltersabhängigen Normwertbereiches spricht man von einer Pyelektasie oder leichten Hydronephrose, sofern die Nierenkelche noch nicht erweitert sind. Einerseits gelten diese diskreten Nierenbeckenweitstellungen als Marker für Morbus Down und scheinen bei isoliertem Auftreten das altersvorgegebene Risiko der Mutter um den Faktor 1,6 anzuheben (Snijders u. Nicolaides 1995), anderseits steigt mit zunehmender Weite des Nierenbeckens auch die Wahrscheinlichkeit des Vorliegens einer Harntransportstörung, so daß diese Feten nicht nur antenatal, sondern auch postnatal weiter kontrolliert werden sollten.

Die Ureteren des Feten lassen sich normalerweise nicht darstellen. Hingegen zeigt sich eine Füllung der Harnblase bereits in der 11./12. Woche post menstruationem (Abb. 4.1a). In Abhängigkeit von der Miktion lassen sich unterschiedlich ausgeprägte Blasenfüllungszustände des Feten darstellen. Die farbdopplersonographische Identifikation der von der A. iliaca interna abgehenden Äste der Umbilikalarterien, die beidseits entlang der Blase zum Nabel ziehen, erleichtert in einigen Fällen die Identifikation der Harnblase. Die zumeist partielle Füllung und Leerung der Harnblase findet relativ kurzfristig in durchschnittlich 25minütigen Intervallen (Spannbreite: 7–43 min) statt (Rabinowitz et al. 1989), so daß engmaschige sonographische Kontrollen zur Beurteilung dieses dynamischen Zustandes erforderlich sind. Das maximale Harnblasenvolumen beträgt ca. 1 ml in der 17. SSW und 40 ml am Termin. Das stündliche Miktionsvolumen nimmt von 5 ml in der 20. SSW auf 60 ml am Termin zu (Rabinowitz et al. 1989), wobei zwischen Mitternacht und Morgen niedrigere Werte als zu anderen Tageszeiten gemessen wurden.

Ein wichtiger indirekter Parameter der Nierenfunktion ist die Fruchtwassermenge. Die sonographische Einschätzung der Fruchtwassermenge erfolgt subjektiv durch den erfahrenen Untersucher, exakter durch Messung der maximalen vertikalen Fruchtwassertasche oder der vier maximalen vertikalen Fruchtwassertaschen in den vier Quadranten des Bauches, aus deren Addition der »Fruchtwasserindex« (»amniotic fluid index«) errrechnet wird. Der Fruchtwasseraustausch unterliegt einer hohen Dynamik. Innerhalb von drei Stunden kann das komplette Fruchtwasservolumen ausgetauscht werden, wobei in der Frühschwangerschaft der Austausch überwiegend über die Haut stattfindet. Wegen der zunehmenden Keratinisierung der fetalen Haut nimmt die Transsudation fetaler Flüssigkeit deutlich ab, so daß im zweiten und dritten Trimenon der fetale Urin neben der Lungenflüssigkeit entscheidenden Einfluß auf die Fruchtwasserproduktion hat. Ferner sind Plazenta, Nabelschnur und extraplazentare Eihäute am Fruchtwasseraustausch beteiligt. Aufgrund der hohen Fruchtwasserdynamik führen Störungen der Nierenfunktion rasch zu Veränderungen der Fruchtwassermenge. Im Rahmen einer bilateralen Nierenagenesie kommt es daher in der Regel zwischen der 14. und 16. SSW zum Auftreten einer schweren Oligo- bis Anhydramnie (Crane 1993). Allerdings sind Einzelfälle von Uropathien beschrieben, bei denen trotz biochemischem Nachweis einer Nierenfunktionsstörung noch eine normale oder gar eine vermehrte Fruchtwassermenge vorhanden war. Differentialdiagnostisch abzugrenzen sind bei schwerer Oligo- und Anhydramnie Störungen, die zu einer verminderten Urinproduktion oder zu einem verstärkten Fruchtwasserverlust führen können: intrauterine Wachstumsretardierung mit Kreislaufzentralisation, verminderte Urinproduktion, vorzeitiger Blasensprung, der über einen Fruchtwasserverlust bei normaler Urinproduktion zur Oligo- oder Anhydramnie führt. Dieser vaginale Fruchtwassserabgang wird aufgrund der geringen Urinproduktion im zweiten Trimenon subjektiv oft nicht wahrgenommen und ist auch klinisch schwierig zu diagnostizieren, so daß die differentialdiagnostische Abklärung eines frühen Blasensprungs gegenüber einer fetalen Nierenerkrankung Schwierigkeiten bereiten kann. Hierauf wird im Kapitel über die bilaterale Nierenagenesie eingegangen.

4.2
Erkrankungen der fetalen Niere

Die wichtigsten Erkrankungen der fetalen Niere werden in den folgenden Abschnitten überwiegend aus pränatalmedizinischer Sicht betrachtet. Auf die genetischen und pathologisch-anatomischen Veränderungen bei diesen Erkrankungen wird in anderen Kapiteln dieses Buches bereits detailliert eingegangen. Kongenitale Anomalien der Nieren lassen sich auf unterschiedliche Störungen der Nephrogenese zurückführen, die dadurch gekennzeichnet ist, daß in der fünften Embryonalwoche, ausgehend vom mesonephrogenen Ductus beidseits eine Ureterknospe zum Metanephros hin auswandert und die Bildung der endgültigen Niere induziert, wobei durch vielfache dichotome Teilung der Ureterknospe (metanephrogener Divertikel) Nierenbeckenkelche und Sammelröhrchen entstehen, während die eigentlichen Nephrone dem metanephrogenen Mesoderm entstammen. Nach morphologischer Reifung der ersten Nephrone beginnt die Harnproduktion in der 10. Woche post menstruationem. Wird der Prozeß in einer dieser Phasen gestört, kommt es zur Nierenagenesie oder zu verschiedenen Typen der zystischen Nierendysplasie.

4.2.1
Nierenagenesie

Eine unilaterale Nierenagenesie tritt in ca. 1/600 Geburten auf, zumeist asymptomatisch. Sonographisch läßt sich die fehlende Niere beim Feten weder in der Fossa renalis noch im Becken darstellen; in der Fossa renalis befinden sich nur Nebenniere und Darm; die gegenseitige Niere ist normal lokalisiert und zumeist kompensatorisch vergrößert. Zumeist bleibt die Nierenagenesie asymptomatisch, allerdings ist sie bei ca. 40% der weiblichen und 12% der männlichen Neugeborenen mit verschiedenen Anomalien des Genitaltraktes assoziiert.

Nicht mit dem Leben vereinbar ist die bilaterale Nierenagenesie, die bei ca. 1 auf 3.000 bis 4.000 Neugeborenen auftritt. Aufgrund des im späten ersten und frühen zweiten Trimenon auftretenden, ausgeprägten Fruchtwassermangels kommt es bei diesen Feten zu einer schweren Lungenhypoplasie, an der sie unmittelbar postnatal versterben. Ursächlich beruht die Lungenhypoplasie überwiegend auf einem Flüssigkeitsmangel innerhalb der Lungen infolge eines verstärkten Flüssigkeitsverlustes bei erhöhtem tracheoamniotischen Druckgefälle als Folge der Oligohydramnie. Weitere Veränderungen in dieser durch eine langzeitige Oligohydramnie bedingten Potter-Sequenz sind die Potter-Facies [tiefsitzende Ohren, abgeflachte (Papageien)nase, Retrogenie], Gelenkdislokationen, Flexionskontrakturen und Klumpfüße. Einige Fälle dieses auch als originäres Potter-Syndrom bezeichneten Krankheitsbildes der bilateralen Nierenagenesie und der Folgeerscheinungen des chronischen Fruchtwassermangels sind mit einer Sirenomelie assoziiert. Sonographisch können bei schwerer Oligo- bis Anhydramnie sowohl die fetalen Nieren als auch die Blase nicht dargestellt werden. Der Thoraxraum ist als Folge der Lungenhypoplasie sehr schmal, die absoluten thorakalen Maße (Durchmesser, Umfang und Fläche) liegen im fortgeschrittenen Stadium unterhalb der gestationsaltersabhängigen Normwerte, die entsprechenden Werte der Herz-Thorax-Ratio sind deutlich zugunsten des Herzens verschoben. Differentialdiagnostisch wichtig ist die Abgrenzung eines frühen Blasensprungs mit konsekutiver Oligo- und Anhydramnie, wobei es ebenfalls zur Entwicklung einer Potter-Sequenz mit Gelenkkontrakturen, Gesichtsanomalie und einer Lungenhypoplasie kommen kann, ferner die frühe manifeste schwere intrauterine Wachstumsretardierung mit Kreislaufzentralisation und konsekutiver Verminderung der Urinproduktion. Obwohl sich beim vorzeitigen Blasensprung und auch bei der intrauterinen Wachstumsretardierung Nieren und Blase in der Regel sonographisch darstellen lassen, ist dies aufgrund individueller Schallverhältnisse in einigen Fällen schwierig. Die sich beim Fehlen der Niere ungehindert in der Fossa renalis ausdehnende große Nebenniere kann sonographisch mit einer Niere verwechselt werden.

Neben der Darstellung der Blase ist die Demonstration ihrer dynamischen Volumenveränderung wichtig, was wegen der kurzen Blasenentleerungszeiten beim Feten engmaschige Kontrollen erfordert. Ferner darf die Blase nicht mit dem dahinter liegenden Rektum verwechselt werden.

Die maternale Furosemidgabe mit seriellen sonographischen Kontrollen kann zur Darstellung einer Blasenvolumendynamik führen, die in Fällen der Nierenagenesie fehlt. Allerdings scheint die Furosemidgabe bei schwer wachstumsretardierten und kreislaufzentralisierten Feten auch bei anatomisch normalen Nieren und harnableitendem System sowie in der frühen Schwangerschaft nicht zu dem gewünschten Effekt zu führen (Crane et al., 1993). Besser ist die artefizielle Fruchtwasserauffüllung mit angewärmten Elektrolytlösungen, die einerseits zu einer weit besseren Darstellung der Umrisse des Feten führen, andererseits eine dynamische Kontrolle des Trink- und Schluckverhaltens erlauben und anhand einer Harnblasenfüllung auch den Nachweis einer Nierenfunktion erbringen (nach Trinken der Flüssigkeit füllen sich schnell Magen und Darm des Feten, es kommt zu einer starken Darmperistaltik; schließlich füllt sich bei Feten mit Nierenfunktion auch die Harnblase; Gembruch u. Hansmann 1988). Die Addition eines Farbstoffes, wie Indigokarmin, erlaubt zudem die rasche und sichere Diagnose eines Blasensprungs als Ursache der Oligo-/Anhydramnie.

Bei infauster Prognose des Feten mit bilateraler Nierenagenesie kann bei früher Diagnose eine Unterbrechung der Schwangerschaft durchgeführt werden. Auch später ist die pränatale Diagnose wichtig, um einen Kaiserschnitt bei infauster Prognose für den Feten zu vermeiden, zumal Frühgeburt, Beckenendlageneinstellung und Wachstumsretardierung mit einer bilateralen Nierenagenesie gehäuft assoziiert sind.

Selten kommt es zum erneuten Wiederauftreten einer bilateralen Nierenagenesie in der Familie, allerdings findet man bei Verwandten ersten Grades mit einer Häufigkeit von bis zu 9% diverse Anomalien des harnableitenden Systems. Deshalb sollten alle Verwandten ersten Grades untersucht werden, um bei ihnen verborgene Nierenerkrankungen zu diagnostizieren.

4.2.2 Polyzystische Nierenerkrankungen

Anhand des Erbgangs unterscheidet man zwei Formen der polyzystischen Nierenerkrankung: die autosomal-rezessive Form (»autosomal recessive polycystic kidney disease«, ARPKD), die im Kindesalter beginnt und nach alter Nomenklatur infantile polyzystische Nierenerkrankung bezeichnet wurde, und die autosomal-dominante Form (»autosomal dominant polycystic kidney disease«, ADPKD), die im Erwachsenenalter beginnt und für die früher die Bezeichnung adulte polyzystische Nierenerkrankung benutzt wurde.

Autosomal-rezessive polyzystische Nierenerkrankung (ARPKD). Die ARPKD tritt mit einer Inzidenz zwischen 1:10.000 bis 1:40.000 bei Neugeborenen auf. Nach dem primären Manifestationsalter unterscheidet man zwischen perinataler, neonataler, infantiler und juveniler Form. Bei frühzeitiger perinataler Manifestation, mit 90% die häufigste Form, kommt es aufgrund einer schweren Oligohydramnie zu dem Vollbild einer Potter-Sequenz mit Tod des Neugeborenen unmittelbar nach Geburt infolge der Lungenhypoplasie.

Eine Einschränkung der Nierenfunktion kann bei der neonatalen oder infantilen Form bereits während der ersten Lebenstage oder -monate auftreten, aber auch erst im späteren Kindes- und Jugendalter (juvenile Form). Eine arterielle Hypertonie läßt sich bei allen Patienten fast immer bereits im ersten Lebensmonat nachweisen. Obwohl in der Mehrzahl der betroffenen Familien der Manifestationszeitpunkt der Erkrankung ähnlich ist, sind auch sehr unterschiedlich Verläufe bei Geschwisterkindern beschrieben worden (Zerres et al. 1996).

Neben den Nierenzysten gehört eine kongenitale Leberfibrose obligat zur Diagnose einer ARPKD dazu, die aber häufig in den ersten Lebensjahren klinisch und mit bildgebenden Untersuchungsverfahren nicht nachzuweisen ist. Erleben die Patienten mit ARPKD das frühe Kindesalter, treten klinisch Folgeerscheinungen der Leberfibrose mit portaler Hypertension und Ösophagusvarizen hinzu, wobei die Leberfunktion in der Regel nur gering beeinträchtigt ist. Bei Auftreten einer terminalen Niereninsuffizienz ist eine Organtransplantation anzustreben (Zerres et al. 1996).

Morphologisch zeigt das Nierenparenchym bei ARPKD zystisch erweiterte Sammelrohre, die bei Erkrankungsbeginn bis 2 mm und bei längerer Überlebenszeit bis 1 cm weit sind. Die Kartierung eines Genortes für die ARPKD auf Chromosom 6p21-cen gelang 1994, so daß eine pränatale Diagnostik in geeigneten Familien möglich ist (Zerres et al. 1998).

Die pränatale sonographische Diagnose der ARPKD basiert einerseits auf der Größenzunahme der Nieren und andererseits auf ihrer stark erhöhten Echogenität, bedingt durch die multiplen Grenzflächen zwischen Flüssigkeit und Gewebsstrukturen infolge der Mikrozysten (Abb. 4.3). Die Nierenform ist erhalten. Vor der 24. SSW ist in der Regel eine sichere Ausschlußdiagnose nicht möglich; denn nur bei schweren perinatalen Formen können die Nierenveränderungen sonographisch bereits in der ersten Schwangerschaftshälfte nachweisbar sein. Daneben kommt es je nach Beeinträchtigung der Nierenfunktion früher oder später zu einer Oligohydramnie und zur Nichtdarstellbarkeit der Harnblase. Die Abgrenzung gegenüber anderen zystischen Nierenerkrankungen bei zahlreichen syndromalen Erkrankungen (Jeune-Syndrom, Meckel-Gruber-Syndrom, Ivemark-Syndrom) sowie bei Trisomie 13 und 18 kann aufgrund ähnlicher sonographischer Befunde schwierig sein, gleiches gilt für die Abgrenzung gegenüber einer ADPKD. Die ARPKD tritt niemals im Rahmen von Chromosomenanomalien oder komplexen Fehlbildungssyndromen auf. Bei pränatalem Verdacht auf das Vorliegen einer polyzystischen Nierenerkrankung ist die genaue Erhebung der Familienanamnese sowie eine sonographische Untersuchung der Eltern obligat. Der Nachweis anderer betroffener Familienmitglieder außer den Geschwistern sowie assoziierter Fehlbildungen beim Feten schließen die Diagnose

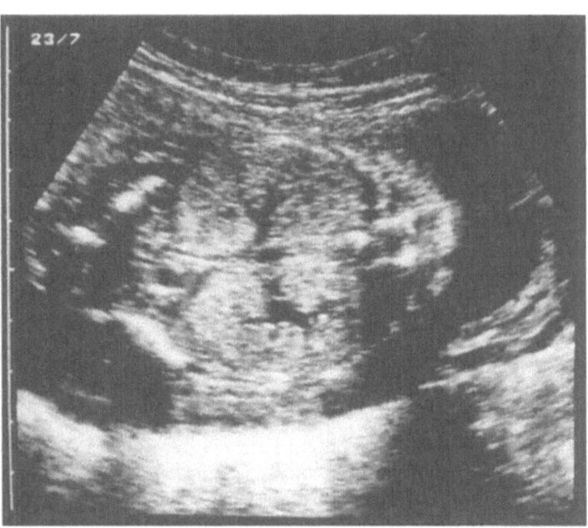

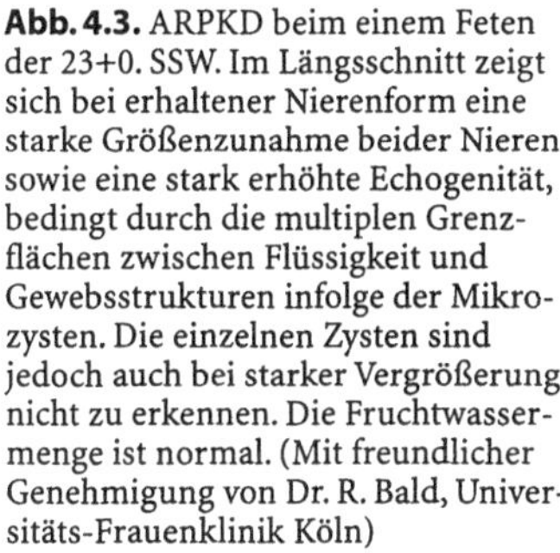

Abb. 4.3. ARPKD beim einem Feten der 23+0. SSW. Im Längsschnitt zeigt sich bei erhaltener Nierenform eine starke Größenzunahme beider Nieren sowie eine stark erhöhte Echogenität, bedingt durch die multiplen Grenzflächen zwischen Flüssigkeit und Gewebsstrukturen infolge der Mikrozysten. Die einzelnen Zysten sind jedoch auch bei starker Vergrößerung nicht zu erkennen. Die Fruchtwassermenge ist normal. (Mit freundlicher Genehmigung von Dr. R. Bald, Universitäts-Frauenklinik Köln)

einer ARPKD nahezu aus. Ein- oder beidseitige Nierenvenenthrombosen können selten, aber ebenfalls bereits pränatal, zu einer Nierenvergrößerung und Hyperechogenität führen, wohingegen ein kongenitales mesoblastisches Nephrom und ein Nephroblastom (Wilms-Tumor) in der Regel nur einseitig auftreten.

Autosomal-dominante polyzystische Nierenerkrankung (ADPKD). Die autosomal-dominante polyzystische Nierenerkrankung ist mit einer Inzidenz von 1:1.000 eine der häufigsten erblichen Erkrankungen. Sie führt in den meisten Fällen zur Niereninsuffizienz, die in der Regel in der sechsten Lebensdekade ihr Terminalstadium erreicht. Das klinische Bild ist variabel, auch im Säuglings- und Kindesalter können sich in seltenen Fällen klinische Symptome wie Hypertonie, Flankenschmerzen, Harnwegsinfektionen, Hämaturie und Nephrolithiasis manifestieren. Extrarenale Befunde wie asymptomatische Zysten in Leber (40–50%), Pankreas (5–10%) und Milz (5%) können in höherem Lebensalter sonographisch nachweisbar sein. Hirnbasisaneurysmen, deren Ruptur neben der chronischen Niereninsuffizienz die häufigste Todesursache ist, lassen sich bei bis zu 40% Erwachsener angiographisch darstellen. Histomorphologisch sind in allen Abschnitten von Nephronen und Sammelrohren Zysten nachweisbar, die mit zunehmendem Lebensalter mehrere Zentimeter groß werden.

Pränatal wird die Diagnose sehr selten gestellt, obwohl aufgrund verbesserter Ultraschalltechnik zunehmend mehr Fallberichte veröffentlicht werden (Zerres et al. 1993). In unserem eigenen Patientengut konnten wir bei einem Feten bereits in der 15. SSW Nierenveränderungen sonographisch darstellen. Im 3. Lebensmonat wiesen beide Nieren ein Volumen von 300% bezogen auf das Körpergewicht auf, und es bestand eine arterielle Hypertonie.

Sowohl pränatal als auch in den ersten Lebensjahren sind autosomal-dominante von autosomal-rezessiven polyzystischen Nieren mittels Sonographie nicht sicher differenzierbar. Es finden sich bei beiden Erkrankungen vergrößerte Nieren mit hyperechogenem Parenchym (Abb. 4.4a,b). Richtungsweisend ist oft die Familien-

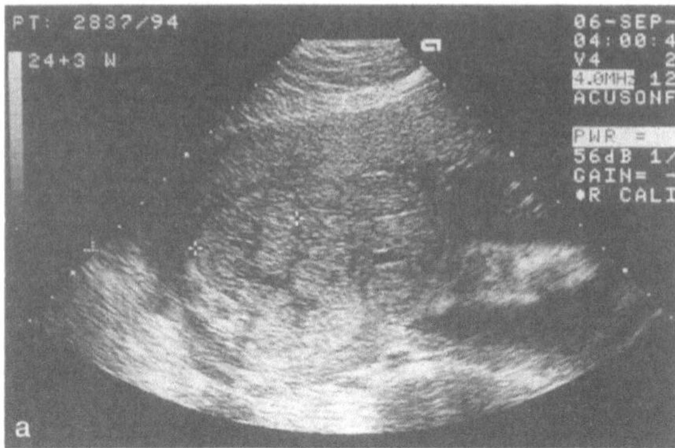

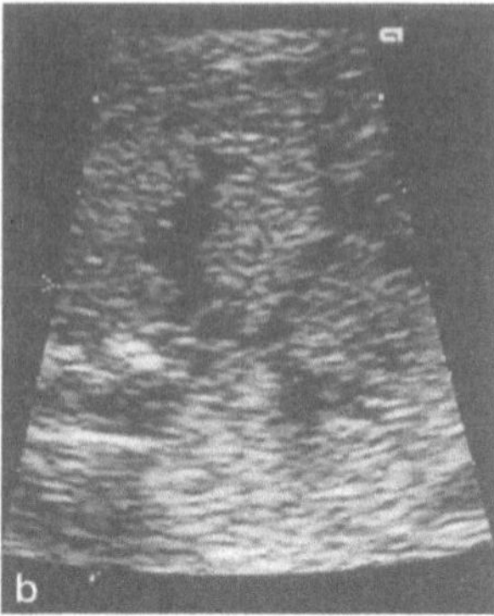

Abb. 4.4a,b. ADPKD bei einem Feten in der 24+3. SSW. *a* Im abdominalen Querschnitt zeigt sich bei erhaltener Nierenform eine starke Größenzunahme beider Nieren sowie eine stark erhöhte Echogenität, bedingt durch die multiplen Grenzflächen zwischen Flüssigkeit und Gewebsstrukturen infolge der Mikrozysten. *b* Die einzelnen Zysten sind jedoch auch bei starker Vergrößerung nicht zu erkennen. Die Fruchtwassermenge ist normal

anamnese und -untersuchung, da bei der ADPKD in der Regel Eltern und Großeltern betroffen sind (Zerres et al. 1993).

Für die ADPKD sind 2 Genloci bekannt. Die Kartierung eines Gens auf Chromosom 16p (PKD1) gelang 1985, die eines zweiten Gens auf Chromosom 4q21–q23 (PKD2) 1993. Obwohl somit selbst bei negativem pränatalem Ultraschallbefund eine vorgeburtliche Diagnostik möglich ist, besteht bei betroffenen Familien keine Nachfrage. Vermutlich wird die Krankheit von Anlageträgern und deren Partnern nicht als so schwerwiegend angesehen, als daß ein Abbruch der Schwangerschaft gewünscht würde.

4.2.3
Multizystische Nierendysplasie

Die multizystische Nierendysplasie stellt eine frühembryonale Anlagestörung der Niere dar, die sich vollständig von den erblichen polyzystischen Nierenveränderungen unterscheidet. Anstelle der Niere findet sich ein nicht ausscheidungsfähiges Zystenkonglomerat, das aufgrund einer Entwicklungsstörung entstanden ist, wobei die Vereinigung der Ureterknospe mit der Nierenanlage unterblieben ist. Die multizystische Nierendysplasie zeigt makroskopisch kein erkennbares Nierenparenchym. Sie tritt fast immer einseitig auf, bei bilateraler Nierendysplasie besteht beim Neugeborenen eine Potter-Sequenz mit infauster Prognose. Bei unilateraler Beteiligung fehlt meist jegliche klinische Symptomatik. Die Zysten variieren erheblich bezüglich Zahl und Größe. Bei Neugeborenen können sie palpatorisch als abdominaler Tumor imponieren oder nur sonographisch als kleine rudimentäre Niere darstellbar sein. Nach Geburt wird kein Größenwachstum mehr beobachtet, und es kommt zu einer spontanen Involution der Zysten, die häufig im späteren Kindesalter sonographisch nicht mehr darstellbar sind. Für die früher in aller Regel bereits im Neugeborenenalter durchgeführte Nephrektomie besteht mit Ausnahme riesiger dysplastischer Nieren aufgrund der spontanen Größenabnahme keine Indikation. Da bei einseitiger multi-

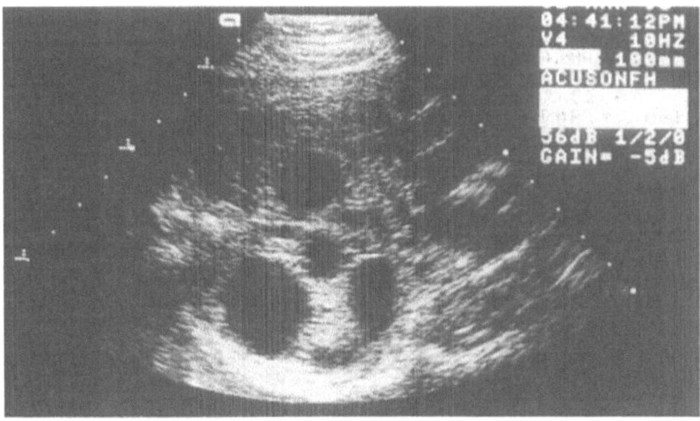

Abb. 4.5. Einseitige multizystische Nierendyplasie in der 27+5. SSW in einem schrägen abdominalen Schnitt: Die rechte Niere ist aufgrund mehrerer größerer nichtkommunizierender Zysten vergrößert und hat anstelle des Nierenbeckens ein hyperechogenes zentrales Areal. Auf der linken Seite ist eine deutliche Nierenbeckendilatation – hier bei einer Hydronephrose infolge einer Ureterabgangsstenose – zu erkennen

zystischer Nierendysplasie in bis zu 40% der betroffenen Neugeborenen kontralaterale Fehlbildungen (Harnwegsobstruktion, vesikoureterorenaler Reflux) nachweisbar sind, sollte postnatal unbedingt eine weiterführende Diagnostik (Miktionscystourethrogramm) durchgeführt werden. Selten tritt im späteren Lebensalter eine arterielle Hypertonie auf.

Die Diagnose multizystische Nierendysplasie wird in der Mehrzahl der Fälle pränatal gestellt und scheint bereits in der ersten Hälfte des zweiten Trimesters möglich zu sein. Sonographisch sind die Nieren meist stark vergrößert (Abb. 4.5), in Einzelfällen aber normal groß oder gar hypoplastisch. Die nichtkommunizierenden Zysten sind in der frühen Schwangerschaft meist nur wenige Millimeter groß, wachsen dann allerdings und können mehrere Zentimeter groß werden. Neben der fehlenden Kommunikation der Zysten ist anstelle des nicht nachweisbaren Nierenbeckens meist ein hyperechogenes zentrales Areal zu erkennen, das differentialdiagnostisch die multizystische Nierendysplasie von einer Hydronephrose oder Zystennieren (»acquired cystic kidneys«) in Folge einer früh manifestierten obstruktiven Harnabflußstörung abgrenzt. Bei beidseitiger multizystischer Nierendysplasie wird eine früh einsetzende Oligohydramnie feststellbar sein, die zu einer Potter-Sequenz mit infauster Prognose infolge der Lungenhypoplasie beim Neugeborenen führt.

Obwohl bei der uni- oder bilateral auftretenden multizystischen Nierendysplasie genetische Faktoren selbst nur eine geringe Rolle spielen dürften, beträgt das empirische Wiederholungsrisiko für Geschwister 5%.

4.2.4 Hydronephrose

Die kongenitale Hydronephrose ist die häufigste pränatal diagnostizierte Nierenfehlbildung. Bei 75% der Fälle ist sie einseitig; Jungen sind 5mal häufiger als Mädchen betroffen. Die häufigste Ursache ist eine Obstruktion am Übergang von Nierenbecken in den Ureter (subpelvine Obstruktion); tiefer sitzende, prävesikale Ureterstenosen, renale Duplikaturen mit Bildung einer Ureterozele, eine subvesikale Obstruktion und ein vesikoureterorenaler Reflux sind weitere Ursachen. Leichte Formen der Hydronephrose imponieren als isolierte Pyelektasie, während bei schweren Formen auch eine Dilatation der Kelche hinzukommt (Abb. 4.6a,b). In Einzelfällen isolierter

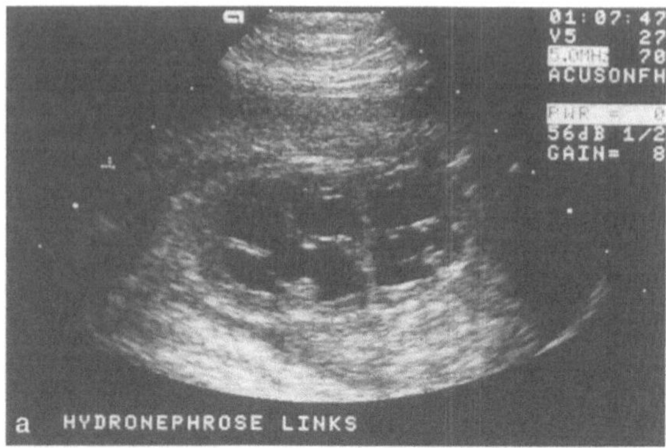

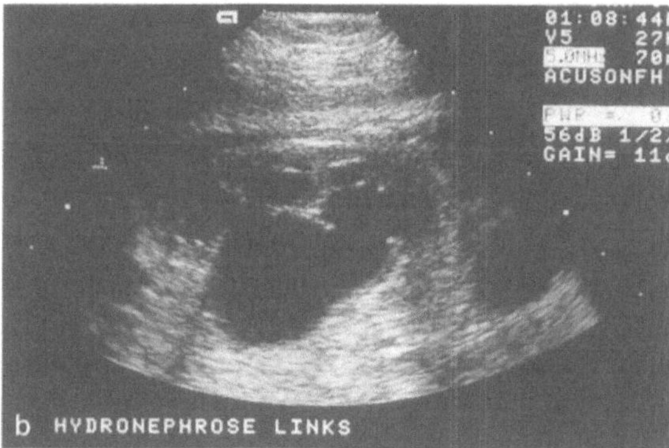

Abb. 4.6a,b. Einseitige Hydronephrose bei Ureterabgangsstenose in der 34+1. SSW. *a* Im Längsschnitt der Niere, deren Form erhalten ist, sind die kommunizierenden weitgestellten Kelche zu erkennen, die eine Verbindung zu *b* dem zentral gelegenen, ebenfalls stark dilatierten Nierenbecken aufweisen

Hydronephrosen kann es bereits intrauterin in Folge eines langzeitigen Harnstaus zu einer renalen Dysplasie kommen, die sonographisch in Form eines echogenen Nierenparenchyms mit kleinsten Zystenbildungen imponieren kann (»acquired cystic kidneys«, Zystennieren Typ IV nach Potter).

Bei sehr schweren Hydronephrosen kann postnatal eine Operation erforderlich werden. Bei leichten Formen verhält man sich in der Regel abwartend und kontrolliert wiederholt die Nierenfunktion mittels Nierenfunktions- und Sequenzszintigraphie. Auch bei einer isolierten Pyelektasie ist eine postnatale Nachbeobachtung erforderlich, weil es in einigen Fällen zu einer Progredienz der Erkrankung kommen kann.

Wird eine Hydronephrose pränatal diagnostiziert, so muß eine detaillierte sonographische Untersuchung des Feten einschließlich fetaler Echokardiographie durchgeführt werden, da autosomale Trisomien mit derartigen Nierenveränderungen einhergehen können. Typisch für den Morbus Down ist eine leichtere Pyelektasie, die als Marker bei isoliertem Auftreten, d. h. andere Marker und Anomalien können nicht nachgewiesen werden, das individuelle Risiko der Patientin (in der Regel das auf dem maternalen Alter und/oder auf einem biochemischen Screening basierende Risiko) für die Geburt eines Kindes mit Morbus Down um den Faktor 1,6 zu erhöhen scheint. In Fällen einer Trisomie 18 und 13 findet man in der Regel stärkere Pyelektasien in Verbindung mit leichten Kelchektasien. Bei Trisomie 13 und 18 sind jedoch zumeist weitere sonographisch nachweisbare Fehlbildungen vorhanden, zumindestens eine im späten zweiten und dritten Trimenon manifeste Wachstumsretardierung (Snijders u. Nicolaides 1995).

Sind chromosomal- und nicht chromosomal-bedingte Syndrome ausgeschlossen, so gilt es, seriell die Entwicklung der Hydronephrose zu kontrollieren; bei einseitigen Prozessen wird man in der Regel auf jegliche invasive Maßnahmen (serielle Nierenbeckenpunktionen und/oder Legen eines pelvicoamnialen Shunts) verzichten, was jedoch bei beidseitigen Prozessen zu diskutieren ist (siehe subvesikale Obstruktionen). Bei starker Progression der Hydronephrose in utero kann eine vorzeitige Entbindung (2–3 Wochen vor Geburt) diskutiert werden, um eine Abnahme der Nierenfunktion durch eine frühere Beseitigung der Harnabflußwege zu vermeiden, obwohl der positive Effekt einer derartigen Maßnahme nicht bewiesen ist.

Wie auch bei anderen Nierenerkrankungen finden sich bei ungefähr 10% der Verwandten ersten Grades renale Anomalien, so daß die sonographische Untersuchung dieses Personenkreises sowie späterer Geschwisterkinder erfolgen muß.

4.2.5 Subvesikale Obstruktion

Subvesikale Obstruktionen sind Folge einer Urethraagenesie, einer Persistenz der Kloake, einer distalen Urethrastriktur oder von einfachen posterioren Urethralklappen. Aufgrund des Harnstaus kommt es zur Megazystis, zur Bildung von Megaureteren und zur beidseitigen Hydronephrose; die früh einsetzende Oligohydramnie führt zur Potter-Sequenz einschließlich einer Lungenhypoplasie. Die extreme Megazystis kann zudem zu einer sekundären Hypoplasie der Bauchdeckenmuskulatur und dem Bild des Pflaumenbauches (Prune belly) führen.

Die häufigste Ursache einer subvesikalen Obstruktion sind die auschließlich bei männlichen Feten beobachteten *posterioren Urethralklappen* (hypertrophierte Mukosafalten, die von der posterioren Urethra nahe des Eintritts des Ejakulationsduktus ausgehen). Sie können einerseits zu einer partiellen Obstruktion, andererseits aber auch zu einer vollständigen Obstruktion unter dem Vollbild einer obstruktiven Uropathie führen. Pränataldiagnostisch findet sich als klassisches Zeichen die Megazy-

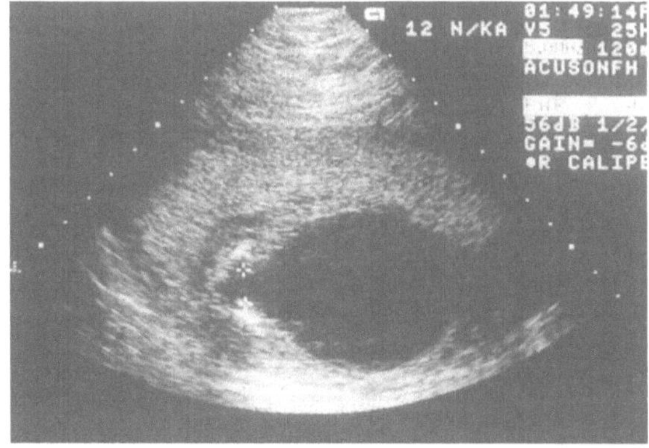

Abb. 4.7. Massive Megazystis bei posterioren Urethralklappen eines männlichen Feten in der 19+1. SSW; auch der poximale Teil der Urethra war erweitert, eine Anhydramnie vorhanden; es bestand bereits eine bilaterale renale Dysplasie mit entsprechend veränderten Urinbefunden bei zweimaligen Blasenpunktionen und eine ebenfalls durch Autopsie bestätigte bilaterale Lungenhypoplasie

stis, wobei auch die posteriore Urethra dilatiert ist (Abb. 4.7). In schweren Fällen kann die Megazystis extreme Ausmaße annehmen, so daß andere Bauchorgane wegen ihrer Kompression kaum darstellbar sind. Das Auftreten eines fetalen Aszites wird als Transsudation durch die dilatierte Blasenwand, aber auch als Folge einer spontanen Blasenruptur gedeutet.

Die *Urethralstenose oder -striktur* kann auch bei Mädchen auftreten und basiert embryologisch auf einer inkompletten Fusion des urogenitalen Sinus und der penilen Urethra. Auch in diesen Fällen kommt es zu einer Megazystis mit Dilatation der posterioren Urethra und einer fortschreitenden Dilatation des weiter oben liegenden harnableitenden Systems. Wie bei den Urethralklappen kann die Obstruktion partiell bis total sein, so daß eine normale oder gar vermehrte Fruchtwassermenge vorhanden ist, aber auch eine schwere Oligo- bis Anhydramnie.

Die sich sehr früh manifestierende *Urethralagenesie* führt zu einer extremen Megazystis schon in der frühen Schwangerschaft und ist ab der 13. bis 15. SSW durch eine Anhydramnie gekennzeichnet, so daß sich neben der renalen Dysplasie in diesen Fällen auch immer eine Lungenhypoplasie im Rahmen einer Potter-Sequenz entwickelt. Ähnlich schwere und prognostisch infauste Auswirkungen hat eine *Meatusatresie*. Obwohl das sonographische Bild mit Megazystis, bilateralen Hydroureteren und -nephrosen dem anderen subvesikaler Obstruktionen (Urethralatresie, posteriore Urethralklappen) ähnelt, können langstreckige Urethraobstruktion und Megaphallus bereits pränatal auf eine sehr distale Urethraobstruktion hinweisen.

Seltener ist die *Persistenz einer Kloake* als gemeinsame Höhle, in die der Urin- und der Gastrointestinaltrakt drainieren; verschiedenste urogenitale Anomalien sind in diesem Zusammenhang beschrieben; auch hier kann es zur schweren Oligo- bis Anhydramnie kommen mit Lungenhypoplasie und renaler Dysplasie.

Differentialdiagnostisch nicht immer sicher abzugrenzen, insbesondere gegenüber einer partiellen Obstruktion, ist das Megazystis-Mikrokolon-intestinale Hypoperistaltik-Syndrom (MMIH-Syndrom) infolge einer viszeralen Innervationsstörung mit Degeneration der glatten Muskulatur der beteiligten Organe. Neben einem weitgestellten Dünndarm und einem distalen Mikrokolon findet sich auch hier eine Megazystis, die aber nicht Folge einer Obstruktion ist. Meist ist hier die Fruchtwassermenge normal oder gar vermehrt.

Das geburtshilfliche Management all dieser Formen der obstruktiven Uropathie ist gekennzeichnet durch eine detaillierte Suche nach anderen Anomalien, da auch hier chromosomal- und nichtchromosomal-bedingte Syndrome vorhanden sein können; insbesondere tritt im Rahmen einer Trisomie 18 eine Megazystis sehr früh in der Schwangerschaft auf. Bevor invasive therapeutische Maßnahmen erfolgen, sollte daher immer eine detaillierte sonographische und echokardiographische Abklärung sowie eine Karyotypisierung erfolgen (Sebire et al. 1996). Sind extrarenale Fehlbildungen und chromosomale Aberrationen beim Feten ausgeschlossen, so richtet sich das pränatale Management nach dem sonographischen Bild und dem Zeitpunkt der Schwangerschaft. Insbesondere zwischen der 11. bis 14. SSW scheint es noch häufig zu einer spontanen Remission einer Megazystis zu kommen (Sebire et al. 1996), andererseits scheinen gerade Feten mit posterioren Urethralklappen am ehesten von einer frühen intrauterinen Intervention in Form der Applikation eines vesikoamnialen Shunts zu profitieren. Hierbei gilt es, die Entwicklung einer Lungenhypoplasie und Potter-Sequenz und die Entstehung einer renalen Dysplasie zu verhindern bzw. die

Nierenfunktion zu erhalten. Nach Ausschluß von Begleitfehlbildungen und Nachweis einer renalen Restfunktion durch Punktion der Harnblase kann daher in Fällen einer Oligohydramnie mit progressiver Erweiterung des urinableitenden Systems in Folge einer subvesikalen Obstruktion versucht werden, über einen vesikoamnialen Shunt eine Harnableitung zu schaffen, die in Blase, Ureteren und Nierenbecken den Druck senkt und zur Normalisierung der Fruchtwassermenge führt.

4.2.6 Nierenzyste

Eine einfache, meist einzeln auftretende Nierenzyste ist ein sehr seltener pränataler Befund, zumeist am oberen Pol einer ansonsten normalen Niere. Die Prognose der einfachen Nierenzyste ist exzellent; wichtig ist die differentialdiagnostische Abgrenzung gegenüber den Formen der Zystennieren, der Hydronephrose, speziell bei Formen der renalen Duplikatur (Doppelnieren).

4.2.7 Meckel-Gruber-Syndrom

Das Meckel-Gruber-Syndrom ist eine autosomal-rezessive Erkrankung, deren drei wichtigsten Symptome die okzipitale Encephalozele (60–85%), die bilateralen Zystennieren (95–100%) sowie eine postaxiale Polydaktylie (55–75%) sind. Weitere variable Symptome dieses Syndroms sind Gesichtsspalten, Herzfehler und Omphalozele. Das Meckel-Gruber-Syndrom führt aufgrund der sekundären, sich früh manifestierenden Oligo- bis Anhydramnie zur Lungenhypoplasie. Die Nieren ähneln in ihrem Bild zunächst der autosomal-rezessiven polyzystischen Nierenerkrankung, d. h. sie sind hyperechogen und vergrößert; später jedoch werden aufgrund der zunehmenden Größe der Zysten diese darstellbar und können einen Durchmesser zwischen 2–10 mm aufweisen (Abb. 4.8). Geburtshilflich ist bei infauster Prognose ein Schwangerschaftsabbruch zu erwägen; ein Kaiserschnitt aus kindlicher Indikation sollte vermieden werden. Die differentialdiagnostische Abgrenzung gegenüber einer Trisomie 13, die einen ähnlichen Phänotyp haben kann, ist wichtig, um eine adäquate human-

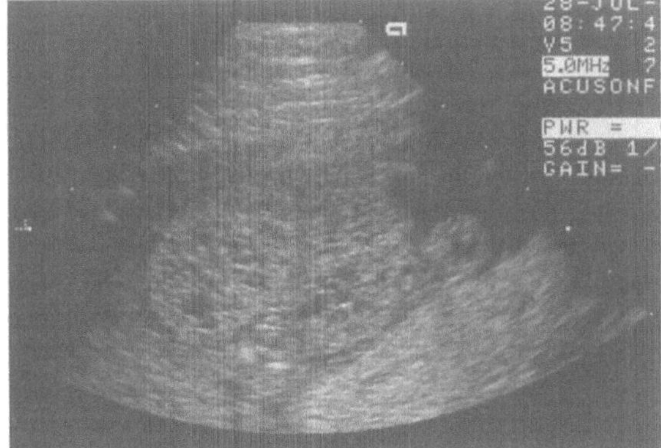

Abb. 4.8. Bilaterale Zystennieren in der 16+3. SSW bei Meckel-Gruber-Syndrom des Feten. Im Querschnitt sind die beiden stark vergrößerten und hyperechogenen Nieren zu erkennen, bei denen – im Gegensatz zur ARPKD und ADPKD – bereits schon einzelne Zystchen abgrenzbar sind

genetische Beratung der Eltern zu ermöglichen. Aufgrund des autosomal-rezessiven Erbgangs sollten in der nächsten Schwangerschaft bereits ab der 10. Woche post menstruationem sonographische Untersuchungen durchgeführt werden, die Enzephalozele, Polydaktylie, aber auch schon am Ende des ersten Trimenons Nierenveränderungen nachweisen können.

4.3 Bestimmung der fetalen Nierenfunktion

In der pränatalen Diagnostik von Fehlbildungen der Harnwege stellt die fetale Urinanalyse seit den wegweisenden Untersuchungen von Harrison neben der Sonographie einen Eckpfeiler dar. Für die Entscheidung zwischen Schwangerschaftsabbruch, fetaler Intervention oder postnataler Diagnostik und Therapie bei pränatal diagnostizierten Uropathien ist eine zuverlässige Aussage über die zu erwartende postnatale Nierenfunktion von entscheidender Bedeutung (s. hierzu auch Kap. 5).

Im Rahmen einer obstruktiven Uropathie weist der sonographische Nachweis kortikaler Zysten auf eine renale Dysplasie hin; diese Nieren sind zudem hyperechogen. Hingegen schließt das Fehlen nachweisbarer kortikaler Zysten und einer Hyperechogenität eine renale Dysplasie nicht aus (Harrison u. Filly 1991). Im Gegensatz zur Sonographie, die so nur indirekte Hinweise liefert, stellt die fetale Urinanalyse einen direkten Indikator der Nierenfunktion dar. Aufgrund zahlreicher in den letzten Jahren durchgeführter Studien bei Feten mit oder ohne obstruktive Uropathien liegen Referenzwerte für fetale Urinparameter vor, die eine Aussage über die Prognose der zu erwartenden postnatalen Nierenfunktion zulassen (Berry et al. 1995; Freedman et al. 1997; Harrison u. Filly 1991; Johnson et al. 1995; Muller et al. 1996; Nicolaides et al. 1992; Nicolini et al. 1992).

Zwischen der 10. und 12. Schwangerschaftswoche beginnen die ersten permanenten Nephrone Urin zu produzieren und in der zweiten Schwangerschaftshälfte wird das Fruchtwasser zu über 90% von den Nieren gebildet. Die auf das Körpergewicht korrigierte glomeruläre Filtrationsrate bleibt während dieser Zeit konstant. Die fortschreitende Nierenreifung spiegelt sich in steigenden Kreatininkonzentrationen im Urin wider sowie in der Fähigkeit des Tubulusapparates, Elektrolyte und kleinmolekulare Proteine ($ß_2$-Mikroglobulin) aus dem Primärharn zu resorbieren. Beim gesunden Feten sinkt daher die Natriumkonzentration im Urin zwischen der 16. und 24. Schwangerschaftswoche von 80–140 mmol/l auf 40–80 mmol/l ab. Eine durch Obstruktion bedingte Nierendysplasie führt zu einer Beeinträchtigung der Tubulusfunktion und somit zu Veränderungen der fetalen Urinkomposition.

Die Indikation zur fetalen Uringewinnung mittels Blasen- oder Nierenbeckenpunktion ist bei Feten mit beidseitigen Hydronephrosen und Oligohydramnion gegeben. In der fetalen Urinprobe werden folgende Parameter bestimmt: Natrium, Chlorid, Osmolalität, Calcium, Kreatinin, Gesamteiweiß und $ß_2$-Mikroglobulin. In Tabelle 4.1 sind die Referenzwerte aufgeführt, anhand derer eine Aussage über die Prognose der postnatalen Nierenfunktion gemacht werden kann.

Zur Bestimmung der fetalen Nierenfunktion müssen immer mehrere Parameter analysiert werden, da positive und negative Vorhersagewerte sowie Sensitivität und Spezifität jedes einzelnen laut bisher veröffentlichter Untersuchungen Unterschiede aufwiesen (Tabelle 4.1). Für eine $ß_2$-Mikroglobulinkonzentration oberhalb von

Tabelle 4.1. Referenzwerte fetaler Urinparameter, die eine gute Nierenfunktion vorhersagen. *PPV* positiver Vohersagewert, *NPV* negativer Vorhersagewert

		Spezifität [%]	Sensitivität [%]	PPV [%]	NPV [%]
Natrium	<100 mmol/l	64–79	56–100	56–71	88–100
Chlorid	<90 mmol/l	72	100	67	100
Osmolalität	<200 mOsmol/l	82–84	83–100	71–77	90–100
Calcium	<8 mg/dl	27–47	88–100	43–47	88–100
Gesamteiweiß	<20 md/dl	71–91	67–88	64–80	83–91
ß$_2$-Mikroglobulin	<4 mg/l	36–100	17–22	100	44–68

10 mg/l nach der 20. SSW wurde eine Sensitivität und Spezifität von jeweils 100% bei der Vorhersage einer schweren Nierenfunktionsstörung beschrieben. Die diagnostische Genauigkeit der Bestimmung der fetalen Nierenfunktion wird durch 2–3 serielle fetale Blasenpunktionen im Abstand von 48 bis 72 Stunden erhöht, wenn die Werte der Urinparameter aus der zuletzt gewonnenen »frischen« Urinprobe sowie die Trendanalyse zur Beurteilung herangezogen werden (Johnson et al. 1995). Notwendig werdende wiederholte Entlastungspunktionen können somit therapeutisch den Druck auf das Nierenparenchym senken und diagnostisch zur Beurteilung der Nierenfunktion genutzt werden. In Zukunft werden sicherlich weitere Parameter (u. a. Insulin-like-growth-Faktor I und Binding-Protein 3) und Methoden (NMR-Spektroskopie) zur Analyse fetaler Harnproben eingesetzt werden; Ergebnisse über ihre Validität stehen aber noch aus.

Da die genaue Analyse der fetalen Nierenfunktion mehrere Punktionen erfordert, wurde versucht, alternative Marker zu finden. Ein solcher Parameter könnte in Zukunft die ß$_2$-Mikroglobulinbestimmung in fetalem Serum sein (Berry et al. 1995; Freedman et al. 1997). Dieses kleinmolekulare Protein (Molekulargewicht: 11.800 Dalton) wird glomerulär filtriert und ist nicht plazentagängig. Berry et al. (1995) berichteten, daß die Bestimmung von ß$_2$-Mikroglobulin in Fetalblutproben bei einem cut-off-Wert von 5,6 mg/l mit einer Sensitivität von 80%, einer Spezifität von 98,6%, einem positiven (88,9%) und einem negativen (97,1%) Vorhersagewert Aussagen über die postnatale Nierenfunktion zuläßt.

4.4 Konsequenzen bei pränatal entdeckter Uropathie

Grundsätzlich bestehen vier mögliche Konsequenzen bei pränatal entdeckter Uropathie (Abb. 9):

1. Schwangerschaftsabbruch,
2. vorzeitige Entbindung,
3. Fetalchirurgie,
4. postnatale Diagnostik und Therapie.

Zu 1: Ein Schwangerschaftsabbruch ist nur indiziert, wenn eine ausgeprägte beidseitige Hydronephrose mit schlechter fetaler Nierenfunktion (Urinlaborwerte), beidseitige Nierenagenesie oder multizystische Nierendysplasie vorliegt, sowie weitere Organfehlbildungen oder eine Chromosomenaberration nachgewiesen werden.

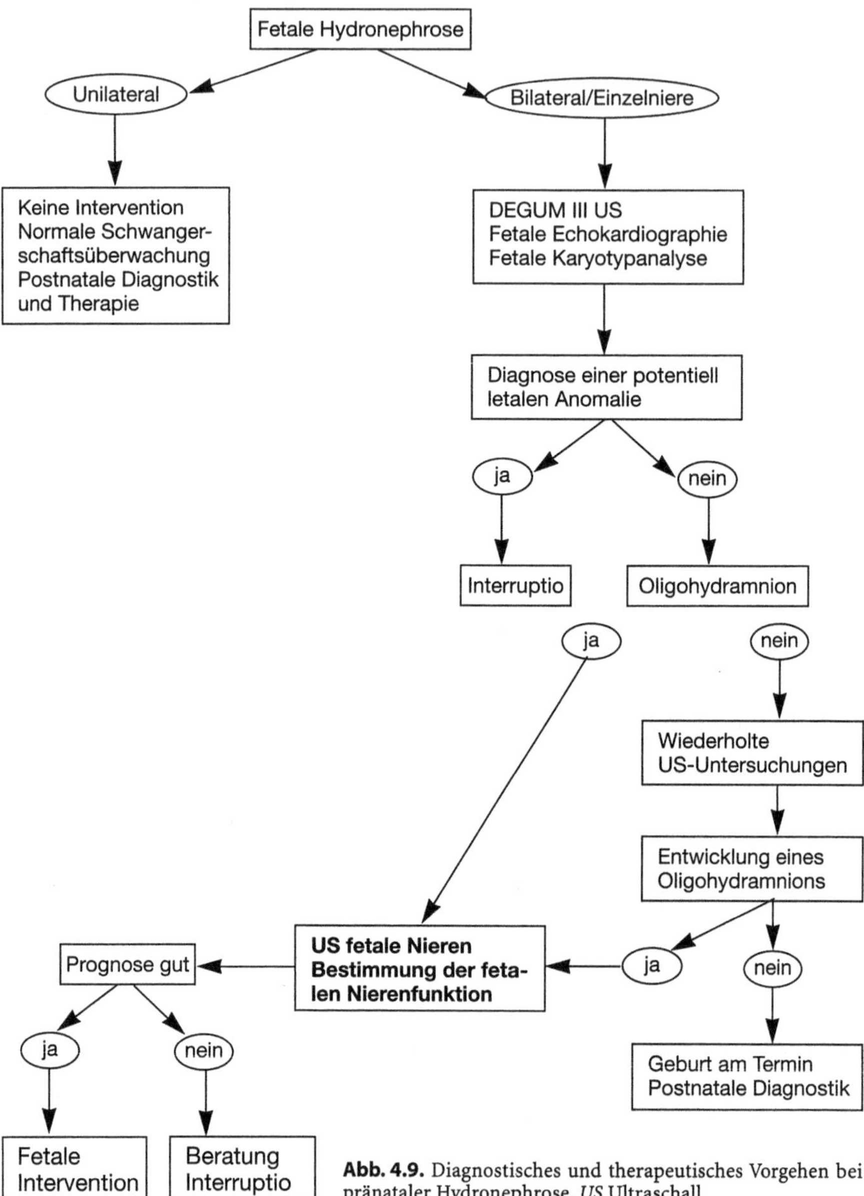

Abb. 4.9. Diagnostisches und therapeutisches Vorgehen bei pränataler Hydronephrose. *US* Ultraschall

Zu 2: Die Risiken und Komplikationen einer induzierten Frühgeburt wie Atemnotsyndrom, Hirnblutungen etc. überwiegen trotz verbesserter neonatologischer Intensivmedizin gegenüber dem möglichen Vorteil einer frühen postnatalen Therapie einer Harnwegsobstruktion. Ob Ergebnisse von Tierversuchen mit vorzeitiger Entbindung auf den Menschen übertragbar sind, ist nicht geklärt.

Zu 3: Der fetalen Chirurgie liegt die Vorstellung zugrunde, daß durch Beseitigung einer beidseitigen Obstruktion der Harnwege eine progressive Beeinträchtigung der Nierenfunktion sowie die Entwicklung einer Lungenhypoplasie infolge eines Oligohydramnions (Potter-Sequenz) verhindert werden kann. Aufgrund der Ergebnisse des International Fetal Surgery Registry kann konstatiert werden, daß mit Ausnahme des Vorliegens einer subvesikalen Obstruktion keine Indikation für eine fetale Chirurgie besteht.

Die Kriterien für eine perkutane vesikoamniale Shunt-Implantation bei subvesikaler obstruktiver Uropathie sind:
- keine Mehrlingsschwangerschaft (relative Kontraindikation),
- keine weiteren Organfehlbildungen,
- keine Chromosomenanomalien,
- eindeutige Diagnose einer subvesikalen Obstruktion,
- Oligohydramnion,
- erhaltene Nierenfunktion (fetale Urinlaborwerte).

Die am häufigsten eingesetzte Methode zur intrauterinen Therapie ist die vesikoamniale Shuntbehandlung, bei der perkutan unter Ultraschallkontrolle ein Doppel-pigtail-Katheter in Harnblase und Amnionhöhle plaziert wird. Die Erfolge und Mißerfolge der vesikoamnialen Urinableitung werden in der Literatur kontrovers diskutiert (Spitzer 1996). Am ehesten scheinen Feten mit posterioren Urethralklappen von dieser Behandlung zu profitieren. Zu bedenken ist, daß bei den meisten der bisher publizierten Studien unterschiedliche Einschlußkriterien verwendet wurden und die fetale Nierenfunktion nicht immer vorher evaluiert wurde. Strengere Auswahlkriterien und bessere Techniken werden in Zukunft den Stellenwert der Shuntbehandlung neu definieren müssen.

Literatur

1. Berry SM, Lecolier B, Smith RS, Bercau G, Dombrowski MP, Puder KS, Kithier K, Bidat L, Johnson MP, Cotton DB (1995) Predictive value of fetal serum ß$_2$-microglobulin for neonatal renal function. Lancet 345:1277–78
2. Crane JP (1993): Anomalies of the renal system. In: Chervenak FA, Isaacson GC, Campbell S (eds.): Ultrasound in obstetrics and gynecology. Vol. 2. Boston: Little, Brown and Company, pp 967–980
3. Freedman AL, Bukowski TP, Smith CA, Evans MI, Berry SM, Gonzalez R, Johnson MP (1997): Use of urinary beta-2-microglobulin to predict severe renal damage in fetal obstructive uropathy. Fetal Diagn Ther 12:1–6
4 Gembruch U, Hansmann M (1988): Artificial instillation of amniotic fluid as a new technique for the diagnostic evaluation of cases of oligohydramnios. Prenat Diagn 8:33–45
5. Harrison MR, Filly RA (1991): The fetus with obstructive uropathy: pathophysiology, natural history, selection, and treatment. In: Harrison MR, Golbus MS, Filly RA (eds.): The unborn fetus: prenatal diagnosis and treatment. 2nd ed. Philadelphia: Saunders Company, pp 328–393
6. Johnson MP, Corsi P, Bradfield W, Hume RF, Smith C, Flake AW, Qureshi F, Evans MI (1995): Sequential urinalysis improves evaluation of fetal renal function in obstructive uropathy. Am J Obstet Gynecol 173:59–65
7. Muller F, Dommergues M, Bussières L, Lortat-Jacob S, Loirat C, Oury JF, Aigrain Y, Niaudt P, Aegerter P, Dumez Y (1996): Development of human renal function: reference intervals for 10 biochemical markers in fetal urine. Clin Chem 42:1855–1860
8. Nicolaides KH, Cheng HH, Snijders RJM, Moniz CF (1992): Fetal urine biochemistry in the assessment of obstructive uropathy. Am J Obstet Gynecol 166:932–937
9. Nicolini U, Fisk NM, Rodeck CH, Beacham J (1992): Fetal urine biochemistry: an index of renal maturation and dysfunction. Br J Obstet Gynaecol 99:46–50

10. Rabinowitz R, Peters MT. Vyas S, Campbell S, Nicolaides KH (1989). Measurement of fetal urine production in normal pregnancy by real-time ultrasonography. Am J Obstet Gynecol 161:1264–1266
11. Sebire NJ, Kaisenberg C von, Robio C, Snijders RJM, Nicolaides KH (1996): Fetal megacystis at 10–14 weeks of gestation. Ultrasound Obstet Gynecol 8: 387–390
12. Snijders RJM, Nicolaides KH (1995): Ultrasound markers for fetal chromosomal defects. New York-London: Parthenon Publishing.
13. Spitzer A (1996): The current approach to the assessment of fetal renal function: fact or fiction? Ped Nephrol 10:230–235
14. Zerres K, Rudnik-Schöneborn S, Deget F, and members of the German working group on paediatric nephrology (Arbeitsgemeinschaft für Pädiatrische Nephrologie) (1993): Childhood onset autosomal dominant polycystic kidney disease in sibs: clinical picture and recurrence risk. J Med Genet 30: 583–588
15. Zerres K, Rudnik-Schöneborn S, Deget F, Holtkamp U, Brodehl J, Geisert J, Schärer K and the Arbeitsgemeinschaft für Pädiatrische Nephrologie (1996): Autosomal recessive polycystic kidney disease in 115 children: clinical presentation, course and influence of gender. Acta Paediatr 85:437–445
16. Zerres K, Mücher G, Becker J, Steinkamm C, Rudnik-Schöneborn S, Heikkilä P, Rapola J, Salonen R, Germino GG, Onuchic L, Somolo S, Avner ED, Harman LA, Stockwin JM, Guay-Woodford LM (1998). Prenatal diagnosis of autosomal recessive polycystic kidney disease (ARPKD): molecular genetics, clinical experience, and fetal morphology. Am J Med Genet 76: 137–144

Fehlbildungen der Nieren und ableitenden Harnwege: postnatale Diagnostik und Management

M. Brandis

5.1 Einleitung

Aus der Kenntnis der Organentwicklung der Nieren und der ableitenden Harnwege ist die Beschreibung angeborener Fehlbildungen abzuleiten. Erst die wesentlichen Schritte der frühen Organbildung erlauben es, die einzelnen Malformationen einzuordnen und ihre jeweilige Organfunktion schon während der intrauterinen Phase zu interpretieren (Armada Maresca et al. 1997). Die wichtigsten Malformationen, die die Globalfunktion wesentlich beeinflussen, werden schon durch den Prozeß der Verschmelzung der letzten Nierenanlage, dem Metanephros, und der aus der Kloake aussprossenden Ureterknospe angelegt. Trifft dieser Verschmelzungsprozeß nicht orthograd aufeinander, kann es zu verschiedenen Formen der *Dysplasie* kommen, deren funktionelle Auswirkungen von der Position des Aufeinandertreffens der Ureterknospe mit dem Metanephros und dem dadurch entstandenen Ausmaß an Dysplasie abhängt. So kann man fehlabgehende Harnleiter aus dem Nierenbecken als *Ureterabgangsstenose* erkennen. Dabei kann die Funktion der mehr oder weniger gestauten zugehörigen Niere völlig normal oder mehr oder weniger in ihrer Globalfunktion eingeschränkt sein. Über das Ausmaß der Funktionseinschränkung entscheidet die Stärke der Obstruktion, die schon mit Beginn der Nierenfunktion, d. h zwischen der 10. und 12. Schwangerschaftswoche auf das Nierenparenchym einwirkt. Im Bereich der ableitenden Harnwege kann die Stauung durch eine Uretermündungsstenose oder meist beidseitig durch Obstruktion im Bereich der Urethra, bei den sog. Urethralklappen, ausgelöst sein.

Neben den am häufigsten vorkommenden Stauungsnieren durch Ureterabgangsstenosen oder tiefer sitzende Stenosen, sind die durch fehlenden Verschmelzungsprozeß zwischen Metanephros und Ureterknospe bedingten Dysplasien seltener. Neben der funktionslosen Form der multizystischen Dysplasie kommen viele Formen der hypo- und dysplastischen Fehbildungen vor, deren Genese im einzelnen nicht immer verstanden ist. Das Fehlen einer oder beider Nierenanlagen wird als ein- oder beidseitige Agenesie bezeichnet. Die doppelseitige Agenesie ist auch unter dem Begriff des Potter-Syndroms bekannt (Scott et al. 1995) und ist schon intrauterin durch das Oligohydramnion erkennbar (Sinibaldi et al. 1996; Wisser et al. 1995). *Zystische Malformationen* wie die autosomal-dominante Form der Zystennieren (ADPKD) oder die autosomal-rezessive Form (ARPKD) sind genetisch determinierte Erkrankungen, deren Entstehungsmechanismus durch die Entdeckung von Genmutationen wie bei der ADPKD mit zwei Unterformen und einem Genort wie der ARPKD etwas klarer geworden ist. Einzelne *Nierenzysten* treten sporadisch auf und führen in der Regel nicht zu einer Beeinträchtigung der Nierenfunktion.

Die *pränatale* Erkennung oben genannter Malformationen erfordert diagnostische Qualitätskriterien an die Sensitivität und Spezifität, die mit den bisher vorhandenen Methoden nur bedingt erreicht werden (Guez et al. 1996; Gough et al. 1995). Im folgenden Abschnitt soll daher zunächst auf die Möglichkeiten der pränatal erkennbaren Fehlbildungen und die dazu verwendeten Methoden eingegangen werden. Im Anschluß erfolgt eine Darstellung der einzelnen Fehlbildungsformen und deren Einordnung in die Organentwicklung. Der anschließende Abschnitt befaßt sich mit der postnatalen Diagnostik und den hierzu verfügbaren Methoden. Ein letzter Abschnitt ist der Indikation zur Therapie vorbehalten.

5.2 Pränatale Diagnostik

Der erste Hinweis über die mögliche Fehlentwicklung der Nieren wird im Rahmen der Schwangerschaftsvorsorge durch Ultraschalluntersuchungen erhoben (Armada Maresca et al. 1997; Stormann et al. 1995; Owen et al. 1995; Caione et al. 1996; Scott et al. 1995; Wu et al. 1995; MacMahon et al. 1995). Hierbei ist es möglich, daß die Anlage einer oder beider Nieren durch zystische Malformationen, Hypoplasie oder gar das Fehlen des Organs erkannt wird. Ist die Fehlbildung einseitig, wird sich an der somatischen Entwicklung des Feten nach der ersten Vermutungsdiagnose, meist nach der 20. Schwangerschaftswoche, nichts ändern. Ausgeprägte beidseitige Funktionseinschränkungen, die schon in dieser Phase der Schwangerschaft zu einer verminderten Harnproduktion Anlaß geben, werden erkennbar durch ein Oligo- oder Anhydramnion. Dieser gravierende Funktionsverlust führt in der Folge zu erheblicher Gefährdung des Feten. Die *Oligohydramnie* ist daher die gefährlichste und gravierendste Konsequenz einer Fehlanlage der Nieren, unabhängig von der Art der Fehlbildung. Die beidseitige Nierenagenesie oder die beidseits dysplastische Niere oder gar eine polyzystische Dysplasie im Sinne der ARPKD können letztlich zum Vollbild des *Potter-Syndroms* führen. Das Ausmaß der Fehlbildung ist durch Ultraschalluntersuchungen zu beurteilen. Anhand dieser Untersuchungen kann auch die Indikation zu einem Schwangerschaftsabbruch gestellt werden. Ein Leben ohne Nierenfunktion führt schon intrauterin zu erheblichen weiteren Organfehlentwicklungen, insbesondere der Lungenfunktion. Die Kinder sterben meist kurz nach der Geburt an respiratorischer Insuffizienz.

Schwieriger wird diese Diagnose und Diagnostik, wenn die Nierenfehlbildung zwar gravierend ist, aber noch eine ausreichende Diurese vorhanden ist mit normaler Fruchtwassermenge (Secco et al. 1995; Smith et al. 1987; Fremond et al. 1986). Die Folgen für die Lungenentwicklung sind nicht gegeben, das Kind kann sich in utero normal entwickeln und wird zum Termin ausgetragen. Viele Versuche sind unternommen worden, aus der Zusammensetzung des Fruchtwassers auf die globale Nierenfunktion zu schließen (Qureshi et al. 1996; Burghard et al. 1988). Die durch Amniozentese entnommene Fruchtwasserprobe wird dabei auf Natrium, Kalium, Kreatinin und Mikroproteine wie β_2-Mikroglobulin oder α_1-Makroglobulin untersucht. Mit zunehmender Reife der Nierenfunktion wird ab der 25. bis 27. Schwangerschaftswoche der glomerulär filtrierte Harn tubulär resorbiert (Burghard et al. 1988). Bei guter Nierenfunktion sinkt gegen Ende der Schwangerschaft die Natriumkonzentration im Fruchtwasser, ebenso die Konzentration der Mikroproteine, während die Kreatinin-

konzentration entsprechend der stärkeren Harnkonzentrierung steigt. Burghard et al. (1988) haben in einer systematischen Untersuchung von Amniozenteseproben und fetalen Urinproben zwischen der 16. und 28. Schwangerschaftswoche sowie in einer Serie von Fruchtwasser- und Blasenurinproben z. Z. der Geburt Normwerte für Mikroproteine erstellt. Der Vergleich normaler Nierenfunktion und durch Fehlbildung eingeschränkter Funktion zeigt zwar Unterschiede, die sich auch statistisch nachvollziehen lassen. Jedoch ist die diagnostische Verwendbarkeit dieser Parameter für den Einzelfall fragwürdig, da die Überlappung von Normalbereichen mit pathologischen Werten zu stark ist. Bei vermuteten schweren beidseitigen Fehlbildungen ist daher die Fruchtwasseruntersuchung zwar wiederholt angewandt worden (Cobet et al. 1996), sollte aber nicht als alleiniges Kriterium für eine schwerwiegende Entscheidung, wie z. B. die Terminierung der Schwangerschaft, herangezogen werden. Die Untersuchung des fetalen Urins bei Indexpatienten ist wohl etwas genauer. Die prinzipiellen Rückschlüsse sind aber in der Regel nur bedingt im klinischen Alltag zuverlässig. Es sollen daher grundsätzlich die Zusammenschau der Informationen aus
- Ultraschalldiagnostik,
- Menge des Fruchtwassers,
- Fruchtwasseranalyse,
- Fetalurin,

zur Entscheidungshilfe beitragen.

Die verschiedenen Fehlbildungen sind in ihrer primären Anlage schon in der Frühschwangerschaft, zwischen der 6.–8. SSW angelegt. Da der früheste Zeitpunkt zur Vermutung auf die Diagnose einer schweren Nierenfehlbildung erst mit 16 bis 18 Wochen erfolgt und eine gewisse Sicherheit erst mit 20 bis 22 Wochen besteht, wirken diese Fehlbildungen schon entsprechend lang auf die Organfunktion ein (Bogaert et al. 1995). Bei stauungsbedingten Organfunktionsbeeinträchtigungen taucht naturgemäß die Frage auf, ob eine vorzeitige Intervention, d. h. Behebung der Stauung, die noch erhaltene Funktion konservieren kann. Diese Überlegung wirft die Frage des vorzeitigen Schwangerschaftsabbruchs als ein *therapeutisches* Prinzip auf. Aus dem oben gesagten zeitlichen Verlauf zwischen der Organanlage und der endgültig gesicherten Diagnose einer gestauten Niere sind in der Regel 18 bis 24 SSW vergangen. Eine vorzeitige Entbindung würde daher schon aus theoretischer Überlegung keinen wirklich großen Zeitgewinn darstellen, allerdings das Kind durch die vorzeitige Entbindung durch die Unreife anderer Organe zusätzlich belasten (Coplen 1997; Barret et al. 1996).

Der *Vorteil* pränatal erkannter Organfehlbildungen der Nieren liegt daher vor allem in der Tatsache, z. Z. der möglichst reifen Geburt des Kindes schon frühzeitig die notwendigen diagnostischen und evtl. therapeutischen Schritte unternehmen zu können (Armada Maresca et al. 1997; Montini et al. 1996; Docimo et al. 1997). Dieses gilt insbesondere für die Stauungsnieren durch Ureterabgangsstenose, -mündungsstenose und letztlich auch für die gravierende Form der Urethralklappendysplasie. Versuche, intrauterine operative Maßnahmen als therapeutische Chance wahrzunehmen, sind durchgeführt worden, mit zum Teil sehr problematischen Ergebnissen (Coplen 1997). Das Hauptproblem aller dieser risikoreichen intrauterinen Entlastungsoperationen ist das Problem mangelnder Kontrollgruppen, d. h. es gibt keine zuverlässigen Daten zur Frage, ob bei obstruktiver Uropathie eine intrauterine Intervention oder eine vorzeitige Entbindung die dann endgültig vorhandene Funktionseinschränkung vermieden hätte oder ihr Ausmaß beeinflußt hätte (Podevin et al. 1996; Tutschek et al. 1995). Aufgrund der embryologischen Vorstellungen bleiben erhebliche Zweifel, ob diese experimentellen Therapieansätze nicht heute unterlassen werden sollten (Fremond et al. 1986; Glick et al. 1985; Wilhelm et al. 1991; Reinberg et al. 1992; Elder et al. 1987; Piro et al. 1995; Gloor 1995).

5.3 Management der Fehlbildung der Niere und ableitenden Harnwege

Ist die pränatale Vermutung auf eine schwerwiegende Fehlbildung im Bereich der Harnwege gestellt worden, muß diese Vermutung durch geeignete Methoden direkt nach der Geburt erhärtet bzw. ausgeschlossen werden. Hierzu existieren zuverlässige Methoden, die im einzelnen weiter unten besprochen werden. Im folgenden Abschnitt wird kurz zu den einzelnen Fehlbildungen Stellung genommen.

Als *obstruktive Uropathien* werden alle die Krankheitsbilder zusammengefaßt, bei denen die Harnableitung durch eine Stenose im Bereich des Übergangs zwischen Nierenbecken und Harnleiter, im Bereich der Uretermündung in die Blase, oder postvesikal im Bereich der Urethra behindert ist. Der intrauterin vermutete Harnaufstau im Nierenbecken (Ureterabgangsstenose), oder mit geschlängeltem Ureter und Nierenbecken (Uretermündungsstenose) muß in seinem Ausmaß und seiner Form bestätigt werden. Die so gestellte Diagnose einer *Hydronephrose* mit (Abb. 5.1) und ohne *Hydroureter* (Abb. 5.2) erfordert schnelle Klärung, da diese Stauungsformen postnatal häufig zu Infektionen führen und damit die potentielle Nierengewebsschädigung noch vergrößert würde. Das Ausmaß der Obstruktion ist durch funktionelle Untersuchungen (s. unten) zu bestimmen.

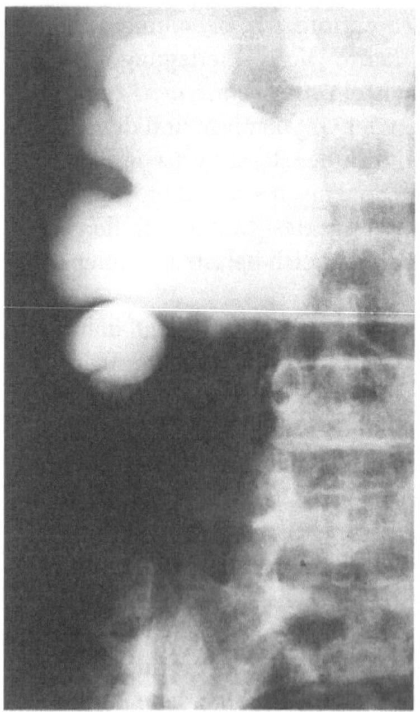

Abb. 5.1. Kontrastmitteldarstellung durch i. v.-Pyelogramm einer Hydronephrose bei Ureterabgangsstenose

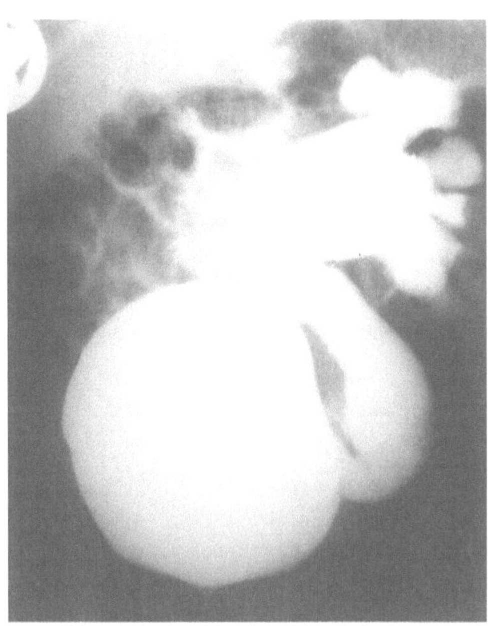

Abb. 5.2. Darstellung einer Hydronephrose mit Hydroureter bei Uretermündungsstenose

Besonders wichtig ist die Dringlichkeit bei der meist schwersten Form der obstruktiven Uropathie, der *Urethralklappendysplasie* mit konsekutiver Hydronephrose, Megaureter und Blasenmuskelhyperplasie mit Pseudodivertikelbildung (Abb. 5.3–5.6). Bei dieser vermuteten Diagnose muß die Diagnostik schon Stunden nach der Geburt einsetzen, da auch die therapeutische Entlastung des Harnstaus dringlich angeschlossen werden muß (Kaefer et al. 1995; Reinberg et al. 1992).

Viele pränatal vermuteten Harnstauungen erweisen sich postnatal als nicht existent oder nur marginal angedeutet (Abb. 5.7). Hier zeigt sich erneut die Problematik der pränatal festgelegten Entscheidung, einen Harnstauungsprozeß durch frühzeitige Entbindung zu unterbrechen (Tripp et al. 1995). In größeren Erfahrungsserien erweisen sich bis zu 60% der pränatal vermuteten Harnaufstauungen postnatal als funktionell nicht wirksam (Tripp et al. 1995; Fremond et al. 1986; Glick et al. 1985; Gloor 1995).

Neben den Fehlbildungen mit Harnaufstau sind alle anderen Fehlbildungen in bezug auf die postnatale Diagnostik bei weitem nicht so dringlich.

Die *multizystische Dysplasie* ist in der Regel einseitig und macht klinisch keine Symptome, solange die kontralaterale Niere normal funktioniert. Die pränatal vermutete Dysplasie wird durch die relevanten diagnostischen Methoden in ihrer Existenz bestätigt. Die Diagnose hat meist keine therapeutische Konsequenz. Das früher vermutete Entartungsrisiko hat sich in der neueren Literatur nicht bestätigen lassen. Ein typisches Beispiel ist in Abbildung 5.8 wiedergegeben.

Die Patienten mit polyzystischer Nierendegeneration im Sinne der ARPKD, der autosomal-rezessiven Form der Zystennieren, sind häufig klinisch durch gravierende Symptome auffällig. Intrauterin sind die großen, verdichteten Nieren aufgefallen, bisweilen besteht wegen schwerer Funktionseinschränkung ein Oligohydramnion

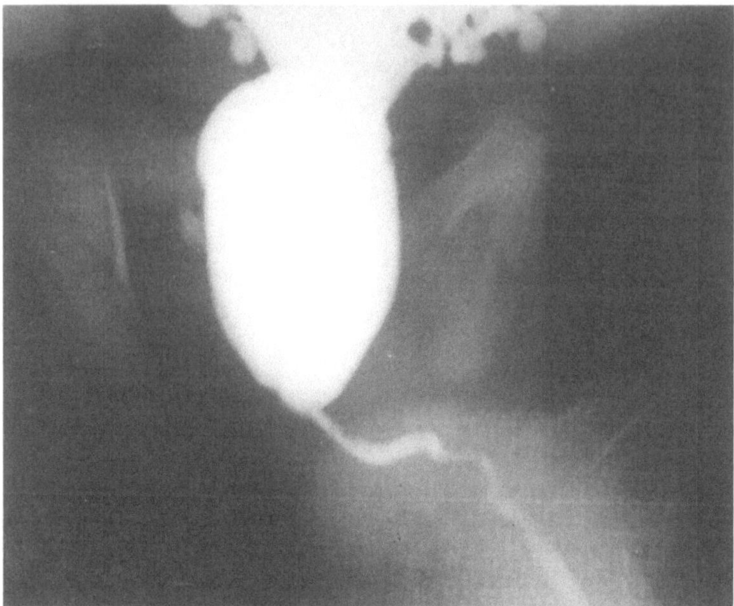

Abb. 5.3. Urethralklappe mit hochgradiger Stenose der Urethra und noch sichtbarer Trabekulierung der Blase mit Pseudodivertikeln

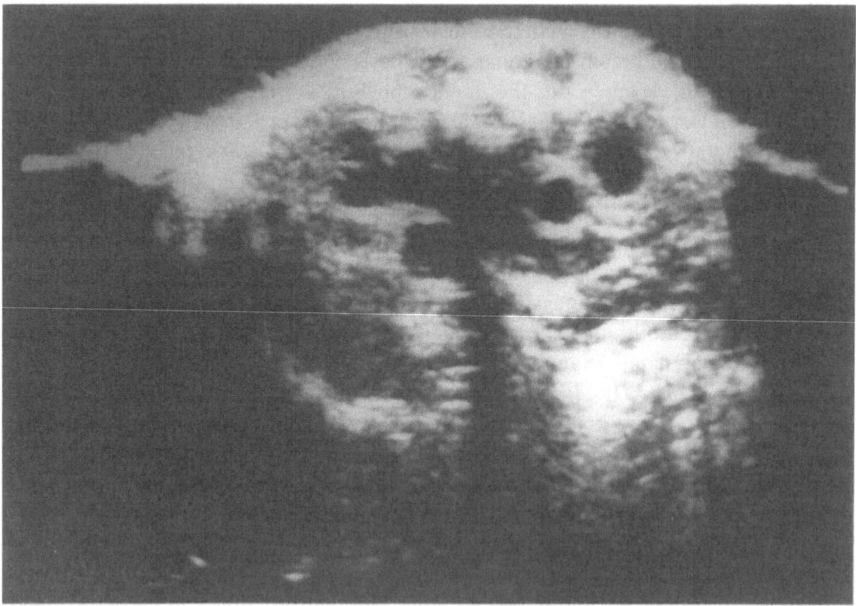

Abb. 5.4. Pränatales Ultraschallbild einer Niere mit erweitertem Harnleiter bei Urethralklappendysplasie (Patient von Abb. 5.5 und 5.6)

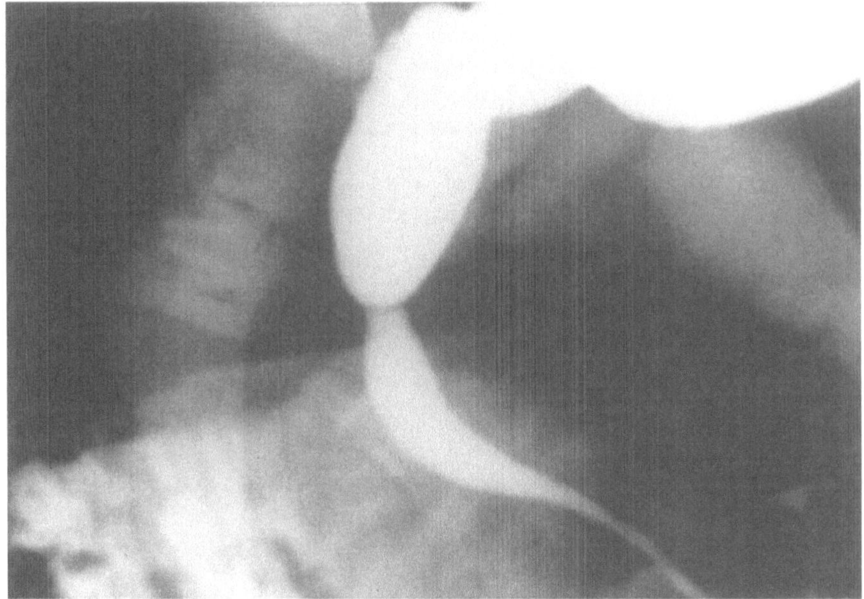

Abb. 5.5. Urethralklappe bei einem 1 Tage alten Jungen

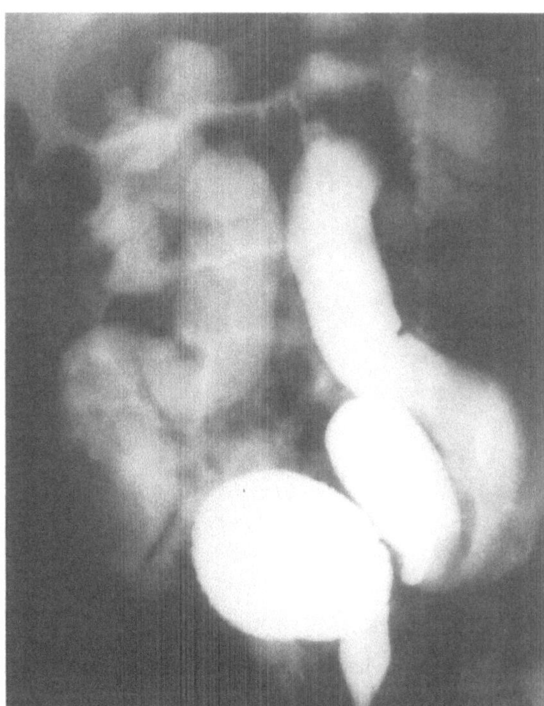

Abb. 5.6. Megaureteren und hochgradige Pyelektasien bei einem Jungen mit Urethralklappe wenige Wochen nach Schlitzung der Klappe

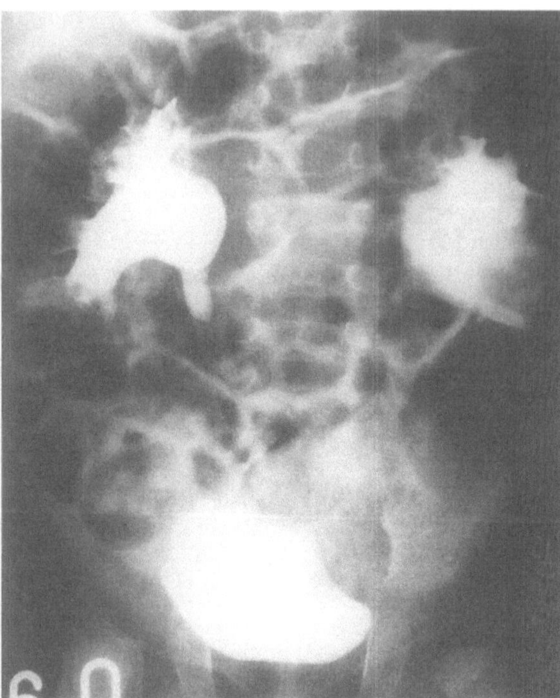

Abb. 5.7. Beidseitige milde Nierenbeckenerweiterung mit zarten Kelchstrukturen. Verlaufsbeobachtung ohne operative Behandlung

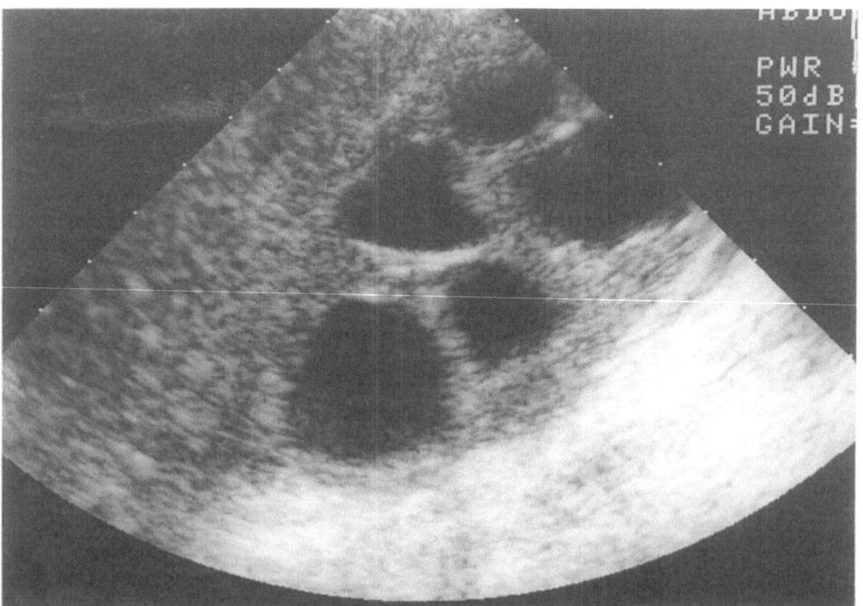

Abb. 5.8. Ultraschallbild einer multizystischen Dysplasie

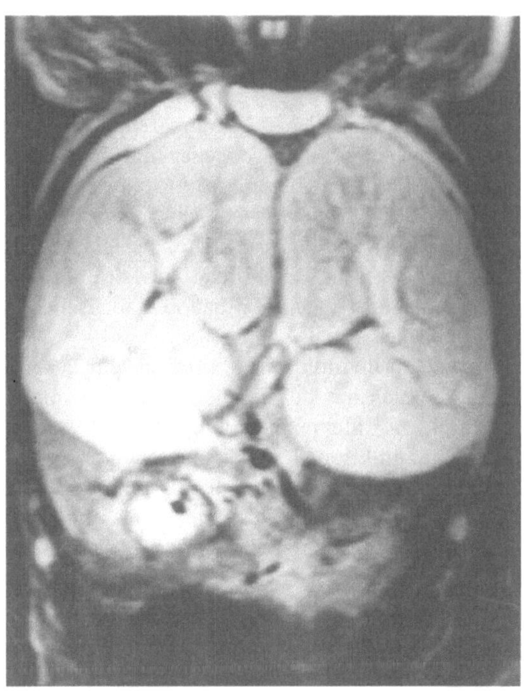

Abb. 5.9. Magnetresonanztomographie von autosomal-rezessiven Zystennieren (ARPKD) bei jungem Säugling

(Abb. 5.9). Die Nierengröße kann so prominent sein, daß die Raumforderung intraabdominell im Vordergrund steht. Die Patienten leiden unter Atemnot, Oligurie und meist besteht eine schwere Hypertonie. Die Diagnose ist durch die extrem vergrößerten Nierentumoren zu stellen. Die therapeutische Herausforderung besteht im Management der Niereninsuffizienz und des Hypertonus.

Einzelne Nierenzysten sind funktionell meist nicht relevant, sollten aber postnatal als solche definiert und erkannt werden, um differentialdiagnostisch abgegrenzt zu werden zu anderen Formen sog. zystischer Malformationen. Die ADPKD, die autosomal-dominante Form der Zystennieren, ist pränatal meist nicht erkennbar und postnatal evtl. zu vermuten, wenn schon ein Indexfall in der Familie bekannt ist. Die frühe Diagnose, wenn sie schon gestellt ist, sollte dazu beitragen, die regelmäßige Kontrolle des Blutdruckes schon in der Kindheit zu veranlassen, um damit den Langzeitverlauf vielleicht zu verbessern.

5.4 Funktionelle Untersuchungen nach der Geburt

Nach der Geburt stehen diagnostische Methoden zur Verfügung, die alle möglichen Interpretationen pränataler Diagnostik klären helfen (Gluckman et al. 1995; Fung et al. 1995). Häufig decken sich die postnatalen Diagnosen nicht mit den pränatal vermuteten und weisen daher auf die geringe Spezifität der pränatalen Diagnostik hin. Es ist daher von eminenter Bedeutung, die verschiedenen Methoden schnell und sinnvoll einzusetzen, ohne das jeweilige Einzelergebnis überzubewerten.

An erster Stelle steht die postnatale Sonographie. Es läßt sich jetzt, verständlicherweise viel besser als pränatal, eine genaue morphologische Diagnose erstellen. Neben dem Befund des Harnaufstaus im Nierenbecken und/oder im Ureter ist jetzt die genaue Beschreibung des Nierenparenchyms in seiner Ausdehnung und Struktur besonders wichtig. Schon vor jeder funktionellen Diagnostik informiert die Beurteilung der Nierenparenchymstruktur etwas über die Auswirkungen der Stauung während der 20 bis 30 Wochen Schwangerschaft. Bei gut ausgebildetem Nierenparenchym und normaler Nierengröße, bei leichter bis mittelgradiger Erweiterung des Nierenbeckens ohne wesentliche Aufweitung der Nierenkelche, ist in der Regel von weiteren diagnostischen Maßnahmen abzusehen. Abbildung 5.10 zeigt ein repräsentatives Beispiel.

Die wichtigste funktionelle Methode zur Erkennung des Ausmaßes der Harnstauung ist die funktionelle Nierenszintigraphie, mit MAG3 oder Technetium oder anderen Nukliden (Gluckman et al. 1995). Das Prinzip dieser Methode beruht auf der Tatsache, daß funktionell wirksames Nierenparenchym ein Nuklid aktiv aufnimmt. Diese Leistung ist nuklearmedizinisch an der Steilheit der aufsteigenden Aktivitätskurve abzulesen und in Form einer Clearance zu berechnen. Der zweite Vorgang ist die Ausscheidungskurve, die wiederum die Geschwindigkeit wiedergibt, mit der die Niere dieses Nuklid wieder ausscheidet. Der geschwungene Verlauf dieser Kurve gibt die Sekretion, Ansammlung im Nierenbecken und die langsame Ausscheidung in die Blase wieder. Dieser Prozeß läuft in einem bestimmten Zeitrahmen ab. Man berechnet eine sog. Halbwertszeit, nach der die Hälfte der Nuklidaktivität wieder abgeklungen ist. Bei normaler Nierenfunktion und normaler Ausscheidungszeit liegt diese bei 3 bis zu 8 min. Zeiten bis zu 25 min werden als pathologisch gewertet, länger als

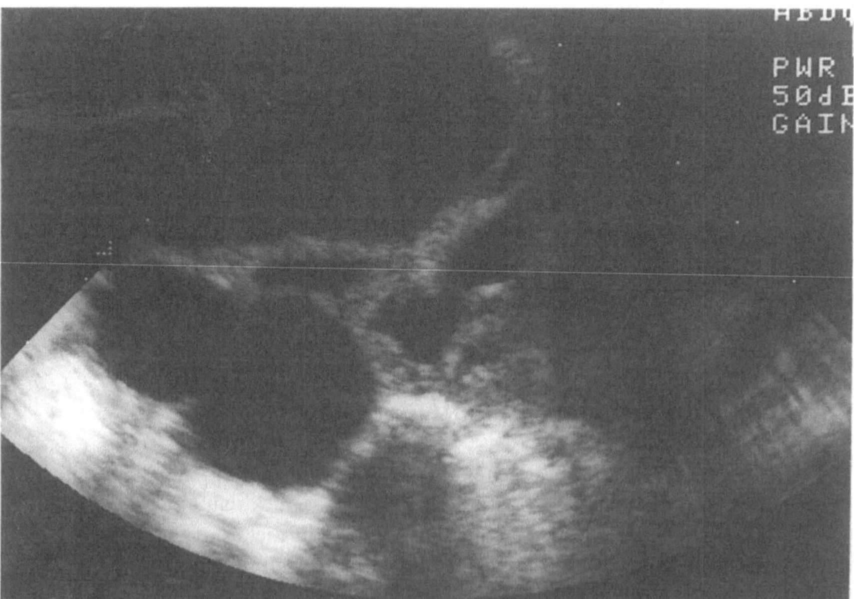

Abb. 5.10. Postnatales Ultraschallbild einer gestauten Niere (Hydronephrose)

25–30 min als absolute Indikation zur operativen Entlastung. Während die absolute Bestimmung der Halbwertszeit relativ große Streubreiten aufweist, ist der Vergleich zwischen beiden Seiten ein klinisch wesentlicher Beitrag zur adäquaten Beurteilung der jeweiligen Seitenfunktion (Abb. 5.11, 5.12).

Neben der Sonographie und der funktionellen Diagnostik der Nierenszintigraphie spielt die radiologische Diagnostik zur Klärung von Organfehlbildungen kurz nach der Geburt nur eine sekundäre Rolle. Die Infusionspyelographie ist erst zum Zeitpunkt einer definitiven Entscheidung zur operativen Korrektur vorzusehen. Die Miktionszysturethrographie kann früh den Nachweis oder Ausschluß eines vesikoureteralen Refluxes ergeben.

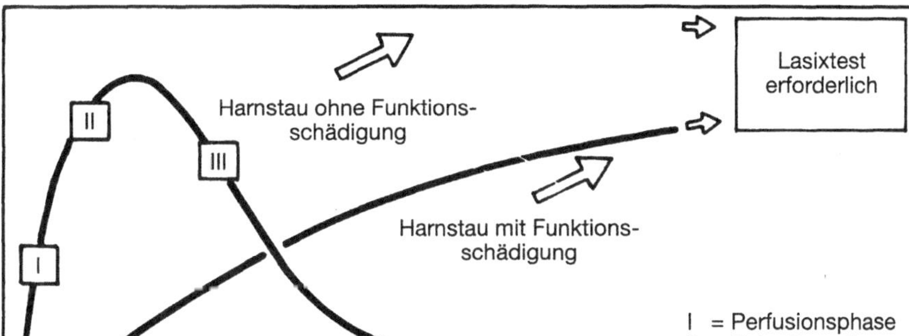

Abb. 5.11. Isotopennephrogramm (*ING*) schematisch mit MAG3

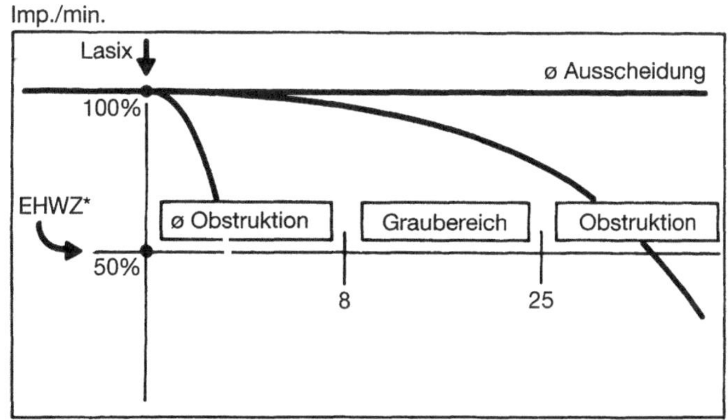

Abb. 5.12. Isotopen-

Neben den sonographischen und funktionellen Untersuchungen stellt die laborchemische Orientierung über die globale Nierenfunktion eine Grundvoraussetzung zur Beurteilung der jeweiligen Nierenfunktion dar.

5.5 Therapeutische Maßnahmen bei Fehlbildungen der Niere und ableitenden Harnwege

Aufgrund der diagnostischen Kriterien wie in Abschnitt 5.4 beschrieben, wird die pränatal vermutete Diagnose einer Harnstauungsniere durch adäquate urologische operative Maßnahmen behandelt. Wie schon beschrieben, besteht in der Regel eine Indikation zur Harnableitung bei Stauungsnieren mit einer MAG3-Halbwertszeit von >30 min. Wenn die Globalfunktion, d. h. die Clearance ausreichend ist, ist auch mit einem guten operativen Ergebnis zu rechnen. Der Zeitpunkt zur Operation ist meist nicht direkt nach der Geburt anzusetzen, sondern nach entsprechender Beobachtungszeit zwischen 3 und 4 Monaten.

Diese Zeitdifferenz macht insofern Sinn, als die bestehende Obstruktion, wie oben beschrieben, schon lange intrauterin bestanden hat, eine sehr eilige Entlastungsoperation daher nicht logisch erscheint. Zum anderen sind die operativen Ergebnisse von Reimplantationen der Harnleiter in die Blase im Alter von 3–4 Monaten in der Regel besser als direkt nach der Geburt. Eine wichtige Ausnahme ist die bilaterale Obstruktion bei Urethralklappendysplasie. Hier muß direkt nach der Geburt und nach Sicherung der Diagnose eine suprabubische Harnableitung erfolgen. Nach Entlastung der Stauung und Erholung der möglicherweise beeinträchtigten globalen Nierenfunktion erfolgt die Urethralklappenresektion und später eine eventuelle Korrektur des vesikoureteralen Refluxes.

Bei allen diesen therapeutischen Maßnahmen ist es geboten, die einzelnen Schritte nicht zu übereilen, sondern durch wiederholte Beobachtung, wiederholte sonographische Kontrollen und Abwägen die angemessene therapeutische Maßnahme zu ergreifen.

Literatur

1. Armada Maresca M, Rivilla Parra F, Vina Simon E, Garcia Casillas J. (1997) Diagnosis and treatment of neonatal hydronephrosis. Influence of prenatal diagnosis. (Spanish). An Esp Pediatr 46:483–486
2. Barret E, Pfister C, Dunet F, Liard A, Mitrofanoff P (1996) Endoscopic treatment of prenatally diagnosed ureteroceles. (French). Prog Urol 6:529–534
3. Bogaert GA, Gluckman GR, Mevorach RA, Kogan BA. (1995) Renal preservation despite 35 days of partial bladder obstruction in the fetal lamb. J Urol 154:694–699
4. Burghard R, Leititis JU, Brandis M. (1988) Studies on fetal renal function. Comparison of microproteins in amniotic fluids and fetal urine. Contr Nephrol 67:193–199
5. Caione P, Patricolo M, Lais A, Capitanucci ML, Capozza N, Ferro F. (1996) Role of prenatal diagnosis in the treatment of congenital obstructive megaureter in a solitary kidney. Fetal Diagn Ther 11:205–209
6. Cobet G, Gummelt T, Bollmann R, Tennstedt C, Brux B. (1996) Assessment of serum levels of α_1-microglobulin, β_2-microglobulin, and retinol binding protein in the fetal blood. A method for prenatal evaluation of renal function. Prenat Diagn 16:299–305
7. Coplen DE (1997) Prenatal intervention for hydronephrosis. [Review] [63 refs]. J Urol 157:2270–2277
8. Docimo SG, Silver RI. (1997) Renal ultrasonography in newborns with prenatally detected hydronephrosis: why wait? J Urol 157:1387–1389

9. Elder JS, Duckett JW, Jr. , Snyder HM. (1987) Intervention for fetal obstructive uropathy: has it been effective?. [Review] [46 refs]. Lancet 2:1007–1010
10. Fremond B, Babut J. (1986) Obstructive uropathies diagnosed in utero. Then postnatal outcome – a study of 43 cases. Progr Pediatr Surg 19:160
11. Fung LC, Khoury AE, McLorie GA, Chait PG, Churchill BM. (1995) Evaluation of pediatric hydronephrosis using individualized pressure flow criteria. J Urol 154:671–676
12. Glick P, Harrison M, Golbus M, Adzick N. (1985) Management of the fetus with congenital hydronephrosis II: Prognostic criteria selection for treatment. J Pediatr Surg 20:376
13. Gloor JM. (1995) Management of prenatally detected fetal hydronephrosis [see comments]. [Review] [47 refs]. Mayo Clin Proc 70:145–152
14. Gluckman GR, Baskin LS, Bogaert GA, Mevorach RA, Hattner RS, Kogan BA. (1995) Contradictory renal function measured with mercaptoacetyltriglycine diuretic renography in unilateral hydronephrosis. J Urol 154:1486–9;discussion1489
15. Gough DC, Postlethwaite RJ, Lewis MA, Bruce J. (1995) Multicystic renal dysplasia diagnosed in the antenatal period: a note of caution [see comments]. Br J Urol 76:244–248
16. Guez S, Assael BM, Melzi ML, Tassis B, Nicolini U. (1996) Shortcomings in predicting postnatal renal function using prenatal urine biochemistry in fetuses with congenital hydronephrosis. J Pediatr Surg 31:1401–1404
17. Kaefer M, Keating MA, Adams MC, Rink RC. (1995) Posterior urethral valves, pressure pop-offs and bladder function. J Urol 154:708–711
18. MacMahon RA, Renou PM, Shekleton PA, Paterson PJ. (1995) Severe urethral obstruction diagnosed at 14 weeks' gestation: variability of outcome with and without drainage. Fetal Diagn Ther 10:343–348
19. Montini G, Passerini Glazel G, Zucchetta P, Murer L, Dall'Amico R, Andreetta B, Greggianin M, Zacchello G. (1996) Diagnostic and therapeutic protocol in malformative uropathies prenatally diagnosed. [Italian]. Pediatr Med Chir 18:351–354
20. Owen RJ, Lamont AC. (1995) The impact of fetal screening on indications for cystourethrography in infants [letter; comment]. Pediatr Radiol 25:492
21. Piro C, Asensio M, Roca I, Martin JA, Gosalbez R, Boix-Ochoa J. (1995) Management of primary congenital megaureter with early diagnosis. [Spanish]. Cir Pediatr 8:51–54
22. Podevin G, Mandelbrot L, Vuillard E, Oury JF, Aigrain Y. (1996) Outcome of urological abnormalities prenatally diagnosed by ultrasound. Fetal Diagn Ther 11:181–190
23. Qureshi F, Jacques SM, Seifman B, Quintero R, Evans MI, Smith C, Johnson MP. (1996) In utero fetal urine analysis and renal histology correlate with the outcome in fetal obstructive uropathies. Fetal Diagn Ther 11:306–312
24. Reinberg Y, de Castano I, Gonzalez R. (1992) Prognosis for patients with prenatally diagnosed posterior urethral valves. J Urol 148:125–126
25. Scott JE, Wright B, Wilson G, Pearson IA, Matthews JN, Rose PG. (1995) Measuring the fetal kidney with ultrasonography. Br J Urol 76:769–774
26. Scott RJ, Goodburn SF. (1995) Potter's syndrome in the second trimester--prenatal screening and pathological findings in 60 cases of oligohydramnios sequence. Prenat Diagn 15:519–525
27. Secco E, Barbieri G, Marra G. (1995) Diagnostic and therapeutic approach in uropathic abnormalities diagnosed in utero. [Italian]. Pediatr Med Chir 17:1–5
28. Sinibaldi D, Malena S, Mingarelli R, Rizzoni G. (1996) Prenatal ultrasonographic findings of dominant polycystic kidney disease and postnatal renal evolution. Am J Med Genet 65:337–341
29. Smith D, Eggington J, Brookfield D. (1987) Detection of abnormality of fetal urinary tract as predictor of renal tract disease. Br Med J 294:27
30. Stormann J, Kuwertz-Broking E, Hentschel R, Terkanli S, Brinkmann O, Hertle L, Bulla M, Holzgreve W. (1995) Interdisciplinary management of fetal obstructive uropathy. [German]. Z Geburtshilfe Neonatol 199:257–261
31. Tripp BM, Homsy YL. (1995) Neonatal hydronephrosis--the controversy and the management. [Review] [49 refs]. Pediatr Nephrol 9:503–509
32. Tutschek B, Rodeck CH. (1995) Diagnostic-therapeutic concept in abnormalities of the kidneys and efferent urinary tract. [Review] [59 refs] [German]. Gynakologe 28:356–367
33. Wilhelm C, Wieacker P, Quaas L, Schillinger H. (1991) Fetal urinary obstructions: Prenatal diagnosis-prenatal and postnatal therapy. J Perinat Med 19:357
34. Wisser J, Hebisch G, Froster U, Zerres K, Stallmach T, Leumann E, Schinzel A, Huch A. (1995) Prenatal sonographic diagnosis of autosomal recessive polycystic kidney disease (ARPKD) during the early second trimester. Prenat Diagn 15:868–871
35. Wu MH, Wu RC, Kuo PL, Huang KE. (1995) Prenatal ultrasonographic diagnosis of congenital megalourethra. Prenat Diagn 15:765–768

KAPITEL 6

Anomalien des Urogenitalsystems im Rahmen multipler Fehlbildungen

J. Mücke, J. Kunze

6.1 Vorwort

Morphologische und funktionelle Störungen des menschlichen Urogenitaltrakts sind besonders häufig mit Minor- und Majoranomalien anderer Entwicklungsfelder verknüpft. Beinah synchron laufen während der Embryonalentwicklung ähnliche epithelial-mesenchymale Interaktionen auch in anderen Organsystemen ab, die dann in gleicher Weise störanfällig sind. Auch das für die Entwicklung des Urogenitaltraktes wichtige Wechselspiel von Testosteron, Anti-Müller-Hormon und Östrogenen beschränkt sich offenbar nicht nur auf das urogenitale Entwicklungsfeld. Schließlich muß bedacht werden, daß es sich beim Harntrakt um ein exkretorisches Organsystem handelt, bei dem auch Funktionsstörungen der Harnproduktion und -ausscheidung Einfluß auf den Gesamtorganismus nehmen können, wie die Potter-Sequenz und Prune-belly-Sequenz jeweils eindrucksvoll belegen.

In den Fehlbildungsregistern Eurocat (1995), International Clearinghouse for Congenital Birth Defects (1991) und der Mainzer Studie (Queißer-Luft 1994, 1997) stellen Fehlbildungen der Nieren und ableitenden Harnwege mit fast 2% eine der häufigsten Fehlbildungskategorien dar. In mehr als bei zwei Drittel der Fälle finden sich dabei auch andere morphologische Anomalien. Jeder Pädiater weiß, daß er bei einem Kind mit Präaurikularanhängseln nach möglichen begleitenden Nierenfehlbildungen suchen muß. Auch andere Anomalien und allgemeine funktionelle Störungen sollten eine Indikation zur ergänzenden Nierendiagnostik sein (Tabelle 6.1).

Die Häufigkeit, mit der andere Fehlbildungen mit Anomalien des Harntraktes assoziiert sein können, reicht von fast 100% bei Sirenomelie oder kaudaler Regres-

Tabelle 6.1. Morphologische und funktionelle Auffälligkeiten, welche die Suche nach Nierenanomalien auslösen sollten. (Modifiziert nach Polin u. Ditmar 1989)

Morphologische Auffälligkeiten	Funktionelle Auffälligkeiten
Oligohydramnion	Ödeme
Sog. großes Abdomen	Polydypsie bzw. Polyurie
Prune belly-Abdomen	Enuresis
Präaurikulare Anhängsel oder Grübchen	Rezidivierende Harnwegsinfektion
Hemihypertrophie	Hypertension
Aniridie	Schwacher Harnstrahl
Überzählige Mamillen	
Analdystopie bzw. imperforierter Anus	
Intersexuelles oder abnormes äußeres Genitale	

Tabelle 6.2. Häufigkeit, mit der Fehlbildungen des Harntraktes mit denen anderer Organsysteme assoziiert sind. (Mod. nach Van Allen 1993)

Fehlbildung	Häufigkeit [%]
Myelomeningozele	6
Herzfehler	10
Anorektale Fehlbildungen	18–20
Anenzephalie	25
Gallenblasenagenesie	42
VATER-Assoziation	74
Sirenomelie	100

sion (Colwell 1992) über 28% bei Chromosomenaberrationen (Rizzo 1987) bis hin zur Gastroschisis, die nur in 4% mit Nierenanomalien (Gilbert 1987) und übrigens auch nur selten mit Chromosomopathien kombiniert ist (Tabelle 6.2).

Um die im nachfolgenden Kapitel benutzten morphogenetischen Begriffsbestimmungen deutlich zu machen, werden diese anhand von komplexen Krankheitsbildern aus der Urologie erläutert.

6.1.1 Pathogenetische Kategorien bei Störungen der Morphogenese im Urogenitaltrakt

Die scheinbar unüberschaubare Vielfalt von Störungen in der menschlichen Morphogenese im allgemeinen und des Harntraktes im besonderen läßt sich offenbar auf lediglich vier pathogenetische Grundprinzipien zurückführen, die wiederum in ganz unterschiedlicher Weise miteinander verknüpft sein können: Malformation, Disruption, Deformation und Dysplasie (Spranger 1982). Tabelle 6.3 und Abbildung 6.1 verdeutlichen die Zusammenhänge.

6.1.2 Kategorien bei multiplen Störungen der Morphogenese

Bei den in Kapitel 6 zu besprechenden Entitäten handelt es sich fast ausschließlich um Störungen, bei denen die vier Kategorien Malformation, Disruption, Deforma-

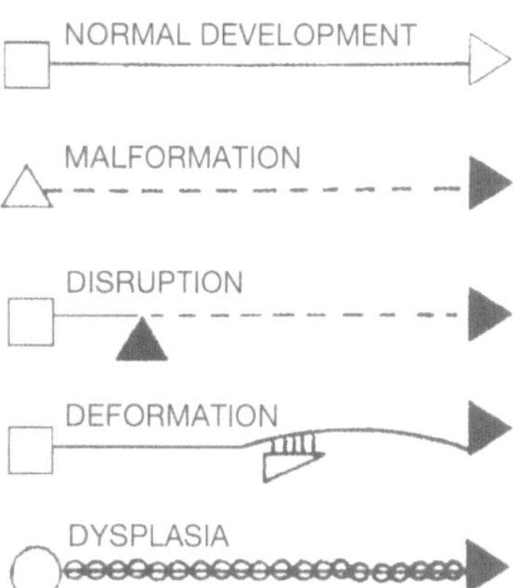

Abb. 6.1. Graphische Darstellung der „Errors of Morphogenesis" als bildhafte Ergänzung zu Tabelle 6.3. Die Symbole der original wiedergegebenen Abbildung sprechen für sich. (Aus Spranger 1982)

Tabelle 6.3. Pathogenetische Kategorien bei Störungen der Morphogenese

Terminus	Definition	Urologisches Beispiel
Malformation	Fehlbildung der primordialen Organanlage bzw. korrespondierender Keimbezirke infolge innerer Ursachen	Nierenagenesie Hypospadie
Disruption	Sekundäre Störung einer sich primär normal entwickelnden Organanlage infolge äußerer/innerer Ursachen	Kryptorchismus Stenose der Nierenarterie bei Rötelnembryopathie
Deformation	Form-, Gestalt- und/oder Lageanomalie infolge unangemessener mechanischer prä- oder postnataler Krafteinwirkungen	Schwammniere Hydroureter
Dysplasie	Fehlerhafte Organisation und/oder Funktion von Gewebe infolge Dyshistiogenese	Nierenhämangiomatose Blasenhamartom

Tabelle 6.4. Kategorien bei multiplen Störungen der Morphogenese infolge zeitlicher und/oder räumlicher Verknüpfung der pathogenetischen Abläufe mit Beispielen aus der Urologie

Terminus	Definition	Urologisches Beispiel
Polytoper Felddefekt	Topisch getrennt lokalisierte Anomalien infolge einer einheitlichen Störung der Entwicklungsfelder	Akrorenaler Felddefekt Mayer-von-Rokitansky-Küster-Fehlbildungskomplex
Sequenz	Multiple, zeitlich und /oder räumlich kaskadenartig nacheinander auftretender Anomalien infolge eines einzigen pathogenetischen Faktors	Oligohydramnion-Sequenz Potter-Sequenz
Syndrom	Definiertes Muster multipler Anomalien mit einheitlicher, in der Regel genetischer Ätiologie, ohne daß ein polytoper Felddefekt oder eine Sequenz zugrunde liegen	Ullrich-Turner-Syndrom Roberts-Syndrom
Assoziation	Sehr variable, z. T. schwere Fehlbildungskombination, die in der Blastogenese auf teratogenem Weg entsteht	VACTERL-Assoziation MURCS-Assoziation

tion, Dysplasie (Tabelle 6.3) in unterschiedlicher Weise miteinander verknüpft also *kombiniert* sind. Die vier begrifflichen Bestimmungen, die dabei übereinkunftsgemäß benutzt werden, gehen ebenfalls auf die Konsensuskonferenz von 1982 zurück (Tabelle 6.4).

6.2 Komplexe Fehlbildungen mit Beteiligung des Harntraktes

6.2.1 Fehlbildungen des Urogenitalsystems im Rahmen polytoper Felddefekte

Der Begriff des Entwicklungsfeldes wurde 1982 durch Opitz in die Terminologie der klinischen Genetik eingeführt und beschreibt eine Region des Embryos, in der die Entwicklung komplexer Strukturen in einer räumlich und zeitlich synchronen, zugleich aber auch epimorphologisch hierarchisch koordinierten Weise abläuft. Pronephron, Mesonephron und Metanephron, die sich zum späteren Harntrakt entwickeln, müssen als ein solches Entwicklungsfeld angesehen werden, bei dem Störungen zeitgleich mit denen anderer Entwicklungsfelder des Körpers zusammentreffen können. In der Regel entstehen *polytope Defekte in der Phase der Blastogenese*, den ersten vier Wochen der Embryonalentwicklung, und *monotope Malformationen in der Phase der Organogenese*, am häufigsten zwischen der vierten und achten Embryonalwoche (Martínez-Frías 1998).

Neben dem akrorenalen Felddefekt (Tabelle 6.5) sind dem klinischen Genetiker derartige kombinierte Störungen z. B. als zerebro-reno-digitaler Felddefekt (Tabelle 6.6), als osteorenaler Felddefekt (Tabelle 6.7) und als Defekt mit Beteiligung von Leber und Pankreas bekannt (Tabelle 6.8).

Gleichwohl muß eingeräumt werden, daß das zeitgleiche Betroffensein unterschiedlicher Körperregionen keine Aussage zur Ätiologie der Störung zuläßt. Teratogene Noxen (s. S. 133, Tabelle 6.15) können im Sinne eines disruptiven Prozesses gleichartige morphologische Veränderungen bewirken wie die pleiotropen Auswirkungen eines einzelnen Gens. Die Begriffe »Defekt« oder »Komplex« sind daher sehr unspezifisch und decken heute eher ein Erkenntnisdefizit bezüglich der Ätiologie der jeweiligen Entität ab, so z. B. auch beim heterogenen akrorenalen Symptomenkomplex.

Bei den aufgeführten Tabellen sind Überschneidungen deshalb unvermeidlich. Die embryonalen Entwicklungsfelder überlappen sich und mit diesen auch die resultierenden Störungen.

6.2.2 Fehlbildungen des Urogenitalsystems im Rahmen sequentieller Störungen

Durch die exkretorische Funktion des Harntraktes werden infolge mangelnder oder gestauter Harnproduktion stärker als in anderen Organsystemen bereits in frühembryonaler Zeit mechanische Kräfte wirksam. Durch fehlende Urinproduktion z. B. bei beidseitiger Nierenagenesie kommt es über das konsekutiv reduzierte Fruchtwasservolumen zur Kompression des Feten und damit zur Oligohydramnion-Sequenz. Dem Mangel an Fruchtwasser können sowohl der Ausfall der fetalen Nierenfunktion als auch eine komplette Obstruktion der ableitenden Harnwege zugrunde liegen. Das Resultat ist jeweils eine Kompressions-/Immobilisations-Sequenz, bei der nicht nur ein häufig unverwechselbarer äußerer Allgemeinaspekt mit Gesichtsdysmorphie (Abb. 6.3a) entsteht, sondern auch noch zur Nierenagenesie, die die kausale Fehlbildung darstellt, weitere innere Anomalien wie Lungenhypoplasie und Skelettfehlbildungen hinzukommen. Die Prognose für Neugeborene mit Potter-Sequenz ist dem-

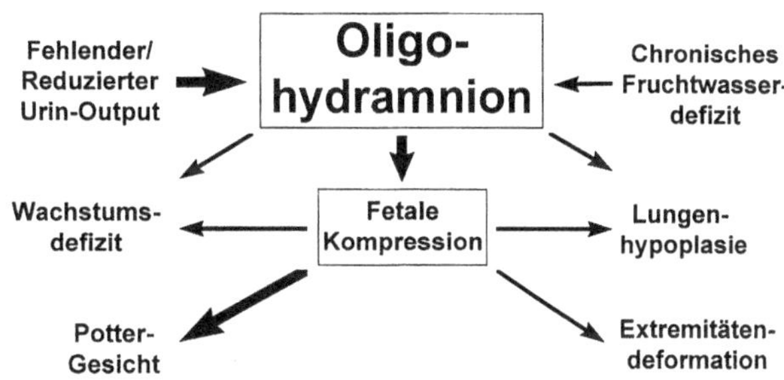

Abb. 6.2. Pathogenese der Oligohydramnion (Potter)-Sequenz

Tabelle 6.5. Der akrorenale Felddefekt mit Nierenagenesie. (Mod. nach Van Allen 1996)

Störung	Leitsymptome	Harntraktanomalie	Ätiologie[a]
Akrorenomandibuläres Syndrom	Spalthand/-fuß; Anomalien der Wirbel, Rippen und des Uterus	Nierenagenesie, polyzystische Nieren, Anomalien der Ureteren	AR (200980)[a]
Akroreno-okuläres Syndrom (Halal-Homsy-Perreault-Syndrom)	Daumenhypoplasie, präaxiale Polydaktylie, Augensymptome (Stilling-Türk-Duane-Syndrom), Ohrdysplasie, Radiusdefekt	Nierenagenesie, -ektopie, vesikoureteraler Reflux, Blasendivertikel	AD (102490)
Anus-Hand-Ohr-Komplex (Townes-Brocks-Syndrom)	Gedoppelter oder triphalangealer Daumen, Analatresie, -dystopie, hemifaziale Mikrosomie	Nierenagenesie, Ureter- und Urethra-Anomalien	AD (107480)
CHARGE-Assoziation	Choanalatresie, Kolobome, hypoplastisches Genitale, Ohranomalien, Hörminderung, Herzfehler, mentale Retardierung (»coloboma-heart anomaly-choanal atresie-retardation-genital- and ear anomalies«)	Nierenagenesie, -ektopie, zystische Nierendysplasie, Ureteranomalien	sporadisch (blastogen; Peters 1988)
DK-Phokomelie (Von-Voss-Cherstvoy-Syndrom)	Phokomelie, Enzephalozele, Balkenagenesie, Thrombozytopenie	Nierenagenesie, fusionierte und/oder ektope Nieren, Ureteranomalien	Unbekannt (223340)
EEC-Syndrom (Abb. 7.5)	Ektrodaktylie, ektodermale Dysplasie, Gaumen- oder Lippen-Kiefer-Gaumen-Spalte (»clefting«), innere Genitalfehlbildungen, Analatresie	Nierenagenesie bzw. zystisch Dysplasie, Nephritis, Anomalien an Ureter und Blase	AD (129900)
Fanconi-Anämie	Panzytopenie, Anämie, Radiusaplasie, -hypoplasie, Mikrozephalie, Minderwuchs, Augen-, Ohranomalien, Herzfehler; gesteigerte Chromosomenbruchrate	Nierenagenesie und -dysplasie, Hydronephrose, Doppelnieren, Ureter duplex, Hufeisenniere, Nierenektopie	AR (227650)
LADD-Syndrom (lakrimoaurikulodentodigitales Syndrom)	Aplasie/Hypoplasie der Tränenpunkte und -drüsen sowie der Speicheldrüsen, Ohrdysplasie, Schalleitungsschwerhörigkeit, Zahndysplasien, doppelter oder triphalangealer erster Strahl	Nierenagenesie	AD (149730)
Orofaziodigitales Syndrom II (Mohr-Syndrom)	Mediane Nasen-, Lippen-, Zungenkerbe, Syndaktylie, postaxiale Polydaktylie, Großzehendoppelung	Variable Nierenfehlbildungen	AR (252100)
Ulnomammäres Syndrom (Schinzel-Pallister-Syndrom)	Ulnarer Strahldefekt, Mammaaplasie/-hypoplasie, verzögerte Pubertät	Nierenfehlbildungen, einseitige Nierenagenesie	AD (181450)
Zerebrorenodigitale Syndrome	Extremitätenanomalien, Hirnfehlbildungen	Nierenaplasie, zystische Nierendysplasie, Anomalien der Ureteren	Verschiedene Entitäten (Lurie 1991)

[a]MIM-Registrier-Nr. im McKusick-Katalog.

Tabelle 6.6. Der zerebrorenal-digitale Felddefekt mit Nierenagenesie. (Mod. nach Van Allen 1996)

Störung	Leitsymptome	Harntraktanomalie	Ätiologie[a]
Akrokallosales Syndrom	Corpus-callosum-Agenesie, Makrozephalie, Polydaktylie, Lippen-Kiefer-Gaumen-Spalte, Gesichtsdysmorphie, Herzfehler	Nierenagenesie, zystische Nierendysplasie	AR (200990)[a]
Akrorenal-okuläres Syndrom (Halal-Homsy-Perreault-Syndrom)	Duane-Anomalie, Kolobome, Ohranomalien, Daumenaplasie, radiale Strahlanomalien	Nierenagenesie oder -ektopie, Blasendivertikel, vesikoureteraler Reflux	AD (102490)
Fryns-Syndrom	Letal, Gesichtsdysmorphie, Korneaabtrübung, Zwerchfell-defekte	Doppelnieren und Ureter duplex, Nierendysplasie, Zystennieren	AR (229850)
Kurzrippen-Polydaktylie-Syndrom II (Typ Majewski)	Letal, mediane Lippenspalte, prä- und postaxiale Polydaktylie, kurze Rippen und Extremitäten, multiple Fehlbildungen	Nierenagenesie, -hypoplasie, Nierenzysten	AR (362520)
Kurzrippen-Polydaktylie-Syndrom I (Typ Saldino-Noonan)	Letal, Mikromelie, prä- und postaxiale Polydaktylie, Fibulaaplasie, Genitalanomalien, Herzfehler	Nierenagenesie, -dysplasie	AR (263530)
Meckel-Gruber-Syndrom (Abb. 7.13)	Letal, okzipitale Enzephalozele, Hirnfehlbildungen, Lippen-Kiefer-Gaumen-Spalte, Polydaktylie, Genitalanomalien, intestinale Fehlbildungen	Polyzystische Nieren, Nierendysplasie, hypoplastische Ureteren und Blase, Urethra-agenesie	AR (249000)
Oro-fazio-digitales Syndrom IV – (Baraitser-Burn-Syndrom)	Gaumenspalte, Zungenlappung, Zungenhamartome, orale Frenula, Poly-, Syndaktylie, Porenzephalie, mesomele Dysplasie	Nierenagenesie	AR (258860)
Oro-fazio-digitales Syndrom VI (Varadi-Syndrom)	Mediane Lippenspalte, Zungenlappung, orale Frenula, Polydaktylie, Brachydaktylie, Dandy-Walker-Anomalie	Nierenagenesie, -dysplasie	AR (277170)
Rubinstein-Taybi-Syndrom (Abb. 7.20)	Mikrozephalie, Minderwuchs, typische Gesichtsdysmorphie, breiter Daumen/breiteGroßzehe, hypoplastisches Genitale	Nierendysplasie, -agenesie, Doppelnieren, posteriore Urethralklappen, abnorme Blasenkonfiguration	AD (180849) in 25% del (16p13.3)
Smith-Lemli-Opitz-Syndrom I (Abb. 7.21)	Pseudohermaphroditismus masculinus, kraniofaziale Dysmorphie, Mikrozephalie, Polysyndaktylie	Nierendysplasie, Nierenzysten	AR (270400)
Smith-Lemli-Opitz-Syndrom II (genito-palato-kardiales Syndrom)	XY-Gonadendysgenesie, Pseudohermaphroditismus masculinus, Gesichtsdysmorphie mit Lippen-Kiefer-Gaumen-Spalte, Polydaktylie, Herzfehler	Nierenagenesie, Hufeisenniere, Zystenniere	AR (232060)
Zerebrohepatorenales Syndrom (Zellweger-Syndrom)	Muskelhypotonie, Krämpfe, Leberzirrhose, Gesichtsdysmorphie	Subkortikale, unterschiedlich große Nierenzysten, Hydroureter	AR (214100)

[a]MIM-Registrier-Nr. im McKusick-Katalog.

Tabelle 6.6. *Fortsetzung*

Störung	Leitsymptome	Harntraktanomalie	Ätiologie[a]
Zerebro-okulo-fazio-skelettales Syndrom (COFS-Syndrom)/ Pena-Shokier-Syndrom	Muskelhypotonie, Mikrozephalie, Mikrophthalmie, Katarakt, Blepharophimose, Kamptodaktylie, Skelettanomalien	Nierenagenesie, -hypoplasie, zystische Degeneration	AR (214150)
Zerebro-reno-digitales Syndrom – Eronen-Typ	Minderwuchs, Mikrohydrozephalie, fehlende distale Phalangen und Nägel, plumpes Gesicht, Optikusatrophie	Nierenagenesie, Zystennieren, Nierendoppelung, Nebennierenhypertrophie	AR (222760)
Zerebro-reno-digitales Syndrom – Casamassima-Typ	Enzephalozele, Vermisagenesie, Leberfibrosierung, Polydaktylie, Genitalanomalien	Nierenagenesie oder zystische Dysplasie	AR (213010)
Zerebro-reno-digitales Syndrom – Kouseff-Typ	Lissenzephalie, Hirnhypoplasie, Klumpfuß	Nierenagenesie, -hypoplasie	AR (Kouseff 1987)

Tabelle 6.7. Der osteorenale Felddefekt mit Nierendysplasie. (Mod. nach Van Allen 1996)

Störung	Leitsymptome	Harntraktanomalie	Ätiologie[a]
Hutterer-Syndrom (zerebroosteonephro-dysplastisches Syndrom)	Kleiner Habitus mit milder spondylorhizomeler Dysplasie, Minderwuchs, schwere mentale Retardierung, postnatale Mikrozephalie, Krampfleiden	Terminale Niereninsuffizienz und Nephrose	AR (236450)
Jeune-Syndrom (asphyxierende Thoraxdysplasie)	Enger, überlanger Thorax; hypoplastische Lunge, Polydaktylie, variable rhizomele Extremitätenverkürzung, Dreizackkonfiguration des Beckens, Leberfibrose, Pankreasdysplasie, Retinopathie	Nierendysplasie, Glomerulonephritis, juvenile Nephronophthise, Stenose am ureterovesicalen Übergang, Hydroureter	AR (208500)
Kampomelie-Kurzdarm-Syndrom mit polyzytsischen Nieren	Angeborene Deviation der langen Röhrenknochen, andere Skelettanomalien, Lippen-Kiefer-Gaumen-Spalte, Pseudohermaphroditismus masculinus, Anomalien des Respirationstrakts und des Gehirns	Nierendysplasie, -hypoplasie und -agenesie; Hydronephrose; Nierenbeckenkelchektasie (33%)	sporadisch, AR (211970)
Kurzrippen-Polydaktylie-Syndrom II (Typ Majewski)	Letal, mediane Lippenspalte; prä- und postaxiale Polydaktylie; kurze Rippen und Extremitäten; überproportionale Tibiaverkürzung; Genital-, Kehlkopf-, Epiglottis- und Viszeralanomalien, Pachygyrie,	Nierendysplasie, polyzystische Nieren, glomeruläre und tubuläre Zysten	AR (263520)
Kurzrippenpolydaktylie-Syndrom I (Saldino-Noonan-Syndrom)	Letal, kurze Extremitäten; Metaphysendysplasie; unvollständige Ossifikation von Schädel, Wirbeln, Becken, Hand- und Fußwurzelknochen; Dreizack-Konfiguration des Beckens; Herzfehler; gastrointestinale Atresien; Genitalanomalien	Nierendysplasie, polyzystische Nieren	AR (263530)

Tabelle 6.7. *Fortsetzung*

Störung	Leitsymptome	Harntraktanomalie	Ätiologie[a]
Roberts-Syndrom (SC-Phokomelie) (Abb. 7.18)	Tetra-Phokomelie, Lippen-Kiefer-Gaumen-Spalte, schwere psychomotorische Retardierung, letal; Chromosomen zeigen vorzeitige Zentromertrennung	Nierendysplasie oder -agenesie, Hufeisenniere, Hydronephrose	AR (268300)
Rutledge-Syndrom (möglicherweise identisch mit Smith-Lemli-Opitz-Syndrom II)	Kleinhirnhypoplasie, mesomele Dysplasie, Herzfehler, Augenanomalien, Polydaktylie, Pseudohermaphroditismus masculinus, letal	Nierendysplasie, -hypodysplasie	AR (268670)
Zerebrokostomandibuläres Syndrom	Multiple dorsale Rippenschlußdefekte, schwere Mikrognathie, psychomotorische Retardierung, ventrale Meningomyelozele	Nierendysplasie, Hydroureter	AD (177650)
Zerebrorenodigitales Syndrom (Saldino-Mainzer-Syndrom)	Retinadysplasie, Kleinhirnhypoplasie, Ataxie, Leberfibrose, Skelettanomalien, konusförmige Epiphysen	Nierendysplasie, Hydronephrose, Megaureter, Megalozystis	AR (266920)

[a]MIM-Registrier-Nr. im McKusick-Katalog.

Tabelle 6.8. Renaler Felddefekt mit Beteiligung von Pankreas und Leber bei poly- bzw. multizystischen Nieren. (Mod. nach Van Allen 1996)

Störung	Leitsymptome	Harntraktanomalie	Ätiologie[a]
Akrorenomandibuläres Syndrom	Spalthand/-fuß; Genital-, Wirbel-, Rippen- und Uterusanomalien	Nierenagenesie, Ureteranomalien, Nierendysplasie, Zystennieren	AR (200980)
Branchio-oto-renales Syndrom (BOR-Syndrom)	Kombinierte Schalleitungs- und Schallempfindungs-Schwerhörigkeit, Anomalien des äußeren Ohres, branchiogene Halsfisteln, präaurikuläre Anhängsel oder Grübchen	Dysplastische Nierenzysten, Nierenagenesie und -ektopie, Ureteranomalien	AD (113650)
Caroli-Syndrom	rezidivierende Cholangitis, zystische Erweiterung der intrahepatischen Gallengänge, portale Hypertension, Pankreasdysplasie	Nierendysplasie, multizystische Nieren	AR (263200)
Ellis-van-Creveld-Syndrom (chondroektodermale Dysplasie)	Ektodermale Dysplasie, kurze Extremitäten, Polydaktylie, Herzfehler, charakteristische Skelettdysgenesie	Nierendysplasie, multizystische Nieren	AR (225500)
Fryns-Syndrom	noch im Neugeborenenalter letal; Zwerfelldefekte; distale Fingerhypoplasie; typische Gesichtsdysmorphie; hypoplastische Lunge; Augen-, Gehirn- und andere Anomalien	Nierendysplasie, Parenchymzysten	AR (229850)

Tabelle 6.8. *Fortsetzung*

Störung	Leitsymptome	Harntraktanomalie	Ätiologie[a]
Gillessen-Kaesbach-Syndrom	Mikrobrachyzephalie, Hypertelorismus, Brachymelie und typische Gesichtsdysmorphie	Polyzystische Nierendegeneration, mit Parenchymzysten und Nierenbeckenektasie (Potter-Syndrom I)	AR (263210)
Glutarazidurie Typ II	Bei frühmanifester Form schwere metabolische Azidose, Acyl-CoA-Dehydrogenase-Mangel, Leberverfettung, biliäre Dysgenesie, Pankreasdysplasie, Potter-Facies	Nierendysplasie, multizystische Nieren	AR (231680)
Hutterer-Syndrom (Zerebro-osteo-renale Dysplasie)	Kleiner Habitus mit milder spondylorhizomeler Dysplasie, Minderwuchs, schwere mentale Retardierung, postnatale Mikrozephalie, Krampfleiden	Unklar, terminale Niereninsuffizienz und nephrotisches Syndrom	AR (236450)
Ivemark-Syndrom	Situs inversus oder ambiguus, abnorme Lungenlappung, Asplenie, Polysplenie, komplexe Herzfehler und Lageanomalien,	Nierendysplasie, Parenchymzysten	AR (208530)
Jeune-Syndrom (asphyxierende Thoraxdysplasie)	Enger, überlanger Thorax; hypoplastische Lunge, Polydaktylie, variable rhizomele Extremitätenverkürzung, Dreizack-Konfiguration des Beckens, fibrozystische Veränderungen an Leber und Pankreas, Retinopathie	Nierendysplasie, Glomerulonephritis, juvenile Nephronophthise, Stenose des vesicoureteralen Übergangs, Hydroureteren, multizystische Nieren	AR (2008500)
Kampomelie-Kurzdarm-Syndrom mit polyzystischer Dysplasie (Cumming Typ)	Schwere Verkürzung und Verbiegung der langen Röhrenknochen, zervikale Lymphozele, Wirbelanomalien, zystische Dysplasie von Leber und Pankreas, Kurzdarm, Polysplenie, hypoplastische Lunge, andere Anomalien	Nierendysplasie	AR (211890)
Kurzrippen-Polydaktylie-Syndrom II (Majewski-Typ)	Mediane Lippenspalte; prä-/postaxiale Polydaktylie; kurze Rippen und Extremitäten; Genital-, Kehlkopf-, Epiglottis- und viszerale Anomalien, Pachygyrie, biliäre Dysgenese; Pankreasdysplasie; letal	Nierendysplasie, multizystische Nieren, glomeruläre und tubuläre Zysten	AR (263520)
Kurzrippen-Polydaktylie-Syndrom I (Saldino-Noonan-Typ)	Phokomelie; Metaphysendysplasie; unvollständige Ossifikation von Schädel, Wirbeln, Becken, Hand- und Fußwurzelknochen; Herzfehler, gastrointestinale und Urogenitaltrakt-Anomalien; biliäre Dysgenesie; Pankreasdysplasie; letal	Nierendysgenesie, multizystische Nieren	AR (263530)
Meckel-Gruber-Syndrom (Abb. 7.13)	Okzipitale Enzephalozele, variable ZNS-Anomalien, postaxiale Polydaktylie, Lippen-Kiefer-Gaumen-Spalte, Mikrophthalmie, Epispadie, hypoplastisches Genitale, Leberfibrose, Pankreasdysplasie	Nierendysplasie, -hypoplasie, polyzystische Nieren (Potter Typ III) Ureterhypo- oder -aplasie, hypoplastische Blase, Urethralagenesie	AR (249000)

Tabelle 6.8. *Fortsetzung*

Störung	Leitsymptome	Harntraktanomalie	Ätiologie[a]
Nierendysplasie-Retinadysplasie-Syndrom	Retinadysplasie, Hypotonus, Krampfleiden, Schwerhörigkeit, mentale Retardierung	Nierendysplasie, juvenile Nephronophthise, Markschwammniere	AR (266900)
Orofaziodigitales Syndrom Typ I (Papillon-Léage-Psaume-Syndrom)	Gelappte Zunge, mediane Pseudospalte der Lippe, Kieferspalte, hypoplastische Nasenflügel, Fingeranomalien, mentale Retardierung, letal bei männlichem Geschlecht	Polyzystische Nieren im Erwachsenenalter	XD (266900)
Polyzystische Nieren, autosomal-dominant	Leberzysten (selten Leberfibrose), Mitralklappenprolaps, zerebrale und abdominelle Aneurysmen, Pankreas-, Ovarial- und Lungenzysten, Divertikulitis	Zystische Veränderungen des Nierenbeckens sowie im Parenchym an Nephronen und Sammelrohren	AD (173910)
Polyzystische Nieren, autosomal-rezessiv	Leberfibrose, biliäre Dysgenesie, Pankreasdysplasie	Nierenbeckenektasie, Parenchymzysten	AR (263200)
Trisomie 9 (s. S Tabelle 6.9)	Potter-Sequenz, Lippen-Kiefer-Gaumenspalte, Bewegungseinschränkung der Gelenke, biliäre Dysgenesie, Pankreasdysplasie	Nierendysplasie. multizystische Nieren, Duplikation von Niere und Ureter	chromosomal
von Hippel-Lindau-Syndrom	Retina-Angiome, Kleinhirn-Hämangioblastome, Pankreaszysten, Zystadenom des Nebenhodens, Phäochromozytom	Nierenzysten, Nierenzellkarzinom, Blasenpapillome	AD (193300)
Zerebrohepatorenales Syndrom (Zellweger-Syndrom)	Tod im frühen Kindesalter, Hypotonus, Krampfleiden, Leberzirrhose, peroxisomaler Dihydroxyacetonphosphat-Azyltransferase(DHAP)-Defekt	Nieren mit Parenchymzysten unterschiedlicher Größe, Hydroureter	AR (214100)

[a]MIM-Registrier-Nr. im McKusick-Katalog.

entsprechend meist infaust. Der Begriff Potter-Sequenz (früher: Potter-Syndrom) darf übrigens nicht mit der Klassifikation der Zystenniere verwechselt werden. Deren Einteilung in vier Potter-Typen nach Osathanondh u. Potter (1964) geht ebenfalls auf die Erstbeschreiberin der Potter-Sequenz zurück.

Andererseits kann eine Obstruktion im Bereich der Harnwege, z. B. eine urethrale Obstruktion infolge Prostatahypoplasie, konsekutiv über eine Megazystis nicht nur zu Megaureteren und Hydronephrose, sondern auch zur Ausweitung des Abdomens und damit zur sekundären Muskelatrophie der Bauchwand führen, einem charakteristischen Phänotyp, der Prune-belly-Sequenz. Der ebenfalls kaskadenartige Ablauf wird in Abbildung 6.4 dargestellt.

Charakteristisch für diese Gruppe von Entwicklungsstörungen ist, daß ihnen jeweils ein einheitliches pathogenetisches Prinzip zugrunde liegt, die Ätiologie jedoch heterogen, z. T. sogar unbekannt ist. Die *Potter-Sequenz* ist zwar am häufigsten durch bilaterale Nierenagenesie verursacht, tritt aber mit gleichem Phänotyp bei infantiler autosomal rezessiver polyzystischer Nierendegeneration (Typ Potter I) und polyzystischer Nierendysplasie (Typ Potter II) auf, aber auch bei Obstruktionen der ableitenden Harnwege. Dementsprechend kann die Pottersequenz als Phänotyp mit

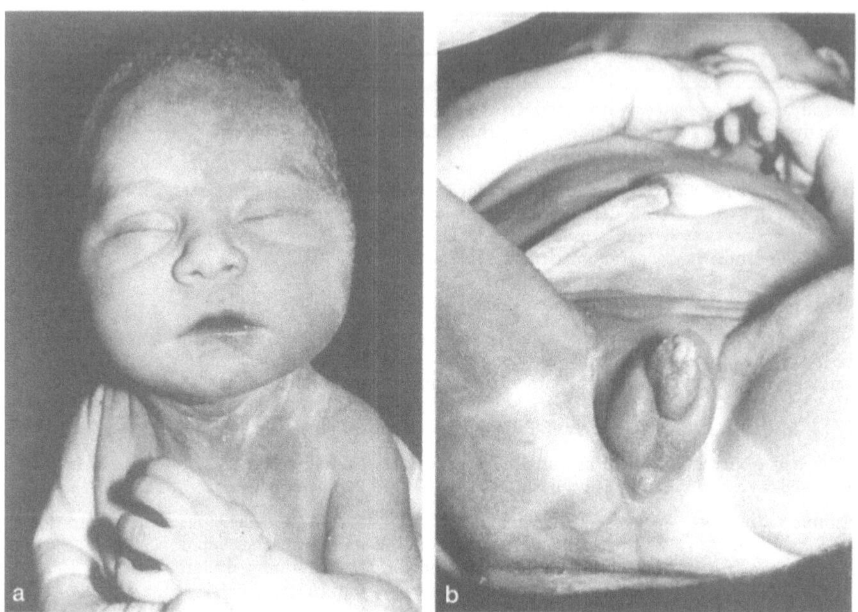

Abb. 6.3a,b. Totgeborenes mit Oligohydramnion-Sequenz: sog. Potter-Fazies mit flachem Gesicht, platter Nasenspitze, Epicanthus, Hypertelorimus, tiefsitzenden Ohrmuscheln, Retrogenie und Gelenkkontakturen bei plumpen Händen; Analatresie. (Fotos: D. Müller, Chemnitz)

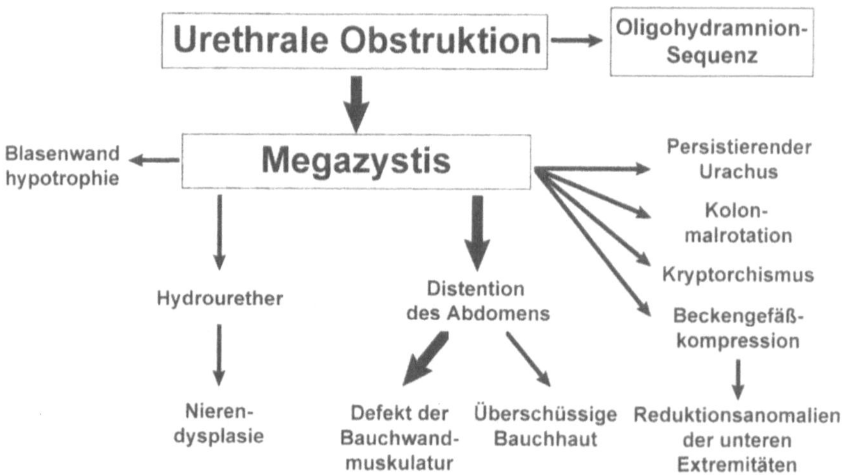

Abb. 6.4. Pathogenese der Bauchdeckenaplasie (Prune-belly)-Sequenz

zahlreichen Entitäten assoziiert sein: u. a. mit dem Meckel-Syndrom, der VATER-Assoziation, dem Fraser-Kryptophthalmus-Syndrom, dem zerebro-okulo-fazio-skelettalen Syndrom, dem branchio-oto-renalen Syndrom und der Sirenomelie.

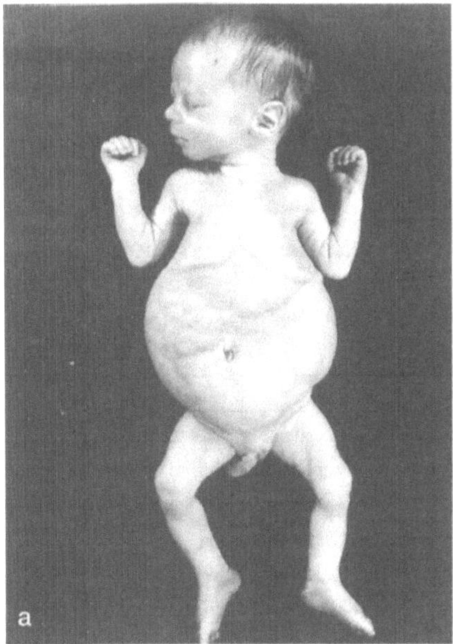

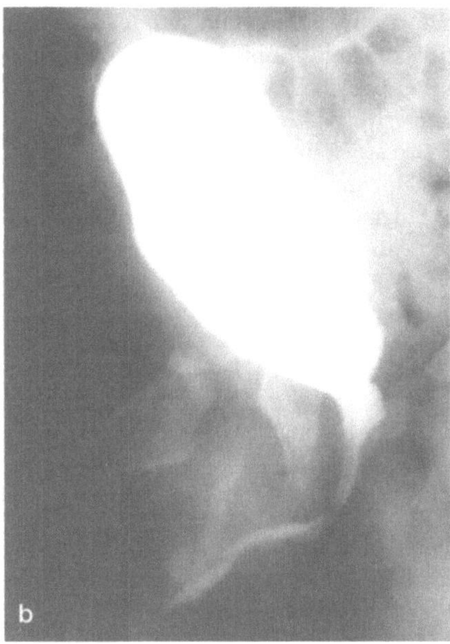

Abb. 6.5a,b. Prune-belly-Sequenz bei 6 Tage altem Neugeborenen: weites, »dörrpflaumenartiges« Abdomen (der Ausdruck »prune belly« bezieht sich auf das nach Urinabgang eingefallene Abdomen, das dann so faltig wie eine Dörrpflaume aussieht) mit ausgewalzter Bauchwandmuskulatur, die sowohl Blase und Intestinum als auch die parenchymatösen Organe Leber und Milz durch die Bauchdecke hindurch transparent werden läßt. Hypoplastisches Skrotum bei Kryptorchismus. Keine weiteren Begleitfehlbildungen. *MCU* Megazystis mit proximaler Erweiterung der Urethra (Fotos: J. Mücke)

Die Ätiologie der viel selteneren, ausschließlich sporadisch auftretenden *Prune-belly-Sequenz* ist im Einzelfall häufig noch weniger klar als bei der Potter-Sequenz. Für das Leitsymptom der überdehnten Bauchwand könnten zumindest pathogenetisch neben der anatomisch faßbaren urethralen Obstruktion im Prostatabereich (Geschlechtsverhältnis 1:20 zugunsten von Knaben), die wohl die häufigste Ursache der Sequenz darstellt, auch transitorisch bestehende funktionelle Verschlüsse unterhalb der Blase verantwortlich gemacht werden, denn bei den meisten Betroffenen findet sich postnatal kein ursächlich morphologisches Substrat für die Obstruktion. Auch fetaler Aszites kann folgerichtig durch äußere Obstruktion zur gleichen Sequenz führen. Schließlich kann auch noch eine primäre Muskelatrophie der Bauchwand selbst als mögliche Ursache der Sequenz diskutiert werden.

Potter-Sequenz und Prune belly-Sequenz stehen als Phänotypen jeweils stellvertretend für eine Reihe von Störungen, bei denen das Erkennen der Sequenz die Suche nach den eigentlich anatomischen oder funktionellen Ursachen auslösen sollte.

6.2.3 Fehlbildungen des Urogenitalsystems im Rahmen klinischer Syndrome

Aus dem bisher Dargestellten geht bereits hervor, welche Vielfalt von äußeren und inneren Einflußfaktoren auf die Morphogenese des Urogenitaltraktes wirken können. Immer dann, wenn es sich bei den komplexen Störungen um ein mehr oder weniger uniformes Zustandsbild handelt, bei dem zwar eine einheitliche Ätiologie, häufig aber eine unbekannte Pathogenese vorliegt, sprechen wir von Syndromen im engeren Sinne. Die Zahl der hierbei in Betracht kommenden Entitäten ist inzwischen nur noch schwer überschaubar.

Da es sich in den meisten Fällen um genetisch verursachte Störungen handelt, bietet sich zunächst eine Einteilung nach dem Erbgang an: entweder monogen, unterteilt nach den Mendel'schen Erbgängen dominant - rezessiv - X-chromosomal (McKusick 1997) oder aufgrund einer Chromosomenanomalie (Tabelle 6.9 und 6.10). Hilfreich

Tabelle 6.9. Häufige chromosomale Störungen, die mit Fehlbildungen im Urogenitaltrakt kombiniert sein können. (Mod. nach Van Allen 1993)

Chromosomenaberration	Anomalien im Harntrakt
4p-	Nierenagenesie, -hypoplasie, Hydronephrose, v. -u. Reflux
4q, partielle Duplikation	Nierenhypoplasie, Hufeisenniere, Hydronephrose, v. -u. Reflux
5p-	Nierenagenesie, -duplikation, Hufeisenniere, Ektasie des distalen Tubulus
6q, partielle Duplikation	Unilaterale Nierenagenesie und zystische Dysplasie
Trisomie 7	Vergrößerte Nieren, zystische Dysplasie
Trisomie 8/Mosaik	Vergrößerte Nieren, zystische Dysplasie, Hydronephrose, klein-zystische Veränderungen der Nierenrinde, Duplikationen
9p, partielle Duplikation	Hufeisenniere, Hydronephrose
Trisomie 9	Hydronephrose, zystische Dysplasie, Duplikationen von Niere/Ureter
10p, partielle Duplikation	einseitige Nierenagenesie, Nierendysplasie, zystische Dysplasie
10q, partielle Duplikation	hypoplastische Nieren, Hydronephrose
Deletion 11p13	Wilms-Tumor
Deletion 11p15	Hemihypertrophie der Niere, Nierentumoren bei Wiedemann-Beckwith-Syndrom
13q-	Hydronephrose, Nierenfehlbildung, v.-u. Obstruktion
13 ring	Nierenhypoplasie, -ektopie, Duplikation von Niere/Ureter, polyzystische Nieren, einseitige Nierenagenesie
Trisomie 13	Hydronephrose, zystische und mikrozystische Dysplasie, Hydroureter, Hufeisenniere, Duplikationen von Ureter und Nierenbecken
18q-	Hufeisenniere, einseitige Agenesie, Hydronephrose
18 ring	Hydronephrose, erweiterte Tubuli
Trisomie 18	Hufeisenniere, Nierenektopie, kortikale Zysten, Hydronephrose, Ureterduplikation, Blasenextrophie
21q-	Einseitige Nierenagenesie, Kelchdilatation, abnorme Nierenform
Trisomie 21	Nierenagenesie, -hypoplasie, Hufeisenniere, Hydronephrose, hintere Urethralklappen, zystische Tubuliveränderungen, Obstruktionen an Nierenbecken und Ureteren
Trisomie 22 pter-q11	Nierenagenesie, Hufeisenniere, Hydronephrose
45, X0 u. a. UTS-Karyotypen (Abb. 7.22)	Hufeisenniere; einseitige Nierenagenesie, Duplikationen, Fehlrotation der Nieren, zystisch veränderte und ektopische Nieren, Hydronephrose, Obstruktionen an Nierenbecken und Ureteren
XXY (Klinefelter-Syndrom)	Nierenzysten, Hydronephrose
XXXXY	Hydronephrose
XXXXX	Nierenhypoplasie, -dysplasie
Triploidie	Hydronephrose, Nierenzysten, polyzystische Nieren, zystische Dysplasie

Tabelle 6.10. Bekannte Mikrodeletionssyndrome mit Fehlbildungen im Urogenitaltraktes

Mikrodeletionssyndrom	Fehlbildung
4p16.3	Wolf-Hirschhorn-Syndrom s. auch Tabelle 6.9
5p15.2	Cri du Chat-Syndrom (s. Tabelle 6.9)
7q11.23	Williams-Beuren-Syndrom
8q24.1–2	Tricho-rhino-phalangeales Syndrom II (Langer-Giedion-Syndrom)
10p13–14	DiGeorge-Syndrom II
11p13	WAGR-Syndrom (Aniridie-Wilms-Tumor-Syndrom)
11p15	Wiedemann-Beckwith-Syndrom (EMG-Syndrom)
13q34	Retardierung mit anogenitaler Fehlbildung
15q11.2	Prader-Willi-Syndrom (Abb. 7.16)
16p13.3	Rubinstein-Taybi-Syndrom (Abb. 7.20)
17p11.2	Smith-Magenis-Syndrom
17p13.3	Miller-Dieker-Syndrom
22q11.2	DiGeorge-Syndrom II (CATCH 22, velokardiofaziales Syndrom)
Xp22.3	Kallmann-Syndrom (Abb. 7.10)

für den praktischen Gebrauch ist eine solche Katalogisierung nicht. Gleichwohl sollen – weil noch gut zu überblicken – die bekanntesten Chromosomenanomalien, die mit Anomalien des Urogenitaltraktes assoziiert sind, tabellarisch als eigenständige Gruppe dargestellt werden (Tab. 6.9).

Unter Chromosomenanomalien werden umgangssprachlich mikroskopisch sichtbare numerische (Genommutationen) oder strukturelle Veränderungen (Chromosomenmutationen) zusammengefaßt. Die dabei wichtigsten Strukturaberrationen sind bekanntermaßen Translokationen (t), Inversionen (inv), Duplikationen (dup), Deletionen (del), Insertionen (ins), Isochromosomen (i) und Ringchromosomen (r). Sie führen letztlich immer zu einem Verlust oder einer Verdoppelung von einem oder mehreren zusammenhängenden Genen (»contiguous gene syndrome«) und bei manchen Translokationen zu einer Inaktivierung als Positionseffekt.

In den letzten Jahren gelang es mittels differenzierterer Präparations- und Färbetechniken, kleinste, z. T. submikroskopische Chromosomendeletionen mit bestimmten Syndromen in Verbindung zu bringen. Damit wurde die Kenntnislücke zwischen Chromosomenaberration einerseits und der punktförmigen Genmutation andererseits deutlich kleiner. Der Nachweis solcher Mikrodeletionssyndrome ist mit Hilfe molekularzytogenetischer (z. B. FISH) oder molekulargenetischer Techniken (z. B. SSCP, Southern-Hybridisierung) möglich. Die Tabelle 6.10 gibt einen Überblick über die heute bekannten Mikrodeletionssyndrome, die mit Fehlbildungen im Harntrakt kombiniert sein können.

Eine Orientierung an Art und Lokalisierung der Fehlbildung im Harntrakt selbst scheint für den Zweck diese Buches am besten geeignet zu sein. In den Tabellen 6.11 bis 6.14 findet der Leser Syndrome oder komplexe Fehlbildungskombinationen, die jeweils mit Nierendysplasie oder mit Hufeisennieren, mit Nierenektopie oder -fusion, mit posterioren Urethralklappen oder mit anderen Anomalien der Urethra einhergehen. Wegen Mehrfachfehlbildungen, auch im Urogenitaltrakt selbst, sind Überschneidungen innerhalb der dann nachfolgenden Tabellen unvermeidlich.

Tabelle 6.11. Syndrome mit Nierendysplasie. (Mod. nach Van Allen 1996)

Störung	Leitsymptome	Harntraktanomalie	Ätiologie[a]
ADAM-Sequenz (amniogene Schnürfurchen)	Amniogene Schnürfurchen, amputierte Finger und Extremitäten, Ringkonstriktionen, faziale Spalten, Körperwanddefekte, Gehirnanomalien	Nierendysplasie, -agenesie und -ektopie; Ureteranomalien	Sporadisch
Baraitser-Rodeck-Garner-Syndrom	Kraniosynostose, Hypertelorismus, Aderhautkolobome, mesomele Dysplasie, Entwicklungsrückstand, Krampfleiden	Segmentale Nierendysplasie, zystische Dysplasie	AR (218650)[a]
Bardet-Biedl-Syndrom	Mentale Retardierung, Retinitis pigmentosa, Adipositas, Polydaktylie, Hypogenitalismus	Zystische Nierendysplasie, fokale Narbenbildung, Kelchanomalien, Niereninsuffizienz, Anomalien der Nierentubuli	AR (209900)
Beckwith-Wiedemann-Syndrom (EMG-Syndrom)	Omphalozele, Makroglossie, Organomegalie, Inselzellhyperplasie, Megalozytose der Nebenniere, embryonale Tumoren, Makrosomie	Nephromegalie, Nierenbeckendysplasie, Wilms-Tumor, Hydroureter, Nierenektopie, Doppelniere, Parenchymzysten	AD (130650) dup (11p) del (11p) unilaterale Disomie 11p
Branchio-oto-renales Syndrom (BOR-Syndrom)	Kombinierte Schalleitungs-/Schallempfindungs-Schwerhörigkeit, Ohrmuschel-dysplasie und -dystopie, branchiogene Halsfisteln, präaurikuläre Grübchen oder Anhängsel	Nierendysplasie, -agenesie und -ektopie; Ureteranomalien	AD (113650)
CHARGE-Assoziation	Kolobome, Choanalatresie, Herzfehler, mentale Retardierung, Genitalhypoplasie, Ohranomalien, Taubheit	Zystische Nierendysplasie, Nierenagensie, Ureteranomalien, verschmolzene/ektope Nieren	sporadisch (blastogen)
Cornelia de Lange-Syndrom	Mikrozephalie, pränatale Dystrophie, typisches Gesicht, Mikromelie, Oligodaktylie, Herzfehler, andere Anomalien, mentale Retardierung	Nierendysplasie, -agenesie, -hypoplasie	sporadisch, AD (122470)
EEC-Syndrom (»ektrodaktylie ektodermal dysplasia clefting«; Abb. 7.5)	Ektrodaktylie, ektodermale Dysplasie, Lippen-Kiefer-Gaumen-Spalte, Hörstörungen, innere Genitalanomalien, Analatresie	Nierenagenesie und -dysplasie; Ureter- und Blasenanomalien; Nephritis	AD (129900)
Fanconi-Anämie	Anämie, Panzytopenie, Mikrozephalus, Hyperpigmentation, Radius-Aplasie / -Hypoplasie, Minderwuchs, variabler Mikrophthalmus und Taubheit, Ohr- und Herzfehler, gesteigerte Chromosomenbruchrate	Nierendysplasie, einseitige Agenesie, doppelt angelegtes Nierenbecken und/oder Ureter, Nierenektopie, Hufeisenniere, Hydronephrose, angeborene Nierenzysten	AR (227650)
Genitopalatokardiales Syndrom (Smith-Lemli-Opitz-Syndrom II)	Pseudohermaphroditismus masculinus, Mikrognathie, Kieferspalte, Aortenisthmusstenose, andere Anomalien	Nierendysplasie, Blasendysgenesie	AR? (231060)
Ivemark-Syndrom	Situs inversus oder ambiguus, Asplenie, Polysplenie, abnorme Lungenlappung, komplexe Herzfehler und Lageanomalien	Nierendysplasie	Heterogen, blastogen AR (208530)

Tabelle 6.11. *Fortsetzung*

Störung	Leitsymptome	Harntraktanomalie	Ätiologie[a]
Kaudale Regression (kaudale Dysplasie)	Verkürzte untere Körperhälfte, Agenesie/Hypoplasie von Kreuz- und Steißbein, Fehlbildung der unteren Extremitäten, variable Skelettanomalien, Analatresie, Uterusanomalien, Oligohydramnionfolgesymptome,	Nierendysplasie und -agenesie, Urethra- und Blasenanomalien	Heterogen, in einigen Fällen maternaler Diabetes mellitus
Kloaken/Blasenextrophie-Sequenz	Kloakenpersistenz, Kloakenextrophie, unvollständige Verschmelzung der embryonalen Genitalhöcker, Omphalozele, Wirbelanomalien, Spina bifida, abnormale Genitalstrukturen	Harnröhrenduplikation; Urethra- und Ureteranomalien; Blasenextrophie; Nierendysplasie, -agenesie und -ektopie	sporadisch (blastogen)
Kraniofaziodigito-genitales Syndrom	Arachnodaktylie, Hypospadie, Kryptorchismus, typische Gesichtszüge, Gefäßanomalien, Malrotation des Darms	Parenchymzysten der Nieren, Nierendysplasie, Ureteranomalien, vesikoureteraler Reflux	AR? (Harrod et al. 1977)
Kryptophthalmussyndrom	Kryptophthalmus, Lippen-Kiefer-Gaumen-Spalte, Genitalanomalien, Gehörgangsatresie, Analatresie, Syndaktylie	Nierendysplasie oder -agenesie; Ureteranomalien	AR (219000)
Lenz-Mikrophthalmie-Syndrom	Kleinwuchs, Mikrophthalmie, variable Kolobome; mentale Retardierung; Skelett-, Zahn-, Genital- und kardiovaskuläre Anomalien	Nierenagenesie oder -dysplasie, Hydroureter	XR (309800)
McKusick-Kaufman-Syndrom (Abb. 7.12)	Hydrometrokolpos, transverse Vaginalmembran, Vaginalseptum, postaxiale Polydaktylie, Herzfehler, Hypospadien	Hydroureter; Ureter duplex; Urethraektopie; Urogenitalsinuspersistenz; Nierendysplasie, -hypoplasie und -agenesie	AR (236700)
MURCS-Assoziation (»Mullerian duct aplasia-renal aplasia-cervicothoracic somite dysplasia«)	Aplasie der Müllerschen Gänge, Mayer-v.-Rokitansky-Küster-Fehlbildung am weiblichen Genitale, Rippen- und Extremitätenanomalien, HWS/BWS-Wirbelanomalien, Minderwuchs	Nierenagenesie, -dysplasie oder -ektopie; Ureter- und Urethraanomalien	Sporadisch (blastogen)
Okulo-aurikulovertebraler Komplex (Goldenhar-Komplex)	Gesichtsassymmetrie, hemifaziale Mikrosomie, epibulbäres Dermoid und Kolobome am Auge, fehlende oder dysplastische Ohranlage, präaurikuläre Grübchen, Taubheit, Wirbelanomalien, Herzfehler	Nierendysplasie, -agenesie oder -ektopie; Hydronephrose und Hydroureter; Anomalien der Blutversorgung der Niere	Heterogen, AD (164210) AR (257700)
Nierendysplasie-Retinadysplasie-Syndrom (Loken-Senior-Syndrom)	Progressive Retinadysplasie, z. T. konnatale Amaurose vom Leber-Typ, Krampfleiden, Schwerhörigkeit, psychomotorische Entwicklungsverzögerung	Nephronophthise, Nierendysplasie, juveniles Schrumpfnierensyndrom, Markschwammniere	AR (266900)
Perlman-Syndrom	Fetale Makrosomie, Polyhydramnion, Hypotonus, psychomotorische Entwicklungsverzögerung, Kryptorchismus, Organomegalien perinatal letaler Ausgang möglich	Bilaterale Nephromegalie, Nierenparenchymhamartome, Nephroblastomatose, Wilms-Tumor	AR (267000)

Tabelle 6.11. *Fortsetzung*

Störung	Leitsymptome	Harntraktanomalie	Ätiologie[a]
Potter-Oligo-hydramnion-Sequenz	Klinische Manifestationen des Oligohydramnions (s. dort), mangelnde abdominelle Muskulatur, Obstruktionen/Weitstellungen des Harntraktes, nicht deszendierte Hoden, Malrotation des Darms, Klumpfuß, Extremitätenverkürzung	Bilaterale Nierenagenesie, variable Nierenaplasie, -hypoplasie oder -dysplasie, posteriore Urethralklappen, Urethralatresie, Ureter duplex, Megazystis	
Prune-belly-Sequenz (Urethra-Obstruktions-Sequenz)	Weit ausladendes Abdomen, hypoplastische Bauchmuskulatur, Kryptorchismus, alle mechanischen Folgen eines möglichen Oligo-hydramnions, selten zerebrale Auffälligkeiten, fast nur männliche Betroffene (95%)	Nierendysplasie, Hydronephrose, Hydroureter, vesiko-ureteraler Reflux, Megazystis, proximale Uretraerweiterung, Meatusstenose, Prostataaplasie	Heterogen
Simpson-Golabi-Behmel-Syndrom	Prä- und postnataler Großwuchs, variabler mentaler Entwicklungsstand, typisch vergröbertes Gesicht, postaxiale Polydaktylie, Anomalien unterschiedlicher Organsysteme	Dysplastische Nieren, Doppelung des Nierenbeckens, Megalozystis, Hydronephrose	XR (312870)
Sirenomelie	Fusion der unteren Extremitäten, Sakrumagenesie, Analatresie, Anomalien von Uterus/Vagina, Herzfehler	Urethraatresie, -ektopie, posteriore Urethralklappen, Nierenagenesie und -dysplasie, Ureter- und Blasenanomalien	Sporadisch (blastogen)
Smith-Lemli-Opitz-Syndrom Typ II	Mikrozephalie, Gesichtsdysmorphie, postaxiale Polydaktylie, Syndaktylie der 2. und 3. Zehe, intersexuelles Genitale, Störungen im Cholesterin-Stoffwechsels	Nierenagenesie oder -dysplasie, verschmolzene Nieren	AR (268670)
Tuberöse Sklerose	Café-au-lait-Flecke und Fibrome der Haut, Adenoma sebaceum, Netzhaut- und Hirntumoren, Phakomatosen, mentale Retardierung, Krampfleiden	Angiomyolipome der Niere (40–80%), Nierendysplasie, Parenchymzysten, Nierengefäßanomalien, Nierenzellkarzinome	AD (191100)
VATER-Assoziation (VACTERL-Assoziation)	Wirbeldefekte, Analatresie, tracheoösophageale Fisteln, Hypoplasie und Aplasie des radialen Strahls, Herzfehler, Genitalanomalien	Nierenagenesie, -hypoplasie und -dysplasie, Urethraanomalien, Ureteranomalien	Sporadisch (blastogen)
Zerebrohepatorenales Syndrom (Zellweger-Syndrom)	Tod im frühen Kindesalter, typische Gesichtsanomalien, Hypotonus, Krampfleiden, Leberzirrhose, peroxisomaler Enzymdefekt	Subkortikale Nierenzysten unterschiedlicher Größe, dysplastischen Glomerula, Hydroureter	AR (214100)

[a]MIM-Registrier-Nr. im McKusick-Katalog.

6.2.4 Fehlbildungen des Urogenitalsystems im Rahmen von Assoziationen

Die in Tabelle 6.4 als Beispiele für Assoziationen angeführte VACTERL- bzw. MURCS-Assoziation oder auch die CHARGE-Assoziation (s. Tabelle 6.5, 6.11, 6.12), die mit jeweils unterschiedlichen Fehlbildungen im Urogenitaltrakt assoziiert sind, galten

Tabelle 6.12. Syndrome mit Hufeisenniere, Nierenektopie und/oder Nierenfusion. (Mod. nach Van Allen 1996)

Störung	Leitsymptome	Harntraktanomalie	Ätiologie[a]
ADAM-Sequenz (amniogene Schnürfurchen)	Schürfurchen, amputierte Finger und Extremitäten, Ringkonstriktionen, faziale Spalten, Mutilationen, Deformationen, Gehirn- und andere Anomalien	Nierendysplasie, -agenesie und -ektopie; Ureteranomalien, verschmolzene/ ektopische Nieren, Hufeisennieren	Sporadisch
Akrorenaler Komplex	Variable Extremitätenfehlbildungen, Wachstumsretardierung, Hypertelorismus, Mikrognathie, Iriskolobome, Herzfehler, weitere Skelettanaomlien	Nierenagenesie, -hypoplasie, Doppelniere, Ureterdoppelung, -hypoplasie, Blasenhalsobstruktion, Trigonumdeformitäten	Heterogen, u. a. (102520)[a]
Beckwith-Wiedemann-Syndrom (EMG-Syndrom)	Omphalozele, Nabelbruch, Makrosomie, Makroglossie, Organomegalie, Inselzellhyperplasie, adrenale Megalozytose, Tumorneigung	Nephromegalie, Nierenbeckendysplasie Wilms-Tumor, Hydroureter, Nierenektopie, Doppelniere, Parenchymzysten	AD (130650) del (11p15) dup (11p), Isodisomie (11p)
Branchio-oto-renales Syndrom (BOR-Syndrom/ Melnick-Fraser-Syndrom)	Kombinierte Schalleitungs- und -empfindungs-Schwerhörigkeit, Ohrmuschelanomalien, branchiogene Halsfistel, präaurikuläre Grübchen und Anhängsel	Nierendysplasie, -agenesie und -ektopie; Nierenzysten, Hufeisennieren, Ureteranomalien (selten: Ureter duplex)	AD (113650)
CHARGE-Assoziation	Kolobome am Auge, Herzfehler, Choanal- und Analatresie, mentale Retardierung, Genitalhypoplasie, Ohrananomalien, Taubheit	Zystische Nierendysplasie, Nierenagenesie, Ureteranomalien, verschmolzene oder ektope Nieren	Sporadisch (blastogen)
Chromosomenanomalien	s. Tabelle 6.9, 6.10	–	–
DK-Phokomelie (v. Voss-Cherstvoy-S.)	Phokomelie, Enzephalozele, Balkenagenesie, Thrombozytopenie	Nierenagenesie, verschmolzene/ektope Niere, Ureteranomalien	Unbekannt (223340)
Fanconi-Anämie	Anämie, Panzytopenie, Hyperpigmentierung, Radiusaplasie/-hypoplasie, Mikrozephalus, Minderwuchs, variabler Mikrophthalmus, andere Anomalien, gesteigerte Chromosomenbruchrate	Nierendysplasie, fehlende Niere (39%), Doppelanlage des Nierenbeckens und/oder Ureter duplex, ektopische oder Hufeisenniere, Hydronephrose, Nierenzysten	AR (227650)
Hand-Fuß-Genital-Syndrom (Hand-Fuß-Uterus-Syndrom)	Hypoplasie von Daumen und Großzehen, Doppelanlage des weiblichen inneren Genitales, Chordae und Hypospadien bei männlichen Betroffenen	Ektopisch mündende Harnleiterostien, intravaginale Urethra, Hydronephrose, Nebenhodenzysten, ektope/fusionierte Nieren	AD (140000)
Ivemark-Syndrom	Situs inversus bzw. ambiguus, Asplenie, Polysplenie,abnorme Lungenlappung, komplexe Herzfehler und Lageanomalien	Nierendysplasie, ektope/ fusionierte Nieren, Hufeisennieren	AR (?) (208530)
Kaudale Dysplasie (kaudale Regression)	Verkürzte untere Körperhälfte, Agenesie/Hypoplasie von Kreuz- und Steißbein, Skelettanomalien und Anomalien der unteren Extremitäten, Analatresie, Uterus-/Genitalanomalien, Oligohydramnionfolgesymptome	Nierendysplasie und -agenesie; Anomalien von Ureter, Urethra und Blase; Hufeisen- und verschmolzene Beckenniere	Heterogen, in einigen Fällen maternaler Diabetes mellitus

Tabelle 6.12. *Fortsetzung*

Störung	Leitsymptome	Harntraktanomalie	Ätiologie[a]
Kloaken-/Blasen-ekstrophie-sequenz	Kloakenpersistenz, Blasenekstrophie, unvollständige Verschmelzung der Genitalhöcker, Omphalozele, Wirbeldefekte, Spina bifida cystica, Anomalien des inneren und äußeren Genitale	Verdoppelte Urethra, Urethra- und Ureter-anomlien, Blasen-extrophie, Nierendysplasie, -agenesie und ektopie	Heterogen
Klippel-Feil-Anomalie	Klippel-Feil-Anomalie, Minderwuchs, Schalleitungstaubheit, fehlende Vagina	Einseitige Nierenagenesie, Nierenektopie	Unbekannt (148860)
McKusick-Kaufman-Syndrom (Abb. 7.12)	Hydrometrokolpos, Transverse Vaginalmembran, Vaginalseptum, postaxiale Polydaktylie, Herzfehler, Hypospadien	Hydroureter; Ureter duplex; Urethraektopie; Urogenital-sinuspersistenz; ektopische/verschmolzene Nieren, Hufeisennieren	AR (236700)
MURCS-Assoziation	Aplasie des Müllerschen-Ganges, Nierenaplasie, zervikothorakale Somiten-(Wirbel-)defekte, fehlende Vagina, hypoplastischer Uterus, Minderwuchs	Nierenagenesie oder -dysplasie, -ektopie; Ureteranomalien	Sporadisch
Neuralrohr-defektspektrum	Meningomyelozelen, Anenzephalus, Enzephalozele, Wirbelanomalien, Mittellinienanomalien	Nierenagenesie, -hypoplasie, -dysplasie und -fusion; Ureteranomalien	Heterogen, blastogen, häufig multi-faktoriell
Okulo-aurikulo-vertebraler Komplex (Goldenhar Komplex)	Gesichtsassymmetrie, epibulbäres Dermoid, Kolobom, fehlende Ohr-anlage, präaurikuläre Grübchen und Anhängsel, Taubheit, Wirbelanomalien, Herzfehler, variable Gehirnfehlbildungen	Nierendysplasie, -agenesie, -ektopie; Hydronephrose; Hydroureter; Anomalien der Blutversorgung der Niere	Heterogen, AD (164210) AR (257700)
Otozephalie	extreme Mikrogenie, Synotie, Mikrostomie, Zungenhypoplasie, Holoprosenzephalie, Lippen-Kiefer-Gaumen-Spalte, perinatal letal	Nierenagenesie, -ver-schmelzung oder -hypoplasie, Hypospadie	Heterogen
Roberts-Syndrom (SC-Phokomelie; Abb. 7.18)	Tetra-Phokomelie, Lippen-Kiefer-Gaumen-Spalte, schwere psychomotorische Retardierung, im Neugeborenenalter letal; Chromosomen zeigen vorzeitige Zentromertrennung	Nierendysplasie und -agenesie, Hufeisenniere, Hydronephrose	AR (268300)
Rubinstein-Taybi-Syndrom (Abb. 7.20)	Breiter Daumen/breite Großzehe, typische Gesichtsdysmorphie, mentale Retardierung, Mikrozephalus, Kryptorchismus, kleiner Penis	Nierendysplasie, fehlende oder zusätzliche Nieren, Doppelanlage des Nieren-beckens, Nephrolithiasis, posteriore Urethralklappen, abnorme Blasenkonfigu-ration, verschmolzene/ektope Nieren	AD (180849) Mikrodeleti-onssyndrom, in 25% del (16p13.3)
Sirenomelie	Singuläre untere Extremität, Agenesie von Kreuz- und Steißbein, Analatresie, Anomalien von Uterus u. Vagina, Herzfehler	Urethra-Atresie, -Ektopie, posteriore Urethral-klappen, Nierenagenesie, zystische Nierendysplasie, Ureter- und Blasenanoma-lien, Nierenverschmelzung/-ektopie	Sporadisch

Tabelle 6.12. *Fortsetzung*

Störung	Leitsymptome	Harntraktanomalie	Ätiologie[a]
Smith-Lemli-Opitz-Syndrom I (Abb. 7.21)	Mikrozephalus, postaxiale Polydaktylie, Pseudohermaphroditismus, mascul., Gesichtsdysmorphie, Syndaktylie der 2. und 3. Zehe, andere Anomalien	Einseitige Nierenagenesie, Nierendysplasie und -verschmelzung	AR (268670)
TRAP-Sequenz (Twin Reversed Arterial Perfusion-Sequenz)	Einer der Zwillinge zeigt unvollständige Entwicklung der inneren Organe, der Extremitäten und äußeren Körperform; obere Körperhälfte schwerer betroffen als untere	Nierenagenesie, -hypoplasie und zystische Nierendysplasie; Ureter-, Blasen- und Urethralanomalien; variable Nierenverschmelzung/-ektopie, Hufeisennieren	Sporadisch, blastogen bei monozygoten Zwillingen und Drillingen
Zerebroreno-digitale Syndrome (s. dort)	Finger- und Extremitätenanomalien, Gehirnmißbildungen, andere Anomalien	Nierendysplasie, -ektopie und -agenesie, Ureteranomalien, verschmolzene Nieren	Heterogen

[a]MIM-Registrier-Nr. im McKusick-Katalog.

Tabelle 6.13. Syndrome mit Anomalien der Urethra. (Mod. nach Van Allen 1996)

Störung	Leitsymptome	Harntraktanomalie	Ätiologie[a]
ADAM-Sequenz, amniogene Schnürfurchen (»amniotic deformity, adhesions, mutilations«)	Amputierte Finger und Extremitäten, Ringkonstriktionen, faziale Spalten, andere Anomalien	Urethraduplikation; andere Urethralanomalien; Nierenagenesie, -dysplasie und -ektopie; Ureteranomalien	Sporadisch
Akrorenales Syndrom Typ Johnson-Munson	Aphalangie, Hemivertebrae, Analatresie, Kloakenpersistenz	Urethralatresie, fehlende Ureteren, bilaterale Nierenagenesie	AR? (Johnson und Munson, 1990)
Diabetische Embryopathie	Kaudale Regression, Neuralrohrdefekte, Herzfehler und andere Anomalien	Urethra-, Blasen- und Ureteranomalien; Nierenagenesie; Urethralagenesie	Durch mütterlichen Diabetes-bedingte Stoffwechselteratogene
Hand-Fuß-Uterus-Syndrom (Hand-Fuß-Genital-Syndrom)	Hypoplasie von Daumen und Großzehen, Doppelanlage des weiblichen inneren Genitales, Chordae und Hypospadien bei männlichen Betroffenen	Urethraduplikation, ektopisch mündende Harnleiterostien, intravaginale Urethra, Hydronephrose, Nebenhodenzyste	AD (140000)
Kaudale Regression (Dysplasie)	Verkürzte untere Körperhälfte, Agenesie/Hypoplasie von Kreuz- und Steißbein, Skelettanomalien, Anomalien der unteren Extremitäten, Analatresie, Anomalien des Genitales	Urethra-, Ureter- und Blasenanomalien, Nierenagenesie oder -dysplasie	Heterogen, maternaler Diabetes mellitus

Tabelle 6.13. *Fortsetzung*

Störung	Leitsymptome	Harntraktanomalie	Ätiologie[a]
Kloaken-/Blasenekstrophie	Kloakenpersistenz, Blasenekstrophie, unvollständige Verschmelzung der embryonalen Genitalhöcker, Omphalozele, Wirbeldefekte, Spina bifida, abnormales inneres und äußeres Genitale	Harnröhrenduplikation; Urethra- und Ureteranomalien; Blasenekstrophie; Nierendysplasie, -agenesie und -ektopie	Heterogen (blastogen)
McKusick-Kaufman- Syndrom (Abb. 7.12)	Hydrometrokolpos, transverse Vaginalmembran, Vaginalseptum, postaxiale Polydaktylie, Herzfehler, Hypospadien	Hydroureter, Ureter duplex, Urethraektopie, Urogenitalsinuspersistenz	AR (236700)
Meckel-Gruber-Syndrom (Abb. 7.13)	okzipitale Enzephalozele, Polydaktylie, Lippen-Kiefer-Gaumen-Spalte, Mikrophthalmus, Hypogenitalismus, intersexuelles Genitale, Hirnfehlbildungen, biliäre Dysgenesie, Pankreasdysplasie	Nierendysplasie oder -hypodysplasie, Ureterhypoplasie oder -aplasie, hypoplastische Blase, Urethra-Agenesie	AR (249000)
Neurofibromatose I	Café-au-lait-Flecken, Neurofibrome, Lisch'sche Irisknötchen, axilläre Sprenkelung, Hochwuchs	Neurofibrome an Urethra, Blase und Ureter; Nierenarterienstenose; Hydronephrose	AD (162200)
Okulo-palato-skelettales Syndrom	Lippen-Kiefer-Gaumen-Spalte, Taubheit, Blepharophimose, Anomalien der vorderen Augenkammer, Skelettanomalien	Urethra- und Ureteranomalien	AR (257920)
Potter-Oligohydramnion-Sequenz	Oligohydramnion-bedingte kraniofaziale und Skelett-Kompressionsdeformitäten	Bilaterale Nierenagenesie, -aplasie, -hypoplasie oder -dysplasie; Urethraagenesie; posteriore Urethralklappen	Heterogen
Prune-belly-Sequenz	Mangelnde abdominelle Muskulatur, Obstruktionen/Weitstellungen des Harntraktes, nicht deszendierte Hoden, Malrotation des Darms, Klumpfuß, Extremitätenverkürzungsanomalien	posteriore Urethralklappen, Urethralatresie, Ureter duplex, Blasendistension, Hydronephrose, Nierendysplasie	Heterogen
Renales Adysplasie-Syndrom	Anomalien des inneren Genitales; gelegentlich Anal-, Herz- und Wirbelsäulen-Anomalien	Nierenagenesie, -hypoplasie oder -dysplasie; Ureter- und Urethra-Anomalien (Risiko von 50–90% für beliebige Nierenfehlbildung; Risiko von 30–40% für bilaterale Nierenagenesie) Nierendysplasie)	AD (191830)
Siamesische Zwillinge	Harntraktanomalien am häufigsten bei folgenden Formen siamesischer Zwillinge: Iliothoracopagus, Ischiopagus, Diprosopus, Dizephalus, Dipygus	Alle Harntraktanomalien können auftreten	Unbekannt
Sirenomelie	Singuläre untere Extremität, Sakrumagenesie, Analatresie; Uterus-/Vagina-Anomalien, Herzfehler und andere Anomalien	Urethralatresie, -ektopie, posteriore Urethralklappen, Nierenagenesie, zystische Nierendysplasie, Hufeisennieren, Ureter- und Blasenanomalien	Sporadisch

Tabelle 6.13. *Fortsetzung*

Störung	Leitsymptome	Harntraktanomalie	Ätiologie[a]
Townes-Brocks-Syndrom	Analanomalie, nicht perforierter Anus, gedoppelter oder triphalangealer Daumen, Zeichen hemifazialer Mikrosomie	Nierenagenesie, Ureter- und Urethra-Anomalien	AD (107480)
VATER-Assoziation (VACTERL-Assoziation)	Wirbeldefekte, Analatresie, tracheoösophageale Fisteln, Hypoplasie / Aplasie des radialen Strahls, Herzfehler, urogenitale Anomalien	Nierenagenesie, -hypoplasie oder zystische Nierendysplasie, Urethra-Anomalien, Ureter-Anomalien	Sporadisch

[a]MIM-Registrier-Nr. im McKusick-Katalog.

Tabelle 6.14. Syndrome mit posteriorer Urethralklappe. (Mod. nach Van Allen 1996)

Störung	Leitsymptome	Harntraktanomalie	Ätiologie[a]
Amyloidose, familiäre kutane	Amyloidose, Incontinentia pigmenti, Gedeihstörung, Krampfleiden, Entwicklungsverzögerung, Blindheit	Urethrastriktur	XR (301220)[a]
Diabetische Fetopathie (Embryopathia diabetica)	Kaudale Regression, Neuralrohrdefekte, Herzfehler, Spaltbildungen und zahlreiche andere Anomalien	Urethra-, Blasen- und Ureter-Anomalien; Nierenagenesie mit kaudaler Regression	Maternaler Diabetes mellitus
Hand-Fuß-Genital-Syndrom (Hand-Fuß-Uterus-Syndrom)	Hypoplasie von Daumen und Großzehen, Doppelanlage des weiblichen inneren Genitales; Hallux valgus	Ektop mündende Harnleiterostien, intravaginale Urethra, Hypospadien, Hydronephrose, Nebenhodenzyste, posteriore Urethralklappen	AD (140000)
Kaudale Regression	Verkürzte untere Körperhälfte, Agenesie/Hypoplasie von Kreuz- und Steißbein, Skelettanomalien, Anomalien der unteren Extremitäten, Analatresie, Anomalien des Genitale	Urethra-, Blasen- und Ureter-Anomalien; Nierenagenesie oder -dysplasie	Heterogen, nicht selten maternaler Diabetes mellitus
McKusick-Kaufman-Syndrom (Abb. 7.12)	Hydrometrokolpos, transverse Vaginalmembran, Vaginalseptum, postaxiale Polydaktylie, Herzfehler, Hypospadien	Hydroureter, Ureter duplex, Urethra-Ektopie, Urogenitalsinus-Persistenz, posteriore Urethralklappen	AR (236700)
Kloaken-/Blasen-exstrophie-Sequenz	Kloakenpersistenz, Kloakenexstrophie, unvollständige Verschmelzung der embryonalen Genitalhöcker, Omphalozele, Wirbeldefekte, Spina bifida cystica, abnormales inneres und äußeres Genitale	Harnröhrenduplikation; Urethra- und Ureter-Anomalien, Blasenekstrophie, Nierendysplasie, -agenesie und -ektopie	Sporadisch
Neurofibromatose 1	Café-au-lait-Flecke, Neurofibrome, Lisch-Irisknötchen, axilläre Sprenkelung, Hochwuchs	Neurofibrome an Urethra, Blase oder Ureter; Nierenarterienstenose; Hydronephrose, posteriore Urethralklappen	AD (162200)

Tabelle 6.14. *Fortsetzung*

Störung	Leitsymptome	Harntraktanomalie	Ätiologie[a]
Okulo-palato-skelettales Syndrom	Lippen-Kiefer-Gaumen-Spalte, Taubheit, Blepharophimose, Anomalien der vorderen Augenkammer, Skelettanomalien	Urethra- und Ureteranomalien	AR (257920)
Potter-Oligohydramnion-Sequenz)	Oligohydramnion-bedingte Gesichts- und Skelettdeformitäten, Lungenhypoplasie	Bilaterale Nierenagenesie, -hypoplasie oder -dysplasie; Urethralagenesie; posteriore Urethralklappen	Heterogen
Prune-belly-Sequenz	Mangelnde abdominelle Muskulatur, Obstruktionen/Weitstellungen des Harntraktes, nicht deszendierte Hoden, Malrotation des Darms, Klumpfüsse, Extremitätenverkürzungsanomalien	Posteriore Urethralklappen, Urethralatresie, Ureter duplex, Blasendistension, Hydronephrose, Nierendysplasie	Heterogen
Renales Adysplasiesyndrom (erbliche Nierenadysplasie)	Anomalien des inneren Genitales; gelegentlich Anal-, Herz- und Wirbelsäulenanomalien	Nierenagenesie, -hypoplasie oder -dysplasie; Ureter- und Urethraanomalien (Risiko von 50–90% für beliebige Nierenfehlbildung; Risiko von 30–40% für bilaterale Nierenagenesie)	AD (191830)
Rubinstein-Taybi-Syndrom (Abb. 7.20)	Breite Daumen und Großzehen, typische Geichtsdysmorphie, mentale Retardierung, Mikrozephalus, Kryptorchismus, kleiner Penis	Posteriore Urethralklappen, abnorme Blasenkonfiguration, fehlende oder überzählige Nieren, Ureteranomalien, gedoppeltes Nierenbecken, Nephrolithiasis	AD (180849) Mikrodeletionssyndrom, in 25% del (16p13.3)
Sirenomelie	Singuläre untere Extremität, Sakrumagenesie, Analatresie, Uterus-/Vaginaanomalien	Urethralatresie, -ektopie, posteriore Urethralklappen, Nierenagenesie, zystische Nierendysplasie, Hufeisennieren, Ureter- und Blasenanomalien	Sporadisch
Townes-Brocks-Syndrom	Analatresie bzw. nicht perforierter Anus, gedoppelter oder triphalangealer Daumen, Zeichen hemifazialer Mikrosomie	Nierenagenesie, Ureter- und Urethraanomalien	AD (107480)
VATER-Assoziation (VACTERL-Assoziation)	Wirbelanomalien, Analatresie, tracheoösophageale Fisteln; Herzfehler, Radialstrahl- und urogenitale Anomalien	Nierenagenesie, -hypoplasie oder zystische Nierendysplasie; Urethra- und Ureteranomalien	Sporadisch

[a]MIM-Registrier-Nr. im McKusick-Katalog.

noch bis vor wenigen Jahren lediglich als Fehlbildungskombinationen, bei denen mehrere schwere kongenitale Anomalien nur statistisch gesehen überzufällig häufig miteinander kombiniert sind. Dies entsprach auch der Definition der Assoziation als in der Regel prima vista nicht zuzuordnender multipler Malformation.

Seit wenigen Jahren erst definiert man Assoziationen als kongenitale Anomalien infolge einer ausschließlich disruptiven Störung in der Blastogenese, einer in der

Regel idopathischen Störung der Morphogenese, die innerhalb der ersten 28 Tage der Embryogenese abläuft (Opitz 1994).

In einer internationalen Studie (Botto 1997) wurde das Spektrum der VATER-Assoziation, bestehend aus der Kombination von Vertebraldefekt, Analatresie,tracheoesophagealer Fistel und renaler Dysplasie (plus Radiusdefekt) mehr als 20 Jahre nach ihrer Erstbeschreibung in all ihrer Heterogenität als spezifisches Phänomen bestätigt, einschließlich deren Erweiterung, der VACTERL-Assoziation, bei der das zusätzliche C (»cardio«) für cardiovasculäre Anomalien und L (»limb«) für Extremitätenanomalien stehen.

Die Variabilität und das in der Regel nicht erbliche Auftreten des blastogenen Defektes sprechen für teratogene Ursachen (Lubinsky 1994) unterschiedlicher Art, die in zeitlich und/oder räumlich versetzter Weise auf den Embryo einwirken und dann häufig den Urogenitaltrakt in den Fehlbildungskomplex einbeziehen.

Tabelle 6.15. Teratogene Ursachen für Fehlbildungen im Harntrakt. (Briggs 1990, Shepard 1989)

Teratogen	Leitsympotome	Harntraktanomalien
ACE-Hemmer	Wachstumsretardierung, Oligohydramnion, persistierender Ductus arteriosus, Extremitätenfehlbildungen	Glomerulopathie, -nephritis, interstitielle Nephritis, nephrotisches Syndrom, Nierenarterienstenose
Alkohol	Mikrozephalie, pränatale Dystrophie, Minderwuchs, Herzfehler, Skelettdefekte, typisches Gesicht mit Hypotelorismus	Hufeisenniere, Fehlrotation der Nieren, Nierendysplasie, Hydronephrose, mikromultizystische Dysplasie
Alkylierende Substanzen (Busulphan, Chlorambucil, Cyclophosphamid, u. a.)	Wachstumsretardierung, Gaumenspalte, Mikrophthalmie, Herzfehler, Finger anomalien, Anomalien an Trachea u. Ösophagus	Nierenagenesie, Hydronephrose, Hydroureter
Kokain	Disruptive Mikroembolien und nachfolgend variable Fehlbildungen	Nieren- u. Ureteragenesie, Hydronephrose, Prune belly-Sequenz, Hypospadie, intersexuelles Genitale
Maternaler Diabetes mellitus	Diabetische Fetopathie, u. a. Neuralrohrdefekt, kaudale Regression, Herzfehler	Nierenagenesie, Ureter- u. Urethra-Anomalien, zystische Nierendysplasie
Rötelninfektion	Katarakt, Mikrophthalmie, Retinopathie, Herzfehler, prä- u. postnatale Wachstumsretardierung, Mikrozephalie, Hirnfehlbildung, sensorineurale Hörminderung	Nierenarterienstenose, Nierenagenesie einseitig, polyzystische Nieren, Ureterduplikation
Thalidomid (Contergan)	Reduktionsanomalien aller Extremitäten, häufig als Phokomelie, Mikrognathie, Neuralrohrdefekt, Herzfehler, Skelettfehlbildungen,	Nierenagenesie, obstruktive Uropathie, Hufeisenniere, Beckenniere, Nierenfehldrehung
Trimethadion	Typisches Gesicht, prä- und postnatale Wachstums- u. Entwicklungsverzögerung, Omphalozele, Herzfehler, Skelett- u. Extremitäten-anomalien	Nieren- und Ureteragenesie
Vitamin A u. Derivate	Mikrognathie, Gaumenspalte, Mikrophthalmie, Mittelgesichtsretraktion, Anotie, Mikrotie, Hydrozephalie, andere Hirnfehlbildungen, Neuralrohrdefekt	Hypoplastische Nieren, Hydronephrose

Allerdings relativiert sich diese Einschätzung durch den Umstand, daß inzwischen (Lurie 1997) weltweit mehr als 50 Fälle von Kombination der VACTERL-Assoziation mit Hydrozephalus (VACTERL-H) beschrieben wurden. Dieser definierte Phänotyp aus dem Spektrum der zerebro-kardio-radio-reno-rektalen Syndrome kann sowohl autosomal rezessiv als auch X-chromosomal rezessiv vererbt werden und zeigt mit seinen Manifestationen Nähe zu definierten Syndromen wie der XK-Aprosenzephalie, der DK-Phokomelie und dem Baller-Gerold-Syndrom. Die letztgenannten Entitäten können verschiedene VACTERL-Symptome einschließlich der Nierenbeteiligungen aufweisen.

6.3 Komplexe Fehlbildungen mit Beteiligung des männlichen Genitale

Männliches und weibliches Genitale sind gleichsam die beiden Extreme der anatomischen Variabilität der menschlichen Genitalentwicklung, einer Skala, die äußerlich sichtbar in die 5 Prader-Stadien (s. Kap. 12, S. 317) einteilbar ist. Noch in der 8. Embryonalwoche lassen sich keinerlei Geschlechtsunterschiede am äußeren menschlichen Genitale ausmachen. Erst unter dem Einfluß der in Gang kommenden Androgenproduktion der fetalen Testes, aber auch durch teratogen von außen zugeführte Androgene, setzt die maskulinisierende Entwicklung am indifferenten äußeren Genitale ein.

Diese Wechselwirkung in ihrer Komplexität komplettiert die ohnehin enge primäre Anbindung der Genitalentwicklung an das Mesonephron und damit an den späteren Harntrakt. Die Folge sind viele Syndrome oder syndromartige Störungen, die eben all diese Organkomplexe einbeziehen.

Anhand der Anorchie, des Mikropenis-Syndroms, des Syndromenkreises mit Hypospadie und der Syndrome, die mit hypoplastischen Testes einhergehen, sollen nachfolgend die Fehlbildungskomplexe mit Beteiligung des männlichen Genitale dargestellt werden.

6.3.1 Syndrome mit Anorchie

Das völlige Fehlen der Testes, die echte Anorchie, welche nicht mit Kryptorchismus, dem lediglich nicht deszendiertem Hoden, verwechselt werden darf, tritt beidseitig nicht nur extrem selten auf (Hall 1975), sondern ist dann auch meist ein isolierter Befund. Bisher sind weltweit weniger als 100 Fälle von echter Anorchie bekannt geworden. Üblicherweise lag dabei ein normal ausgebildeter Penis vor. Die Derivate der Wolffschen Gänge waren normal, die der Müllerschen Gänge jedoch fehlten. Die wenigen Syndrome, bei denen das vollständige Fehlen der Testes nachgewiesen werden konnte, zeigt Tabelle 6.16.

6.3.2 Syndrome mit Kryptorchismus und/oder hypoplastischen Testes

Beim Kryptorchismus liegt häufig auch eine Hypoplasie der Hoden vor. Deshalb sollen diese beiden Zeichen gestörter Hodenentwicklung, die zugleich mit dem Mikro-

Tabelle 6.16. Syndrome mit Anorchie

Syndrom	Phänotyp	Ätiologie
Cross-Syndrom (1967)	Mikrophthalmie, Korneatrübung, Hypopigmentierung, mentale Retardierung, zerebrale Bewegungsstörung	AR 257800[a]
XY-Gonadenagenesie, sog. Testikuläres Regressionssyndrom (de Grouchy 1985)	Intersexuelles äußeres Genitale, z. T. vollständige Regression der primär angelegten Testes; mentale Retardierung	AR, heterogen 273250[a]
Goeminne-Syndrom (Goeminne 1968)	Kongenitaler Schiefhals, Spontankeloid, Pigmentnävi, Nierendysplasie, chronische Pyelonephritis	Unklar
OEIS-Komplex (Stevenson 1989)	Omphalozele, Extrophie der Blase, imperforierter Anus, Spinaldefekte	Blastogen
Sirenomelie (Stevenson 1986)	Singuläre untere Extremität, Nierenagenesie, fehlendes Genitale, Analatresie, singuläre Umbilikalarterie	Blastogen

[a]MIM-Register-Nr. im McKusick-Katalog.

penis (s. unten) äußere Zeichen des männlichen Hypogenitalismus sind, an dieser Stelle gemeinsam besprochen werden. Ein Teil der in Betracht kommenden Syndrome sind daher sowohl in Tabelle 6.17 als auch 6.18 aufgelistet.
Die abgeschlossene Migration der Testes gilt als Reifezeichen für das männliche Neugeborene. Der Deszensus ist häufig nicht vor der 35. Gestationswoche abgeschlossen. 2–3% aller reifgeborenen Knaben weisen eine Retentio testis auf, bei welcher der Hoden allerdings häufig schon im Inguinalbereich palpabel ist. Nur bei einem auch inguinal nicht nachweisbaren Hoden spricht man von wahrem Kryptorchismus. Das Hodenvolumen, das meist bis zum 10. Lebensjahr bei etwas unter 2 ml liegt, dann aber rasch ansteigt, sollte mittels Orchimeter oder – genauer – sonografisch bestimmt werden.

Die im Einzelfall nicht immer leicht zu beantwortende Frage, ob die Hodendysplasie Ursache oder Folge der häufig gleichzeitigen Dystopie ist, bleibt zwar für die in jedem Fall notwendigen therapeutischen Bemühungen um die Orchidopexie innerhalb der ersten beiden Lebensjahre ohne Relevanz, scheint aber für die Beurteilung des genetischen Aspekts, der das Anliegen dieses Buches darstellt, bedeutungsvoll. In seltenen Fällen (Fernandes 1990) kann auch einmal eine Persistenz der Derivate der Müllerschen Gänge – obere Vagina, Uterus und Tuben – bei männlichem Geschlecht vorliegen. Für diese Störung, die dann ebenfalls mit Kryptorchismus, aber auch Inguinalhernien kombiniert ist, wird ein Mangel der die Müllerschen Gänge inhibierenden Substanz (MIS), des Oviduktrepressors, verantwortlich gemacht – Genort 19q13.

Neben mechanischen Faktoren kann auch *primärer Testosteronmangel* den endgültigen Deszensus testis verhindern (Hutson 1990). Hypogonadismus mit kleinen Testes kann auch Folge einer *inkompletten Androgenresistenz* sein und ist dann mit postpubertärer Hodenatrophie, Azoospermie und Gynäkomastie im Rahmen eines Pseudohermaphroditismus masculinus kombiniert. Bei der *kompletten Androgenresistenz*, der kompletten testikulären Feminisierung, der offenbar verschiedene Mutationen am Genort Xq11 zugrunde liegen können, finden sich bei vollständig weiblichem Phänotyp (hairless women) mit Karyotyp 46,XY ebenfalls regelmäßig hypoplastische Hoden intraabdominal oder im Leistenkanal disloziert.

Tabelle 6.17. Syndrome mit Kryptorchismus und/oder Hodenhypoplasie. *1* hypothalamisch-hypophysäre Ursache, *2* gonadale Ursache, *3* Androgenresistenz, *4* idiopathisch

Syndrom	Kryptor chismus	Hoden hypoplasie	Patho-genese	Genetik
Aarskog-Syndrom (Abb. 7.1)	+	–	4	XR(AD); Xq13
Alkoholembryopathie	+	–	1	–
Ataxie-Hypogonadismus-Syndrom	–	+	1	AR
Arthrogrypose Typ 2	+	–	4	XR
Bardet-Biedl-Syndrom (Abb. 7.4)	–	+	1	AR
Basalzellnävus-Syndrom Gorlin-Goltz	–	+	2	AD; 9q31
Biemond II -Syndrom	+	+	4	AR
Börjeson-Forssman-Lehmann-Syndrom	+	+	1	XR
Chromosomenaberrationen: 12p-Tetrasomie, 18p-, XXY, XXYY, XXXY	+	+	4	chromosomal
Crandall-Syndrom	–	+	1	XR
Dyskeratosis congenita – Zinsser-Cole-Engman-Syndrom	–	+	2	XR
Goeminne-Syndrom	+	+	2?	XR
Ichthyosis-Hypogonadismus-Syndrom	(+)	+	1	XR
Juberg-Marsidi-Syndrom	+	–	4	XR, Xq12-q21
Kallmann-Syndrom (Abb. 7.10)	–	+	1	AD, AR, XR
King-Syndrom	+	–	4	inhomogen
LEOPARD-Syndrom (Abb. 7.11)	+	+	4	AD
Myotone Dystrophie – Curschmann-Steinert auf 19q	–	+	2?	AD; Genort
McDonough-Syndrom	+	–	4	AR
Mengel-Konigsmark-Berlin-McKusick-Syndrom	+	+	4	AR
Mikrophthalmie-Mikrozephalie-S.	+	–	1	XR?
Myhre-Syndrom	+	–	4	AD
N-Syndrom XR,Xp21.3–22.1	+	–	1	
Noonan-Syndrom (Abb. 7.15)	+	+	2?	AD, heterogen
Prader-Willi-Syndrom mat. Disomie 15»Imprinting« (Abb. 7.16)	(+)	+	1	del 15q11-q13
Rothmund-Thomson-Syndrom	+	+	2?	AR
Sanctis-Cacchione-Syndrom	–	+	2?	AR
Werner-Syndrom	–	+	2?	XR, 8p21

Zahlreichen der in Tabelle 6.17 aufgeführten Syndrome liegt jedoch ein hypogonadotroper Hypogonadismus zugrunde.

6.3.3 Syndrome mit Mikropenis

Ein »Pseudomikropenis« kann einen Mikropenis vortäuschen. Hinter dem Pseudomikropenis kann sich einmal eine atypische Fixierung des Penis über das Ligamentum penis (»burried penis«) verbergen, aber auch ein bindegewebig fixierter Penis (»trapped penis«) oder eine sog. Palmure (webbed penis,«Flughautpenis«). Bei allen Formen eines teilweise verborgenen Penis (»hidden penis«), gibt es keine sinnvolle konservative Behandlung. Sie bedürfen der operativen Korrektur (Hecker 1998).

In den meisten Fällen mit scheinbarem Mikropenis jedoch ist die Peniswurzel durch Adipositas unterschiedlich stark im Unterhautfettgewebe versteckt.

Zur Definition des echten Mikropenis gehört auch der gleichzeitige Nachweis eindeutig männlicher Gonaden und eines 46, XY-Karyotyps. Ein solcher abnorm kleiner Penis kann dann sogar nur die Größe einer Klitoris aufweisen. In diesen Fällen ist die Bezeichnung nur gerechtfertigt, wenn der Meatus externus urethrae regelrecht an der Glans mündet.

Das völlige Fehlen des Penis bei gleichzeitig angelegtem Skrotum, die *Penisagenesie*, dagegen ist eine außerordentlich selten beobachtete Fehlbildung, die bisher in weniger als 100 Fällen gesehen wurde. Man nimmt eine Inzidenz von 1:10–30 Millionen bei Geburt an (Evans 1999). Nur 50% der Betroffenen zeigten Begleitfehlbildungen, insbesondere Phänomene der kaudalen Regression oder der VACTERL-Assoziation, alle anderen waren ansonsten phänotypisch völlig unauffällig. In mehreren Fällen konnte die Diagnose eines *Robinow-Syndroms* (s. Kap. 7) als Grunderkrankung gestellt werden. Die isolierte Penisagenesie wird als primäre Malformation des Genitalhöckers im Sinne eines Entwicklungsfelddefektes angesehen. Alle bisher publizierten Fälle traten sporadisch auf. Der Karyotyp war bis auf zwei Fälle mit einer XXY-Zell-Linie ausnahmslos männlich: 46,XY.

Bei einigen Patienten konnten ursächlich teratogene Noxen festgemacht werden (Choudhury 1993), die man in der Gabe von Östrogenen, Progesteron, Retinoiden, Carpamazepin, Diabetes mellitus und Alkohol während der Schwangerschaft sah.

Wegen der Schwierigkeit einer rekonstruierenden Operation blieben die Patienten trotz ihrer in der Regel nicht beeinträchtigten Lebenserwartung bis in die jüngste Vergangenheit hinein lebenslang unversorgt. Auch heute wird die Frage der Geschlechtsumwandlung oder Rekonstruktion bei Penisagenesie kontrovers diskutiert (Diamond 1997; Ozbey 1997).

Der Mikropenis als Teil einer inkompletten Virilisierung kann folgende Ursachen haben: unzureichende Androgenproduktion (Leydig-Zellen), gestörte Hodendifferenzierung, Androgenresistenz, aber auch Enzymdefekte der Testosteronsynthese oder isolierte primäre Defekte an der Organanlage selbst. Dementsprechend läßt sich die Mehrzahl der Patienten mit Mikropenis folgenden Kategorien des Hypogonadismus zuordnen:

1. Hypogonadotroper Hypogonadismus
   (Ursachenkomplex: Störung des hypothalamisch-hypophysären Systems),
2. hypergonadotroper Hypogonadismus
   (Ursachenkomplex: primäre gonadale Störung),
3. Hypogonadismus bei (partieller) Androgenresistenz bzw. -insensibilität,
4. idiopathischer Mikropenis

Die in Tabelle 6.18 aufgeführten Entitäten sind entsprechend ihrer möglichen Pathogenese diesen oben genannten Ursachengruppen (1–4) zugeordnet.

Tabelle 6.18. Syndrome mit Mikropenis. *1* hypothalamisch-hypophysäre Ursache, *2* gonadale Ursache, *3* Androgenresistenz, *4* idiopathisch. (Mod. nach McGillivray 1993)

Syndrom	Phänotyp	Pathogenese	Ätiologie[a]
Partielle Androgenresistenz (Reifenstein-Syndrom)	Gynäkomastie, Hypospadie, Gonadotropinerhöhung	3	XR, 312300[a]
Bardet-Biedl-Syndrom Typ I/II (Abb. 7.4)	Adipositas, postaxiale Polydaktylie, Retinitis pigmentosa, Kryptorchismus, mentale Retardierung	1	AR, 209901(TypI), (16q21), 209900 (TypII)
Biemond-Syndrom	Adipositas, postaxiale Polydaktylie, Iriskolobom, mentale Retardierung	1,2	AR, 210350
Branchioskeleto-genitales Syndrom (BSG-Syndrom)	Gesichtsdysmorphie, Kieferzysten, Skelettanomalien, HWS-Wirbelfusionen, Hypospadie, schwere mentale Retardierung	4	AR, 211380
Chromosomenaberrationen: 18q-, Down-Syndrom, XXXY, XXXXY, selten: XXY	Siehe dort	1,2	Chromosomal
Juberg-Marsidi-Syndrom	Prä- u. postnataler Kleinwuchs, Gesichtsdysmorphie, Hörminderung, Kryptorchismus, Kampto-, Klinodaktylie, schwere geistige Retardierung	1	XR (Xq12-q21), 309590
Kallmann-Syndrom (Abb. 7.10)	Eunuchoider Habitus, Anosmie, Hyposmie, Hörminderung, Gynäkomastie, faziale Spalten; Frauen: primäre Amenorrhoe	1	AD, AR, XR, (Xp22.3) 147950, 244200, 308700
Laurence-Moon-Syndrom	Retinitis pigmentosa, mentale Retardierung, spastische Paraparese	1,2	AR, 245800
Malpuech-Syndrom	Prä- u. postnataler Minderwuchs, uni-/ bilaterale Lippen-Kiefer-Gaumen-Spalte, variable Urogenitalfehlbildungen, schwere mentale Retardierung	1	AR, 248340
Naguib-Richieri-Costa-Syndrom	Hypertelorismus, Hypospadie, Schalskrotum. Poly-, Syndaktylie	4	AR, 201181
Pallister-Hall-Syndrom	Gesichtsdysmorphie, Ohranomalie, Hypothalamus-Hamartome, Herzfehler, Polydaktylie, Nebennieren-Hypoplasie, Analstenose	1	Sporadisch, 146510
Prader-Willi-Syndrom (Abb. 7.16)	Adipositas, Hypotonie, Akromikrie, mentale Retardierung	1	del 15q11-q13 (pat), mat. Disomie 15, »imprinting«
Robinow-Syndrom (Abb. 7.19)	»Fetal face«, mesomele Dysplasie, Minderwuchs, Skelettanomalien	4	AR 268310, AD 180700

[a]MIM-Registrier-Nr. im McKusick-Katalog.

Tabelle 6.19. Syndrome, die mit Hypospadie assoziiert sein können

Syndrom	Ätiologie
Adrenogenitales Syndrom (Abb. 7.2)	AR
Branchioskeletogenitales Syndrom (Tabelle 6.18)	AR
Glutarazidurie Typ II	AR
G-Syndrom (Opitz-Frias-Syndrom)	AD
Hand-Fuß-Genital-Syndrom	AD
Hypertelorismus-Hypospadie-Syndrom (BBB-/Opitz-Syndrom; Abb. 7.9)	AD
Kryptophthalmus-Syndrom (Fraser-Syndrom)	AR
LEOPARD-Syndrom (Abb. 7.11)	AD
Lenz-Syndrom	XR
Malpuech-Syndrom (Tabelle 6.18)	AR
Meckel-Gruber-Syndrom (Abb. 7.13)	AR
Naguib-Richieri-Costa-Syndrom (Tabelle 6.18)	AR
N-Syndrom	XR
Rapp-Hodgkin-Syndrom	AD
Smith-Lemli-Opitz-Syndrom (Abb. 7.21)	AR

6.3.4 Syndrome mit Hypospadie

Die Hypospadie ist als Einzelbefund eine relativ weit verbreitete Anomalie, die mit einer Häufigkeit von 2–4‰ angetroffen wird. Nicht einmal jeder zehnte Fall ist mit anderen Defekten (Calzolari 1986), häufig wiederum in der Genital- oder Inguinalregion, kombiniert. Nicht selten wird die Hypospadia penis bei der Geburt übersehen obwohl sie als leichteste Formvariante der Hypospadie zahlreiche Syndrome und chromosomale Störungen begleiten kann. Wegen der möglichen Assoziation mit Nierenfehlbildungen, sollte ihre Entdeckung immer weiterführende urologische Diagnostik veranlassen.

Das Wiederholungsrisiko von knapp 10% (Neto 1981) bei isolierter Hypospadie deutet auf multifaktorielle Ursachen, d.h. auf eine Kombination bestehend aus genetischen und Umweltfaktoren hin. Bei nur einem kleinen Teil der Betroffenen konnten Androgenrezeptordefekte ursächlich verantwortlich gemacht werden. Im Rahmen von Fehlbildungssyndromen lassen sich aber auch definierte Erbgänge für die begleitende Hypospadie nachweisen (Tabelle 6.19).

Embryopathien, die durch folgende Substanzen verursacht sind, weisen besonders häufig Hypospadien bei den betroffenen Patienten auf: Alkohol, Antiepileptika (Barbiturat, Dilantoin, Hydantoin, Phenytoin, Valproat) und Trimethadion (s. auch Tabelle 6.15).

Bei folgenden *Chromosomenanomalien* treten oft auch Hypospadien auf:
- Triploidie,
- 4q-,
- 3q-,
- Trisomie 13,
- Trisomie 18,
- XXY,
- XXXXY.

Zahlreiche Defekte von Enzymen der Steroidsynthese, sämtlich autosomal-rezessiv vererbt, führen nicht nur zu Nebennierenrindenhyperplasie und männlichem Pseudohermaphroditismus, sondern auch zur Hypospadie:
- Steroid 3-Beta-Hydrosteroid-Dehydrogenase-Defekt,
- Steroid 5-Alpha-Reduktase-Defekt,
- Steroid 17-Alpha-Hydroxylase-Defekt,
- Steroid 17,20-Desmolase-Defekt,
- Steroid 20,22-Desmolase-Defekt.

Unter den blastogenen Störungen, die als Assoziationen besonders häufig auch von Fehlbildungen im Urogenitaltrakt begleitet sind, findet man z. B. bei der CHARGE-Assoziation in einem hohen Prozentsatz der männlichen Betroffenen eine begleitende Hypospadie.

6.4 Anhang

6.4.1 Empfehlungen zur klinischen Untersuchung von Patienten mit Dysmorphie

Zum Abschluß des einführenden Kapitels in die Syndromatologie des Urogenitaltraktes sollen 10 Hinweise zur körperlichen Untersuchung der Patienten bei Verdacht auf Vorliegen einer komplexen, fachübergreifenden Fehlbildung oder Funktionsstörung gegeben werden (Goodman und Gorlin 1983). Die auf den ersten Blick banal scheinenden Ratschläge, werden in der Routinearbeit häufig vernachlässigt:
- Kein Kind (Patient) kann regelgerecht untersucht werden, ohne vollständig entkleidet zu sein.
- Beobachte das Kind sorgfältig bereits vor der eigentlichen körperlichen Untersuchung.
- Dir wird umsomehr an Einzelheiten auffallen, je länger Du Dich mit der Untersuchung selbst zurückhältst.
- Vergleiche jeweils eine Körperseite mit der anderen, ggf. sogar einen Finger- oder Zehennagel mit dem anderen.
- Halte jede Beobachtung solange für wichtig bis Du Dir endgültig über ihre Bedeutung im Klaren bist.
- Messe alle die Symptome richtig und exakt, die sich selbst zwanglos für Messungen anbieten.
- Vergleiche Deine Messungen mit standardisierten Tabellen, Diagrammen oder Abbildungen.
- Versuche für jede gefundene Auffälligkeit die richtige Bezeichnung zu finden.
- Dokumentiere alle erhobenen Befunde exakt. Wenn die Fotodokumentation am geeignetsten erscheint, so fotografiere Deine Beobachtungen.
- Zögere nie, ein Kind/den Patienten ein zweites Mal zu untersuchen, wenn Du Dir bezüglich der Befunde nicht sicher bist.

6.4.2
Empfehlungen zum Vorgehen bei der Syndromzuordnung

Gelegentlich führt das bloße Vergleichen herausstechender Einzelmerkmale eines auffälligen Patienten mit den Symptomenregistern in Handbüchern oder Computerprogrammen bereits zum gewünschten Erfolg. Werden bestimmte Kriterien dabei nicht beachtet, können aber auch Fehldiagnosen die Folge sein. Wiederum sollen 10 Hinweise zur Syndromerkennung und -zuordnung gegeben und kommentiert werden (Mücke 1993).

1. Notwendiger Phänotypvergleich mit den Verwandten ersten Grades. Nicht ganz selten liegt tatsächlich bei mancher Kombination von Minoranomalien nur eine familiäre morphologische Besonderheit und kein Syndrom vor, weshalb genetische Beratungen regelhaft beide Eltern miteinbeziehen sollten. Die unterschiedliche Expressivität mancher Störungen zeigt sich manchmal an Minimalsymptomen bei anderen Familienmitgliedern. Das autosomal-rezessiv vererbte Meckel-Gruber-Syndrom (s. Kap. 7) kann sich bei einem Kinde z. B. nur in Form eines postaxialen Fingeranhängsels (postminimus) zeigen, bei nachfolgenden Geschwistern – möglicherweise nach nicht sehr sorgfältiger genetischer Beratung – aber ein schwerstes Fehlbildungssyndrom mit Beteiligung des Urogenitaltraktes in Form von Hydroureteren und Kryptorchismus im Rahmen des gleichen Krankheitsbildes auslösen, gemäß des Wiederholungsrisikos von 25%.

2. Die Variabilität des Phänotyps von Syndromen zeigt sich in der Unvollständigkeit der Gesamtsymptomatik. Nicht selten wurden früher Einzelsymptome eines Syndroms in obligate und fakultative Zeichen der jeweiligen Entität unterschieden, woraus sich der wenig glückliche Begriff der diagnostischen Minimalkriterien herleitete. Der Erfahrene weiß jedoch, daß immer wieder auch scheinbar obligate Zeichen definierter Störungen fehlen können. Besonders deutlich wird das Phänomen an Syndromen, die ihre Hauptsymptome als Akronym im Namen tragen, so auch für den Urologen wichtige Störungen wie das LEOPARD-Syndrom, die VACTERL-Assoziation oder das EEC-Syndrom (s. Kap. 7). Bei letzterem z. B. reicht der Symptomenscore vom völlig freien Merkmalsträger (Sine-sine-Phänotyp) bis hin zum Vollbild, bei dem im Rahmen der namensgebenden Symptom-Trias statt einer Ektrodaktylie sogar noch eine Ektromelie zu finden sein kann.

3. Die Einzelsymptome selbst besitzen für die Syndromzuordnung unterschiedliche Wertigkeit (Spezifität). Es wird hier noch einmal das Phänomen der Leitsymptome (s. vorigen Abschnitt) angesprochen. Störungen im Urogenitaltrakt besitzen häufig nur den Charakter von wenig spezifischen Begleitsymptomen, was auch an der nachfolgenden Vorstellung der Syndrome im einzelnen deutlich werden wird. Gleichwohl sind gerade Funktionsstörungen im Harntrakt z. B. bei der Potter-Sequenz oder der Prune belly-Sequenz die auslösenden Faktoren für komplexe morphologische Störungen, die den gesamten Körper betreffen können. Prima vista jedoch bleibt die urogenitale Symptomatik bei diesen Sequenzen im Hintergrund, ganz anders als z. B. beim adrenogenitalen Syndrom, dem AGS, bei dem natürlich das intersexuelle Genitale zunächst das zentrale Merkmal darstellen kann, das dann zwangsläufig zu weiterer urogenitaler Differentialdiagnostik Anlaß gibt.

4. Minoranomalien besitzen Indikatorfunktion für innere Malformationen. Bei Minoranomalien handelt es sich um kleine, in der Normalpopulation seltener vorkommende morphologische Abweichungen von der Norm, die selbst keine kosmetische oder gar funktionell einschränkende Wirkung für ihre Träger besitzen. Solche insgesamt durchaus nicht selten anzutreffenden kleine morphologische Normabweichungen finden sich bei immerhin bei 15% aller Neugeborenen. Hierzu zählen u. a. Zeichen wie Hypertelorismus, Ohrdysplasie, hoher Gaumen oder die Vierfingerfurche. Im urologischen Bereich sind z. B. die distale Hypospadia glandis oder ein Schalskrotum als Minoranomalien zu werten.

Grundsätzlich weist das gemeinsame Auftreten mehrerer Minoranomalien auf eine gestörte Organogenese und damit auf mögliche innere Malformationen hin, nach denen auch gefahndet werden muß. Tatsächlich zeigen aber nur 0.5% aller Neugeborenen gleichzeitig drei und mehr Minoranomalien (Méhes 1989). Doch sollte bereits eine einzelne kleine Fehlbildung, wie z. B. ein Präaurikularanhängsel, eine sinnvolle Indikation zum Organscreening, hier der Nierensonographie, darstellen.

5. Der Phänotyp klinischer Syndrome ist altersabhängig. Kein Zweifel besteht daran, daß sich der Phänotyp angeborener Syndrome im Laufe des Lebens wandelt wie die Gestalt des Menschen selbst. Minoranomalien des Säuglingsalters wie der Epikanthus oder Teleangiektasien werden beim Erwachsenen nur noch selten gesehen. Oft besteht der Eindruck, als ob sich ein Syndrom in dem Maße harmonisiert, wie es sich zeitlich von der auslösenden Ursache entfernt (Beispiel: Alkoholembryopathie, blastogene Störungen). Dagegen wächst das Ausmaß der Entwicklungsstörung bei Stoffwechselerkrankungen über die Jahre hinweg mit dem Anfall der jeweiligen Metaboliten (Beispiel: Mukopolysaccharidosen). Beim zerebro-hepato-renalen Syndrom, dem durch eine Störung des peroxisomalen Stoffwechsels verursachten Zellweger-Syndrom, führt die Erkrankung noch in der frühen Kindheit progredient zum Tode. Das okulo-zerebro-renale Syndrom, ein X-chromosomal rezessives Leiden mit noch unbekanntem Stoffwechseldefekt, im deutschen Sprachraum besser unter Lowe-Syndrom bekannt, mündet über jahrelange Progredienz in schwerste statomotorische und mentale Retardierung. Bei ihrer Geburt jedoch fallen betroffene Kinder beider Erkrankungsgruppen oft nur durch ihre Muskelhypotonie auf.

6. Häufig ermöglichen erst bildgebende Verfahren und eine sinnvolle Stoffwechsel-, Chromosomen- oder DNA-Diagnostik die endgültige Diagnosestellung. Die beiden letztgenannten Syndrome zeigen bereits, daß die *Stoffwechseldiagnostik* schon seit jeher auch in der Urologie zum unverzichtbaren diagnostischen Rüstzeug gehört, sind doch z. B. Hyperaminoazidurien, metabolische Azidose, Glucosurie, Hypokaliämie, Hyperurikämie und Hyperphosphaturie – Symptome also, wie wir sie beim eben genannten Lowe-Syndrom finden – Zeichen der Funktionsstörung der proximalen Tubuluszellen. Diese auch gern als renale Rachitis zusammengefaßte Symptomatik ist u. a. aber auch charakteristisch für die Zystinose, die Tyrosinose Typ I, einige Glykogenosen, die hereditäre Fructose-Intoleranz, den Cytochrom-C-Oxidase-Mangel und den M. Wilson. Darüber hinaus kann diese Störung des proximalen Tubulusfunktion auch sekundär durch andere Grundkrankheiten oder durch Intoxikationen erworben werden.

Die Entdeckung seit Ende der 80er Jahre, daß zahlreiche der auch in diesem Buch aufgeführten Syndrome durch sog. Mikrodeletionen (contiguous gene syndromes) verursacht sind, läßt heute auch die *Chromosomendiagnostik* in einem anderen Licht erscheinen. Der Nachweis dieser submikroskopisch kleinen Stückverluste mancher Chromosomen ist meist nur mittels bestimmter Techniken, z. B. der FISH-Analyse möglich. Die Reihe der hier aufzuführenden Syndrome ist lang (s. Tabelle 6.9, 6.10). Das Rubinstein-Taybi-Syndrom, WAGR-Syndrom oder Kallmann-Syndrom, die u. a. auch regelmäßig durch Fehlbildungen im Urogenitaltrakt begleitet sein können, seien stellvertretend genannt.

Durch *DNA-Diagnostik* sind schließlich sogar Punktmutationen nachweisbar. Die Einführung der DNA-Amplifizierung mittels Polymerase-Kettenreaktion (PCR) 1985 macht es heute möglich, auch kleinste defekte DNA-Abschnitte so zu vermehren (amplifizieren), daß der Nachweis einer Mutation dann mühelos gelingt. Als Beispiele aus einer inzwischen riesigen und noch immer rasch weiterwachsenden Zahl von Störungen, die z. T. auch für den Urologen interessant sind, sollen nur das AGS und die Neurofibromatose 1 genannt werden.

Der Aufwand zur Aufklärung der molekularen Ursache einer Krankheit ist in der Regel sehr hoch und setzt eine präzise Indikationsstellung voraus.

7. Objektivierung der Befunde durch Messung und Vergleich. Über die Dokumentationspflicht hinaus, welcher der Kliniker bei seiner Befunderhebung genügen muß, ist natürlich ein Vergleich mit den altersspezifischen Normwerten unerläßlich. Bereits bei den Hinweisen zur Patientenuntersuchung wurde auf diesen wesentlichen Aspekt hingewiesen. Begriffe wie Nierenhypoplasie, Makroorchidismus oder Mikropenis erfordern immer metrische Angaben bevor jeweils weiterführende Diagnostik dann von diesen Symptomen ausgehend vielleicht zur Diagnose eines Syndroms führt.

8. Vielfach ist eine Verlaufsbetreuung von Patienten mit Syndromen notwendig. Mit der Stellung der Syndromdiagnose ist natürlich ärztliches Handeln am Patienten nicht erschöpft, sondern nun beginnt dieses erst. Erkrankungen des Urogenitaltraktes im Rahmen multipler Fehlbildungen besitzen häufig chronischen Charakter und bedürfen der Langzeitbetreuung ebenso wie viele der mit ihnen assoziierten Einzelsymptome. Mit dem AGS oder dem Ullrich-Turner-Syndrom seien stellvertretend Krankheitsbilder genannt, die für den Urologen von Bedeutung sind, und einer nicht selten jahre- oder lebenslangen Betreuung durch Spezialisten bedürfen.

9. Es bestehen drei Möglichkeiten für die Zuordnung einer Kombination von Malformationen oder eines Syndroms.

1. Es liegt entweder eine gut definierte Entität vor.
2. Eine Variante eines bekannten Syndroms (z. B. bei genetischer Heterogenität) oder
3. ein neues Syndrom bzw. eine neue Variation einer bekannten Entität wurden entdeckt.

Neue Syndrome sind selten. Fast alles ist schon einmal beschrieben worden. Man muß nur gründlich recherchieren und dabei ggf. die Hilfe des Erfahrenen, z. B. des klinischen Genetikers, in Anspruch nehmen. Ist der vorliegende Fall dann tatsächlich bisher noch unbeschrieben, ist sein Entdecker freilich in die Pflicht genommen, ihn auch bekannt zu machen.

10. Abwägende Diagnosestellung. Falls sich die Diagnose eines bestimmten Syndroms nicht zwanglos ergibt, sollte sein Vorliegen nur angenommen werden, wenn sich wesentliche diagnostische, therapeutische und/oder für die genetische Familienberatung wichtige Konsequenzen daraus ergeben.

Andernfalls resultieren aus der Übermittlung der Diagnose sowohl unnötige Beunruhigung als auch ggf. Diskriminierung des Patienten und seiner Familie. Vor allem diesen letzten Punkt, der besonders die ethischen Aspekte ärztlichen Handelns tangiert, sollten Kliniker immer im Auge behalten.

Literatur

1. Botto LD, Khoury MJ, Mastroiacovo P et al. (1997) The spectrum of congenital anomalies of the VATER assoziation: an international study. Am J Med Genet 71:8–15
2. Briggs GC, Freeman RK, Yaffe SJ (1990) Drugs in Pregnancy and Lactation. 3. Aufl. Wiliams & Wilkins, Baltimore
3. Canzolari F, Contiero MR, Roncarati E et al. (1986)Aetiological factors in hypospadias. J Med Genet 23:333
4. Colwell KA, Yong SL, Baldwin VJ et al. (1992) Caudal dysplasia and sirenomalia: is there evidence for a vascular disruptive mechanism? Proc Greenwood Gen Center 11:74
5. Cross HE, McKusick VA, Breen W (1967) A new oculocerebral syndrome with hypopigmentation. J Pediat 70:398
6. De Grouchy J, Gompel A, Salomon-Bernhard Y et al. (1985) Embryonic testicular regression syndrome and severe mental retardation in sibs. Ann Genet (Paris) 28:154–160
7. Eurocat report 6 (1995) Surveillance of congenital anomalies in Europe 1980–1992. Eurocat central registry, Institute of Hygiene and Epidemiology Brussels
8. Fernandes ET, Hollobaugh RS, Young JA et al. (1990) Persistent mullerian duct syndrome. Urology 36:516
9. Gilbert WM, Nicolaides KH (1987) Fetal omphalocele:associated malformations and chromosomal defects. Obstet Gynecol 70:633
10. Goodman RM, Gorlin RJ (1983) Making a diagnosis and its implications. In: Goodman RM, Gorlin RJ: The Malformed Infant and Child. Oxford Univ Press, Oxford New York, S 3
11. Goeminne L (1968) A new probably X-linked inherited syndrome: congenital muscular torticollis, multiple keloids, cryptorchism und renal dysplasia. Acta Genet Med Gemellol 17: 439–467
12. Hall JG, Morgan A, Blizzard RM (1975) Familial congenital anorchia. BDOAS XI(4):115.
13. Hecker WC (1998) Verborgener Penis. Sozialpädiatrie 20:80
14. International clearinghouse for birth defects monitoring systems (1991): Congenital malformations worldwide. Elevier Science Publishers, Amsterdam-New York-Oxford
15. Jonson VP, Munson DP (1990) A new syndrome of aphalangy, hemivertebrae, and urogenital-intsestinal Dysgenesis. Clin Genet 38:346
16. Kouseff BG, Montnegro R, Nichols P et al. (1987) Renal anomalies with cerebral hypoplasia and intrauterine growth retardation: a new autosomal recessive syndrome? Proc Greenwood Genet Center 5:114
17. Lubinsky MS (1994) Properties of Associations: Identity, nature, and clinical criteria, with a commentary on why CHARGE and Goldenhar are not associations. Am J Med Genet 49:21–25
18. Lurie IW, Ferencz C (1997) VACTERL-Hydrocephaly, DK-Phocomelia, and cerebro-cardio-radio-reno-rectal community. Am J Med Genet 70:144–149
19. Lurie IW, Lazjuk GI, Korotkowa IA et al. (1991) The cerebro-reno-digital syndromes: a new community. Clin Genet 39:104
20. Martínez-Frías ML, Fías JL, Opitz JM (1998) Errors of morphogenesis and developmental field therory. Am J Med Genet 76:291–296
21. McGillivray: Male genital system. In: Stevenson RE, Hall JG, Goodman RM (1993) Human Malformations and Related Anomalies. Oxford University Press, New York - Oxford
22. McKusick VA (1997) Mendelian Inheritance in Man. 13th ed. The Johns Hopkins University Press, Baltimore, London.
23. Méhes K (1989) Minor malformations in the neonate. Akadémiai kiad, Budapest 1989
24. Mücke J, Wiedemann H. -R. (1993) Syndromzuordnung in der Praxis. Hinweise zum Vorgehen. pädiat prax 45:585–593
25. Neto RM, Castilla EE, Paz JE (1981) Hypospadias: an epidemiological study in Latin America. Am J Med Genet 10:5

26. Opitz JM (1982) The developmental field concept in clinical genetics. J Pediat 101:805
27. Opitz JM (1994) Associations and Syndromes: terminology in clinical genetics und birth defects epidemiology. J Med Genet 49: 14–20
28. Osathanondh V, Potter EL (1964) Pathogenesis of polyzystic kidneys. Arch Path 77:459–512
29. Peters H, Pontz BF (1988) Klinisches Bild und Verlauf bei Kindern mit CHARGE-Assoziation. Mschr Kinderheilk 136: 690–693
30. Polin RA, Ditmar MF (1998) Pediatric Secrets. CV Mosby, St. Louis, S 333
31. Queißer-Luft A, Schlaefer K, Schicketanz KH et al. (1994) Erfassung angeborener Fehlbildungen bei Neugeborenen: Das Mainzer Modell. Dt. Ärztebl 91: 747–750
32. Queißer-Luft A, Stolz G, Kieninger-Baum D et al. (1999) Ist ein risikoselektives Harnwegs-Fehlbildungs-Screeing sinnvoll? (im Druck)
33. Rizzo N, Gabrielli S, Pilu G, et al. (1987) Prenatal diagnosis and obstetrical management of multicystic dysplastic kidney disease. Prenat Diagn 7:109
34. Shepard TH (1989) Catalog of Teratogenic Agents. 6. Aufl. John Hopkins University Press, Baltimore
35. Spranger J, Benirschke K. Hall JG et al. (1982) Errors of morphogenis: concepts and terms. J Pediatr 100:160–165
36. Stevenson RE, Jones KL, Phelan MC et al. (1986) Vascular steal. The pathogenetic mechanism producing sirenomelia and associated defects of the viscera and soft tissues. Pediatrics 78: 451
37. Stevenson RE, Phelan MC, Saul RA (1989) Defects of the abdominal wall: association with vascular steal. Proc Greenwood Genet Center 8:15
38. Van Allen MI (1993) Urinary Tract. In: Stevenson RE, Hall JG, Goodman RM (Hrsg) Human Malformations and Related Anomalies. Oxford University Press, New York - Oxford
39. Van Allen MI (1996) Congenital Disorders of the Urinary Tract. In: Rimoin DL,Connor JM, Pyeritz RE: Emery and Rimoin´s Principles and Practice of Medical Genetics. Third edition. Churchill Livingstone New York-Edinburgh-London-Madrid-Melbourne-San Francisco-Tokio
40. Van Allen MI, Smith DW, Shepard TH (1983) Twin reversed atrial perfusion (TRAP) sequence: a study of 14 twin pregnancies with acardius. Semin Perinatol 7:285
42. Choudhury SR, Maji Bp (1993) Penile agenesis: an unusual variant. Intern Urol Nephrol 25(1):71–76
43. Evans JA, Erdile LB, Greenberg CR, Chudley AE (1999) Agenesis of the penis: Patterns of associated malformations. Am J Med Genet 84:47–55
44. Ozbey H, Ozbay N (1997) Immediate reconstraction for penile agenesis. J Pediatr Surg 32:938–939
45. Diamond M, Sigmundson HK (1997) Sex assignment at birth: long term review and clinical implications. Arch Pediatr Adolesc Med 151:298–304

Klinische Krankheitsbilder mit urologischen und genitalen Fehlbildungen: Felddefekte – Sequenzen – Syndrome – Symptomenkomplexe – Assoziationen

J. Kunze, J. Mücke

Kinder und Jugendliche mit urogenitalen Auffälligkeiten sollten diagnostisch von Kinderärzten mit klinisch-genetischer, endokrinologischer und nephrologischer Spezialisierung untersucht, diagnostiziert und therapiert werden. Der dramatische Zuwachs an definierten Fehlbildungs-Syndromen kann nur in Spezialabteilungen aufgefangen werden.

Im folgenden werden genetische Syndrome mit häufigen urogenitalen Auffälligkeiten ausführlich dargestellt. Die Zusammenstellung erhebt keinen Anspruch auf Vollständigkeit, da weitere über 100 genetische Syndrome mit urogenitalen Auffälligkeiten, wenn auch weniger häufig, einhergehen können. Das unterstreicht noch einmal, daß der dysmorphe Patient - meist ein Kind - in die Hände geschulter Pädiater gehört.

Darüber hinaus existieren spezielle Nachschlagewerke und Expertensuchsysteme zur Fehlbildungsdiagnostik.

Literatur

Nachschlagewerke

Jones KL (1997) Smith's recognizable patterns of human malformation, 5th edn. Saunders, Philadelphia

Gorlin RJ, Cohen MM jr, Levin LS (1990) Syndromes of head and neck. Oxford University Press, New York

Buyse ML (1990) Birth defects encyclopedia. Center for Birth Defects Information Sevices, Dover

Wiedemann HR, Kunze J (1995) Altas der klinischen Syndrome. Schattauer. Stuttgart

Expertensuchsysteme

POSSUM, Version 5.0 and 5.1 (2 CD-ROM) for Windows 95, 98 and NT (1998) Computer Power Group an die Murdoch Institute. Royal Children's Hospital, Melbourne

Winter R, Baraitser M (1998) London Dysmorphology Database 2.1 (2 CD-ROM). Oxford University Press

Adler, Burg G, Kunze J, Pongratz D, Schinzel A. Spranger J (1997) LEIBER - die klinischen Syndrome (CD-ROM), 8.Aufl. Urban & Schwarzenberg, München

OMIM-Online Mendelian Inheritance in Man: http://www3.ncbi.nlm.nih.gov/omim/

Großen Dank schulden die Autoren den Kolleginnen und Kollegen aus Deutschland, Ungarn und der tschechischen Republik, die mit ihren Bildbeiträgen dazu beitrugen, daß die Darstellung der Syndrome im Bild in der gewünschten Weise komplettiert werden konnten: Prof. Dr. P. Kiss, Budapest (AGS, Agonadie, fra(X)-Syndrom, Hypertelorismus-Hypospadie-Syndrom, Noonan-Syndrom, Pterygium-Syndrom); Dr. D. Missbach, Magdeburg (McKusick-Kaufmann-Syndrom); Dr. D. Müller, Chemnitz (Meckel-Gruber-Syndrom, Potter-Sequenz); Doz. Dr. K. Sandig, Leipzig (Bardet-Biedl-Syndrom); Prof. Dr. E. Seemannová, Prag (Smith-Lemli-Opitz-Syndrom I); Dr. M. Seige †, Erfurt (Kallmann-Syndrom); Prof. Dr. J. Zizka, Hradec Královė (Robinow-Syndrom)

Aarskog-Syndrom (faciogenitodigitales Syndrom)

Hauptcharakteristika. Hypertelorismus, Brachydaktylie, Schalskrotum.

Urogenitale Symptome. Schalskrotum (90%), Phimose, Scrotum bifidum (Abb. 7.1b), hypoplastische Nieren, fehlender Hodendescensus, Inguinalhernien.

Weitere Symptome. Hypertelorismus, Ptosis, antimongoloide Lidachsen, kurze Nase, breites Philtrum, Einkerbung unterhalb der Unterlippe, maxillare Hypoplasie, antevertierte Nares (Abb. 7.1a), breite Nasenbrücke, dysplastische Helices, Geheimratsecken, Pectus excavatum, kurze breite Hände, Brachydaktylie, Syndaktylie (kutan), Clinodaktylie, kurzer 5. Finger (Dubois), Gelenküberstreckbarkeit, einzelne Handfurche, breite kurze knollige Zehen, Minderwuchs (3. Perzentile).

Ätiologie. Genetisch heterogen. Überwiegend X-gebunden-rezessive Vererbung, wobei die Überträgerfrauen Minimalsymptome aufweisen, speziell fazial und im Handbereich. Das verantwortliche Gen FGDY1 wurde auf Xp11.21 lokalisiert. Gelegentlich auch autosomal-dominante Vererbung.

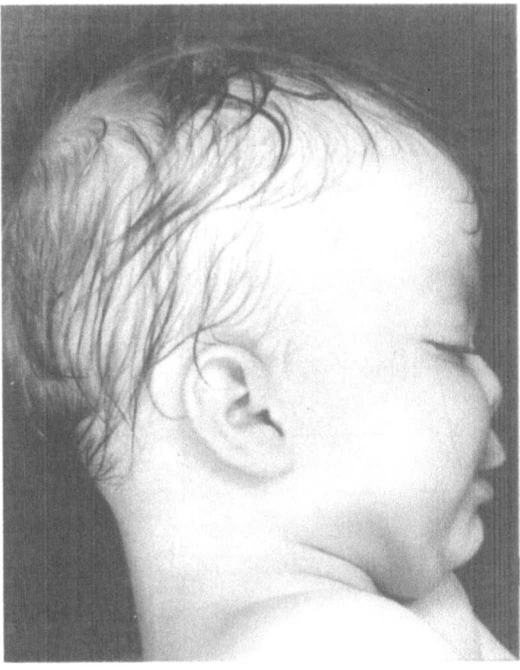
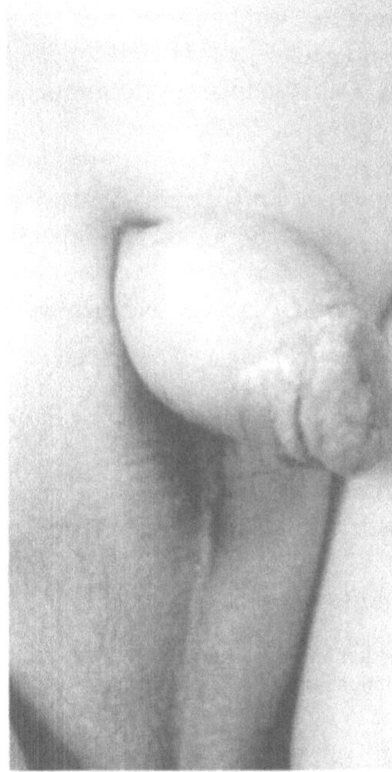

Abb. 7.1a,b. Aarskog-Syndrom: 7 Monate alter männlicher Säugling mit Makrozephalie, Mittelgesichtshypoplasie, Oberlidptosis, kurze breite Nase mit nach vorn geöffneten Narinen, langes Philtrum, Eindellung unterhalb der Unterlippe; tief eingezogene Peniswurzel mit Schalskrotum, Retentio testis links. (Fotos: J. Mücke)

Häufigkeit. Bis 1993 mehr als 130 Fälle mitgeteilt.
Prognose: Normale Lebenserwartung

Differentialdiagnose. Noonan-Syndrom, Robinow-Syndrom.

Literaturhinweis

Porteous MEM, Goudie DR (1995). In: Donnai D, Winter RM (eds) Congenital malformation syndromes. Chapman & Hall Medical, London, pp 106–111

Wiedemann H-R, Kunze J (1995) Altas der Klinischen Syndrome für Klinik und Praxis, 4. Aufl. Schattauer, Stuttgart New York, S 216–217

Akrorenaler Symptomenkomplex (akrorenales Syndrom)

Hauptcharakteristika. Akrale Fehlbildungen bei renalen Störungen.

Urogenitale Symptome. Malrotation der Nieren, Hufeisennieren, Ektopien, unilaterale Agenesien, Nierenhypoplasie, Hydronephrose, Ureteranomalien, vesikoureteraler Reflux.

Weitere Symptome. Augenanomalien, Hörstörungen, Helixdysplasien, Fazialisparesen, Lippen-Kiefer-Gaumen-Spalten, angeborene Herzfehler, muskuläre Störungen, ZNS-Fehlbildungen, Hydrozephalus, Enzephalocelen, Spina bifida aperta, Blasenexstrophie, Ösophagusatresie, Trachealfistel, Wirbelkörperfehlbildungen. Akrale Fehlbildungen: Polydaktylien, meist präaxial, triphalangeale Daumen, Daumenhypoplasie, Daumenaplasie, Acromicrie, Syndaktylie, transversale Defekte, Phocomelien, Spalthände, -füße.

Ätiologie. Entwicklungsfeldstörung genetisch heterogener Natur. Symptomatisch in mehr als 25 monogenen Syndromen.

Häufigkeit. 1:20 000 Neugeborene bzw. 16% aller Patienten mit Extremitätenfehlbildungen.

Prognose. Abhängig vom Grad der Nierenstörung.

Differentialdiagnose. Acrorenomandibuläres Syndrom, Fanconi-Anämie, VATER-Assoziation, Poland-Anomalie, Trisomie 18.

Literaturhinweis

Wiedemann H-R, Kunze J (1995) Altas der Klinischen Syndrome für Klinik und Praxis, 4. Aufl. Schattauer, Stuttgart New York, S 626–627

Adrenogenitales Syndrom (mit Salzverlust; AGS)

Hauptcharakteristika. Intersexualität im weiblichen Geschlecht bis zur totalen Vermännlichung, Erbrechen, Gedeihstörung.

Urogenitale Symptome bei Mädchen. Virilisierung von Klitorishypertrophie (Abb. 7.2b) bis zu vollständiger Vermännlichung ohne Testikel (Stadien I – V nach Prader), Pseudopubertas praecox mit primärer Amenorrhoe.

Urogenitale Symptome bei Knaben. Normale Differenzierung des äußeren Genitale, Makrophallus, verstärkte Pigmentierung. Pseudopubertas praecox mit fehlender Spermienbildung bei kleinbleibenden Hoden.

Weitere Symptome. Vorzeitige Scham- und Axillarbehaarung, zunächst Großwuchs, vorzeitiger Epiphysenschluß, dann Kleinwuchs als Endgröße. Erhöhte Serumspiegel für 17-Hydroxyprogesteron, Dehydroepiandrosteron, Androstendion und Testosteron; im Urin erhöhte Ausscheidung von Pregnantriol und 17-Ketosteroide.

Bei Salzverlust: Serum-Na erniedrigt, Serum-K erhöht, Aldosteron erniedrigt, Renin erhöht.

Ätiologie. Autosomal-rezessiver 21-Hydroxylasedefekt der Nebennierensteroidsynthese. Salzverlust 3mal häufiger als ohne Salzverlust. Differente Klinik entsteht infolge unterschiedlicher Mutationen bzw. Deletionen des CYP21B-Gens auf 6p21.3.

Pathogenese. Entstehung des Pseudohermaphroditismus femininus infolge vermehrter Androgensynthese bei verstärkter ACTH-Stimulation bei mangelnder Cortisolbiosynthese. Bei Aldosteronmangel Entstehung des Salzverlust-Syndroms mit Erbrechen in 2/3 aller Patienten (Abb. 7.2a).

Häufigkeit. 1:11.900 Neugeborene. Heterozygotenfrequenz 1:55 (Europa).

Prognose. S. oben (ohne Therapie). Endgröße 145 cm.

Therapie. Pränatale Diagnostik durch HLA-Typisierung bzw. 17-OH-Progesteronspiegel und molekulare Untersuchung. Antenatale Therapie mit Dexamethasongabe der Mutter. – Postnatal Aldosteron und Prednison mit normaler Körperendgröße. Operative Korrekturen bei XX-Individuen.

Differentialdiagnose. Andere Formen des AGS: Desmolase-Mangel, 3β-Hydroxysteroiddehydrogenasemangel, 11β-Hydroxylasemangel, 17-Hydroxylasemangel, late onset AGS.

Literaturhinweise

Grüters H (1996) z. In: Adler G, Burg G, Kunze J et al. (Hrsg) Leiber – Die klinischen Syndrome. Urban & Schwarzenberg, München, S 13–15

Wiedemann H-R, Kunze J (1995) Altas der Klinischen Syndrome für Klinik und Praxis, 4. Aufl. Schattauer, Stuttgart New York, S 626–627

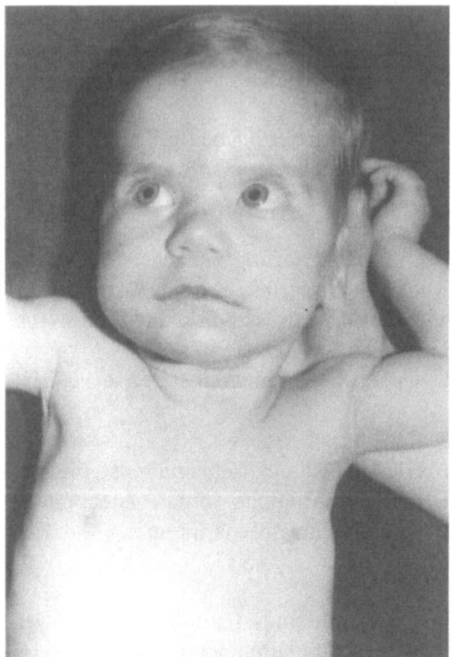
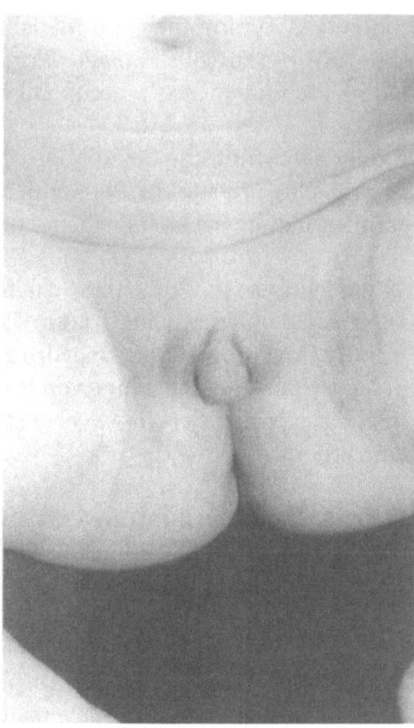

Abb. 7.2a,b. Adrenogenitales Syndrom mit Salzverlust: 8 Monate altes Mädchen, das nach Bruder-Schwester-Inzest (autosomal-rezessiver Erbgang!) geboren wurde. Halonierte Augen im Rahmen der Exsikkose nach anhaltendem Erbrechen, penisähnliche Klitorishypertrophie (Stadium III nach Prader). Karyotyp 46,XX. (Fotos: P. Kiss, Budapest)

Agonadismus

Hauptauffälligkeiten. Aplasie der weiblichen Gonaden.

Urogenitale Symptome. Gonadenaplasie im weiblichen Geschlecht, Aplasie der inneren weiblichen Strukturen, fehlende Labien (Abb. 7.3a), Nierenfunktionsstörung (Abb. 7.3b).

Weitere Symptome. Enzephalozele, Spina bifida aperta. Omphalozele. Zwerchfellhernie. Dextrokardie, ASD, VSD, Coarctatio aortae. Lungenhypoplasie, Pulmonalarterienhypoplasie.

Ätiologie. Wahrscheinlich autosomal-rezessive Vererbung.

Pathogenese. Mittellinienstörung.

Häufigkeit. Bisher 5 Publikationen, 4mal sporadisch, einmal weibliche Geschwister mit XX- und XY-Status.

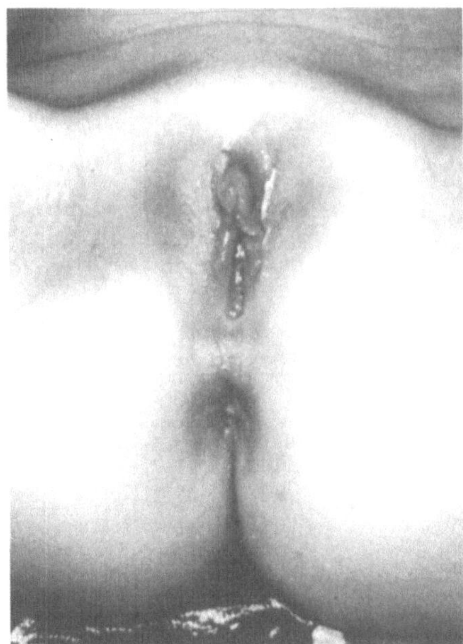

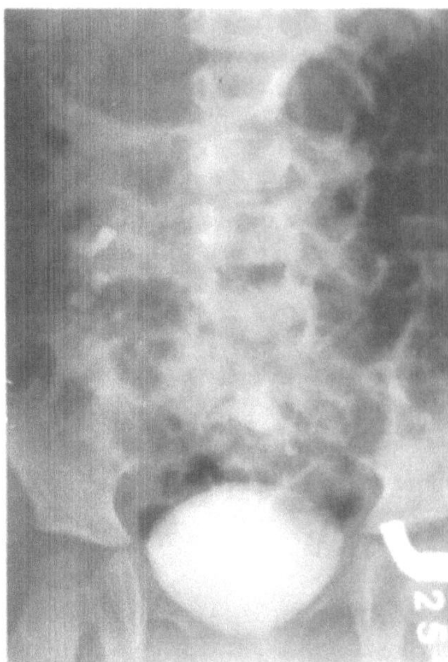

Abb. 7.3a,b. Agonadie (Gonadenagenesie): 3 Jahre altes Mädchen mit hypoplastischen Labia majora, ausgeprägter Klitoris und kleinen Schamlippen, die nur im ersten Drittel konturiert sind, begleitende Nierenfehlbildung: stumme Niere li, verplumptes Nierenbecken re., Karyotyp 46, XY. (Fotos: P. Kiss, Budapest)

Prognose. Abhängig von den assoziierten Fehlbildungen.

Differentialdiagnose. Wahrer Agonadismus – OEIS-Komplex

Literaturhinweise

Kennerknecht I, Sorgo, W, Oberhoffer R et al. (1993) Familial occurrence of agonadism and multiple internal malformations in phenotypically normal girls with 46,XY and 46,XX karyotypes, respectively: a new autosomal recessive syndrome. Am J Med Genet 47: 1166–1170

Kennerknecht I, Mattfeld T, Paulus W et al. (1997) XX-Agonadism in a fetus with multiple dysraphic lesions: a new syndrome. Am J Med Genet 70: 413–414

Anenzephalie

Hauptcharakteristika. Offenes Neuralrohr der zephalen Region (Anenzephalie), prominente Augen, Fehlen der Nackenregion. Meroacranie – Holoacranie – Holoacranie mit Rachischisis.

Urogenitale Symptome. Hydronephrose, Hufeisennieren, Hydroureter, hypoplastische Ureteren, Ureter- und Blasenaplasie, verstärkte Nierenlappung.

Weitere Symptome. Verschiedenste Anomalien des äußeren Ohres, Proptose, schmale Lidspalten, Mikrophthalmie, Anophthalmie, Nasenspalten, Philtrumanomalien, Gaumenanomalien, Mikrostomie, Progenie, kurzer Nacken, Fehlen differenter Schädelknochen, Zwerchfellhernien, Omphalocele, verschiedene Herzfehler, hypoplastische Lungen.

Ätiologie. Meist unbekannt, gelegentlich familiär autosomal-rezessiv und X-gebunden. Exogene Faktoren: Aminopterin, Diabetes der Mutter, Hyperthermie, Alkohol, Folsäuremangel. Siamesische Zwillinge.

Pathogenese. Verschlußstörung der Neuralleiste.

Häufigkeit. Weite ethnische Unterschiede. In den USA 1:1.000 Neugeborene, Eurasien 1,5:1.000, Europa 2:1.000. Keine eindeutigen Geschlechtsunterschiede. Gehäuft unter monozygoten Zwillingen.

Prognose. Letal.

Differentialdiagnose. Amniotische Schnürfurchen. Holoprosenzephalie. Intrauterine Diagnostik durch Ultraschall und erhöhten Alphafetoproteinspiegel.

Literaturhinweis

Gorlin RJ, Cohen MM jr, Levin LS (1990) Syndromes of the head and neck. Oxford Univ Press, New York Oxford, pp 565–568

Aniridie-Wilms-Tumor-Assoziation (WAGR-Syndrom = Wilms-Tumor-Aniridie-Urogenital-Retardierungs-Syndrom)

Hauptcharakteristika. Aniridie, Wilms-Tumor, Gonadoblastom, Pseudohermaphroditismus masculinus, interstitielle Deletion 11p13.

Urogenitale Symptome. Kryptorchismus, Hypospadie bis Pseudohermaphroditismus masculinus, Wilms-Tumor, Gonadoblastom,«streak gonads«, vereinzelte Nierenzysten.

Weitere Symptome. Irishypoplasie, Katarakt, Glaukom, Mikrophthalmie, Linsenektopie, Opticusatrophie, Nystagmus, Ptosis, Blepharophimose, Blindheit. Minimale faziale Anomalien, Gaumenspalte, prominente Lippen, Mikrogenie, Mikrozephalie, prämature Synostosen. Hypo-, Agenesie des Corpus callosum. Geistige Retardierung.

Ätiologie. Deletion distal von 11p13. Nachweis mittels FISH. Familiäre Fälle bei Translokationen; männlich:weiblich entspricht 24:13.

Häufigkeit. Bei einem von 70 Patienten mit Aniridie muß mit einem Wilms-Tumor gerechnet werden. Andere Studien finden in 1/3 aller sporadisch aufgetretenen Aniridie-Patienten Wilms-Tumoren, während 50% aller Aniridie-Patienten mit urogenitalen Anomalien und Retardierung Wilms-Tumoren zwischen 4. Lebensmonat bis 6. Lebensjahr entwickeln.

Prognose. Abhängig von der Erkennung des Wilms-Tumors und dem Grad der geistigen Entwicklung.

Therapie. Operative Methoden bei Wilms-Tumoren und Gonadoblastomen. Pränatale Erkennung bei familiären Translokationen.

Differentialdiagnose. Wiedemann-Beckwith-Syndrom und Wilms-Tumoren.

Literaturhinweise

Yunis JJ, Ramsay KC (1980) Familial occurrence of the aniridia – Wilms tumor syndrome with deletion 11p13–14.1. J Pediatr 96: 1027–1030

Turleau C, Grouchy J de, Tournade MF et al. (1984) Del 11p/aniridia complex: report of three patients and review of 37 observations from the literature. Clin Genet 26: 356–362

Antiepileptica-Embryo-Fetopathie (embryofetales Hydantoin-Syndrom, Phenytoin-Syndrom, Carbamazepinembryopathie, Valproatembryopathie)

Hauptcharakteristika. Kraniofaziale Anomalien, acrale Auffälligkeiten, Wachstumsstörungen, mentale Defizite, Neuralrohrstörungen.

Urogenitale Symptome. Hypospadie, Kryptorchismus, Mikropenis, zwitterhaftes Genitale, Klitorishypertrophie.

Weitere Symptome. Meningomyelocele (H, C), Gesichtsspalten (H, P), Herzfehler (P), radiale Störungen, z. B. Daumenverdoppelung, Radiusaplasie (V), zahlreiche sog. minor anomalies des Gesichtes.

Ätiologie. Direkte teratogene Antiepileptica-Wirkung.

Pathogenese. Epoxidwirkung, Folsäuremangel.

Häufigkeit. Meningomyelocelen nach Valproat 1–2%, nach Carbamazepin 1%.

Prognose. Wachtstumsretardierungen werden postnatal aufgeholt.

Therapie. Symptomatisch bei Fehlbildungen, z. B. chirurgische Maßnahmen.

Literaturhinweis

Wiedemann H-R, Kunze J (1995) Altas der Klinischen Syndrome für Klinik und Praxis, 4. Aufl. Schattauer, Stuttgart New York, S 524–527

Asplenie-Syndrom (Ivemark-Syndrom, Lateral-Sequenz)

Hauptcharakteristika. Angeborene Herzfehler mit rechten Atrien, anomal einmündende Pulmonalvenen, pulmonale Rechtsisomerie, Milzagenesie, Lageanomalien der Abdominalorgane (Situs inversus).

Urogenitale Symptome. In 11% aller Patienten Hufeisennieren, renale Hypoplasien.

Weitere Symptome. Single Ventrikel (70%), AV-Vitium (93%), double outlet right ventricle (47%), Pulmonalstenose und -atresie (78%), Milzagenesie, Situs inversus, Mesenterium commune, Non- oder Malrotation, symmetrische Lungenlappung (3 Lappen), ZNS-Fehlbildungen. Androtropie. Hämatologisch: Howell-Jolly-Körperchen.

Ätiologie. Autosomal-rezessive Vererbung (10fache Zunahme in Verwandtenehen) mit verringerter Penetranz. Auch autosomale Dominanz ist bekannt.

Pathogenese. Störung der Zilienfunktion: primäre ziliäre Dyskinesie.

Häufigkeit. Etwa 1:40.000 Geburten.

Prognose. 90% Letalität im 1. Lebensjahr infolge komplizierter Herzfehler und Sepsis.

Therapie. Chirurgische Herzoperationen.

Differentialdiagnose. Polyspleniesymptomenkomplex.

Literaturhinweis

Splitt MP, Burn J, Goodshipp J (1996) Defects in the determination of left-right asymmetry. J Med Genet 33: 498–503

ATR-X-Syndrom (»X-linked α-thalassaemia-mental retardation syndrome«)

Hauptcharakteristika. Schwere geistige Behinderung, charakteristische Facies, genitale Auffälligkeiten.

Urogenitale Symptome. Renale Agenesie, Hydronephrose, Kryptorchismus, testikuläre Dysgenesie, Skrotumhypoplasie, Schalskrotum, kleiner Penis, Hypospadie.

Weitere Symptome. Mikrozephalie, Telecanthus, Epicanthus, niedrige Nasenwurzel, kleine trianguläre Nase, antevertiere Nares, Mittelgesichtshypoplasie, großer »Karpfenmund«, volle Lippen, weitstehende Schneidezähne, große vorstehende Zunge. Hypochrome mikrozytäre Anämie. Milde Form einer Hämoglobin H-Erkrankung. Nachweis von HbH-Zellen. Muskuläre Hypotonie, schwere mentale Retardierung, Krämpfe. Emotionale Instabilität.

Ätiologie. X-gebunden rezessive Vererbung. Genlokalisation Xq12–21.31.

Häufigkeit. Über 50 beschriebene Fälle.

Prognose. Fehlende Sprachentwicklung bei schwerer geistiger Behinderung, mangelhaftes Toilettentraining, gastroösophagealer Reflux und Obstipation.

Literaturhinweise

Gibbons RJ, Wilkie AOM, Weatherall DJ et al. (1995) A newly defined X-linked mental retardation syndrome associated with a-thallasaemia. In : Donnai D, Winter RM (eds) Congenital malformation syndromes. Chapman & Hall Medical, London, pp 51–57

Wilkie, AOM, Gibbons RJ, Higgs DR (1995) X-linked a-thalassemia/mental retardation: spectrum of clinical features in three related males. In: Donnai D, Winter RM (eds) Congenital malformation syndromes. Chapman & Hall Medical, London, pp 58–63

Gibbons RJ, Brueton L, Buckle VJ et al. (1995) Clinical and hematologic. aspects of the X-linked a-thalassemia/mental retardation syndrome (ATR-X). Am J Med Genet 55: 288–299

Baller-Gerold-Syndrom (Craniosynostosis-Radial Aplasia Syndrome)

Hauptcharakteristika. Prämature Schädelnahtsynostose, radiale Strahldefekte.

Urogenitale Symptome. Nierenektopien, unilaterale Nierenagenesie, Hydronephrose, rektovaginale Fistel.

Weitere Symptome. Faziale Dysmorphien, Skelettanomalien mit Wirbelkörperfehlbildungen, Gelenkdysplasien, Beckenanomalien, verschiedene Herzfehler, neurologische Fehlbildungen, z. B. hypoplastisches Corpus callosum und Riechhirn, Hydrozephalus, Taubheit, Krämpfe.

Ätiologie. Autosomal-rezessive Vererbung.

Häufigkeit. Bisher ca. 30 Mitteilungen.

Prognose. Meist normale Intelligenz

Therapie. Bei Fehlbildungen und Nahtsynostose chirurgische Maßnahmen.

Differentialdiagnose. Fanconi-Anämie. VACTERL-Assoziation.

Literaturhinweise

Fuentes FJR, Nicholson L, Scott CJ jr (1994) Phenotypic variability in the Baller-Gerold syndrome: report of a mildly affected patient and review of the literature. Eur J Pediatr 153: 483–487

Cohen MM jr, Toriello HV (1996) Is there a Baller-Gerold syndrome? Am J Med Genet 61: 63–64

Bardet-Biedl-Syndrom (Abb. 7.4a)

Hauptcharakteristika. Postaxiale Polydaktylie, meist fibular, Hypogenitalismus, Adipositas und retinale Pigmentauffälligkeiten.

Urogenitale Symptome. Abnorme Calyces (95%), kommunizierende Zysten (62%), fetale Lobulierungen (95%), diffuser kortikaler Verlust (29%), fokale Narben (24%), kleiner Penis und kleine Testes (88%) (Abb. 7.4b).

Weitere Symptome. Rumpfadipositas (83%), IQ um 77, retinale Dystrophie, Astigmatismus, Nystagmus, Glaukom, Katarakt, Retinitis pigmentosa.

Ätiologie. Autosomal-rezessive Vererbung. Differenter Phänotyp bei differenten Genloci 11q13, 15q22.3-q23 und 16q21, 3p13-p12, 2q31.

Häufigkeit. Ca. 1:160.000, ca. 300 dokumentierte Fälle.

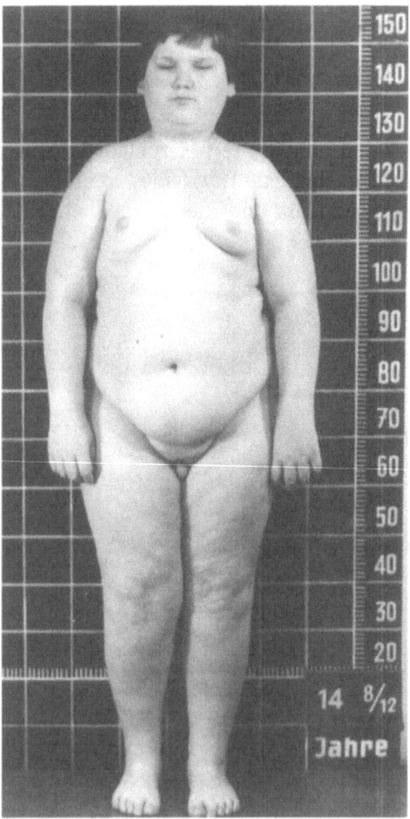

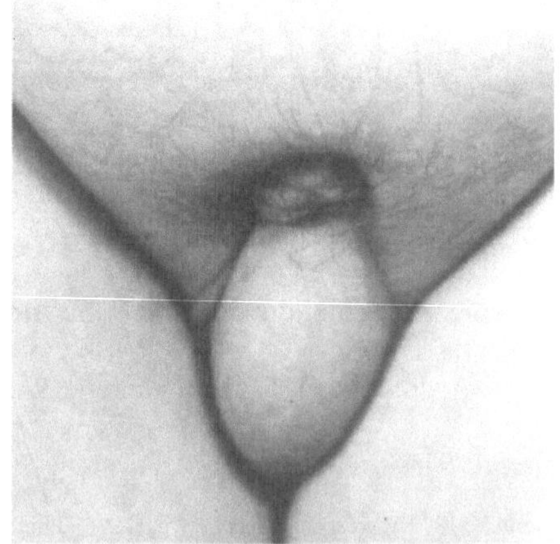

Abb. 7.4a,b. Bardet-Biedl-Syndrom: 14 Jahre alter Junge mit mentaler Retardierung, Erblindung nach tapetoretinaler Degeneration; Adipositas bei ausgeprägter Stammfettsucht. Genitalhypoplasie mit Mikropenis, aber altersgerecht beginnender Pubertät (Stadium I nach Tanner). (Fotos: K. -R. Sandig, Leipzig)

Prognose. Im Alter von 20 Jahren sind 3/4 aller Patienten blind, 60% haben renale Probleme mit Hypertonie, tubulärer Azidose und Konzentrationsstörungen. Keine männlichen Patienten wurden Väter.

Therapie. Symptomatisch

Differentialdiagnose. Prader-Willi-Syndrom.

Literaturhinweise

Jones KL (1997) Smith's recognizable patterns of human malformation. 5th edn. Saunders, Philadelphia, pp 590–591

Beales PL, Warner AM, Hitman GA et al. (1997) Bardet-Biedl syndrome: a molecular and phenotypic study of 18 families. J Med Genet 34: 92–98

Blasenexstrophie

Hauptcharakteristika. Offener vorderer Urintrakt vom Meatus urethrae bis zum Umbilicus, weiter Symphysenspalt und inkomplettes Vorhandensein des M. rectus.

Urogenitale Symptome. Eversion der hinteren Blasenwand mit Mukosa, den ureteralen Öffnungen, dem hinteren Blasenhals und der Urethra. Ventrale Analverlagerung. Breites Skrotum, Testes nicht descendiert, der Penis ist dem unteren Ramus pubis angeheftet, was zu einem kleinen Membrum mit dorsaler Urethralöffnung (Epispadie) führt. Weite Trennung der Klitoris- und Labienanlagen. Ventrale Verlagerung der meist stenotischen Vaginalöffung. Duplikation der Müller-Strukturen.

Weitere Symptome. Vesikoureteraler Reflux, Hydronephrose, Inkontinenz als Komplikationen nach chirurgischer Versorgung.

Ätiologie. Meist sporadisch, 18 Fälle mit genetischem Hintergrund.

Pathogenese. Inkompletter Verschluß der medianen Strukturen des unteren Bauchraumes und der Blasenvorderwand, weil in der 4. Embryonalwoche zwischen Ektoderm und Sinus urogenitalis kein Mesenchym einwandert.

Häufigkeit. 1:30.000, vermehrt bei Jungen.

Prognose. S. auch »weitere Symptome«, bis zu 70% Kontinenz.

Therapie. Chirurgische Maßnahmen.

Literaturhinweis

Stein R, Hohenfellner K, Fisch M et al. (1996) Social integration, sexual behavior and fertility in patients with bladder exstrophy – a long-term follow up. Eur J Pediat 155: 678–683

Börjeson-Forssman-Lehmann-Syndrom

Hauptcharakteristika. Hypogonadismus, große Ohren, schwere geistige Retardierung.

Urogenitale Symptome. Hypogonadotroper Hypogonadismus, kleine atrophe oder nicht palpable Testes, später Descensus, kleiner Penis, hypoplastische Prostata, geringe sekundäre Geschlechtsmerkmale, verzögerte Pubertät, Gynäkomastie, ovarielle Dysfunktion als Heterocygotenmerkmal.

Weitere Symptome. Körperlänge unter der 50. Perzentile, mäßige Adipositas, Mikrozephalie. Grobe faziale Srukturen, prominente Supraorbitalbögen. Nystagmus, Ptosis, retinale Dysplasien, muskuläre Hypotonie, Kyphose. Fleischige Hände. IQ: 56–70.

Ätiologie. X-gebunden rezessiv. Genlokalisation Xq26–27.

Häufigkeit. Bisher nur 6 Familien berichtet.

Prognose. Normale Lebenserwartung. Institutionalisierung.

Literaturhinweis

Jones KL (1997) Smith's recognizable patterns of human malformation. 5th edn. Saunders, Philadelphia, pp 584–585

Branchiootorenales Syndrom (BOR-Syndrom, Melnick-Fraser-Syndrom)

Hauptcharakteristika. Kiemenbogenanomalien, Ohrauffälligkeiten und Nierenstörungen.

Urogenitale Symptome. Fetale Lobulierung, uni- und bilaterale Nierenhypoplasien, spitz zulaufender oberer Nierenpol, multizystische Nierendysplasie, Hydronephrose, renale Ektopien, renale Agenesie, Kelchanomalien, Megaureter, Ureterduplication, vesikoureteraler Reflux.

Weitere Symptome. Hörstörung, präaurikulare Anhängsel, Kiemenbogenfistel, -zysten, abnorme Helices, hypoplastische Gehörknöchelchen, Stapesfixation, Kochleaaplasie, Labyrinthstörungen.

Ätiologie. Autosomal-dominante Vererbung mit verringerter Expression und hoher Penetranz. Genlokalisierung 8q13.3.

Häufigkeit. 1:40.000 bzw. 2–3 % aller hörgestörten Patienten.

Prognose. Genträger weisen in 50% Ohrfisteln, branchiogene Spalten und Taubheit auf, 10% sind taub ohne Fisteln und Spalten, 50% zeigen Nierenanomalien.

Therapie. Hörhilfen; chirurgische Ohr- und Niereninterventionen.

Differentialdiagnose. Goldenhar-Symptomenkomplex.

Literaturhinweise

König R, Fuchs S, Dukiet C (1994) Branchio-Oto-Renal (BOR) syndrome: variable expressivity in a five-generation pedigree. Eur J Pediatr 153: 446–450

Chen A, Francis M, Ni L et al. (1995) Phenotypic manifestations of branchiootorenal syndrome. Am J Med Genet 58: 365–370

Carpenter-Syndrom (Akrozephalopolysyndaktylie, Typ Carpenter)

Hauptcharakteristika. Acrozephalie, Polydaktylie, Syndaktylie, Lateralverlagerung des inneren Augenwinkels.

Urogenitale Symptome. Hypogenitalismus, Kryptorchismus, Hydronephrose, Hydroureter; vorzeitige Pubertät.

Weitere Symptome: Oxy- bzw. Akrobrachyzephalus, Vorwölbung der Fontanelle, Kleeblattschädelform. Proptose, Distopia canthorum, mongoloide bzw. antimongoloide Lidachsen. Brachy-, Camptodaktylie, breiter Daumen. Kutane Syndaktylien. Breiter Großzeh. Präaxiale Polydaktylie der Zehen. In 50% aller Patienten angeborene Herzfehler. IQ: 52–104.

Ätiologie. Autosomal-rezessive Vererbung.

Häufigkeit. Ca. 40 publizierte Fälle.

Prognose. Mentale Retardierung kann offenbar operativ verhindert werden.

Differentialdiagnose. Akrozephalopolysyndaktylie Greig.

Literaturhinweis

Jones KL (1997) Smith's recognizable patterns of human malformation. 5th edn. Saunders, Philadelphia, pp 424–425

Cat-eye-Syndrom (Katzenaugensyndrom)

Hauptcharakteristika. Iriscolobom, Analatresie.

Urogenitale Symptome. Renale Agenesie, renale Hypoplasie, zystische Dysplasie in ca. 50% der Patienten. Rektovaginale Fistel.

Weitere Symptome. Präaurikuläre Anhängsel bzw. Fistel, Iris-, Chorioidea- und/oder Retinakolobom, Herzfehler in 1/3 der Betroffenen.

Ätiologie. Interstitielle Duplikation von 22q11: partielle Trisomie (überzähliges satellitentragendes »Markerchromosom«).

Häufigkeit. Ca. 60 publizierte Fälle.

Prognose. Leichte geistige Retardierung. Abhängig vom Grad der renalen Störung.

Literaturhinweis

Wiedemann H-R, Kunze J (1995) Altas der Klinischen Syndrome für Klinik und Praxis, 4. Aufl. Schattauer, Stuttgart, S 626–627

Kaudale Dysplasie (kaudales »Regressionssyndrom«)

Hauptcharakteristika. Hypo-, Aplasie der kaudalen Wirbelsäule mit Beckenanomalien.

Urogenitale Symptome. Multizystische Nierendegeneration, Hydronephrose, Hufeisenniere, renale Adysplasie, recto-vaginale Fistel, Blasenexstrophie, Hypospadie, Verlagerung der äußeren Genitalien.

Weitere Symptome. Dysproportionierter Minderwuchs, Atrophie, Fehlbildungen oder Hypoplasie der unteren Extremitäten, Hüft- und Kniegelenkkontrakturen, Klumpfüße. Blasen- und Darminkontinenz. Lumbosakrokokzygeale Wirbelsäulenfehlbildungen. Femurhypoplasie. – Fehlbildungen des Gastrointestinums, des Herzens und des ZNS. Klumphände, Radiusaplasie, Myelomeningocelen.

Ätiologie. 28% der Mütter haben einen schlecht eingestellten Diabetes mellitus in der Schwangerschaft (»Embryopathia diabetica«).

Häufigkeit. 1–5:100.000 Lebendgeborene. Von 445 Betroffenen wiesen 34% eine isolierte sakrokokzygeale Dysplasie auf, 12% eine Sirenomelie, 27% eine VATER-Assoziation.

Prognose. Abhängig vom Schweregrad der Dysplasie.

Differentialdiagnose. Embryopathia diabetica – Currarino-Triade – Femurhypoplasie – ungewöhnliches Gesichtssyndrom.

Literaturhinweise

Wiedemann H-R, Kunze J (1995) Altas der Klinischen Syndrome für Klinik und Praxis, 4. Aufl. Schattauer, Stuttgart New York, S 344–345
Duncan PA, Shapiro LR, Klein RM (1991) Sacrococcygeal dysgenesis association. Am J Med Genet 41: 153–161

Zerebroosteonephrosesyndrom

Hauptcharakteristika. Minderwuchs, Skelettauffälligkeiten, Proteinurie.

Urogenitale Symptome. Proteinurie.

Weitere Symptome. Fokale Glomerulosklerose. Faziale Anomalien: flaches Gesicht, Brachyzephalie, lange Oberlippe, flaches Philtrum, Makroglossie, große vordere Fontanelle, kurzer Nacken, kurzer Thorax, kurze Extremitäten, Platyspondylie, verzögerte Ossifikation der Wirbelkörper, thorakolumbale Skoliose, Umbilikalhernie. Krämpfe, diffuse zerebrale Atrophie, Borderline Intelligenz.

Ätiologie. Wahrscheinlich autosomal-rezessiv.

Häufigkeit. Bisher 4 Patienten.

Prognose. Durch Dialyse und Nierentransplantation möglicherweise bessere Prognose.

Literaturhinweise

Udler Y, Halpern GJ, Sher C et al. (1997) Further delineation of cerebro-osteo-nephrosis syndrome. Am J Med Genet 72: 383–385

Lowry RB (1997) A further case of Hutterite cerebro-osteo-nephrodysplasia. Am J Med Genet 72: 386

Chromosomopathie 4p⁻ (Wolf-Hirschhorn-Syndrom, Pitt-Rogers-Danks-Syndrom)

Hauptcharakteristika. Mikrozephalie, hakenförmige Nase, Retardierung.

Urogenitale Symptome. Multizystische Nierendegeneration, Hydronephrose, unilaterale Nierenagenesie, Hypospadie, Uterushypoplasie, Vaginalaplasie.

Weitere Symptome. Small-for-date-Baby, prominente Glabella, Hypertelorismus, Ptose, präaurikuläre Anhängsel, Hirnanomalien, Krämpfe, muskuläre Hypotonie, Iriskolobome.

Ätiologie. Verlust von Chromosomenmaterial im Band 4p16. Nachweis heute durch FISH-Technik.

Häufigkeit. Über 150 Beschreibungen liegen vor.

Prognose. Ein Drittel sterben postnatal im 1. Lebensjahr. Der älteste Patient ist 25 Jahre alt.

Literaturhinweise

Wiedemann H-R, Kunze J (1995) Altas der Klinischen Syndrome für Klinik und Praxis, 4. Aufl. Schattauer, Stuttgart New York, S 104–105

Zollino M, Bova R, Neri G (1996) From Pitt-Rogers-Danks syndrome to Wolf-Hirschhorn syndrome and back? Am J Med Genet 66: 113–115

Chromosom-9p⁻-Syndrom (Monosomie 9p)

Hauptcharakteristika. Gesichtsdysmorphie, Vitium cordis, Genitalhypoplasie.

Urogenitale Symptome. Hypoplasie der Labia majora, Klitorishypertrophie, Hypospadie, Kryptorchismus, Mikropenis.

Weitere Symptome. Kraniostenose, Trigonozephalie, hypoplastische Supraorbitalregion, multiple kleine faziale Anomalien, verkürzte distale Phalangen mit kurzen Nägeln. Angeborene Herzfehler, Skoliose, Hernien.

Ätiologie. Deletion proximal 9p22.

Häufigkeit. Über 50 Fallbeschreibungen.

Prognose. Schwere mentale Behinderung. Verkürzte Vita bei angeborenen Herzfehlern.

Literaturhinweis

Jones KL (1997) Smith's recognizable patterns of human malformation. 5th edn. Saunders, Philadelphia, pp 47–49

Chromosom-11q⁻-Syndrom (Monosomie 11q, Jacobsen-Syndrom)

Hauptcharakteristika. Trigonozephalie, großer »karpfenförmiger« Mund, angeborene Herzfehler.

Urogenitale Symptome. Renale Duplikationen, Hydronephrose, Hufeisennieren, Doppelureteren, Labienhypoplasie, vesikovaginale Fisteln. Hypospadie, Kryptorchismus.

Weitere Symptome. Postnatale Wachstumsretardierung, Mikrozephalie, Trigonozephalie, faziale Dysmorphien, Mikrogenie, Herzfehler. Gelenkkontrakturen.

Ätiologie. Verlust chromosomalen Materials distal 11q23.

Häufigkeit. Über 30 kasuistische Mitteilungen.

Prognose. Meist Tod im Kindesalter. Der älteste Patient ist 16 Jahre.

Literaturhinweis

Hertz JM, Tommerup N, Sørensen FB et al. (1995) Partial deletion 11q: report of a case with a large terminal deletion 11q21-qter without loss of telomeric sequences, and review of the literature. Clin Genet 47: 231–235

Chromosom-13q⁻-Syndrom (Monosomie 13q)

Hauptcharakteristika. Mikrozephalie, hoher Nasenrücken, Augenanomalien, Daumenhypoplasien.

Urogenitale Symptome. Nierenagenesie, Nierenhypoplasie, Ektasien der Ureteren, Hydronephrose, Kryptorchismus, Scrotum bifidum, Hypospadie, Mikropenis, Sinus urogenitalis.

Weitere Symptome. Minderwuchs, Mikrozephalie, Retardierung, Trigonozephalie, Hirnfehlbildungen, Holoprosenzephalie, Prominenter Nasenrücken, Ptosis, Mikrophthalmie, Kolobome, Retinoblastom. Kleine, z. T. fehlende Daumen und 5. Zehen, Syndaktylie, Brachydaktylie, Analatresie. Gastrointestinale Fehlbildungen.

Ätiologie. Deletion distal 13q32 und Ringbildungen.

Häufigkeit. Über 100 Patienten wurden bekannt.

Prognose. Der älteste Patient ist 8 Jahre.

Literaturhinweise

Jones KL (1997) Smith's recognizable patterns of human malformation. 5th edn. Saunders, Philadelphia, pp 60–61

Brown S, Gersen S, Anyaneyeboa K et al. (1993) Preliminary definition of a »critical region« of chromosome 13 in q32: report of 14 cases with 13q deletions and review of the literature. Am J Med Genet 45: 52–59

Chromosom-18q⁻-Syndrom (Monosomie 18q)

Hauptcharakteristika: Mittelgesichtshypoplasie, prominente Anthelix, digitale Wirbelbildungen.

Urogenitale Symptome. Allgemeine Genitalhypoplasie mit hypoplastischen Labia majora und minora, Kryptorchismus, kleinem bis fehlenden Skrotum, Mikropenis, Hypospadie. Selten verschiedene Nierenanomalien, wie Agenesie, Hypoplasie, Hufeisenniere.

Weitere Symptome. Minderwuchs, mentale Retardierung (IQ 40–85), muskuläre Hypotonie, Krämpfe, Nystagmus, Mikrozephalie. Atresie des äußeren Ohrkanals. Große Hände, lange Finger, vermehrte Wirbelbildungen an den Fingerbeeren; Gaumenspalte (30%), IgA-Mangel. Hirnfehlbildungen: Hydrozephalus, Porenzephalie, zerebelläre Hypoplasie, Corpus callosum. Hypoplasie.

Ätiologie. Verlust chromosomalen Materials distal 18q21.3.

Häufigkeit. Über 50 diagnostizierte Patienten publiziert.

Prognose. Reduzierte Lebenserwartung in Abhängigkeit der Begleitfehlbildungen.

Literaturhinweise

Jones KL (1997) Smith's recognizable patterns of human malformation. 5th edn. Saunders, Philadelphia, pp 66–67

Strathdee G, Zackai EH, Shapiro R et al. (1995) Analysis of clinical variation seen in patients with 18q terminal deletions. Am J Med Genet 59: 476–483

Kloakale Exstrophie

Hauptcharakteristika. Kloakenbildung, Exstrophie der Kloake, lumbale Wirbelsäulenfehlbildung.

Urogenitale Symptome. Kloake mit Mündung der Ureteren des Ileum und des Enddarmes. Fusionsstörung der Geschlechtshöcker und der Schambeine. Beckennieren, renale Agenesie, multizystische Nieren, Ureterduplication. Vaginalatresie. Uterusanomalien. Kryptorchismus. Epispadie.

Weitere Symptome Omphalozele. Hydromelie, lumbo-sakrale Zysten über dem Neuralrohr, Kurzdarm, Klumpfüße, Agenesie unterer Extremitäten.

Ätiologie. Sporadisch.

Pathogenese. Primärer Defekt des frühen Mesoderms.

Häufigkeit. 1:400.000.

Prognose. Sehr gute Überlebenschancen nach chirurgischer Versorgung.

Literaturhinweis

Jones KL (1997) Smith's recognizable patterns of human malformation. 5th edn. Saunders, Philadelphia, pp 628–629

Ektrodaktylie – ektodermale Dysplasie – Gesichtsspalte

Hauptcharakteristika. Ektrodaktylie, ektodermale Dysplasie, Lippen-Kiefer-Gaumen-Spalte.

Urogenitale Symptome. In 52% aller Patienten Megaureter, Ureterdopplung, vesikoureteraler Reflux, Ureterozele, Blasendivertikel, renale Agenesie, Nierendysplasie, Hydronephrose, Mikropenis, Kryptorchismus, septierte Vagina.

Weitere Symptome. Dünne Haare, Hyperkeratose, hypoplastische Mamillen. Hellblonde, verringerte, trockene Haare überall (Abb. 7.5a). Partielle Anodontie, Mikrodontie, Karies. Blaue Iris, Photophobie, Blepharophimose, Fehlbildungen des Nasentränenganges (84%), Blepharitis, Dakryozystitis, Lippen- und/oder Gaumenspalte, maxillare Hypoplasie. Syndaktylie, Ektrodaktylie (84%; Abb. 7.5b), Nageldysplasie, Taubheit (14%).

Ätiologie. Autosomal-dominante Vererbung, variable Expression. Genlokalisation 7q21-q22.

Häufigkeit. Über 150 Fälle publiziert.

Prognose. Normale Intelligenz. Chirurgische und augenärztliche Versorgung.

Differentialdiagnose. LADD-Syndrom.

Literaturhinweise

Jones KL (1997) Smith's recognizable Patterns of Human Malformation. 5th edn. Saunders, Philadelphia, pp 294–295

Wiedemann H-R, Kunze J (1995) Altas der klinischen Syndrome für Klinik und Praxis, 4. Aufl. Schattauer, Stuttgart, S 448–449

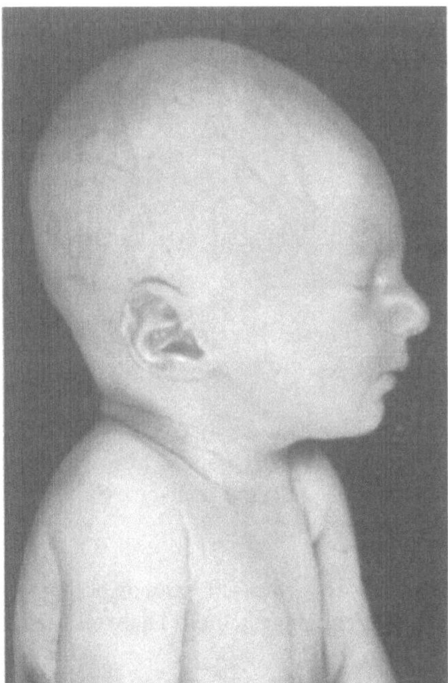

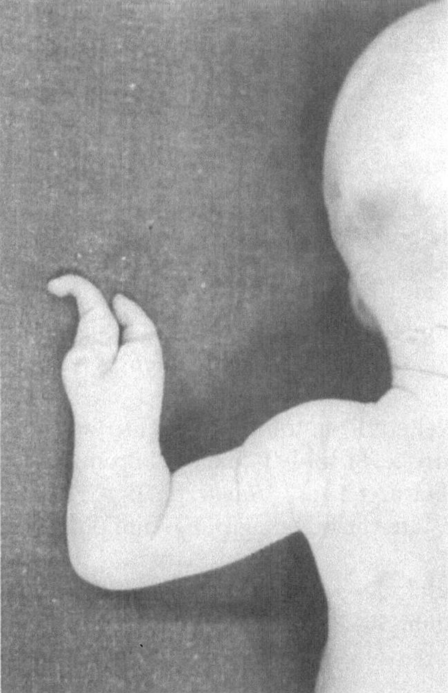

Abb. 7.5a,b. EEC-Syndrom: 11 Monate alter männlicher Säugling mit totaler Alopezie im Rahmen der ektodermalen Dysplasie, Blepharophimose, dysplastische Ohrmuscheln (»Satyr-Ohren«), bezüglich der Extremitätenfehlbildung extreme Symptomatik: Ektromelie der Arme (nicht im Bild) und Phokomelie der unteren Extremitäten in Form einstrahliger Fußanlagen; Kryptorchismus mit Skrotumhypoplasie. (Fotos: J. Mücke)

Embryofetales Alkoholsyndrom (Alkoholembryopathie, »fetal alcohol syndrome«, FAS)

Hauptcharakteristika. Prä- und postnatale Wachstumsstörung, Störungen des zentralen Nervensystems, Mikrozephalie, Mikrophthalmie, Blepharophimose, schmales Lippenrot, Maxillahypoplasie. Geistige Behinderung.

Urogenitale Symptome. Blasendivertikel, hypoplastische Nieren, multizystische Nierendysplasie, Megaureter, Hydronephrose, Hypospadie, Kryptorchismus, Hypoplasie der Labia minora.

Weitere Symptome. Statomotorische Retardierung, Hyperaktivität, muskuläre Hypotonie, Epicanthus medialis, Ptose, antimongoloide Lidachsen, Strabismus, antevertierte Nares, Gaumenspalte, Pectus excavatum, carinatum. Herzfehler.

Häufigkeit. In Deutschland ca. 3.000 neugeborene Kinder/Jahr, hohe Dunkelziffer.

Prognose. Gedeihstörungen, Infektanfälligkeit. Nur 20% der Kinder werden eingeschult, 50% Sonderschue für Lernbehinderte, 30% schwerstbehindert.

Literaturhinweis

Majewski F (1996) Clinical symptoms in patients with fetal alcohol syndrome In: Spohr H-L, Steinhausen H-C (eds) Alcohol, pregnancy and the developing child. Cambridge Univ Press, Cambridge, pp 15–39

Embryopathia diabetica

Hauptcharakteristika. Keine pathognomonischen Fehlbildungen, evtl. kaudale Dysplasie, »small-left-colon«, Holoprosenzephalie.

Urogenitale Symptome. Hydronephrose, renale Agenesie, Nierenektopien, unilaterale Agenesien, Ureterdopplung, Megaureter, Megavesica, multizystische Nieren.

Weitere Symptome. Differente angeborene Herzfehler. Duodenalatresie, anorektale Atresie, Small-left-colon-Syndrom. Kaudale Dysplasie (s. dort). Spina bifida aperta, Hydrozephalus, Anenzephalie, Holoprosenzephalie, Midline-cleft-face-Syndrom. Zahlreiche weitere große Fehlbildungen aller Organsysteme.

Ätiologie. Frühe teratogen wirkende Noxe eines genetisch praedisponierten Embryos! Fehlbildungen bis zu 7mal häufiger bei nicht eingestelltem Diabetes mellitus in den ersten 10 Schwangerschaftswochen.

Pathogenese. Mütterliche Hyperglykämie. Der Gestationsdiabetes führt ebenfalls zur Embryopathie.

Prognose. Bis zu 50% sterben.

Differentialdiagnose. Kaudales Dysplasiesyndrom.

Literaturhinweise

Kousseff BG (1999) Gestational diabetes mellitus (class A): A human teratogen? Am J Med Genet 83: 402–408

Martinez-Frias ML (1994) Epidemiological analysis of outcomes in diabetic mothers: identification of the most characteristic and most congenital anomalies. Am J Med Genet 51: 108–113

Fanconi-Anämie

Hauptcharakteristika: radiale Hypoplasie, Minderwuchs, Panzytopenie.

Urogenitale Symptome. In 34% aller Patienten hypoplastische Nieren, Hufeisennieren, Nierendopplung, renale Agenesie, Doppelureteren. Hypospadie, Mikropenis, kleine Testes, Kryptorchismus.

Weitere Symptome. Prä- und postnataler Minderwuchs; Ptosis, Strabismus, Nystagmus, Mikrophthalmie. Radiale Defekte in 49%: Daumenhypoplasie, -aplasie, -triphalangie, accessorische Daumen, Radiusaplasie. Ohrfehlbildungen, Innenohrschwerhörigkeit. Intellektuelle Retardierung (25%). Thrombocytopenie, Anämie ab Kleinkindesalter, bald Leucopenie, Übergang in Pancytopenie, Leukämie. Vermehrte Chromosomenbrüche, heterologe Austauschfiguren.

Ätiologie. Autosomal-rezessive Vererbung mit 5 Komplementationsgruppen. Genlokalisation der Gruppe A auf 20q, der Gruppe C auf 9q22.3.

Pathogenese. DNA-Reparaturdefekt.

Häufigkeit. Heterozygotenfrequenz 1:300–600; 1:40.000 Neugeborene. Über 400 publizierte Patienten.

Prognose. Infektanfälligkeit. Zunehmende braune Hautpigmentierung. Pancytopenie ab Schulalter bis 3. Lebensdekade. 35% aller Patienten sterben mit 13 Jahren aufgrund hämatolgogischer Krankheiten: Mißlingen der Knochenmarktransplantation, Behandlungsfolgen nach Knochemarktransplantationen, myelodysplastisches Syndrom oder akute myeloische Leukämie.

Therapie. Androgentherapie, Knochenmarktransplantation.

Differentialdiagnose. Syndrom der hypoplastischen Anämie bei Daumentriphalangie – Thrombozytopenie-Radiusaplasie-Syndrom – Holt-Oram-Syndrom.

Literaturhinweise

Wiedemann H-R, Kunze J (1995) Altas der Klinischen Syndrome für Klinik und Praxis, 4. Aufl. Schattauer, Stuttgart New York, S 512–513

Giampietro PF, Verlander PC, Davis JG et al. (1997) Diagnosis of Fanconi anemia in patients without congenital malformations: an international Fanconi anemia registry study. Am J Med Genet 68: 58–61

FG-Syndrom

Hauptcharakteristika. Fehlende Analöffnung, muskuläre Hypotonie, betonte Stirn.

Urogenitale Symptome. Kryptorchismus, Hypospadie (Abb. 7.6b), Hydrozele.

Weitere Symptome. Große breite Stirn, frontaler Haarwirbel (»cow-lick«), Makrozephalie (Abb. 7.6a), Obstipation, Analatresie, -stenose, Gedeihstörung, Hyperaktivität. Weiterhin: Epilepsie, Innenohrstörung, Strabismus, Corpus callosum-Agenesie, Pylorusstenose, Malrotation, breite Daumen und Großzehen, Herzfehler. Selten: Craniostenose, Gelenkkontrakturen.

Ätiologie. X-gebunden-rezessive Vererbung. Überträgerfrauen zeigen faziale Minimalsymptome. Genort auf Xp11.

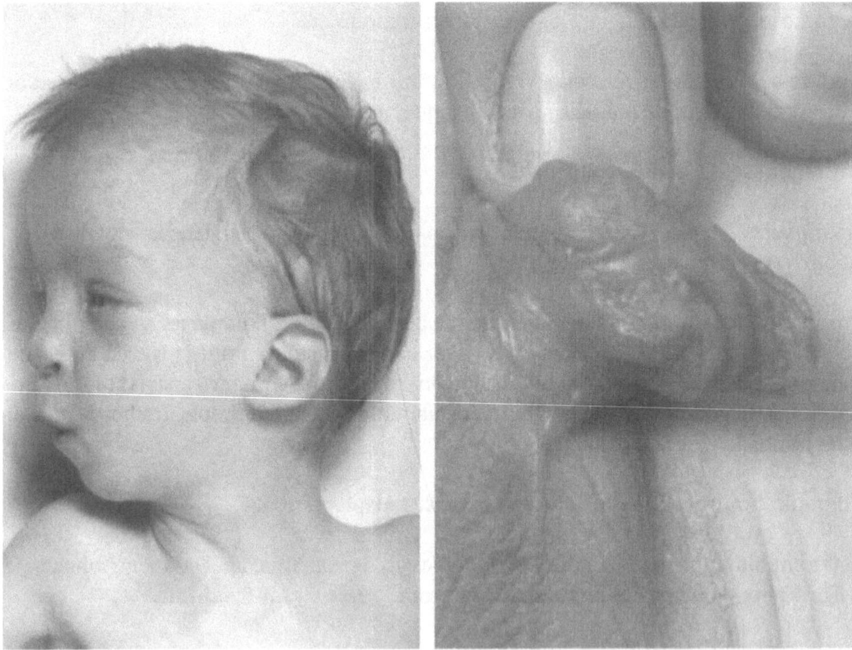

Abb. 7.6a,b. FG-Syndrom: 3 6/12 Jahre alter Junge mit Makrozephalie und hypotonem Gesicht bei Blepharophimose und Epicanthus, langem Philtrum, Mikrogenie und kleinen nach dorsal rotierten Ohrmuscheln; Hypospadia penis bei ausgeprägter Palmurenbildung mit skrotaler Fältelung. (Fotos: J. Mücke)

Häufigkeit. Bisher über 50 Fallbeschreibungen.

Prognose. Ein Drittel der Patienten sterben an Fehlbildungskomplikationen bis zum 2. Lebensjahr.

Literaturhinweis

Thompson E, Baraitser M (1995) FG syndrome. In: Donnai D, Winter RM (eds) Congenital malformation syndromes. Chapman & Hall Medical, London, pp 28–34

Fragiles-X-Syndrom (Martin-Bell-Syndrom)

Hauptcharakteristika. Geistige Behinderung, große Ohren (Abb. 7.7a), Makroorchidismus (Abb. 7.7b), brüchiges X-Chromosom.

Urogenitale Symptome. Makroorchidismus (30–75 ml)

Weitere Symptome. Hyperaktivität, Aggressivität, geringer Augenkontakt, Autismus. Sprachverzögerung und Koordinationsprobleme bei leichter mentaler Behinderung, kurze Ausbrüche repetitiver Sprachfetzen bei mäßig Retardierten und fehlende Sprachentwicklung bei schwerst Betroffenen.

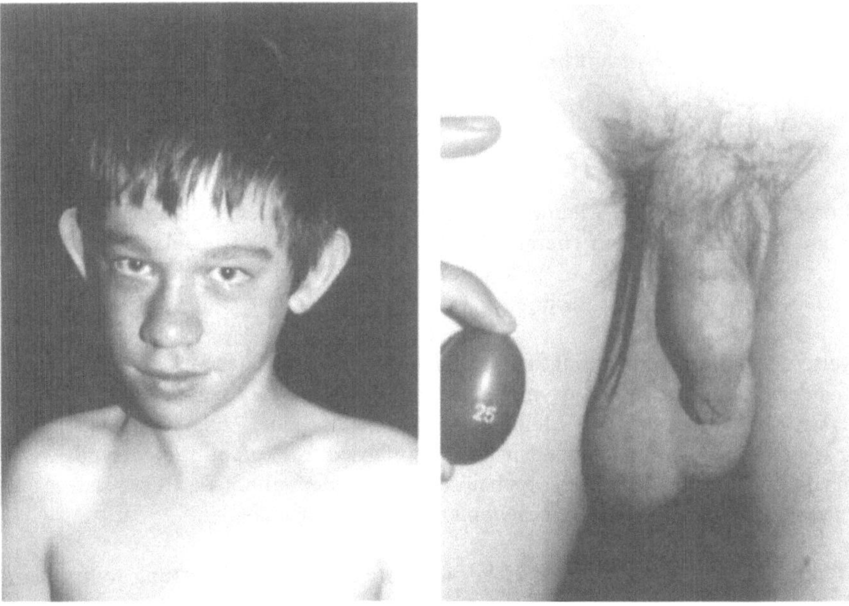

Abb. 7.7a,b. Fragiles X-Syndrom: 14 Jahre alter Junge mit Imbezillität, Makrotie bei ungenügend ausmodellierten, abstehenden Ohrmuscheln; während der altersgerecht einsetzenden Pubertät länglich werdendes Gesicht; Genitale: Makroorchidismus, Pubesbehaarung Stadium Tanner II. Molekulargenetisch nachgewiesene Mutation im FMR1-Gen. (Fotos: P. Kiss, Budapest)

Kraniofaziale Auffälligkeiten. Makrozephalie, Progenie, gedrängt stehende Zähne, große Ohren. Seltener: Nystagmus, Strabismus, Epilepsie, Myopie, muskuläre Hypotonie, überstreckbare Fingergelenke, Cutis laxa, Torticollis, Pectus excavatum, Kyphoskoliose, flache Füße, Gaumenspalte (submukös), Mitralklappenprolaps, Aortenektasie.

Ätiologie. X-gebundene Vererbung. Brüchige Lokalisation Xq27.3. Nachweis von Triplett-Expansion für CGG-Basen: normal 6–54mal, Carrier 55–200mal, Betroffene über 200. Prämutationsträger sind unauffällig. Expansion der Prämutationen erfolgt nur in der weiblichen Meiose. Töchter einer die Prämutation tragenden Mutter sind in 15–30% betroffen.

Häufigkeit. 0,73 Fra-X-Patienten auf 1.000 Schuljungen.

Prognose. Normale Lebensspanne. Emotionale Instabilität.

Differentialdiagnose. Sotos-Syndrom

Literaturhinweise

Wiedemann H-R, Kunze J (1995) Altas der Klinischen Syndrome für Klinik und Praxis, 4. Aufl. Schattauer, Stuttgart New York, S 112–113

Jones KL (1997) Smith's recognizable patterns of human malformation. 5th edn. Saunders, Philadelphia, pp 150–153

Fraser-Syndrom (Kryptophthalmus-Syndrom)

Hauptcharakteristika. Kryptophthalmus, Ohranomalien, Syndaktylien, renale Agenesie.

Urogenitale Symptome. Neurale Hypoplasie, Nierenagenesie, Ureter- und Blasenanomalien, multizystische Nieren. Klitorishypertrophie, Doppelanlage des Uterus, Vaginalatresie, zystische Ovarien; Kryptorchismus, Mikropenis, Hypospadie. Undifferenzierbares äußeres Geschlecht.

Weitere Symptome. Kryptophthalmus bilateral 57%, unilateral 25%. In die Stirn reichender Haaransatz, faziale Asymmetrie, Gehörgangsatresie oder -stenose. Helixdysplasie; Einkerbung in der Mittellinie von Nase, Oberlippe, Zunge; Tränengangsstenose, Oberlidcolobom, Lippenspalte, Gaumenspalte; kutane Fingersyndaktylie; laryngeale Stenose, Atresie; Exomphalos, Nabelhernie; pulmonale Hypoplasie, Analstenose. Klumpfuß. Hypoplastische/fehlende Daumen. Herzfehler.

Ätiologie. Hohe Konsanguinität, daher autosomal-rezessive Vererbung wahrscheinlich.

Häufigkeit. Über 100 Patienten dokumentiert.

Prognose. Totgeburten gehäuft. 20% sterben im 1. Lebensjahr infolge renaler oder laryngealer Probleme.

Literaturhinweis

Gattuso J, Patton MA, Baraitser M (1995) The clinical spectrum of the Fraser syndrome: report of three new cases and review. In: Donnai D, Winter RM (eds) Congenital malformation syndromes. Chapman & Hall Medical, London, pp 518–527

Fryns-Syndrom

Hauptcharakteristika. Zwerchfellhernie, grobe Facies, distale digitale Hypoplasie.

Urogenitale Symptome. Multizystische Nierendysplasie (54%), Doppelnieren und -ureteren; Uterus bicornis, Uterus duplex, Vagina duplex, Zervixatresie; Kryptorchismus, Hypospadie, Scrotum bifidum, Mikropenis.

Weitere Symptome. Hydramnion, normale fetale Wachstumsdaten. Kraniofaziale Anomalien mit grobem Gesicht, breiter flacher Nasenwurzel, kurzer Oberlippe, Makrostomie, Lippen-Gaumen-Spalte, Retrogenie, Helixdysplasie. Flacher Thorax, weitstehende hypoplastische Mamillen. Distale Brachytelephalangie, hypoplastische und fehlende Nägel, hypoplastische terminale und mittlere Phalangen, besonders der 4. + 5. Finger. Dandy-Walker-Malformation, Hypoplasie der 1. + 2. Hirnnerven, Arhinenzephalie, Corpus-callosum-Agenesie. Zwerchfellhernie (89%). Intestinale Malrotation. Gelegentlich Herzfehler. Selten: Mikrophthalmie, Korneatrübung, Fingerbeerenpolster.

Ätiologie. Autosomal-rezessive Vererbung.

Häufigkeit. Ca. 45 beschriebene Neugeborene.

Prognose. Totgeburten. Überlebende sterben bis zum 5. Tag. Trotz chirurgischer Intervention starben alle Kinder an Lungenhypoplasie in den ersten Lebenswochen.

Literaturhinweis

Fryns J-P (1995) Fryns syndrome: a variable MCA syndrome with diaphragmatic defects, coarse face and distal limb hypoplasia. In: Donnai D, Winter RM (eds) Congenital malformation syndromes. Chapman & Hall Medical, London, pp 514–517

Hereditäres frühmanifestes Lymphödem (»early onset lymphedema«; Abb. 7.8a, b)

Hauptcharakteristika. Bereits praenatal beginnendes massives Lymphödem, betont an den unteren Extremitäten, weniger deutlich im Gesicht und an den oberen Extremitäten.

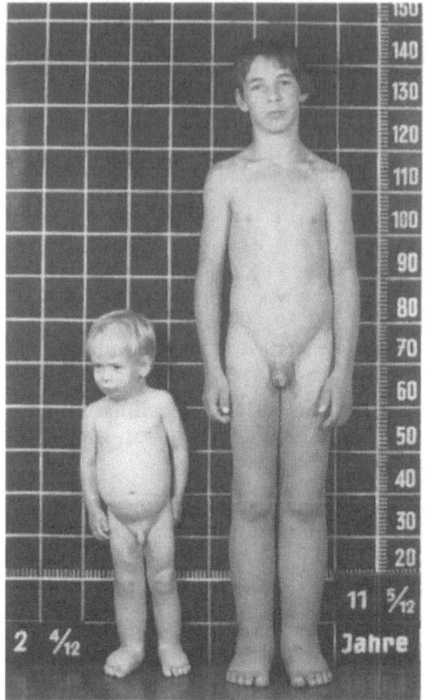

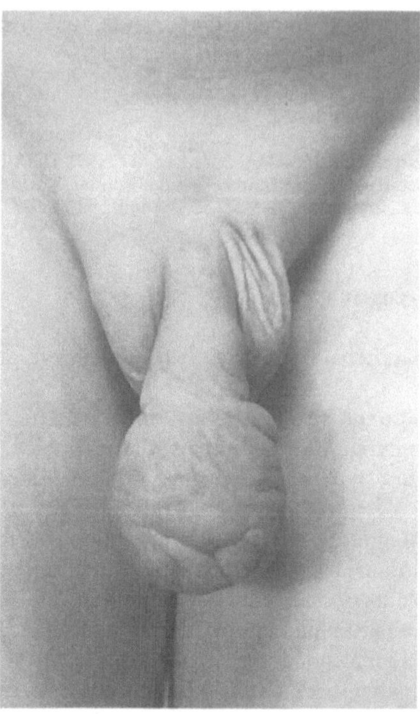

Abb. 7.8a,b. Hereditäres frühmanifestes Lymphödem: Zwei Brüder im Alter von zwei und 11 Jahren mit generalisierter Ödembildung bes. in der unteren Körperhälfte; blumenkohlartige Präputialhypertrophie; im Gruppenbild Zustand nach Zirkumzision. (Fotos: J. Mücke)

Urogenitale Symptome. Hypertrophes Präputium.

Weitere Symptome. Antimongoloide Lidachsen, laterale Dislokation des äußeren unteren Lidrandes (Euryblepharon), betonte Wangen, lange Oberlippe, Retrogenie, conjunctivale Chemosis, intestinales Lymphödem mit vertieften Kerckring'schen Falten. Coarctatio aortae, offener Ductus Botalli, Hypoplasie der Beckenvenen. Hypalbuminämie, Dysproteinämie.

Ätiologie. Autosomal-rezessive Vererbung wahrscheinlich.

Pathogenese. A-, Hypoplasie lymphatischer Gefäße mit dilatierten extralymphatischen Räumen.

Häufigkeit. Bisher nur 3 Geschwisterbeobachtungen.

Prognose. Normales Wachstum bzw. entlang der 3. Perzentile. Zunehmende Chemosis der Sklera. Persistenz der Lymphödeme.

Differentialdiagnose. Ullrich-Turner-Syndrom - Noonan-Syndrom - Nonne-Milroy-Meige-Syndrom - Lymphödem-Distichiasis-Syndrom - intestinale Lymphangiectasie.

Literaturhinweis

Mücke J, Hoepffner W, Scheerschmidt G et al. (1986) Early onset lymphedema, rezessive form - a new form of genetic lymphedeme syndrome. Eur J Pediatr 145: 195–198

Hydroletalus-Syndrom

Hauptcharakteristika. Hydrozephalus, Mikrogenie, Polydaktylie.

Urogenitale Symptome. Unilaterale oder bilaterale Hydronephrose, urethrale Atresie. Normale Nierenstrukturen! Hypospadie, Uterus duplex, septierte Vagina.

Weitere Symptome. Polyhydramnion, Totgeburten. Hydrozephalus, occipitale Knochendefekte. Mikrogenie, Lippen-Kiefer-Gaumen-Spalte, Nasenspalte, breite Nase, kleine tiefliegende Augen, hypoplastischer Larynx, stenotische Trachea. Herzfehler, abnorme Lungenlappung. Polydaktylie postaxial an den Fingern, präaxial an den Zehen, Klumpfüße, verkürzte Extremitäten.

Ätiologie. Autosomal-rezessive Vererbung.

Häufigkeit. Bis 1995 wurden 66 Fälle dokumentiert.

Prognose. 70% Totgeburten, lebend Geborene überleben Minuten bis Stunden.

Differentialdiagnose. Meckel-Syndrom - Trisomie 13 - Pallister-Hall-Syndrom - Smith-Lemli-Opitz-Syndrom - Oro-facio-digitales Syndrom, Typ VI.

Literaturhinweis

Salonen R, Herva R (1995) Hydrolethalus syndrome. In: Donnai D, Winter RM (eds) Congenital malformation syndromes. Chapman & Hall Medical, London, pp 508–513

Hypertelorismus-Hypospadie-Syndrom (Opitz-Syndrom, BBB/G-Syndrom)

Hauptcharakteristika. Hypertelorismus (Abb. 7.9a), Hypospadie (Abb. 7.9b), Schluckstörungen.

Urogenitale Symptome. Hypospadie, Kryptorchismus, Scrotum bifidum. Doppelte Ureteren, gedoppelte Nierenbecken, vesikoureteraler Reflux, Infektionen der Harnwege.

Weitere Symptome. Okulärer Hypertelorismus, Telecanthus, Epicanthus medialis, schräge Lidachsen, breite flache Nasenbrücke, antevertierte Nares, Lippen-, Gaumen-

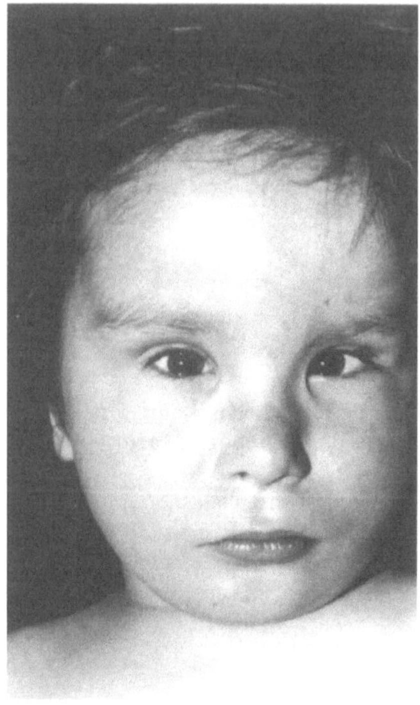

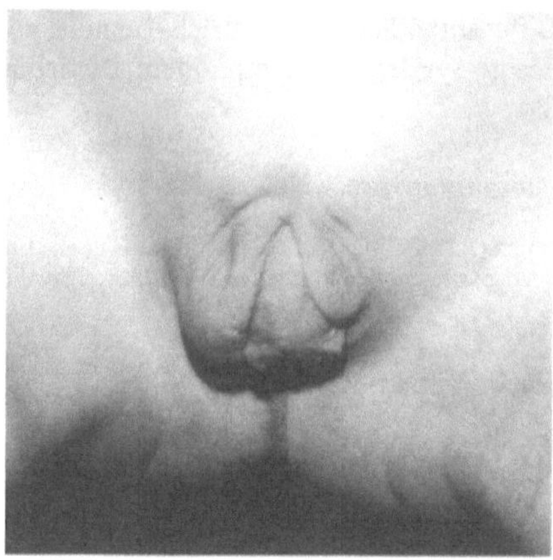

Abb. 7.9a,b. Hypertelorismus-Hypospadie-Syndrom: Zwei Jahre alter Junge mit Hypertelorismus, Epikanthus medialis, Strabismus conv. concom. li., prominenter Nasenrücken; Hypospadia penis; Karyotyp 46, XY. (Fotos: P. Kiss, Budapest)

spalte, kurzes Frenulum linguae, Mikrogenie. Kraniale Asymmetrie (Plagiozephalus), Corpus callosum, Hypo-, Aplasie, Analstenose bzw. häutiger Verschluß. Selten: flaches langes Philtrum, dünne Oberlippe, Zahnanomalien. Laryngo-tracheale Spalten, Larynxfehlbildungen, hypoplastische Epiglottis. Herzfehler. Hiatushernie. Gehäuft eineiige Zwillinge.

Ätiologie. X-gebundene und autosomal-dominante Vererbung. Genloci: Xp22 und 22q11.2. Frauen zeigen Telecanthus.

Pathogenese. Mittelliniendefekte.

Häufigkeit. Bisher knapp 50 Fälle publiziert.

Prognose. Aspirationen, stridoröse Atmung, heiserer Schrei, Gedeihstörung, normales Wachstum bei Überlebenden. Amblyopie. In $^2/_3$ leichte bis mäßige Retardierung.

Differentialdiagnose. Aarskog-Syndrom – Noonan-Syndrom – Waardenburg-Syndrom – fronto-nasale Dysplasie

Literaturhinweise

Jones KL (1997) Smith's recognizable patterns of human malformation. 5th edn. Saunders, Philadelphia, pp 132–133

Stevens CA, Wilroy RS jr (1995) Telecanthus-hypospadias syndrome. In: Donnai D, Winter RM (eds) Congenital malformation syndromes. Chapman & Hall, London, pp 95–105

Jeune-Syndrom (asphyxierende Thoraxdysplasie)

Hauptcharakteristika. Schmaler Thorax, verkürzte Extremitäten, hypoplastische Dreizackkonfiguration des Beckenunterrandes.

Urogenitale Symptome. Zystische tubuläre Dysplasie, glomeruläre Sklerose, Nephronophthise.

Weitere Symptome. Minderwuchs. Horizontale kurze Rippen, schmale Thoraxkonfiguration, Atemnot, Tachydyspnoe, abdominelle Atmung. Selten Polydaktylie, hepatische biliäre Dysgenesie mit portaler Fibrose, Retinopathie.

Ätiologie. Autosomal-rezessive Vererbung.

Häufigkeit. Über 100 Fälle wurden beobachtet.

Prognose. Tod in der Neugeborenenperiode (Asphyxie). Überlebende haben später Niereninsuffizienzen etwa ab 2. Jahr. Selten Überleben bis zur 4. Dekade.

Differentialdiagnose. Ellis-van Creveld-Syndrom.

Literaturhinweise

Jones KL (1997) Smith's recognizable patterns of human malformation. 5th edn. Saunders, Philadelphia, S. 340–341
Wiedemann H-R, Kunze J (1995) Altas der Klinischen Syndrome für Klinik und Praxis, 4. Aufl. Schattauer, Stuttgart New York, S 250–251

Johanson-Blizzard-Syndrom

Hauptcharakteristika. Hypoplastische Alae nasi, Hypothyreose, Taubheit.

Urogenitale Symptome. Hydronephrose, Kelchectasie, gemeinsame urogenitale Öffnung. Doppelte Vagina, septierte Vagina, Kryptorchismus, Mikropenis, Hypospadie.

Weitere Symptome. Hypoplastische Nasenflügel, exokrine Pankreasinsuffizienz, Gedeihstörung. Aplasia cutis congenita im Schädeldachbereich, Alopecie. Minderwuchs. Geistige Retardierung. Zahnanomalien. Taubheit in über 50%. Anorectale Anomalien: verschlossener Darmausgang. Mikrozephalie. Hypothyreose in 25%.

Ätiologie. Autosomal-rezessive Vererbung.

Häufigkeit. Bis 1995 ca. 30 Fallbeschreibungen.

Prognose. Bei Substitution der Pancreasfermente und Schilddrüsenhormone gute Lebensprognose.

Literaturhinweis

Hurst JA, Baraitser M (1995) Johanson-Blizzard syndrome. In: Donnai D, Winter RM (eds) Congenital malformation syndromes. Chapman & Hall Medical, London, pp 125–130

Kallmann-Syndrom

Hauptcharakteristika. Hypogonadotroper Hypogonadismus mit Anosmie.

Urogenitale Symptome. Unilaterale Agenesie, bilaterale Agenesie, Vas deferens-Aplasie, fehlende Uretermündung in die Blase, Aplasie der Samenblasen. Maldescensus testiculorum, Mikropenis (Abb. 7.10b).

Weitere Symptome. Ennuchoider Habitus, große Armspannweite (Abb. 7.10a), An- bzw. Hyposmie. Farbenblindheit. Ichthyosis. Sterilität. Primäre Amenorrhoe.

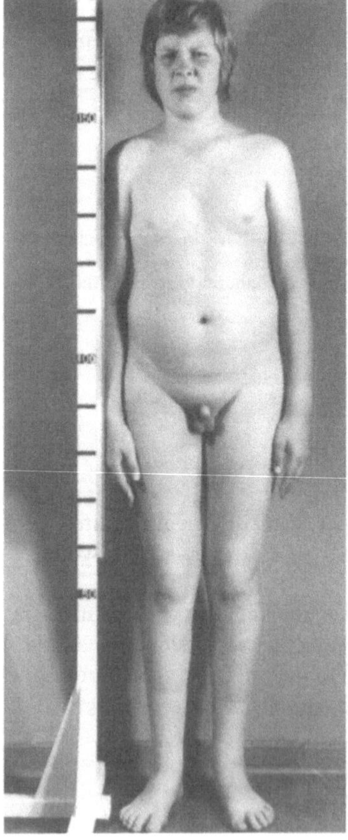

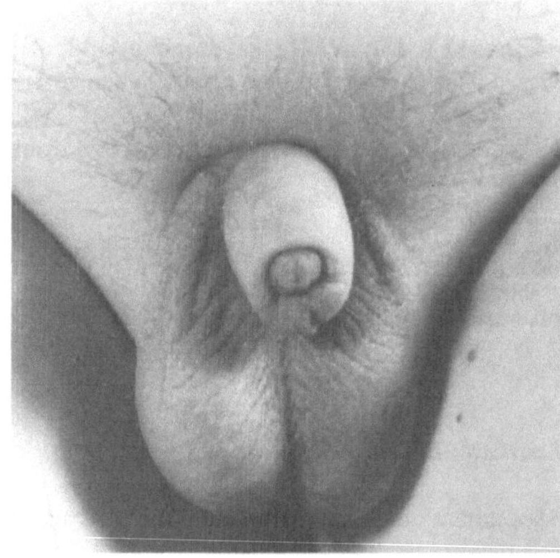

Abb. 7.10a,b. Kallmann-Syndrom: 17 Jahre alter junger Mann mit eunuchoidalem Hochwuchs und überlangen Armen (große Armspannweite), Hypogenitalismus mit Mikropenis, spärliche Pubesbehaarung (Stadium Tanner I). (Fotos: M. Seige †, Erfurt)

Ätiologie. Heterogenie. Häufig X-chromosomal-rezessiver Erbgang. Genlokalisation im Bereich von Xp22.3. Auch autosomal-dominante und autosomal-rezessive Vererbung beobachtet.

Häufigkeit. 1 auf 10–60 000 Personen, das männliche Geschlecht ist 6 x häufiger betroffen.

Prognose. Fertilität bei Jungen ungünstiger als bei Mädchen.

Therapie. Hormonelle Substitution.

Differentialdiagnose. Klinefelter-Syndrom.

Literaturhinweise

Wiedemann H-R, Kunze J (1995) Altas der Klinischen Syndrome für Klinik und Praxis, 4. Aufl. Schattauer, Stuttgart New York, S 632–633

Kirk JMW, Grant DB, Besser GM et al. (1994) Unilateral renal aplasia in X-linked Kallmann's syndrome. Clin Genet 46: 260–262

Klinefelter-Syndrom (XXY-Syndrom)

Hauptcharakteristika. Hypergonadotroper Hypogonadismus mit einem überzähligen X-Chromosom.

Urogenitale Symptome. Mikropenis, kleine Testes, ausbleibendes Pubertätswachstum, mangelhafte Pubes, Axillarbehaarung, Bartwuchs deutlich verringert, Pseudogynäkomastie. Kryptorchismus, Hypospadie, Tubulushyalinose, -fibrose, mangelhafte Testosteronproduktion, Aspermie.

Weitere Symptome. Hochwuchs, verzögerte Pubertät, später Sprachbeginn, Gynäkomastie, erhöhtes Mamma-carcinom-Risiko (15%), Azoospermie.

Ätiologie. Teilungsfehler der Meiose mit überzähligem X-Chromosom.

Häufigkeit. 1 : 500 männliche Neugeborene. Unter Männern mit Azoospermie 1 : 9 bis 1 : 5.

Prognose. Normale Lebenszeiterwartung. Infertilität.

Therapie. Androgensubstitution ab Pubertät. Prävention der Adipositas.

Differentialdiagnose. Kallmann-Syndrom.

Literaturhinweis

Wiedemann H-R, Kunze J (1995) Altas der Klinischen Syndrome für Klinik und Praxis, 4. Aufl. Schattauer, Stuttgart New York, S 634–635

Klippel-Feil-Syndrom

Hauptcharakteristika. Kurzer Nacken, tiefe Haarlinie, verringerte Bewegung der Halsregion.

Urogenitale Symptome. 55% mit renalen Agenesien, ektopischen Nieren, Hydronephrose, multizystischer Nierendysplasie, Nierenectopien, Doppelureteren. Vaginalaplasie, Uterusaplasie, Hypospadie.

Weitere Symptome. Blockwirbel, Keil- oder Halbwirbel im HWS-, BWS- und LWS-Bereich. Kyphoskoliose, Spina bifida occulta, Rippenanomalien, Augendefekte (Mikrophthalmie, Ptose, Colobom, Nystagmus), Torticollis. Gaumenspalte. Herzfehler. Neurologische Komplikationen: Schmerzen, Spastik, Hyperreflexie, Parästhesien. Syringomyelie. Hydrozephalus. Situs inversus. Geistige Retardierung.

Ätiologie. Selten monogenetische Erbgänge.

Pathogenese: Disruption infolge embryonaler Gefäßapoplexie der A. subclavia.

Häufigkeit. Über 350 publizierte Fälle.

Prognose. Normale Lebenserwartung.

Differentialdiagnose. XO-Syndrom - Noonan-Syndrom - Goldenhar-«Syndrom« - CATCH 22 - VACTERL-Symptomenkomplex.

Literaturhinweis

Wiedemann H-R, Kunze J (1995) Altas der Klinischen Syndrome für Klinik und Praxis, 4. Aufl. Schattauer, Stuttgart New York, S 334–335

Kurzrippen-Polydaktylie-Syndrom, Typ I (»short rib-polydactyly-syndrome« Saldino-Noonan)

Hauptcharakteristika. Kurze Rippen, Polydaktylie.

Urogenitale Symptome. Nierenaplasie, -hypoplasie, Nierenzysten. Penishypoplasie. Urethralhypoplasie. Uterus duplex.

Weitere Symptome. Kurzgliedriger Minderwuchs, schmaler Thorax, Polydaktylie postaxial, eingesunkene Nasenwurzel, verschiedenste Herzfehler, Analatresie, angeborene Zähne. Mangelhafte Ossifikation der Phalangen, metaphysäre Unregelmäßigkeiten, spitz zulaufende Knochenenden, kleine Darmbeine.

Ätiologie. Autosomal-rezessive Vererbung.

Häufigkeit. Bis etwa 75 Fälle publiziert.

Prognose. Letal in den ersten Stunden nach der Geburt durch respiratorische Insuffizienz.

Literaturhinweis

Spranger J, Maroteaux P (1990) The lethal osteochondrodysplasias. In: Harris H, Hirschhorn K (eds) Advances in human genetics 19. Plenum, New York London, pp 1–103

Kurzrippen-Polydaktylie-Syndrom, Typ VI (»short rib-polydactyly-syndrome Majewski«)

Hauptcharakteristika. Kurze Rippen, Polydaktylie.

Urogenitale Symptome. Nierenhypoplasie, -aplasie, Nierenzysten. Mikropenis, Vaginalatresie, zwitterhaftes Genitale.

Weitere Symptome. Dysproportionierte kurze Extremitäten, mittelständige Lippenspalte, Gaumenspalte, flache Nase, prae- und postaxiale Polydaktylie. Kurze ovaläre Tibia, kurze runde Metacarpalia mit mangelhafter Ossifikation. Gelegentlich Mikroglossie, lobulierte Zunge. Hirnfehlbildungen: Arhinenzephalie, Pachygyrie. Hydrops, Polyhydramnion.

Atiologie. Autosomal-rezessive Vererbung.

Häufigkeit. Knapp 50 publizierte Fälle.

Prognose. Totgeburten bzw. Tod in den ersten Stunden nach der Geburt infolge respiratorischer Insuffizienz.

Literaturhinweis

Spranger J, Maroteaux P (1990) The lethal osteochondrodysplasias. In: Harris H, Hirschhorn K (eds) Advances in human genetics 19. Plenum, New York London, pp 1–103

Lenz-Mikrophthalmie-Syndrom (Lenz-Dysplasie, Lenz dysmorphogenetic syndrome)

Hauptcharakteristika. Mikrophthalmie, Mikrozephalie, Fingeranomalien, Retardierung.

Urogenitale Symptome. Uni-, bilaterale, renale Agenesie, Nierendysplasie, Hydroureter. Hypospadie, Epispadie, Kryptorchismus, Hydrocele.

Weitere Symptome. Uni-, bilaterale Mikrophthalmie, Anophthalmie, Colobome der Iris, Retina und Chorioidea, Ptose, Mikrocornea, Strabismus, Katarakt, Myopie. Faziale Dysmorphien: prominente hohe Stirn, Mikrozephalie, dysplastische Helices, Makrotie, Zahnanomalien. Skelettauffälligkeiten: Kamptoklinodaktylie, hypoplastischer bzw. gedoppelter Daumen, kutane Fingersyndaktylie 2./3. und 3./4., Valgus- und Varusstellungen der Füße, Claviculahypoplasie, Kyphose, Skoliose, Minderwuchs. Milde geistige Retardierung.

Ätiologie. X-gebunden-rezessive Vererbung. Minimalsymptome der Übeträgerfrauen.

Häufigkeit. Über 20 Fälle bekannt.

Prognose. Sehstörung. Abhängig von Begleitfehlbildungen.

Differentialdiagnose. Okulodentodigitale Dysplasie – Goltz-Gorlin-Syndrom – zerebrookulofacioskeletales Syndrom.

Literaturhinweise

Wiedemann H-R, Kunze J (1995) Altas der Klinischen Syndrome für Klinik und Praxis, 4. Aufl. Schattauer, Stuttgart New York, S 382–383

Özkinay FF, Özkinay C, Yüksel H et al. (1997) A case of Lenz microphthalmie syndrome. J Med Genet 34: 604–606

LEOPARD-Syndrom (Lentigines, EKG abnormalities, Ocular hypertelorism, Pulmonic stenosis, Abnormalities of genitalia, Retardation of growth, Deafness syndrome)

Hauptcharakteristika. Multiple dunkelpigmentierte Hautflecken (Abb. 7.11), Pulmonalstenose, Hypertelorismus, Taubheit.

Urogenitale Symptome. Unilaterale renale Agenesie, Mikropenis, Kryptorchismus, Hypospadie, Ovaraplasie, späte Menarche.

Weitere Symptome. Multiple 1–5 mm große dunkle Flecken, bevorzugt im Nacken und am Stamm. – Neben einer milden Pulmonalstenose häufig eine obstructive Cardiomyopathie. EKG-Auffälligkeiten: vermehrter P-R-Abstand, verbreiterter QRS-Komplex, abnormale P-Welle. Weiterhin: Hypertelorismus, Makrotie. Milde Innenohrschwerhörigkeit. Pectus excavatum, carinatum. Leichte Wachstumsretardierung.

Ätiologie. Autosomal-dominante Vererbung, große Expressivitätsschwankungen.

Häufigkeit. Ca. 100 beschriebene Patienten.

Prognose. Zunehmende Pigmentierung. Schwerhörigkeit und Herzanomalien beeinflussen die Lebenserwartung.

Differentialdiagnose. Neurofibromatosis von Recklinghausen – Peutz-Jeghers-Syndrom.

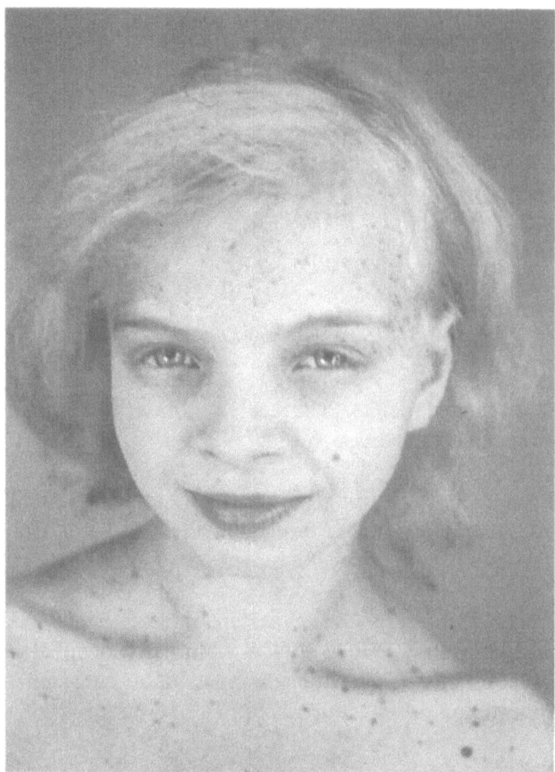

Abb. 7.11. LEOPARD-Syndrom: 14 Jahre altes Mädchen mit ausgeprägter Lentiginose bei unterschiedlicher Größe und dichter Aussaat der Nävi, Ekg-veränderungen (Rechtsschenkelblock), okulärem Hypertelorismus, Pulmonalstenose, Anomalien des Urogenitaltraktes (hier nicht nachweisbar), Retardierung im Wachstum und Innenohrschwerhörigkeit (»deafness«). (Foto: J. Mücke)

Literaturhinweis

Coppin BD, Temple JK (1997) Multiple lentigines syndrome (LEOPARD syndrome) or progressive cardiomyopathic lentiginosis. J Med Genet 34: 582–586

Letales multiples Pterygium-Syndrom

Hauptcharakteristika. Faziale Anomalien, Lungenhypoplasie, Gelenkkontrakturen infolge multipler Pterygien.

Urogenitale Symptome. Megaureter, Hydronephrose, Kryptorchismus.

Weitere Symptome. Hydrops, intrauterine Wachstumsretardierung. Fazial imponieren ein Hypertelorismus, eine flache Nase, Gaumenspalte, Mikrogenie. Die Extremitäten sind in den Gelenken gebeugt durch zahlreiche Pterygien. Nackenödem. Weit dehnbare Haut. Selten: intestinale Malrotation, Zwerchfellhernie, Kyphoskoliose. Im ZNS cerebelläre und pontine Hypoplasie, Fehlen der Pyramidenbahn. Mikrozephalie.

Ätiologie. Autosomal-rezessive und X-gebunden-rezessive Vererbung.

Häufigkeit. Bisher wurden 40 Neugeborene und Totgeburten publiziert.

Prognose. Letales Krankheitsgeschehen.

Differentialdiagnose. Multiples Pterygium-Syndrom.

Literaturhinweis

Froster UG, Stallmach T, Wisser J et al. (1997) Lethal multiple pterygium syndrome: Suggestion for a consistent pathological workup and review of reported cases. Am J Med Genet 68: 82 –85

Limb-body-wall-Komplex

Hauptcharakteristika. Thoracale und/oder abdominale Schisis, Extremitätenfehlbildungen, Enzephalocele, Gesichtsspalten.

Urogenitale Symptome. Nierenagenesie, -dysplasie, Hydronephrose. Fehlbildungen des äußeren Genitale, Uterusanomalien, fehlende Gonaden, bindegewebig angelegte Ovarien (»streak gonads«), Blasenexstrophie.

Weitere Symptome. Extremitätenamputationen, Syndaktylie, Ectrodaktylie, radioulnare Synostosen, Polydaktylien. – Multiple Enzephalocelen, Exenzephalie, mittelständige Gesichtsspalten. Lungenlappenfehlbildung, fehlendes Diaphragma, intestinale Nonrotation, Atresie, Kurzdarm.

Pathogenese. Kontroverse Standpunkte: 1. breite amniotische Adhäsionen zwischen cranialem Defekt und Placenta. 2. vasculäre Disruption in der 4.–6. SSW. 3. Frühe embryonale Fehlentwicklung (Blastogenesestörung).

Häufigkeit. Bis 1993 wurden 80 Fälle berichtet.

Prognose. Letal.

Literaturhinweis

Russo R, D'Armiento M, Angrisani P et al. (1993) Limb body wall complex: a critical review and a nosological proposal. Am J Med Genet 47: 893–900

McKusick-Kaufmann-Syndrom

Hauptcharakteristika. Hydrometrocolpos, Herzfehler, postaxiale Hexadaktylie.

Urogenitale Symptome. Hydrometrocolpos infolge membranöser Vaginalatresie (Abb. 7.12a,b), Verdopplung von Uterus und Vagina, primäre Amenorrhoe. Hydronephrose, Ureterstenose, -atresie. Hypospadie, Scrotalraphe.

Weitere Symptome. Postaxiale Polydaktylie überwiegend der Finger (Abb. 7.12b);

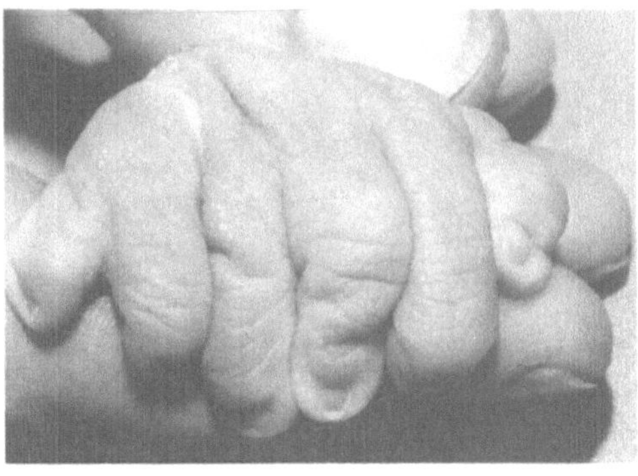

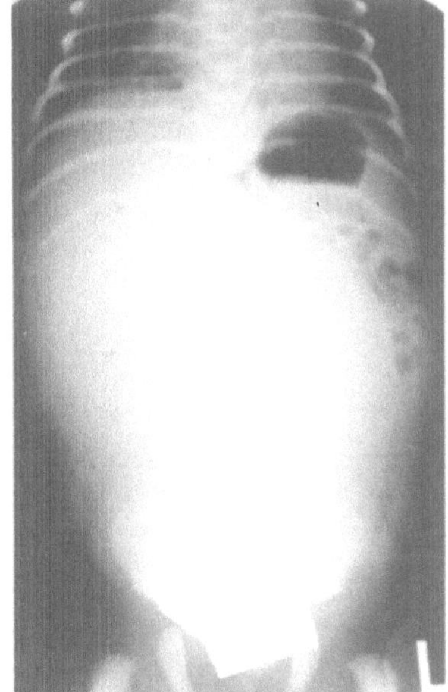

Abb. 7.12a,b. McKusick-Kaufmann-Syndrom: Neugeborenes mit Hydrometrokolpos in geradezu monströser Ausprägung infolge Vaginalatresie (in der Abdomenleeraufnahme wird das Intestinum regelrecht verdrängt), postaxiale Hexadaktyie li. mit partieller Fusion der Metakarpalia III und IV. (Fotos: D. Missbach, Magdeburg)

angeborene Herzfehler. Analatresie, intestinale Malrotation. Hypophysenvorderlappeninsuffizienz, -dysplasie. Wirbelsäulenanomalien: Hemivertebrae. Selten: Gaumenspalte, Hüftluxation, Morbus Hirschsprung. Geistige Behinderung.

Ätiologie. Autosomal-rezessive Vererbung.

Häufigkeit. Etwa 75 Beobachtungen.

Prognose. Normale Lebenserwartung.

Therapie. Chirurgische, gynäkologische Interventionen.

Differentialdiagnose. Ellis-van Creveld-Syndrom – Pallister-Hall-Syndrom.

Literaturhinweise

Pul N, Gedik Y (1994) McKusick-Kaufman syndrome associated with esophagealatresia and distal tracheoesophageal fistula: a case report and review of the literature. Am J Med Genet 49: 341–343

Unsinn KM, Neu N, Krejci A et al. (1995) Pallister-Hall syndrome and McKusick-Kaufman syndrome: one entity. J Med Genet 32: 125–128

Meckel-Gruber-Syndrom (Dysenzephalia splanchnocystica)

Hauptcharakteristika. Enzephalocele, postaxiale Hexadaktylie, multizystische Nierendysplasie (Abb. 7.13).

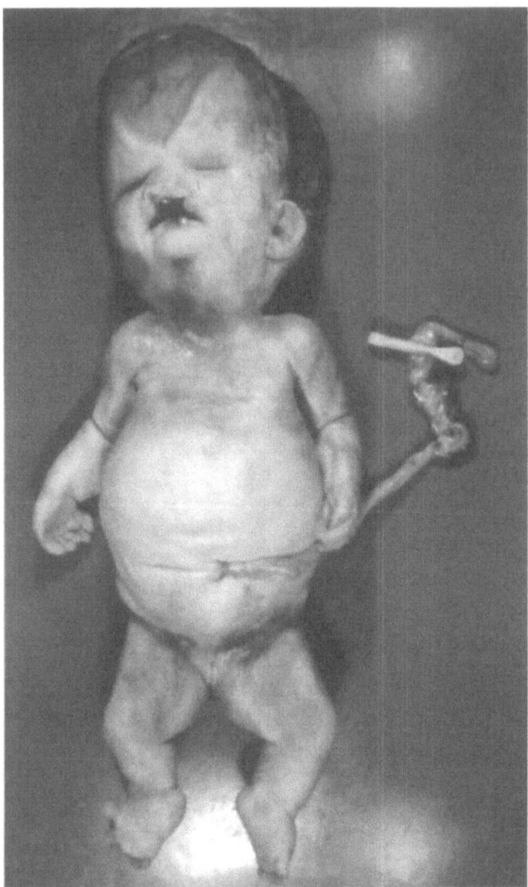

Abb. 7.13. Meckel-Gruber-Syndrom: weibliches Totgeborenes mit Makrohydrozephalie und posteriorer Enzephalozele, Mikrophthalmie, Hypotelorismus und antimongoloider Lidachsenstellung infolge Arhinenzephalie; komplette mediane Lippenkiefergaumenspalte; vollständige postaxiale Hexadaktylie, ausgeprägte Hepatosplenomegalie, polyzystische Nieren (Potter III). (Foto:D. Müller, Chemnitz)

Urogenitale Symptome. Multizystische Nierendysplasie, Zysten von 1–10 mm Größe, hypoplastische Nierenkelche. Hypoplastischer Penis, Kryptorchismus; septierte Vagina, Uterusanomalien, zwitterhaftes äußeres Genitale.

Weitere Symptome. Intrauterine Wachstumsretardierung. Enzephalocelen, Mikrozephalie, fliehende Stirn, cerebrale und cerebelläre Hypoplasie, Anenzephalie, Hydrozephalie. Fehlen des Riechhirns und Corpus-callosum-Aplasie. Mikrophthalmie. Kurzer Nacken. Postaxiale Polydaktylie. Leberzysten, -fibrose.

Ätiologie. Autosomal-rezessive Vererbung. Genlokalisierung 17q21-q24.

Häufigkeit. Mehr als 200 publizierte Fälle.

Prognose. Letal in wenigen Tagen bis Wochen.

Differentialdiagnose. Hydroletalus-Syndrom - Smith-Lemli-Opitz-Syndrom.

Literaturhinweis

Jones KL (1997) Smith's recognizable Patterns of Human Malformation. 5th edition. W. B. Saunders Company Philadelphia - London - Toronto - Montreal - Sydney - Tokyo, S. 184–185

Miller-Dieker-Syndrom (Lissenzephalie Typ I)

Hauptcharakteristika. Mikrozephalie, Lissenzephalie.

Urogenitale Symptome. Unilaterale Agenesie, Hydronephrose, Pilonidalsinus, Nierenektopie, multizystische Nierendysplasie.

Weitere Symptome. Lissenzephalie, Pachygyrie, Corpus callosum-Agenesie, Mikrozephalie, periphere Spastik, Krämpfe, Gedeihstörung, betonte Stirn, bitemporale Eindellungen, schwere muskuläre Hypotonie, schwere geistige Retardierung. Selten: Herzfehler, Omphalocele, Lipomeningocele, Gaumenspalte. Katarakt.

Ätiologie. Chromosomale Deletion distal 17p13.3. Nachweis durch FISH-Technik. Gelegentlich reziproke Translokationen.

Häufigkeit. Ca. 20 publizierte Fälle.

Prognose. 50% sterben vor dem 6. Lebensmonat, die anderen im Kleinkindesalter.

Differentialdiagnose. Walker-Warburg-Syndrom.

Literaturhinweis

Jones KL (1997) Smith's recognizable patterns of human malformation. 5th edn. Saunders, Philadelphia, pp 194–195

Multiples Pterygium-Syndrom (Escobar-Syndrom; Abb. 7.14a, b)

Hauptcharakteristika. Multiple Pterygien, Camptodaktylie, Syndaktylie.

Urogenitale Symptome. Hypospadie, Kryptorchismus, Fehlen der großen Labien, Mikropenis

Weitere Symptome. Minderwuchs. Ptose der Augenlider, antimongoloide Lidachsen, Epicanthus medialis, Hypertelorismus, Mikrogenie, Karpfenmund, Schwierigkeiten der Mundöffnung, langes Philtrum, Gaumenspalte, bewegungsarmes Gesicht. Pterygien nuchal, axillär, antecubital, popliteal, intercrural. Camptodaktylie, Syndaktylie von Finger/Zehen, Klumpfüße, Rocker-bottom-Füße. Skoliose, Kyphose, fusionierte Wirbelkörper, Rippenanomalien, Patellaaplasie, -dysplasie. Zahlreiche weitere Anomalien.

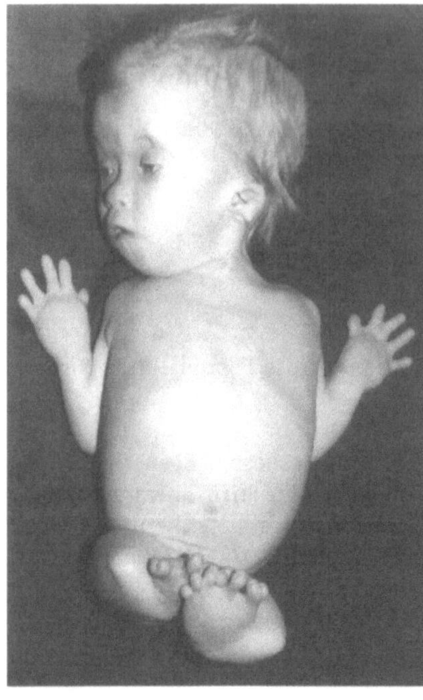

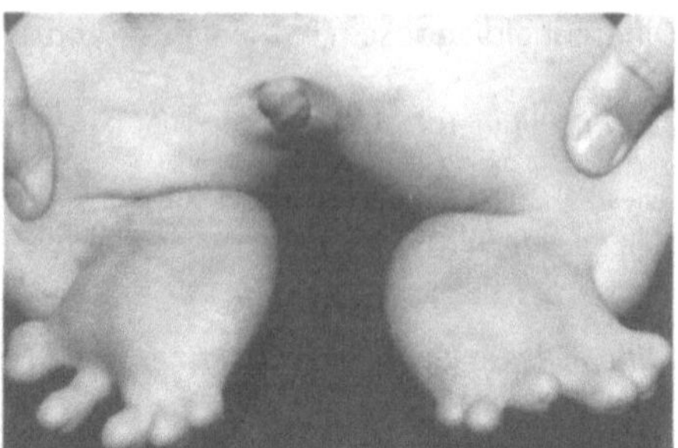

Abb. 7.14a,b. Pterygium-Syndrom/ nicht letales multiples Pterygium-Syndrom Typ Escobar: Gesichtsdysmorphie mit Ptosis der Oberlider, Telekanthus, Mikrogenie mit nach unten gerichteten Mundwinkeln, Ohrdystopie und -dysplasie, tiefe Nackenhaargrenze, Pterygium colli, Pterygien in Ellenbeugen und Kniekehlen mit konsekutiven Kontrakturen, ödematös geschwollene Palmae und Plantae, Syndaktylien, bumerang-artige Verbiegung der unteren Extremitäten bei Fibulaaplasie, Polydaktylie; Kryptorchismus beidseits, Hypospadia penis. (Fotos: P. Kiss, Budapest)

Ätiologie. Autosomal-rezessive Vererbung.

Häufigkeit. Bis ca. 75 Fälle publiziert.

Prognose. Normale Intelligenz. Tod in 6% infolge respiratorischer Störungen, sekundär bei Kyphoskoliose. Kontrakturen der Gelenke durch Pterygienbildung.

Literaturhinweis

Thompson E, Donnai D, Baraitser M et al. (1995) Multiple pterygium syndrome: evolution of the phenotype. In: Donnai D, Winter RM (Hrsg) Congenital Malformation Syndromes. Chapman & Hall, London, S. 543–562

MURCS-Assoziation (Müllerin duct aplasia, Renal aplasia, Cervicothoracic Somite dysplasia)

Hauptcharakteristika. Hypo-, Aplasie der Müller-Gänge, renale und zervikale Wirbelsäulenfebhlbildungen.

Urogenitale Symptome. Aplasie von 2/3 der proximalen Vagina, Agenesie bis Hypoplasie des Uterus (Mayer-von Rokitansky-Küster Fehlbildungskomplex (96%), renale Agenesie und Ektopie (88%), Infertilität.

Weitere Symptome. Minderwuchs, Wirbelkörperanomalien zervikal und der oberen Thoraxwirbelsäule (80%), Rippenanomalien, Fehlbildungen der oberen Extremitäten. Seltener Innenohrstörung, zerebelläre Zysten, Ohrkanalatresie, Helixanomalien, Gesichtsspalten, gastrointestinale Fehlbildungen.

Ätiologie. Sporadisch im weiblichen Geschlecht, Entwicklungsfelddefekt.

Häufigkeit. Bisher 35 Einzelbeobachtungen, 4 familiäre Fälle.

Prognose. Normale Intelligenz. Chirurgische Interventionen.

Differentialdiagnose. Klippel-Feil-Anomalie – VACTERL-Assoziation – Goldenhar-Sequenz.

Literaturhinweise

Jones KL (1997) Smith's recognizable patterns of human malformation. 5th edn. Saunders, Philadelphia – London – Toronto – Montreal – Sydney – Tokyo, S. 666–667

Braun-Quentin C, Billes C, Böwing B et al. (1996) MURCS association: case report and review. J Med Genet 33: 618–620

Nagel-Patella-Syndrom (Turner-Kieser-Syndrom; Osteoonychodysplasie)

Hauptcharakteristika. Nageldysplasie, Patellahypoplasie, Beckenhörner.

Urogenitale Symptome. Proteinurie, Hämaturie, Nierenbeckenausgußsteine, renale Insuffizienz (48 %).

Weitere Symptome. Daumennageldysplasie, -verfärbung, -brüchigkeit, Rillenfurchung, kleine Lunulae. Hypoplasie/Aplasie der Patellae, Hypoplasie der lateralen Femurkondylen, kleines Fibulaköpfchen. »Beckenhörner«: pyramidenförmige symmetrische knöcherne Auswüchse auf der Dorsalseite der Darmbeinschaufeln (81%). Hypoplastische Scapulae. – Viele weitere gelegentliche Fehlbildungen im skelettären Bereich, der Augen, der Muskulatur, des ZNS, des Gesichts.

Ätiologie. Autosomal-dominante Vererbung. Genlocus: 9q34.1.

Häufigkeit. Über 500 Fälle bzw. Familien publiziert.

Prognose. In Abhängigkeit der Nephropathie.

Literaturhinweise

Jones KL (1997) Smith's recognizable Patterns of Human Malformation. 5th edition. W. B. Saunders Company Philadelphia – London – Toronto – Montreal – Sydney – Tokyo, S. 438–439

McIntosh I, Clough MV, Schäffer AA et al. (1997) Fine mapping of the nail-patella syndrome locus at 9q34. Am J Hum Genet 60: 133–142

Noonan-Syndrom (Pseudo-Ullrich-Turner-Syndrom)

Hauptcharakteristika. Pterygium colli, Kryptorchismus, Pectus excavatum, Pulmonalstenose.

Urogenitale Symptome. Doppelnieren, unilaterale Nierenagenesie, Hufeisennieren. Kleiner Penis, Hypospadie, kleine nicht descendierte Testes.

Weitere Symptome. Minderwuchs. Geistige Retardierung (25%). Facies: Hypertelorismus, antimongoloide Lidachsenstellung, Epicanthus medialis, Ptosis beidseits, abfallende Mundwinkel, Mikrogenie. Tiefe hintere Haarlinie, lockige Haare, nuchale Cutis laxa, Flügelfell. Schildthorax, Pectus carinatum oder excavatum (Abb. 7.15a,b). Genua valga, Pes planus, Brachydaktylie, Cubitus valgus, Pulmonalstenose (50%). Multiple Hautnaevi. Störungen der Koagulation und der Plättchenfunktionen.

Ätiologie. Heterogenie: meist sporadisch, bis zu 1/3 autosomal-dominant. Für einen Teil der Patienten Genlocus auf 12q22-ter.

Häufigkeit. 1:1 000–1:2.500 der Neugeborenen.

Prognose. Evtl. chirurgische symptomatische Eingriffe.

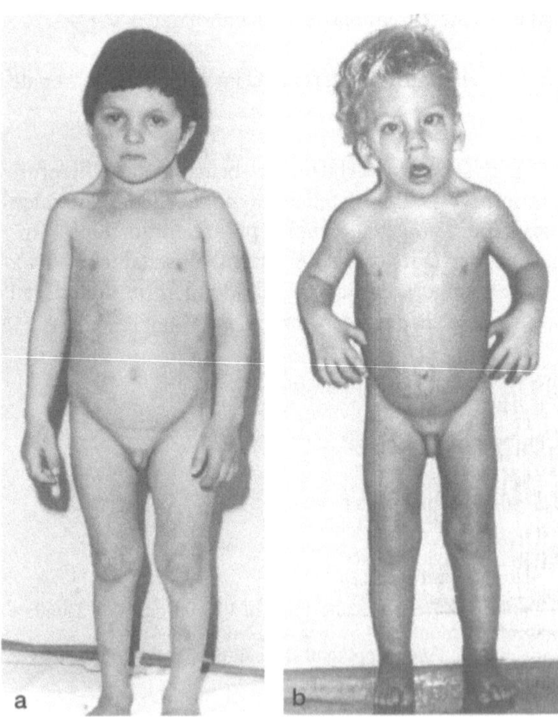

Abb. 7.15a,b. Noonan-Syndrom: zwei nicht verwandte Jungen im Alter von 3 Jahren (*a*) und 7 Jahren (*b*). Minderwuchs, antimongoloide Lidachsenstellung, Hypertelorismus, Strabismus (*a*), tief sitzende, dysplastische Ohren, jeweils kurzer Hals mit Pterygium colli, weiter Mamillenabstand, Pectus excavatum; bilateraler, noch unbehandelter Kryptorchismus bei dem rechtsseitig abgebildeten Jungen. (Fotos: P. Kiss, Budapest)

Differentialdiagnose. XO-Syndrom - LEOPARD-Syndrom - Neurofibromatosis von Recklinghausen.

Literaturhinweis

Mendez HMM, Opitz JM (1985) Noonan syndrome: a review. Am J Med Genet 21: 493-506

Opitz-Syndrom (Hypertelorismus-Hypospadie-Syndrom; BBB/G-Syndrom; Opitz-Frias-Syndrom)

Hauptcharakteristika. Hypertelorismus, Hypospadie, Dysphagie.

Urogenitale Symptome. Hypospadie (Abb. 7.9a), Kryptorchismus, bifides Skrotum. Doppelureteren, -kelche, Reflux.

Weitere Symptome. 2/3 mit leichter bis mittelgradiger Retardierung. Okulärer Hypertelorismus, mongoloide oder antimongoloide Lidachsen, breite flache Nasenbrücke, Lippen-, Gaumenspalte, kurzes Frenulum linguae. Hypospadia glandis. Weitere Auffälligkeiten, selten: Corpus callosum Hypoplasie, Agenesie, zerebelläre Wurmaplasie, obstructiver Hydrozephalus, Dandy-Walker-Anomalie. Brechneigung im Säuglingsalter.

Ätiologie. Heterogenie: X-gebundene und autosomal-dominante Vererbung. Genloci: Xp22 bzw. 22q11.2.

Häufigkeit. Bis 1995 ca. 34 publizierte Fälle.

Prognose. Aspirationspneumonien, Gedeihstörung.
Differentialdiagnose: Frontonasale Dysplasie.

Literaturhinweise

Jones KL (1997) Smith's recognizable Patterns of Human Malformation. 5th edition. W. B. Saunders Company Philadelphia - London - Toronto - Montreal - Sydney - Tokyo, S. 132-133

Wiedemann H-R Kunze J (1995) Altas der Klinischen Syndrome für Klinik und Praxis, 4. Auflage. Schattauer-Verlag Stuttgart - New York, S. 440-441

Stevens CA, Wilroy RS Jun (1995) Telecanthus-hypospadias syndrome: In: Donnai D, Winter RM (Hrsg.) Congenital Malformation Syndromes. Chapman and Hall Medical. London - Glasgow - Weinheim - New York - Tokyo - Melbourne - Madras, S. 95-105

Orofaciodigitales Syndrom, Typ I (Syndrom von Papillon-Léage und Psaume)

Hauptcharakteristika. Orale Frenula, Spalten, Hypoplasie der Alae nasi, Fingerasymmetrien.

Urogenitale Symptome. Adulte polyzystische Nieren.

Weitere Symptome. Hyperplastische Frenulae (75%), Lobulierung der Zunge (80%),

Zungenhamartome (40%), Gaumenspalte (35%), mediane Lippenspalte (35%), Dystopia canthorum, malare Hypoplasie. Klino-, Brachy-, Syndaktylie (50%), Großzehverdopplung. Mentale Retardierung (40%). Hypoplastische Nasenknorpel (35%). Alopecie (30%).

Ätiologie. X-chromosomal dominant mit Letalität im männlichen Geschlecht.

Häufigkeit. Über 200 publizierte Fälle.

Prognose. 1/3 sterben in früher Kindheit.

Differentialdiagnose. OFD-Syndrome II–IX.

Literaturhinweis

Jones KL (1997) Smith's recognizable Patterns of Human Malformation. 5th edition. W. B. Saunders Company Philadelphia - London - Toronto - Montreal - Sydney - Tokyo, S. 262–263

Pallister-Hall-Syndrom

Hauptcharakteristika. Hypothalamische Hamartoblastome, Hypopituitarismus, Analatresie, postaxiale Polydaktylie.

Urogenitale Symptome. Renale Ectopie, Dysplasie, Agenesie, Ureterduplikation. Mikropenis, Hypospadie, Kryptorchismus, scrotale Anomalien.

Weitere Symptome. Intrauterine Wachstumsverzögerung. Hypothalamische Hamartome an der Hirnbasis, Aplasie/Dysplasie der Hypophyse. Flache Nasenbrücke, Mittelgesichtshämangiom, kurze Nase mit antevertierten Nares, dünne Oberlippe, intraorale Frenula. Mikrotie. Mikrophthalmie, Iriscolobom, Opticusatrophie, Retinadysplasie. Nageldysplasie, Syndaktylie der Finger und Zehen variabel, postaxiale Polydaktylie bei Oligodaktylie. Metacarpalanomalien. Analstenose, -atresie, rectale Atresie. Morbus Hirschsprung. Verschiedenste angeborene Herzfehler.

Ätiologie. Autosomal-dominante Vererbung, meist vom Vater zum Kind. Daneben auch sporadisches Vorkommen. Genlokalisierung auf 7p13.

Häufigkeit. Ca. 100 Kasuistiken, Familien, Geschwister wurden bekannt.

Prognose. Tod bis zum 3. Lebensjahr, symptomatische Therapie/hormonelle Substitution.

Differentialdiagnose. Greig-Zephalopolysyndaktylie.

Literaturhinweis

Kang S, Allen J, Graham JM Jr, Grebe T et al. (1997) Linkage mapping and phenotypic analysis of autosomal dominant Pallister-Hall syndrome. J Med Genet 34: 441–446

Pena-Shokeir-Phänotyp (Pseudotrisomie 18; fetale Akinesie-Sequenz)

Hauptcharakteristika. Arthrogrypose, pulmonale Hypoplasie.

Urogenitale Symptome. Renale Mikrozysten, Megaureteren, persistierender Urachus, Hypospadie, Kryptorchismus.

Weitere Symptome. Intrauterine Wachstumsretardierung. Kraniofaziale Anomalien: okulärer Hypertelorismus, Mikrogenie, kurzer Nacken. Extremitäten: Ankylosen der großen Gelenke, abnorme Fingerhaltung (wie bei Trisomie 18), Equino-varus-Stellung der Füße, rocker-bottom-feet. Pulmonale Hypoplasie. Kurze Nabelschnur. Polyhydramnion. ZNS-Anomalien: Ventrikeldilatation, Polymicrogyrie, neurogene Muskelatrophie.

Ätiologie. Heterogenie: X-chromosomal- und autosomal-rezessive Vererbung, sporadisches Auftreten.

Häufigkeit. Bis 1995 ca. 75 Fälle publiziert. Diagnose wird zu selten gestellt. Vorkommen wahrscheinlich 1 : 12 000.

Prognose. 30% Totgeburten, 40% sterben in den ersten 2 Lebenswochen. Alle anderen Patienten sterben bis zur 16. Lebenswoche.

Differentialdiagnose. Zerebrookulofacioskeletales Syndrom – Trisomie 18.

Literaturhinweis

Wiedemann H-R, Kunze J (1995) Altas der Klinischen Syndrome für Klinik und Praxis, 4. Auflage. Schattauer-Verlag Stuttgart – New York, S. 656–657

Peters-plus-Syndrom (Krause-Kivlin-Syndrom; Pillay-Syndrom)

Hauptcharakteristika. Peters-Anomalie, Rhizomelie, Retardierung.

Urogenitale Symptome. Hydronephrose, Doppelnieren, Ureterduplikation; Pyelonephritiden, Hypospadie, gespaltenes Präputium, Kryptorchismus, hypoplastische Klitoris, hypoplastische Labien.

Weitere Symptome. Polyhydramnion, pränatale Dystrophie. Fütterungsschwierigkeiten. Rhizomeler Minderwuchs. Faziale Dysmorphie: rundes Gesicht, dünne Oberlippe, betonte Stirn, enge Lidspalten, Mikrogenie. Corneatrübung infolge Peters-Anomalie: Sekundärglaukom, Defekt der Descemet-Membran, des hinteren Hornhautstromas und -endothels, Adhärenz zwischen Cornea und Linse und Cornea und Iris. Vordere Polkatarakt. Mikrotie. Vereinzelt Herzfehler. Mikrozephalie (20%).

Ätiologie. Autosomal-rezessive Vererbung.

Häufigkeit. Bis 1995 47 Patienten beschrieben.

Prognose. Entwicklungs- und Sprachverzögerung. Keine einheitliche Bewertung der Intelligenz bisher möglich. Endgröße: 128–155 cm. Der älteste Patient ist 17 Jahre alt.

Literaturhinweis

Wiedemann H-R, Kunze J (1995) Altas der Klinischen Syndrome für Klinik und Praxis, 4. Auflage. Schattauer-Verlag Stuttgart - New York, S. 236–237

Popliteales Pterygium-Syndrom (»facio-genito-popliteal syndrome«)

Hauptcharakteristika. Popliteales Pterygium-Syndrom, Gaumenspalte, Unterlippenfisteln.

Urogenitale Symptome. Uterushypoplasie, Vaginalhypoplasie, Hypoplasie der Labia majora, Kryptorchismus, Scrotalhypoplasie, Scrotum bifidum.

Weitere Symptome. Gaumenspalte, Lippenspalten, -fisteln, Syngnathie, Ankyloblepharon, popliteale Pterygien, Syndaktylien, Nagelanomalien.

Ätiologie. Autosomal-dominante Vererbung mit stark variabler Expressivität.

Häufigkeit. Mehr als 80 Fälle bis 1995 bekannt.

Prognose. Funktionsstörungen der Beinmuskulatur.

Therapie. Orthopädische Korrekturen.

Literaturhinweise

Hunter A (1990) The popliteal syndrome: report of a new family and review of the literature. Am J Med Genet 36: 196–208

Froster UG (1995) Popliteal pterygium syndrome. In: Donnai D, Winter RM (eds) Congenital Malformation Syndromes. Chapman and Hall Medical. London - Glasgow - Weinheim - New York - Tokyo - Melbourne - Madras, S. 531–542

Potter-Sequenz (Dysplasia renofazialis; Oligohydramnionsequenz)

Hauptcharakteristika. Oligohydramnion, Lungenhypoplasie, faziale Dysmorphien.

Urogenitale Symptome. Nierenagenesie, multizystische Nierendegeneration, infantile polyzystische Nieren, Urethralklappen, Urethraatresie. Vas deferens-Aplasie, Agenesie der Samenblasen, Vaginalaplasie, Uterusaplasie.

Weitere Symptome. Lungenhypoplasie, Potter-Facies: Hypertelorismus, Epicanthus medialis, Retrogenie, tiefstehende dysplastische Helices, gebogene Nase, alter

Gesichtsausdruck. Fehlende Miktion. 40% sind Totgeburten, die anderen sterben bis zu 4 Stunden nach der Geburt. Selten Überleben. Amnion nodosum. Gelegentlich oesophago-tracheale Fistel, Duodenalatresie, Sirenomelie, Klumpfüße, anorektale Anomalien.

Ätiologie. Oligohydramnion bei fehlender Nierenfunktion.

Häufigkeit. 12 auf 100.000 Geburten.

Prognose. Letal.

Differentialdiagnose. Renale Adysplasie. (s. Abb. 6.3a,b; Abb. 6.4, S. 120)

Literaturhinweis

Jones KL (1997) Smith's recognizable Patterns of Human Malformation. 5th edition. W. B. Saunders Company Philadelphia - London - Toronto - Montreal - Sydney - Tokyo, S. 632–633

Prader-Willi-Syndrom (Prader-Labhardt-Willi-Syndrom)

Hauptcharakteristika. Muskuläre Hypotonie, Adipositas, kleine Hände und Füße (Abb. 7.16a,b).

Urogenitale Symptome. Kleiner Penis, Kryptorchismus, Hypoplasie der großen und kleinen Labien, Klitorishypoplasie. Hypogonadismus.

Weitere Symptome. Muskuläre Hypotonie, Fütterungsprobleme. Tonusbesserung nach 6. Lebensmonat. Freies Laufen nach dem 18. Monat. Beginn der Adipositas zwischen 6. Monat und 6. Jahr. Rundes Gesicht, betonte Stirn, geschwungene Lidspalten. Blonde Haare, blaue Iris. Kleine Hände und Füße. Skoliose, Osteoporose, Hyperphagie.

Ätiologie. 95% der Patienten haben einen Allelverlust auf dem väterlichen Chromosom 15 (15q11–13); in 65% durch Deletion, in 30% durch maternale Disomie, 5% zeigen strukturelle Chromosomenveränderungen am Chromosom 15, z. B. Translokationen, und in 1% bestehen Imprintingmutationen. Diagnostik durch molekulargenetische Methoden.

Häufigkeit. 1 auf 15.000 Neugeborene.

Prognose. Kaum beeinflußbare Adipositas. Verkürzte Lebenserwartung. Verzögerte geistige Entwicklung. Psychosoziale Probleme. Schlafapnoen.

Differentialdiagnose. Bardet-Biedl-Syndrom.

Literaturhinweis

Cassidy SB (1997) Prader-Willi syndrome. J Med Genet 34: 917–923

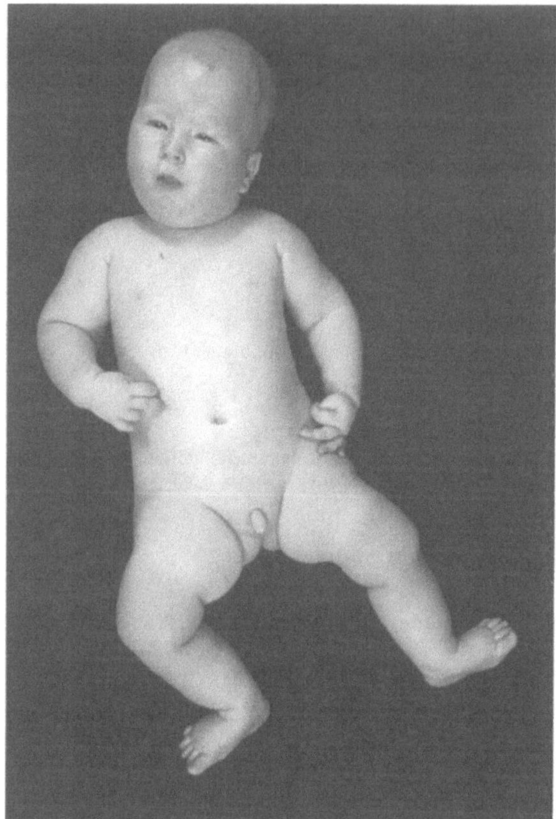
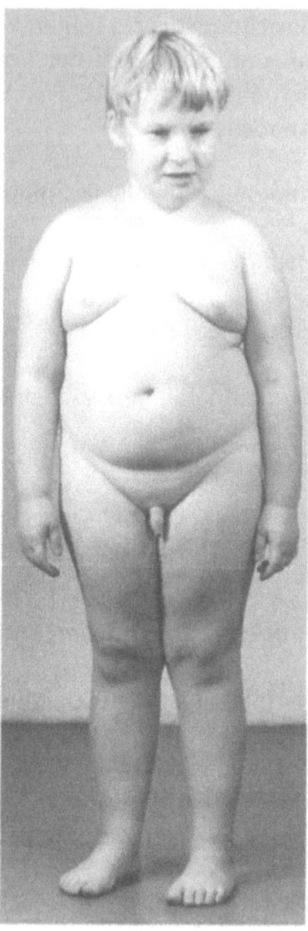

Abb. 7.16a,b. Prader-Willi-Syndrom: männlicher Säugling im Alter von 12 Monaten mit noch immer ausgeprägter Hypotonie, die im Neugeborenenalter geradezu extrem war. Beginnende Stammfettsucht, schmale Stirn, hypotones Gesicht, Hypogenitalismus mit Kryptorchismus bds. und hypoplastischem Skrotum. 7 Jahre alter Junge rechts: Imbezillität, Adipositas, Hypogenitalismus. (Fotos J. Mücke)

Proteus-Syndrom (Abb. 7.17a,b)

Hauptcharakteristika. Vielgestaltiger partieller Riesenwuchs aller somatischen Gewebe.

Urogenitale Symptome. Makroorchidismus. Große Nieren, multizystische Nieren, Nierenhämangiome, Hydronephrose.

Weitere Symptome. Generalisierter Hochwuchs, Hemihypertrophie, partieller Riesenwuchs von Fingern und/oder Zehen, Makrozephalie. – Hyperpigmentationen einzelner Hautabschnitte, große Lipome. Lymphangiome, Hämangiome meist thorakal und abdominal. Kyphose, Skoliose, Schädelauswüchse. Weichteilhypertrophien, z. B.

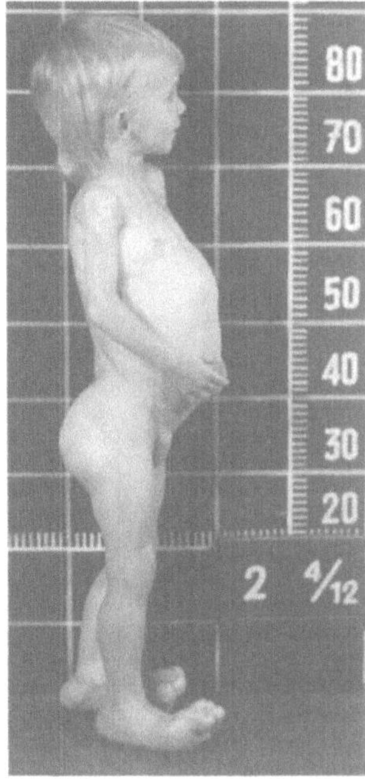

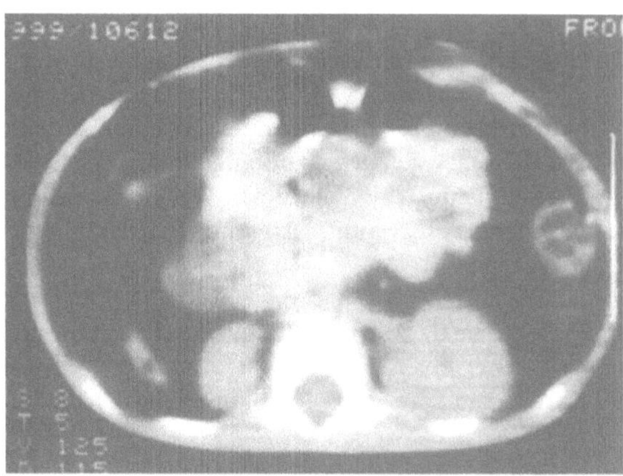

Abb. 7.17. Proteus-Syndrom: knapp 2 1/2 Jahre altes Mädchen mit partiellem Riesenwuchs der Füße und Zehen bei plantarer Weichteilhypertrophie, progredient auftretende subkutane Lipome am Stamm mit ausgeprägter postoperativer Rezidivneigung, intraabdominale Lipomatosis mit Bauchvorwölbung, Makrokranium, Hemihypertrophie links mit gleichseitiger Nierenvergrößerung im Computertomogramm. (Fotos: J. Mücke)

plantar (»Mokassinsohle«). Viele weitere seltenere Symptome, z. B. Muskelatrophie, Dysplasien der Augen, Ohren. Lungenzysten. Herzanomalien.

Ätiologie. Somatische Mutation im Mosaik.

Häufigkeit. Über 75 Mitteilungen bisher.

Prognose. In 20% mäßige geistige Beeinträchtigung. Spinale Stenosen, zystische Lungenerkrankung, Neoplasmabildung reduzieren die Lebenserwartung.

Differentialdiagnose. Klippel-Trenaunay-Syndrom – Sturge-Weber-Syndrom – Maffucci-Syndrom – Morbus Recklinghausen.

Literaturhinweis

Wiedemann H-R, Kunze J (1995) Altas der Klinischen Syndrome für Klinik und Praxis, 4. Auflage. Schattauer-Verlag Stuttgart – New York, S. 402–405

Prune-belly-Sequenz

Hauptcharakteristika. Fehlbildung des Urogenitaltraktes und Aplasie der Bauchmuskulatur.

Urogenitale Symptome. Megazystis, Megaureteren, zystische Nierendysplasien, Hydronephrosen, Meatusstenose. Prostataaplasie, Kryptorchismus.

Weitere Symptome. Bei fehlendem Urinabfluß ballonartig gespanntes Abdomen, nach Abfluß stark gefaltetes Abdomen mit Bauchdeckenmuskulaturaplasie, -hypoplasie (»Pflaumenbauch«-Syndrom). Weiterhin: Klumpfüße, Hüftluxation, Arthrogrypose, Pectus excavatum, carinatum, Polydaktylie, Torticollis. Malrotation, Herzfehler, Mikrozephalie.

Ätiologie. Ungeklärt. In 95% männliche Neugeborene.

Häufigkeit. 1:40.000, über 800 dokumentierte Fälle.

Prognose. Frühletalität bei Nierenversagen.

Therapie. Urodynamische Interventionen. (s. Abb. 6.5a,b, S. 121)

Literaturhinweise

Belohradsky BH, Henkel C (1984) Das Prune-belly-Syndrom. In: Brandis M, Fanconi A, Frick P et al. (Hrsg.) Ergebnisse der Inneren Medizin und Kinderheilkunde 52, Springer-Verlag Berlin - Heidelberg - New York - London - Paris - Tokyo - Hong Kong - Barcelona - Budapest S. 157–205

Wiedemann H-R, Kunze J (1995) Altas der Klinischen Syndrome für Klinik und Praxis, 4. Auflage. Schattauer-Verlag Stuttgart - New York, S. 338–339

Rapp-Hodgkin ectodermales Dysplasie-Syndrom

Hauptcharakteristika. Hypohidrose, Gaumenspalte, dysplastische Nägel.

Urogenitale Symptome. Hydronephrose, Hydroureter, renale Agenesie, Doppelnieren, zystische Nierendysplasie, obstructive Ureterocelen. Hypospadie.

Weitere Symptome. Spärliche, dünne Haare, schmale Nase, Hypodontie, niedrige Nasenbrücke, hypoplastische Alae nasi, maxillare Hypoplasie, betonte Stirn, kleiner Mund, Lippenspalte, Gaumenspalte, Uvula bifida, Sprachschwierigkeiten. Reduzierte Schweißdrüsen. Photophobie.

Ätiologie. Autosomal-dominante Vererbung.

Häufigkeit. Ungefähr 30 beobachtete Patienten.

Prognose. Hyperthermie in der Kindheit. Eitrige Conjunctivitiden, Otitiden.

Literaturhinweis

Moerman P, Fryns J-P (1996) Ectodermal dysplasia, Rapp-Hodgkin type in a mother and severe ectrodactyly-ectodermal dysplasia-clefting syndrome (EEC) in her child. Am J Med Genet 63: 479–481

Rieger-Syndrom

Hauptcharakteristika. Irisdysplasie, Hypodontie.

Urogenitale Symptome. Hypospadie.

Weitere Symptome. Rieger-Phänotyp: Irisatrophie, -hypoplasie, Aniridie, Korneatrübung, Hypoplasie der Vorderkammer, Sekundärglaukom, Linsenektopie, Katarakt, Mikrophthalmie. Oligodontie, Hypodontie. Mikrogenie, prominente Unterlippe, breite Nase, Helixdysplasie, Augenmuskelhypoplasie.

Ätiologie. Autosomal-dominante Vererbung mit variabler Expression.

Häufigkeit. Unbekannt.

Prognose. Intelligenz und Lebenserwartung normal. Sehbeeinträchtigung bis zur Blindheit.

Literaturhinweis

Jones KL (1997) Smith's recognizable Patterns of Human Malformation. 5th edition. W. B. Saunders Company Philadelphia - London - Toronto - Montreal - Sydney - Tokyo, S. 592–593

Roberts-SC Phocomelie (Pseudothalidomid-Syndrom)

Hauptcharakteristika. Hypomelie, Mittelgesichtsanomalie, Wachstumsstörung.

Urogenitale Symptome. Makrophallus (53%), Kryptorchismus (51%), Nierenanomalien (50%): Nierenzysten, Hufeisennieren, Uterus bicornis. Hypospadie (Abb. 7.18b).

Weitere Symptome. Mikrozephalie (80%), leichte bis schwere Retardierung. Pränatale Wachstumsreduzierung. Gesichtsspalten, Hypertelorismus, im Gesicht mittelständige Hämangiomata (78%), dünne Nase, prominente Augen (69%), blaue Sklera, Korneatrübung (58%), spärliche blonde Haare. Tetraphocomelie, Reduktion betont der oberen Extremitäten: Humerusverkürzung (77%), Radiusverkürzung (98%), Ulnareduktion (96%). Partielle terminale Aphalangie (75%), Syndaktylie (42%). Femurreduktion, -aplasie (65%), Tibiaverkürzung (74%), Fibulaverkürzung (80 %). Reduktion der Zahl der Zehen (27%). Flexionskontrakturen der großen Gelenke. Weiterhin: Enzephalozelen, Hydrozephalus, Kraniostenosen, Mikrophthalmie, Lidcolobome (Abb. 7.18a), Hirnnervenlähmungen. Herzfehler.

Ätiologie. Autosomal-rezessive Vererbung. 80% zeigen eine vorzeitige Trennung des zentromeren Heterochromatins.

Häufigkeit. Weit über 100 publizierte Fälle.

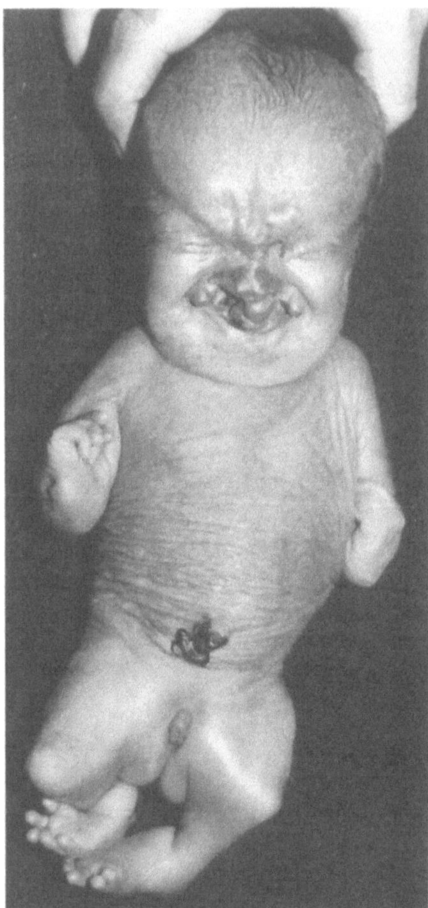

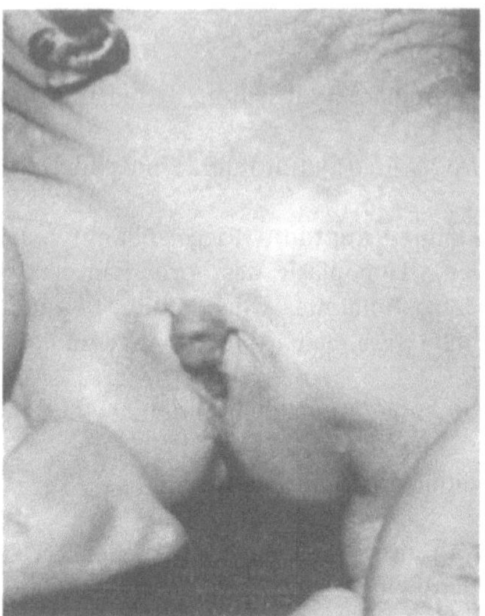

Abb. 7.18a,b. Roberts-Syndrom: drei Tage altes weibliches Neugeborenes mit symmetrischer Verkürzung der distalen Extremitätenabschnitte im Sinne einer Tetraphokomelie, Radius- und Fibulaaplasie, Kontrakturen der großen Gelenke, Klumphand- und -fußdeformität, Ektrodaktylie. Gesicht: Mittelgesichtsdysplasie bei doppelseitiger Lippen-Kiefer-Gaumenspalte, breiter Nase und Hypertelorismus mit Mikrophthalmie bds.; Klitorishypertrophie (Stadium Prader II), dysplastische Nieren bds. (Fotos: P. Kiss, Budapest)

Prognose. Viele Totgeburten, Tod in früher Säuglingszeit. Extremer Minderwuchs weniger Überlebender.

Differentialdiagnose. Thalidomid-Embryopathie - Baller-Gerold-Syndrom.

Literaturhinweise

Berg DJ von den, Francke U (1993) Roberts syndrome: a review of 100 cases and a new rating system for severity. Am J Med Genet 47: 1104–1123

Wiedemann H-R, Kunze J (1995) Altas der Klinischen Syndrome für Klinik und Praxis, 4. Auflage. Schattauer-Verlag Stuttgart - New York, S. 426–427

Robinow-Syndrom (»fetal face syndrome«)

Hauptcharakteristika. Flaches Gesichtsprofil, verkürzte Unterarme, hypoplastische Genitalien.

Urogenitale Symptome. Mikropenis bei normalem Skrotum und normalen Testes (Abb. 7.19b), Hypospadie. Hypoplasia von Klitoris und Labia minora. Vesikourethraler Reflux, multizystische Degeneration, Doppelnieren.

Weitere Symptome. Makrozephalie mit betonter Stirn, Hypertelorismus, antevertierte Nares, breiter triangulärer Mund, Pseudoexophthalmus infolge Hypoplasie der Unterlider. Mesomele bzw. acromesomele Brachymelie (Abb. 7.19a). Hemivertebrae, Rippenanomalien. Schwere distale ulnare und proximale radiale Hypoplasie. Unge-

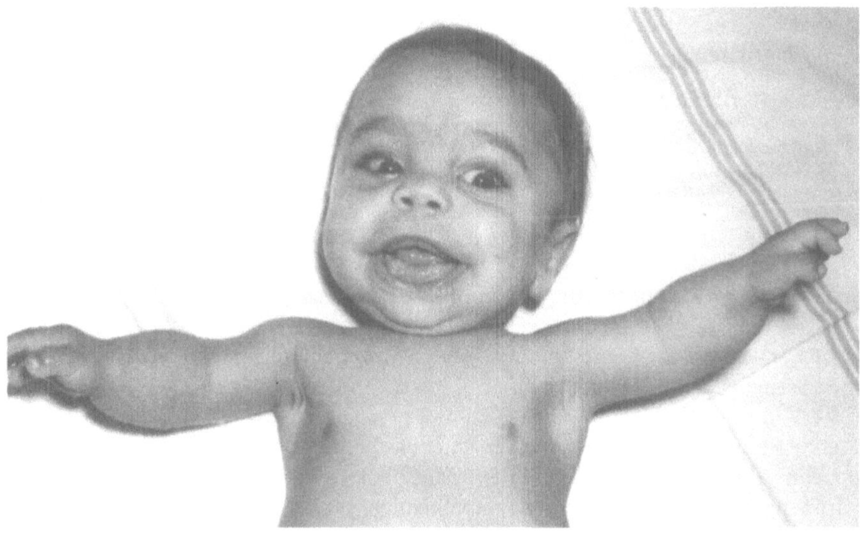

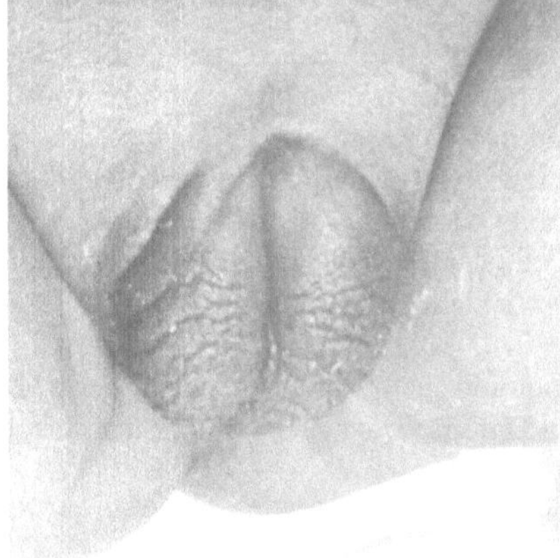

Abb. 7.19a,b. Robinow-Syndrom: einjähriges männliches Kleinstkind mit prominenter Stirn, Hypertelorismus, tief eingezogener Nasenwurzel und nach vorn offenen Narinen (»fetal face«), akromesomele Dysplasie (kurze Oberarme, kurze Finger); unter zwei Skotalwülsten versteckter hypoplastischer Penis, Kryptorchismus bds., Karyotyp: 46, XY. (Fotos: J. Zizka, Hradec Královė)

ordnet stehende Zähne, Gingivahyperplasie, mittelständige Unterlippeneinkerbung, angewachsene Zunge mit Zweiteilung der Zungenspitze. Gespaltene distale Daumenphalange, partielle oder komplette Duplikation des Daumens oder der Großzehe. Herzfehler.

Ätiologie. Autosomal-dominante Vererbung, aber auch autosomal-rezessive Vererbung existiert, und in einer Familie wurde eine X-chromosomale Vererbung beobachtet.

Häufigkeit. Über 60 beobachtete Fälle, 1 : 500 000.

Prognose. 10% sterben in der Kindheit an pulmonalen bzw. cardialen Symptomen bei den autosomal-rezessiv Erkrankten. 20% sind geistig retardiert.

Therapie. Testosterongaben.

Literaturhinweise

Robinow M (1993) The Robinow (fetal face) syndrome: a continuing puzzle. Clin Dysmorphol 2: 189–198

Aksit S, Aydinlioglu H, Dizdarer G et al. (1997) Is the frequency of Robinow syndrome relatively high in Turkey? Four more case reports. Clin Genet 52: 226–230

Rubinstein-Taybi-Syndrom (Broad thumb-broad hallux syndrome)

Hauptcharakteristika. Breite Daumen und Großzehen, antimongoloide Lidachsen, hypoplastische Maxilla (Abb. 7.20a,b).

Urogenitale Symptome. In 50% verschiedenste Nierenanomalien: Doppelnieren, Doppelureteren, unilaterale Agenesie, zystische Dysplasie, Nephrose, Infektionen, Hydronephrose, Hydroureteren. Kryptorchismus (82%), Mikropenis, gekrümmter Penis.

Weitere Symptome. Mikrozephalie, große vordere, sich spät schließende Fontanelle, frontale Stirnvorwölbung, antimongoloide Lidachsen, Maxillarhypoplasie, flacher Gaumen, Mikrostomie, gebogene Nase, dysplastische Helices, tiefe hintere Haarlinie, Mikrogenie, dichte Augenbrauen, hohe bogenförmige Augenbrauen, lange Wimpern, Tränennasengangsstenose, Epicanthus medialis, Strabismus. Breite Daumen, breite Großzehen, breite Finger, flache Füße, Scoliose, Spina bifida occulta, Hirsutismus. Herzfehler. IQ: 39–79.

Ätiologie. Sporadisch. 25% zeigen eine submikroskopische Deletion am kurzen Arm des Chromosoms 16 (16p13.3). Nachweis durch FISH-Technik.

Häufigkeit. Bis 1988 Mitteilung von 571 Patienten.

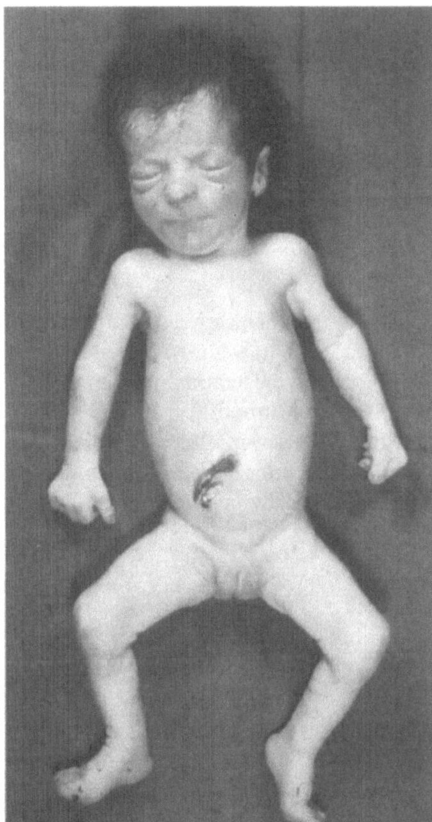

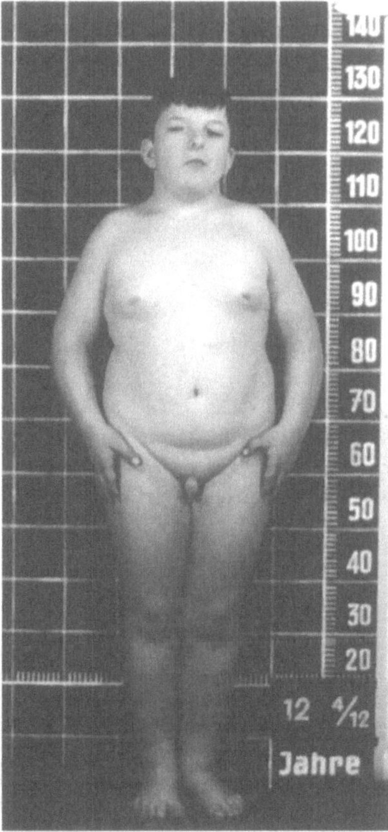

Abb. 7.20a,b. Rubinstein-Taybi-Syndrom: weibliches Neugeborenes mit Gesichtsdysmorphie in Form von antimongoloider Lidachsenstellung, Maxillahypoplasie, markante Nase mit prominenter Columella, verbreiterten Daumen und Großzehen; 12 Jahre alter, kleinwüchsiger, debiler Junge mit hakenförmiger Nase, ebenfalls überstehendes Nasenseptum und antimongoloide Lidachsen, Brachyphalangie, verbreiterte Großzehen; Hypogenitalismus, über Jahre hinweg behandeltes nephrotisches Syndrom. (Fotos: J. Mücke)

Prognose. Verzögerte psychomotorische Entwicklung (freies Laufen mit 30 Monaten). Toilettentraining mit 62 Monaten. Verkürzte Lebenserwartung. Endgröße für Männer 153 cm, für Frauen 147 cm.

Literaturhinweise

Rubinstein JH (1990) Broad thumb-hallux (Rubinstein Taybi) syndrome 1957–1988. Am J Med Genet Suppl 6: 3–16

Wallerstein R, Anderson CE, Hay B et al. (1997) Submicroscopic deletions at 16p13.3 in Rubinstein-Taybi syndrome: frequency and clinical manifestations in a North American population. J Med Genet 34: 203–206

Schinzel-Giedion-Syndrom

Hauptcharakteristika. Mittelgesichtsretraktion, Hypertrichose, multiple Skelettanomalien, Herzfehler, renale Anomalien.

Urogenitale Symptome. In 92% Hydronephrose, Hydroureter, Ureterstenosen, Kelchbeckenerweiterung, Doppelniere. Genitalanomalien in 100%: Hypospadie, kurzer Penis, hypoplastisches Skrotum. Hypoplasia der Labia majora und minora, Hymenalatresie, kurzes Perineum.

Weitere Symptome. Postnatale Wachstumsretardierung. Schwere geistige Retardierung, Krämpfe, Spastik, cerebrale Atrophie. Grobes Gesicht, weite Nähte und Fontanellen, betonte Stirn, antevertierte Nares, Proptose, Hypertelorismus, Choanalstenose, Mittelgesichtshypoplasie. Kurze Unterarme, Klumpfüße. Hypertrichose. Herzfehler (30%). Radiologisch: kurze Schädelbasis, stark verkalkt, weite occipitale Synchondrosen, multiple Schaltknochen, hypoplastische kurze breite Rippen, distale Hypoplasie der Phalangen, gebogene Tibia. Mesomele Brachymelie.

Ätiologie. Autosomal-rezessive Vererbung.

Häufigkeit. 26 beobachtete Fälle.

Prognose. 55% sterben bis zum 2. Lebensjahr.

Literaturhinweise

Rodriguez JJ, Jimenez-Heffernan JA, Leal J (1994) Schinzel-Giedion syndrome: autopsy report and additional clinical manifestations. Am J Med Genet 53: 374–377

Al-Gazali LJ, Farndon A, Burn J et al. (1995) Schinzel-Giedion syndrome. In: Donnai D, Winter RM (Hrsg.) Congenital Malformation Syndromes. Chapman and Hall Medical. London - Glasgow - Weinheim - New York - Tokyo - Melbourne - Madras, S. 481–492

Seckel-Syndrom

Hauptcharakteristika. Schwerer Minderwuchs, Mikrozephalie, prominente Nase.

Urogenitale Symptome. Kryptorchismus, Cliteromegalie.

Weitere Symptome. Pränataler Minderwuchs, Geburtsgewicht zum Termin 1540 g mit einem Längendefizit von –7,1 SD. Mentale Retardierung, IQ unter 50. Mikrozephalie mit sekundärer Nahtsynostose. Relativ große Ohren und Augen. Prominente gebogene Nase, Mikrogenie. Klinodaktylie V, Hüftdysplasie, 11 Rippenpaare. Spärliche Haare, faziale Asymmetrie.

Erste Magnetresonanzstudien des ZNS zeigen Corpus callosum-Agenesien, einen dysgenetischen cerebralen Cortex und Pachygyrien.

Ätiologie. Autosomal-rezessive Vererbung.

Häufigkeit. Bisher 25 Beobachtungen, darunter 7 Familien mit 2 oder mehr betroffenen Kindern.

Prognose. Die ältesten Patienten wurden 13 bzw. 22 Jahre alt und waren 124 bzw. 104 cm groß.

Differentialdiagnose. Osteodysplastische primordiale microzephale Minderwuchsformen I - III.

Literaturhinweise

Wiedemann H-R, Kunze J (1995) Altas der Klinischen Syndrome für Klinik und Praxis, 4. Auflage. Schattauer-Verlag Stuttgart - New York, S. 190–191

Shanske A, Caride DG, Menasse-Palmer L et al. (1997) Central nervous system anomalies in Seckel syndrome: report of a family and review of the literature. Am J Med Genet 70: 155–158

Simpson-Golabi-Behmel-Syndrom

Hauptcharakteristika. Prae- und postnataler Hochwuchs, grobe Facies, mediane Unterlippenkerbe, Brachydaktylie.

Urogenitale Symptome. Große Nieren, zystische Nierendysplasie, Hydroureteren, Hydronephrose, Wilms-Tumor. Hypospadie, Kryptorchismus.

Weitere Symptome. Normale Intelligenz bis schwere Behinderung. Hochwuchs prae- und postnatal. Geburtsgewicht 5,9 kg. Makrozephalie, grobe Facies, antimongoloide Lidachsen, Hypertelorismus, breite flache Nase, Makrostomie, Makroglossie, mittelständige Grübchen der Unterlippe. Postaxiale Polydaktylie, Syndaktylie II/III der Finger und Zehen, Nagelhypoplasie, breite Daumen und Großzehen. Vertebrale Segmentationsdefekte zervikal 2/3, Halsrippen, sakrale/coccygeale Defekte, Pectus excavatum, Herzfehler, überzählige Mamillen und viele weitere unspezifische, sog. kleine Anomalien.

Ätiologie. X-gebunden-rezessive Vererbung. Genlokalisierung: Xq26 im GPC3-Gen.

Häufigkeit. 48 Beobachtungen bis 1996.

Prognose. Etwa 50% der Patienten sterben bis zum 6. Lebensmonat. Endgröße: 188–210 cm.

Literaturhinweis

Hughes RM, Pilia G, Xuan JY et al. (1996) Simpson-Golabi-Behmel syndrome: Genotype/phenotype analysis of 18 affected males from 7 unrelated families. Am J Med Genet 66: 227–234

Sirenomelie

Hauptcharakteristika. Fusionierte untere Extremitäten, urogenitale Anomalien.

Urogenitale Symptome. Renale Agenesien, zystische Nierendysplasie, Hufeisennieren, Ureter-, Blasen- und Urethralhypoplasie, -aplasie. Fehlendes äußeres Genitale, gelegentlich rudimentäres Hautanhängsel.

Weitere Symptome. Fusion der Beine, gelegentlich Fehlen der Füße. Analatresie, fehlendes Rectum. Vertebralanomalien, Sakralagenesie. Kaudale Dysplasie. Pulmonale Hypoplasie, tracheo-oesophageale Fistel, Herzfehler. Potter-Facies.

Ätiologie. Primärer Defekt des kaudalen Achsenskeletts in der 3. Embryonalwoche. Hundertfache Zunahme bei eineiigen Zwillingen.

Häufigkeit. Über 300 publizierte Beobachtungen.

Prognose. Letal, nur 2 überlebende Kinder für einige Monate.

Differentialdiagnose. VACTERL-Assoziation – diabetische Embryopathien.

Literaturhinweise

Clarke LA, Stringer DA, Fraser GC et al. (1993) Long term survival of an infant with sirenomelia. Am J Med Genet 45: 292–296

Wiedemann H-R, Kunze J (1995) Altas der Klinischen Syndrome für Klinik und Praxis, 4. Auflage. Schattauer-Verlag Stuttgart – New York, S. 90–91

Smith-Lemli-Opitz-Syndrom (SLO-Syndrom)

Hauptcharakteristika. Antevertierte Nase, Ptose der Augenlider, Syndaktylie der 2./3. Zehe, Hypospadie, Kryptorchismus.

Urogenitale Symptome. Renale Agenesie, Nierenverdopplung, zystische Nierendysplasie, Obstruction am Nierenbeckenausgang, Reflux. Hypospadie, Mikropenis, Scrotum bifidum (Abb. 7.21b), Kryptorchismus.

Weitere Symptome. Gedeihstörung, Mikrocephalie, flache Stirn, Ptosis, Strabismus, antevertierte Nares, Mikrogenie. Syndaktylie der 2. /3. Zehe (Abb. 7.21a). Auch postaxiale Hexadaktylie.

Ätiologie. Autosomal-rezessive Vererbung. Störung der Cholesterolbiosynthese, stark erhöhte 7-Dehydrocholesterin-Werte.

Häufigkeit. 1 : 20 000 Neugeborene.

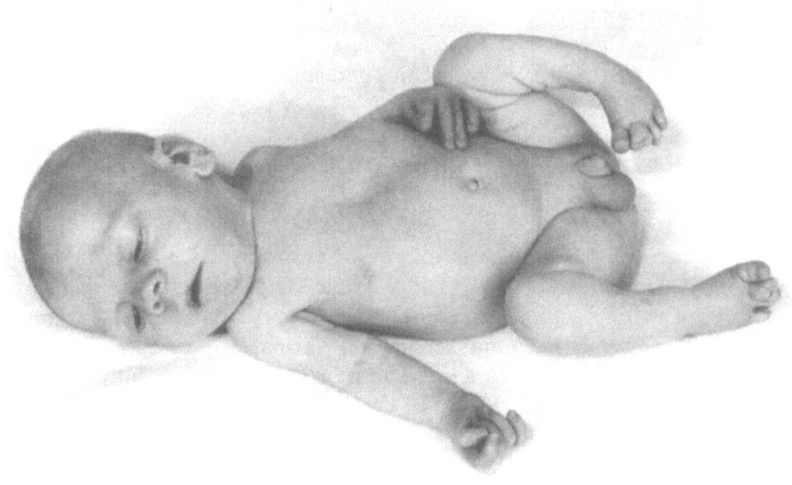

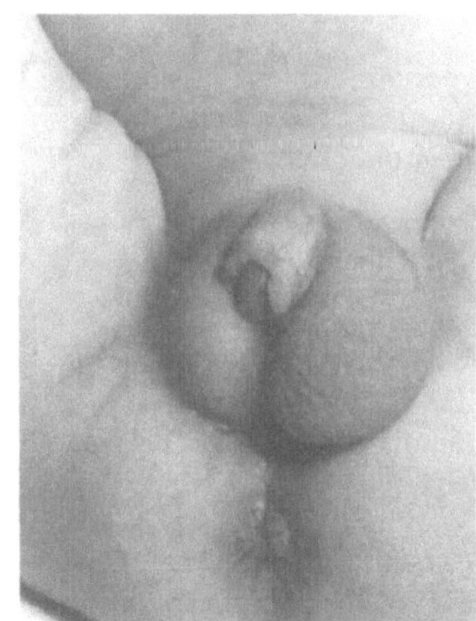

Abb. 7.21 a,b. Smith-Lemli-Opitz-Syndrom (I): 5 Monate alter männlicher Säugling. Gesichtsdysmorphie mit Epicanthus, Ptosis, antevertierten Narinen, mit kapillärem Hämangiom auf dem Nasenrücken, Mikrogenie und Syndaktylie der Zehen II/III; Skrotum bipartitum, Hypospadia sulci. (Fotos: E. Seemanová, Prag)

Prognose. Totgeburten, früher Tod postnatal, 20% sterben im 1. Lebensjahr infolge Pneumonie und weiteren Infektionen. Schwere geistige Retardierung.

Differentialdiagnose. Hydrolethalus-Syndrom.

Literaturhinweis

Jones KL (1997) Smith's recognizable Patterns of Human Malformation. 5th edition. W. B. Saunders Company Philadelphia - London - Toronto - Montreal - Sydney - Tokyo, S. 112–113.

Smith-Magenis-Syndrom

Hauptcharakteristika. Geistige Retardierung und multiple kongenitale Fehlbildungen.

Urogenitale Symptome. In 35% Doppelureter, unilaterale Agenesie, ectopische Niere, Blasenectasie.

Weitere Symptome. Strabismus, Mikrokornea, Irisdysplasie, Iriscolobom, Myopie. Schalleitungsstörung, Innenohrtaubheit, laryngeale Polypen, Knötchen, Ödeme, Lähmungen, Gaumenspalte, nasale Sprache. ZNS: Ventriculomegalie, vergrößerte Cisterna magna, vergrößertes Foramen magnum, Wurmaplasie, cerebrale Verkalkungen. Verschiedenste Herzfehler. Skoliose, kurze gebogene Ulna. Deutliche geistige Retardierung. Periphere Neuropathie.

Ätiologie. Submikroskopische Deletion 17p11.2. Nachweis durch FISH-Technik.

Häufigkeit. Über 100 diagnostizierte Patienten.

Prognose. Schwere geistige Retardierung: IQ 40–54.

Literaturhinweis

Greenberg F, Lewis RA, Potocki L et al. (1996) Multi-disciplinary clinical study of Smith-Magenis syndrome (deletion 17p11.2)

Townes-Brocks-Syndrom (anus-hand-ear syndrome)

Hauptcharakteristika. Trias aus Analatresie, Daumentriphalangie und Schwerhörigkeit.

Urogenitale Symptome. Unilaterale Nierenhypoplasie, -agenesie, Nierendysplasie, Urethralklappen, vesiko-urethraler Reflux, Ureterabgangsstenose.

Weitere Symptome. Analatresie, -fistel, ventral verlagerter Anus. Praeaxiale Polydaktylie, triphalangealer Daumen, breiter Daumen, Daumenagenesie, Arthrogrypose der Daumengelenke, Radiushypoplasie. Mikrotie, dysplastische Helices, präauriculäre Anhängsel und Fisteln, Schalleitungs- und Innenohrschwerhörigkeit, Fehlbildungen der Gehörknöchelchen.

Ätiologie. Autosomal-dominante Vererbung.

Häufigkeit. Über 75 mitgeteilte Fälle.

Prognose. Normale Intelligenz: Chirurgische Versorgung.

Literaturhinweise

O'Callaghan M, Young ID (1995) Townes-Brocks syndrome. In: Donnai D, Winter RM (Hrsg.) Congenital Malformation Syndromes. Chapman and Hall Medical. London - Glasgow - Weinheim - New York - Tokyo - Melbourne - Madras, S. 325–332

Newman WG, Brunet MD, Donnai D (1997) Townes-Brocks syndrome presenting as end stage renal failure. Clin Dysmorphol 6: 57–60

Triploidie

Hauptcharakteristika. Große Placenta mit hydatidiformen Veränderungen, Syndaktylie der 3./4. Finger.

Urogenitale Symptome. Zystische Nierendysplasie, Hydronephrose, Nierenagenesie. Hypospadie, Mikropenis, Scrotum bifidum, Kryptorchismus, Leydigzellhyperplasie.

Weitere Symptome. Praenatale Dystrophie, Dyscranie, Makrozephalie, Hypertelorismus, Mikrophthalmie, Augencolobome, Mikrogenie. Syndaktylie 3./4. Finger, Klumpfüße. Herzfehler. Hirnfehlbildungen: Hydrozephalus, Holoprosenzephalie.

Ätiologie. Diandrie: zwei Spermien befruchten 1 Eizelle in 24%, doppelte Befruchtung in 66%. 60 % sind XXY. 10% sind durch eine diploide Eizelle entstanden.

Häufigkeit. 20% unter den Spontanaborten, damit häufigste Chromosomenstörung.

Prognose. Reine Triploidien meist Totgeburten bzw. Tod in früher Neonatalzeit. Mosaikpatienten überleben länger.

Literaturhinweis

Jones KL (1997) Smith's recognizable Patterns of Human Malformation. 5th edition. W. B. Saunders Company Philadelphia - London - Toronto - Montreal - Sydney - Tokyo, S. 30–33

Trisomie 9

Hauptcharakteristika. Kraniofaziale, kardiale, urogenitale sowie skelettäre Fehlbildungen.

Urogenitale Symptome. Mikrozystische Nieren, Hydronephrose, dysplastische Nieren, Hydroureteren, Blasendivertikel, Kryptorchismus, kleiner Penis, hypoplastische Labien.

Weitere Symptome. Praenatale Dystrophie, mentale Retardierung. Betonte Stirn. Kurze Lidspalten, Mikrophthalmie. Prominente Nasenbrücke, fleischige Nasenspitze, prominente Oberlippe. Abnorme Gelenkposition der großen Gelenke. Kyphoscoliose, Beckenanomalien. In 66% Herzfehler.

Ätiologie. Trisomie 9.

Häufigkeit. Bis 1995 insgesamt 42 Patienten publiziert.

Prognose. Bei kompletter Trisomie längste Überlebenszeit bis 1 Jahr. Bei Mosaik-Patienten ist der älteste Patient 9 Jahre alt.

Literaturhinweise

Arnold GL, Kirby RS, Stern TP et al. (1995) Trisomie 9: review and report of two cases. Am J Med Genet 56: 252–257

Woolridge J, Zunich J (1995) Trisomy 9 syndrome: report of a case with Crohn disease and review of the literature. Am J Med Genet 56: 258–264.

Trisomie 13 (Pätau-Syndrom)

Hauptcharakteristika. Fehlbildungen von Nase, Augen, Lippen, Gehirn, Fingern und Haut.

Urogenitale Symptome. Multizystische Nierendysplasie, Hydronephrose, Hufeisenniere, Ureterverdopplung. Kryptorchismus, Skrotumanomalien, Hypospadie. Uterine Zysten, hypoplastische Ovarien, Uterus bicornis.

Weitere Symptome. Holoprosenzephalie, Arhinenzephalie, Aplasie des N. opticus, Krämpfe, Apnoen, schwere geistige Behinderung. Taubheit. Mikrozephalie, weite Nähte und Fontanelle. Mikrophthalmie, Iriscolobome, retinale Dysplasie, Lippen-Kiefer-Gaumenspalte. Große capilläre Gesichtshämangiome, locale Scalpdefekte parietookzipital. Postaxiale Polydaktylie, Camptodaktylie. Beckenhypoplasie. Verschiedenste Herzvitien.

Ätiologie. Trisomie 13.

Häufigkeit. 1 auf 5 000 Neugeborene.

Prognose. 85% sterben im 1. Lebensjahr. Überlebensrate bis zum 1. Jahr für weibliche Kinder 45 %, für männliche 33%. Bis zum 5. Jahr sterben alle männlichen Kinder, 30% der weiblichen Kinder leben noch. Im 10. Jahr leben noch 10% der Mädchen.

Literaturhinweise

Wiedemann H-R, Kunze J (1995) Atlas der Klinischen Syndrome für Klinik und Praxis, 4. Auflage. Schattauer-Verlag Stuttgart - New York, S. 96–97

Baty BJ, Blackburn BL, Carey JC (1994) Natural history of trisomy 18 and trisomy 13: I. Growth, physical assessment, medical histories, survival, and recurrence risk. Am J Med Genet 49: 175–188.

Trisomie 18 (Edwards-Syndrom)

Hauptcharakteristika. Camptodaktylie, kurzes Sternum, Mikrozephalie, Fußanomalien.

Urogenitale Symptome. Hufeisennieren, ektopische Nieren, Doppelureteren, Hydronephrose, multizystische Nierendysplasie.

Weitere Symptome. Schwacher Schrei, muskuläre Hypotonie, geistige Retardierung schwer, später muskuläre Hypertonie. Prominentes Occiput, Mikrostomie, flacher Gaumen. Überlappende Fingerhaltung: II. über III., V. über VI. Finger. Schaukelstuhlfüße. Kurzes Sternum, hypoplastische Mamillen. Nabelhernien. Kleines Becken. Hirsutismus. Verschiedene Herzfehler. Viele weitere Anomalien.

Ätiologie. Trisomie 18.

Häufigkeit. 1 auf 8 000 Neugeborene.

Prognose. Mit 6 Monaten leben mehr als 60% der weiblichen Säuglinge, aber nur 15% der männlichen. Mit 1 Jahr leben noch 55% weibliche, aber nur 10% männliche Kinder. Mit 5 Jahren sind alle männlichen Kinder tot, noch 15% der weiblichen Kleinkinder leben.

Literaturhinweise

Wiedemann H-R, Kunze J (1995) Altas der Klinischen Syndrome für Klinik und Praxis, 4. Auflage. Schattauer-Verlag Stuttgart - New York, S. 98–99

Baty BJ, Blackburn BL, Carey JC (1994) Natural history of trisomy 18 and trisomy 13: I. Growth, physical assessment, medical histories, survival, and recurrence risk. Am J Med Genet 49: 175–188

Tuberöse Hirnsklerose (Adenoma sebaceum, Morbus Pringle, Bourneville-Syndrom)

Hauptcharakteristika. Hamartome der Haut, white spots, Krämpfe, geistige Retardierung.

Urogenitale Symptome. Multizystische Nierendysplasie, Angiomyolipome.

Weitere Symptome. White spots, Adenoma sebaceum ab Pubertät, Chagrinhaut, Angiofibrome, Krämpfe, geistige Retardierung. Zahnschmelzdefekte. Rhabdomyome des Herzens. Subependymale Hamartome.

Ätiologie. 86% autosomal-dominante Neumutationen, autosomal-dominante Vererbung. Genloci auf 9q34 und 16p13.

Häufigkeit. 1 auf 20 000–40 000.

Prognose. Progredient. Tod im Status epilepticus, am cardialen Rhabdomyom, infolge renaler Tumoren. Patienten mit Krämpfen sind zu 100% retardiert.

Literaturhinweis

Wiedemann H-R, Kunze J (1995) Altas der Klinischen Syndrome für Klinik und Praxis, 4. Auflage. Schattauer-Verlag Stuttgart - New York, S. 388–389

Ullrich-Turner-Syndrom (Turner-Syndrom; XO-Syndrom)

Hauptcharakteristika. Minderwuchs, Schildthorax, weitstehende hypoplastische Mamillen (Abb. 7.22), kongenitale Lymphödeme.

Urogenitale Symptome. Hufeisennieren, unilaterale Nierenagenesie, doppelte oder gespaltene Nierenbecken. Ovarielle Dysgenesie, »streak gonads«. Primäre Amenorrhoe.

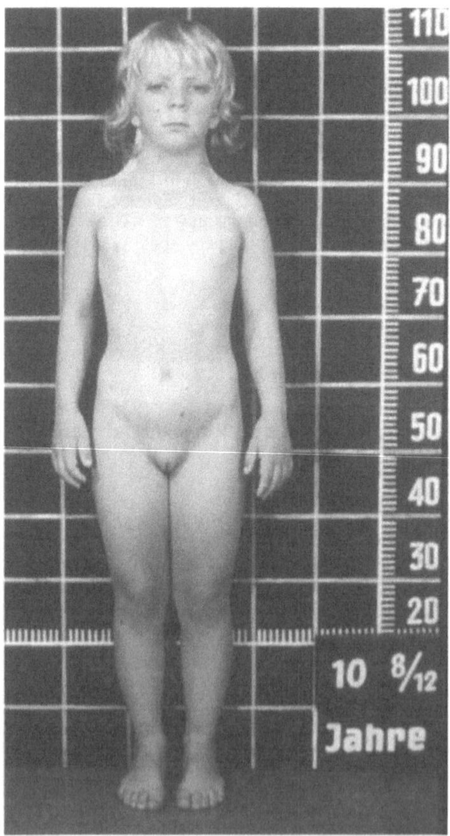

Abb. 7.22. Ullrich-Turner-Syndrom: 8/12 Jahre altes Mädchen mit Minderwuchs und gedrungener Statur, Gesicht mit antimongoloider Lidachsenstellung, Hypomimie, Pterygium colli, weiter Intermamillarabstand, »Schildthorax«. (Fotos: J. Mücke)

Weitere Symptome. Minderwuchs um 145 cm, ausbleibende Pubertät, Fehlen der Brustentwicklung, primäre Amenorrhoe. Pterygium colli, Cutis laxa. Neugeborene zeigen häufig lymphangiectatische Ödeme der Haut- und Fußrücken mit Nagelhypoplasie. Cubitus valgus. Verkürzung der 4. und 5. Metacarpalia. Ausdrucksarmes Gesicht. Gonadendysgenesie. Pigmentnaevi. Aortenisthmusstenose.

Ätiologie. Gonosomaler XO-Status.

Häufigkeit. 1 auf 3 000 weibliche Neugeborene.

Prognose. In Abhängigkeit von Herz- und Nierenanomalien.

Therapie. Endokrinologische Substitutionstherapie.

Literaturhinweis

Wiedemann H-R, Kunze J (1995) Altas der Klinischen Syndrome für Klinik und Praxis, 4. Auflage. Schattauer-Verlag Stuttgart - New York, S. 214–215

Urofaziales Syndrom (Ochoa-Syndrom)

Hauptcharakteristika. Neurogene Blase, inversive Mimik beim Lachen.

Urogenitale Symptome. Hyperreflexive Blase mit unkontrollierten Detrusorkontraktionen, Blasenhypertrophie (sekundär), vesiko-urethraler Reflux, Nierenkelchverplumpung, Parenchymnarben, Nierenschrumpfung, Enuresis nocturna et diurna.

Weitere Symptome. Inverse Mimik beim Lachen (Gesichtsausdruck wie beim Weinen). Gestörte Analfunktion, chronische Obstipation in 2/3 der Patienten.

Ätiologie. Autosomal-rezessive Vererbung. Genlokalisation: 10q23–24.

Häufigkeit. Unbekannt. Bisher 37 publizierte Fälle.

Prognose. Urämie bei einigen wenigen Patienten.

Literaturhinweise

Ochoa B, Gorlin RJ (1987) Urofazial (Ochoa) syndrome. Am J Med Genet 27: 661–667
Teebi AS, Hassoon MM (1991) Urofazial syndrome associatet with hydrozephalus due to aqueductal stenosis. Am J Med Genet 40: 199–200

Urorektale Septumfehlbildungssequenz

Hauptcharakteristika. Phallusähnliche Strukturen, fehlende Labien, fehlende perineale Öffnungen, vesiko-vagino-rectale Fistel.

Urogenitale Symptome. Renale Dysplasie, renale Agenesie, Hydronephrose, urethrale Agenesie. Fehlende Vaginalöffnung, Fehlen perinealer Strukturen mit Ausnahme phallusähnlicher Strukturen, fusionierte Labien, Defekte des Müller-Ganges. Abdominale Testes.

Weitere Symptome. Oligohydramnion, Analatresie, ano-rectale Atresie, Colonatresie, rektovesikale Fistel, rektovaginale Fistel. Persistierender Urachus, sakrale Agenesie, Vertebralanomalien, tracheo-oesophageale Fistel, Malrotation des Darmes, radiale Anomalien, Herzfehler, Lungenhypoplasie, Klumpfuß.

Ätiologie. Sporadisches Auftreten in beiden Geschlechtern, kein Wiederholungsrisiko. Differente pathogenetische Hypothesen.

Häufigkeit. Bisher wurden 62 Einzelcasus publiziert.

Prognose. Lethales Krankheitsbild. 3 Überlebende.

Literaturhinweis

Wheeler PG, Weaver DD, Obeime MO et al. (1997) Urorectal septum malformation sequence: report of thirteen additional cases and review of the literature. Am J Med Genet 73: 456–462

VACTERL-Assoziation (VATER-Syndrom; »Vertebral defects – Analatresia – Cardiac anomalies – Tracheo-esophageal fistula – Radial and renal anomalies – Limb anomalies«)

Hauptcharakteristika. Wirbelsäulenanomalien, Analatresie, tracheoösophageale Fistel, Herzfehler, Nierenanomalien, Extremitätenfehlbildungen.

Urogenitale Symptome. In 74% Nierenfehlbildungen: Agenesie, Hydronephrose, Hufeisenniere, Ectopie, zystische Dysplasie, Doppelnieren und -ureteren. Ovaraplasie, Oviduktaplasie, dilatierte Vagina, Labienfusion, Vaginalatresie, Uterushypoplasie, rektovaginale Fistel, Mikropenis, Hypospadie, Scrotum bifidum, Kryptorchismus.

Weitere Symptome. Block-, Halbwirbel, Rippenfehlbildungen, Analatresie, Ösophagusstenose, -fisteln, Trachealfisteln, Radiusdysplasie, -aplasie, präaxiale Polydaktylie, Syndaktylie. Differente Herzvitien, Tibia-/Fibulahypoplasie, -aplasie, Polydaktylie, Genu recurvatum, Zwerchfellhernie, Omphalocele, offenes Neuralrohr, Gesichtsspalte.

Ätiologie. Unbekannt.

Prognose. Erhöhte perinatale Mortalität, verringertes Geburtsgewicht. 12% Totgeburten. 50–85% sterben im 1. Lebensjahr.

Literaturhinweise

Wiedemann H-R, Kunze J (1995) Altas der Klinischen Syndrome für Klinik und Praxis, 4. Auflage. Schattauer-Verlag Stuttgart – New York, S. 640–641

Botto LD, Khoury MJ, Mastroiacovo P et al. (1997) The spectrum of congenital anomalies of the VATER association: an international study. Am J Med Genet 71: 8–15
Rittler M, Paz JE, Castilla EE (1997) VATERL: an epidemiologic analysis of risk factors. Am J Med Genet 73: 162–169

VACTERL-Assoziation mit Hydrozephalus (VACTERL-H-Syndrom)

Hauptcharakteristika. Wie bei VACTERL plus Hydrozephalus.

Urogenitale Symptome. Unilaterale Agenesie, bilaterale Hydronephrose, renale Hypoplasie, multizystische Nierendysplasie, Hufeisennieren, Nierenectopie, Ureterdopplung. Rektovaginale Fistel, Vaginalatresie, Labienfusion, Hypospadie.

Weitere Symptome. Hydrozephalus, Enzephalocele, occipitale Meningocele, Hydranenzephalie, Mikrozephalie.

Weitere Fehlbildungen. S. VACTERL-Assoziation.

Ätiologie. Heterogenie: X-gebunden rezessive Vererbung, aber auch autosomal-rezessive Vererbung.

Häufigkeit. Unbekannt. Bisher 11 Publikationen.

Prognose. Letal.

Literaturhinweis

Wiedemann H-R, Kunze J (1995) Altas der Klinischen Syndrome für Klinik und Praxis, 4. Auflage. Schattauer-Verlag Stuttgart - New York, S. 642–643

Wiedemann-Beckwith-Syndrom (Exomphalos-Makroglossie-Gigantismus-Syndrom)

Hauptcharakteristika. Makrosomie, Makroglossie, Omphalocele, Kerbenohren.

Urogenitale Symptome. Nephromegalie, Wilms-Tumor, Gonadoblastom, große Ovarien, hyperplastischer Uterus, Uterus bicornis, Clitoromegalie, Labienhypertrophie, Hypospadie, Leydigzellhypertrophie, Kryptorchismus.

Weitere Symptome. Makrosomie, stark entwickelte Muskulatur, dickes subkutanes Fettgewebe. Makroglossie, prominente Augen, stark ausgeprägter Naevus flammeus. Prominentes Occiput, Progenie, Kerben in den Ohrläppchen. Pankreashyperplasie. Nephromegalie. Neonatale Polycythämie, postnatale Hypoglycämie. Omphalocele, Nabelhernie, Kardiomegalie.

Ätiologie. Meist sporadisch. Genlokalistion 11p15.5

Häufigkeit. 1 auf 15.000–20.000 Neugeborene.

Prognose. Knochenkernacceleration mit Großwuchs über der 95. Perzentile bis zum 4. Lebensjahr. Hypoglycämietendenz bis zum 4. Lebensmonat. Normale Pubertät. Onkogenes Risiko 6,5%. Ultraschallkontrollen der Nieren bis zum 10. Lebensjahr. Bei sich entwickelnder Hemihypertrophie gezielte Tumorsuche.

Literaturhinweise

Wiedemann H-R, Kunze J (1995) Altas der Klinischen Syndrome für Klinik und Praxis, 4. Auflage. Schattauer-Verlag Stuttgart - New York, S. 148–151

Kunze J, Wiedemann H-R (1993) Das Wiedemann-Beckwith-Syndrom. In: Brandis M, Fanconi A, Frick P et al. (Hrsg.) Ergebnisse der Inneren Medizin und Kinderheilkunde 61. Springer Verlag Berlin - Heidelberg - New York - London - Paris - Tokyo - Hong Kong - Barcelona - Budapest, S. 303–338

Zellweger-Syndrom (zerebrohepatorenales Syndrom)

Hauptcharakteristika. Muskuläre Hypotonie, betonte hohe Stirn, flaches Gesicht, Hepatomegalie.

Urogenitale Symptome. Kortikale Nierenzysten, Albuminurie, Aminoacidurie. Klitorishypertrophie, Hypospadie, Kryptorchismus.

Weitere Symptome. Muskuläre Hypotonie, Krämpfe, Taubheit, Pachymicrogyrie, Heterotopie, Migrationsstörung, subependymale Zysten, hypoplastisches Corpus callosum, hypoplastischer Riechnerv. Große Fontanelle, flaches Occiput, hohe Stirn, flaches Gesicht, antevertierte Nares, Brushfield Flecken, Mikrogenie. Kongenitale Katarakt. Hypoplastischer Sehnerv, retinale Pigmentanomalie. Hepatomegalie, Leberzirrhose. Camptodaktylie, Klumpfuß, kalkspritzerartige Gelenkverkalkungen.

Ätiologie. Autosomal-rezessive Vererbung. Genlokalisation 7q11.23 und 1p22–21, peroxisomaler Enzymdefekt.

Häufigkeit. Über 200 publizierte Fälle, 1 : 50.000.

Prognose. Gedeihstörung, Tod meist im 1. Lebensjahr.

Literaturhinweise

Jones KL (1997) Smith's recognizable Patterns of Human Malformation. 5th edition. W. B. Saunders Company Philadelphia - London - Toronto - Montreal - Sydney - Tokyo, S. 212–213

Wiedemann H-R, Kunze J (1995) Altas der Klinischen Syndrome für Klinik und Praxis, 4. Auflage. Schattauer-Verlag Stuttgart - New York, S. 598–599

KAPITEL 8

Genetik isolierter urogenitaler Fehlbildungen und Harntransportstörungen

B. Wullich

8.1 Einleitung

In dem folgenden Kapitel sollen humangenetische Gesichtspunkte urologischer Krankheitsbilder des Kindesalters dargestellt werden. Der Urologe und Pädiater sieht sich nicht selten Kindern gegenüber, die eine isolierte urogenitale Fehlbildung aufweisen. Er wird von seiten der Eltern mit der Frage konfrontiert, ob weitere Kinder in gleicher oder ähnlicher Weise betroffen sein könnten. Die Angabe von Wiederholungsrisiken erfüllt hier wichtige Aufgaben. In gleicher Weise wenden sich Personen mit urogenitalen Fehlbildungen oder Funktionsstörungen an ihn mit der Sorge, welches Wiederholungsrisiko für eigene Kinder resultiert. Diese Ängste und Sorgen sind dabei selbstverständlich von dem Grad der körperlichen und funktionellen Beeinträchtigung abhängig, die aus der jeweiligen Erkrankung resultiert.

Der genetische Einfluß bei urogenitalen Erkankungen ist im einzelnen bislang nicht umfassend untersucht worden. Aus diesem Grunde ist unser Wissen für die genetische Beratung vielfach begrenzt. Die genetische Beratung stützt sich immer auf eine ausführliche Kenntnis der Familienanamnese sowie auf eine gründliche Untersuchung auch der Angehörigen. Das Erkennen von assoziierten Anomalien ist für die exakte Diagnose und Beurteilung des genetischen Wiederholungsrisikos von Bedeutung. Die Reihenfolge der im folgenden dargestellten Fehlbildungen orientiert sich nicht an dem Krankheitswert der jeweiligen Fehlbildungen, wobei zu betonen ist, daß die Beurteilung des Krankheitswertes einer bestimmten Fehlbildung interindividuell stark variieren kann. Auf die Abhandlung der polyzystischen Nierenerkrankungen, sexuellen Differenzierungsstörungen, der kindlichen Urolithiasis sowie hereditären urologischen Tumorerkrankungen wurde in diesem Kapitel verzichtet, es wird hier auf die entsprechenden Kapitel in diesem Buch verwiesen.

8.2 Erkrankungen der Niere

8.2.1 Uni- und bilaterale Nierenagenesie

Von allen Anomalien des oberen Harntraktes ist die bilaterale Nierenagenesie von schwerwiegenster Bedeutung für das betroffene Individuum. Glücklicherweise stellt sie verglichen mit anderen Nierenanomalien keine häufige Erkankung dar, ihre Inzidenz wird mit 1:3.000 bis 1:10.000 Lebendgeburten angegeben. Die unilaterale

Nierenagenesie ist demgegenüber sehr viel häufiger, ihre Inzidenz wird auf 1:1.000 Lebendgeburten geschätzt.

Vor allem für die bilaterale, aber auch für die unilaterale Nierenagenesie zeigt sich ein deutliches Überwiegen männlicher Betroffener, das Verhältnis Männer zu Frauen wird mit 2,5:1 für die bilaterale, mit 1,8:1 für die unilaterale Nierenagenesie angegeben.

8.2.1.1 Genetik

Die ersten Berichte von bilateraler Nierenagenesie bei zwei oder mehr Geschwistern erfolgten durch Madisson (1934) und Schmidt et al. (1952). In der Folge wurde über mehrere Familien berichtet, in denen bei einem oder mehreren Verwandten von Kindern mit bilateraler Nierenagenesie ebenfalls uni- oder bilaterale Nierenagenesien oder andere Nierenanomalien auftraten. Buchta et al. (1973) schlugen den Begriff hereditäre renale Adysplasie (HRA) vor, um damit ein Fehlbildungsspektrum zu charakterisieren, das die uni- und bilaterale Nierenagenesie ebenso wie die Nierendysplasien einschließt.

Es gilt heute als gesichert, daß zumindest einem Teil der Fälle von Nierenagenesie und Nierendysplasie ein gemeinsamer genetischer Defekt zugrundeliegt. Es gibt mehrere Berichte über monozygote Zwillinge, von denen einer eine bilaterale, der andere eine unilaterale Nierenagenesie mit oder ohne Dysplasie der Gegenniere aufwies (Cain et al. 1974; Mauer et al. 1974; Carter et al. 1979). Buchta et al. (1973) gingen von einem dominanten, am ehesten autosomalen Erbgang der HRA aus.

Obwohl die in nachfolgenden Untersuchungsserien ermittelten empirischen Wiederholungsrisiken einen autosomal-dominanten Erbgang mit reduzierter Penetranz und variabler Expressivität am wahrscheinlichsten erscheinen lassen, ist eine genetische Heterogenität der Nierenagenesien mit unterschiedlichen Erbgängen nicht auszuschließen. McPherson et al. (1987) schätzten das Wiederholungsrisiko für die schwere bilaterale Adysplasie bei Nachkommen von Erkrankten oder obligat Heterozygoten auf 15–20%. Bei unauffälliger Familienanamnese und nachgewiesenem unauffälligem Harntrakt beider Eltern ist allerdings ein niedrigeres empirisches Wiederholungsrisiko zwischen 2–5% für Geschwister von Indexfällen anzunehmen (Carter et al. 1979, Roodhooft et al. 1984). In diesen Familien ist selbst unter der Annahme einer reduzierten Penetranz die Vererbung nicht unbedingt mit einem autosomal-dominanten Gen zu erklären, formalpathogenetisch kommt auch ein multifaktorieller Erbgang in Betracht. Für weniger schwere, häufig okkulte Anomalien des oberen und unteren Harntraktes wie unilaterale Nierenagenesie, Hydronephrose, Duplikationen usw. ist jedoch von höheren Wiederholungsziffern auszugehen. Roodhooft et al. (1984) fanden bei Eltern und Geschwistern von Indexfällen mit bilateraler Nierenadsyplasie bei 9% asymptomatische Nierenveränderungen, wobei die unilaterale Nierenagenesie am häufigsten war. Daneben existieren Familien, für die die Annahme eines autosomal-rezessiven sowie X-chromosomal-rezessiven Erbgangs möglich erscheint.

Voraussetzungen für die genetische Beratung und die Beurteilung des Wiederholungsrisikos für Geschwister von Indexpatienten sind
- ausführliche Stammbaumanalyse,

- sorgfältige klinische Untersuchung weiterer Familienangehöriger (Verwandte 1. und 2. Grades), einschließlich Ultraschalluntersuchung der Nieren,
- Ausschluß von Syndromen.

Nur bei leerer Familienanamnese und unauffälligem Harntrakt beider Eltern ist die Angabe eines 5%igen Wiederholungsrisikos zulässig. Weisen weitere Personen Nierenveränderungen auf, die diesem Spektrum zugerechnet werden können, ist die Angabe wesentlich höherer Risiken (im Einzelfall bis zu 50%) erforderlich.

8.2.1.2
Assoziierte Anomalien

Die schwerste Störung, die bilaterale Nierenagenesie, führt ebenso wie alle anderen Zustände, die eine Nierenfunktion verhindern, zum Phänotyp der sog. Potter-Sequenz, also der typischen Symptomatik vor allem des Gesichtes (Potter-facies), der als Folgezustand einer ausgeprägten Oligo- bzw. Anhydramnie verstanden werden kann. Der klinisch tätige Arzt wird mit diesem Krankheitsbild jedoch nur sehr selten, wenn überhaupt konfrontiert. Nahezu 40% der davon betroffenen Kinder sind Totgeburten, und diejenigen, die lebend geboren werden, überleben in der Regel nicht länger als 24–48 Stunden nach Geburt. Sie sterben an den Folgen der pulmonalen Hypoplasie.

Sehr viel häufiger hingegen hat man es in der klinischen Praxis mit der unilateralen Nierenagenesie zu tun. In mehr als der Hälfte der Fälle fehlt der ipsilaterale Harnleiter komplett oder ist nur partiell entwickelt. Selten ist die Nierenagenesie mit einer Agenesie der ipsilaterale Nebenniere vergesellschaftet. In Autopsiestudien wurden Nebennierenagenesien in weniger als 10% beobachtet. Kenny et al. (1985) berichteten aufgrund computertomographischer Untersuchungen über eine Häufigkeit von 17%.

Renale Anomalien. Ein deutlich erhöhtes Erkrankungsrisiko für die Solitärniere bei Kindern mit unilateraler Nierenagenesie ist bekannt. Dees (1960) fand bei 66% Hydronephrosen durch Obstruktion, Urolithiasis oder chronische Pyelonephritis. Darüber hinaus wurden vesikoureterorenale Refluxe in 15–37% nachgewiesen (Emanuel et al. 1974; Atiyeh et al. 1993; Song et al. 1995). Dabei ist bemerkenswert, daß höhergradige Refluxe auch bei asymptomatischen Kindern nachgewiesen wurden und die Spontanmaturationsrate offensichtlich nur gering ist. Es wird deshalb empfohlen, bei Kindern mit unilateraler Nierenagenesie auch dann ein Miktionszysturethrogramm durchzuführen, wenn keine Zeichen einer Hydronephrose oder rezidivierende Harnwegsinfekte bestehen.

Genitale Anomalien. Die unilaterale Nierenagenesie ist häufig mit Fehlbildungen des Genitalsystems vergesellschaftet. Ihre Inzidenz wird für beide Geschlechter mit 20–40% angegeben, wobei Frauen häufiger assoziierte Fehlbildungen aufweisen als Männer. Die Gonaden sind geschlechtsunabhängig meist normal angelegt. Die Strukturen, die sich vom Wolff- oder Müller-Gangsystem ableiten, weisen hingegen häufig Anomalien auf. Am häufigsten ist bei Männern eine Aplasie des ipsilateralen Samenleiters und der Samenblase, die bis zu 50% der Fehlbildungen ausmacht. Umgekehrt

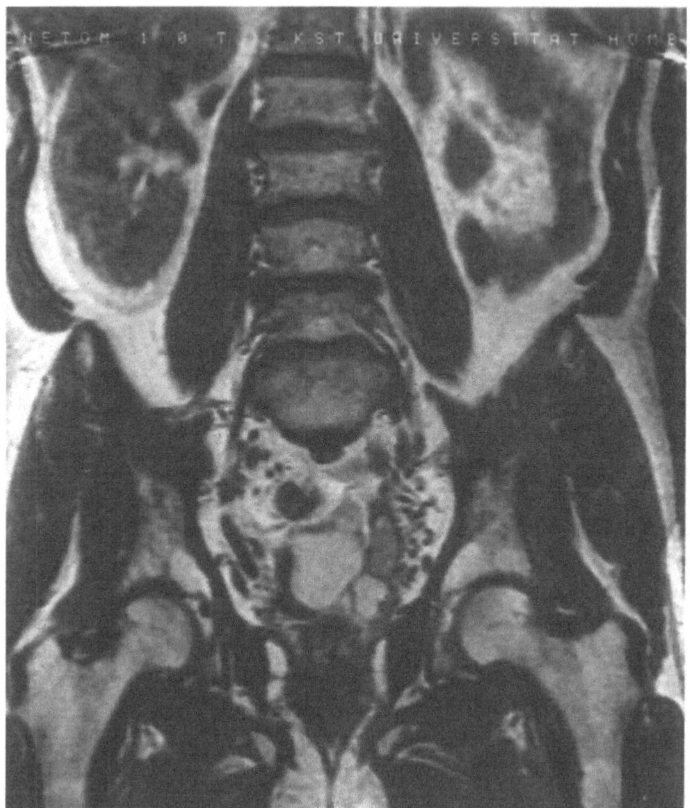

Abb. 8.1. Linksseitige unilaterale Nierenagenesie mit zystischer Veränderung der ipsilateralen Samenblase bei einem ansonsten gesunden 41jährigen Mann. Die Kernspintomographie, hier ein T1-gewichtetes Bild, erlaubt eine präzise Rekonstruktion der anatomischen Verhältnisse. Entwicklungsstörungen des Wolff-Gangsystems sind eng mit Anomalien des oberen Harntraktes vergesellschaftet

wurde bei unilateraler Samenstrangagenesie in 26–79% eine ipsilaterale Nierenagenesie gefunden (Donohue u. Fauver 1989; Schlegel et al. 1996). Die unterschiedlichen Häufigkeiten ergeben sich aus der unterschiedlichen Auswahl der jeweils ausgewerteten Patientenkollektive. Duplikationen und ektope Anlagen der von den Wolff-Gängen abgeleiteten Strukturen sowie zystische Umwandlungen der ipsilateralen Samenblase oder selten des Hodens sind ebenfalls beschrieben (Bonnet et al. 1997; Uder et al. 1998) (Abb. 8.1).

Über ein Drittel der Frauen mit unilateraler Nierenagenesie weisen Anomalien der inneren Genitalorgane auf. Umgekehrt werden bei 20–45% der Frauen mit angeborenen Uterusanomalien unilaterale Nierenagenesien beobachtet. Magee et al. (1979) haben eine Klassifikation der unilateralen Nierenagenesie vorgeschlagen, die den zugrundeliegenden embryopathologischen Mechanismen Rechnung trägt (Abb. 8.2). Tritt das schädigende Ereignis vor der 4. Schwangerschaftswoche auf (Typ I), resul-

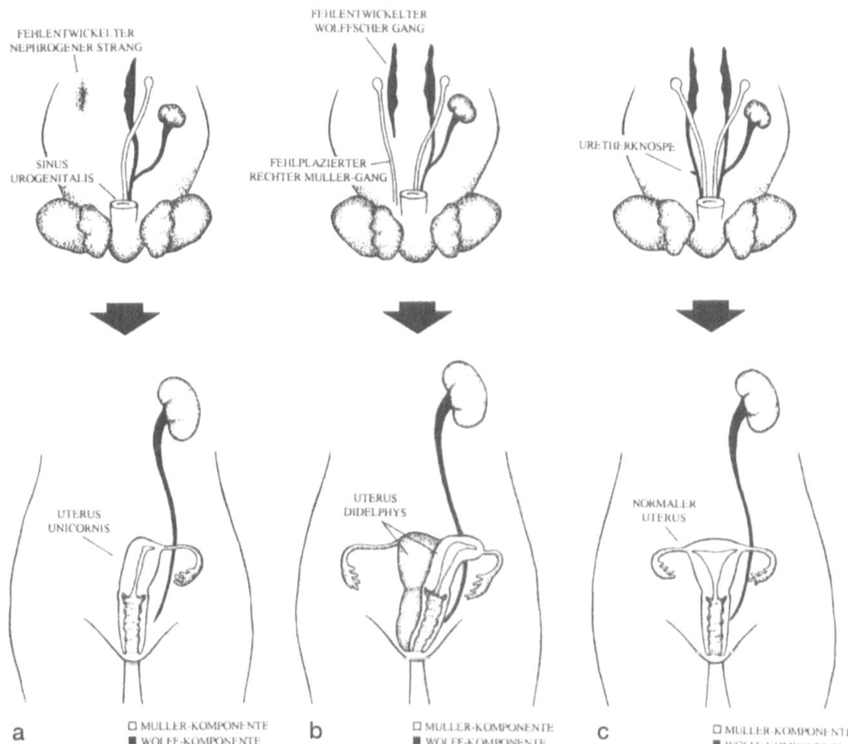

Abb. 8.2a–c. Typen der unilateralen Nierenagenesie. *a* Typ I, *b* Typ II, *c* Typ III. Die von Magee et al. (1979) vorgeschlagene Klassifikation der unilateralen Nierenagenesie berücksichtigt die zugrundeliegenden embryopathologischen Mechanismen und erklärt die Assoziation von unilateraler Nierenagenesie mit Fehlbildungen des weiblichen Genitaltraktes

tiert eine komplette unilaterale Agenesie der von den Wolff- und Müller-Gängen abgeleiteten Strukturen. Die Betroffene weist eine Einzelniere in Kombination mit einem Uterus unicornis auf. Dem Typ II liegt ein Defekt in der 4. Schwangerschaftswoche zugrunde und führt zu einer fehlerhaften Differenzierung von Wolffschem Gang und Ureterknospe. Der fehlentwickelte Wolff-Gang resultiert in einer Entwicklungsstörung der kaudalen Abschnitte des Müller-Gangsystems mit konsekutiv ausbleibender Fusion. Folge sind symmetrische oder asymmetrische Doppelbildungen des Uterus, die mit einer gedoppelten Vagina einhergehen können. Bei einem schädigenden Ereignis nach der 4. Schwangerschaftswoche (Typ III) bleibt die Entwicklung des Wolff- und Müller-Gangsystems unbeeinträchtigt. Lediglich die Ureterknospe sowie das metanephrogene Blastem sind in ihrer Entwicklung beeinträchtigt.

In Analogie zu den Samenblasenzysten beim Mann können bei der Frau zystische Veränderungen der als Gartnersche Gänge persistierenden kaudalen Überreste des Wolff-Ganges auftreten.

Es wird empfohlen, immer das gesamte urogenitale System in den Fällen abzuklären, in denen eine der dem Spektrum entsprechende Genitalfehlbildung nachgewiesen wurde (Sheih et al. 1994).

Extraurogenitale Anomalien. Anomalien im Bereich extraurogenitaler Organsysteme sind bei Patienten mit unilateraler Nierenagenesie nicht selten. Am häufigsten sind kardiovaskuläre (30%), gastrointestinale (25%) und muskuloskelettale (14%) Fehlbildungen (Emanuel et al. 1974). Sie umfassen Septum- und Klappenanomalien des Herzens, Anus- und Ösophagusstrikturen oder -atresien und Wirbelsäulenfehlbildungen. Im Rahmen von chromosomalen und nicht chromosomalen Fehlbildungssyndromen werden umgekehrt ebenfalls häufiger uni- und bilaterale Nierenagenesien beobachtet. Beispiele sind das Turner (45,XO)-Syndrom, die Trisomie 18 und 13, das Beckwith-Wiedemann-Syndrom und das Poland-Syndrom. Dreißig Prozent der Patienten mit einer VATER-Assoziation (V=vertebral, A=Anus imperforatus, TE=tracheoösophageale Atresie, R=renal) haben eine Nierenagenesie. Bei der überwiegend letal verlaufenden URSM (»urorectal septum malformation«)-Sequenz ist neben der Atresie von Analkanal, Vagina und Urethra die uni- oder bilaterale Nierenagenesie bzw. multizystische Nierendysplasie eine ebenfalls häufige Fehlbildung (Wheeler et al. 1997). Es wird daher empfohlen, alle Organsysteme sorgfältig bei solchen Patienten zu untersuchen, die neben einer unilateralen Nierenagenesie mehr als eine zusätzliche Anomalie aufweisen.

8.2.2 Multizystische Nierendysplasie

Die Nierendysplasie (Typ Potter II, multizystische Nierendysplasie entsprechend Typ Potter IIA, hypoplastische Nierendysplasie entsprechend Typ Potter IIB) ist primär pathoanatomisch definiert. Das klinische Bild kann, abhängig vom Zustand der kontralateralen Niere, sehr variieren. Pathologisch-anatomisch sind die Nieren durch den völligen Verlust der Nierenform und damit auch der Funktion gekennzeichnet. Sie stellt die häufigste zystische Nephropathie im Kindesalter dar, ihre Inzidenz wird auf 1:4.300 Lebendgeburten geschätzt. Häufig ist eine Ureterstenose nachzuweisen.

8.2.2.1 Genetik

Obwohl bei der isolierten Nierendysplasie genetische Faktoren selbst nur eine geringe Rolle spielen dürften, sind in einzelnen Familien autosomal-rezessive, autosomal-dominante oder X-chromosomal-rezessive Erbgänge beschrieben. Diese unterschiedlichen Manifestationsformen machen in jedem Fall eine ausgiebige Stammbaumanalyse notwendig. Die Angabe eines empirischen Wiederholungsrisikos von 5% ist nach vorangegangener Geburt eines Kindes mit bilateraler Nierendysplasie dann angebracht, wenn keine weiteren Familienangehörigen betroffen sind. In allen Fällen ist die ultrasonographische Untersuchung weiterer Familienangehöriger sinnvoll. Beim Nachweis entsprechender Veränderungen ist die Angabe eines höheren Wiederholungsrisikos notwendig. Es kann dann bis zu 50% betragen. Empirische Wiederholungsziffern für Kinder von Personen mit einseitigen Zystennieren oder einseitiger Nierenagenesie liegen nicht vor. Im allgemeinen dürften die Risiken für Kinder betroffener Personen gering sein. Die Familienanamnese sollte jedoch auch in diesen Fällen berücksichtigt werden.

Da die zystischen Nierendysplasien nicht selten im Rahmen von komplexen Fehlbildungssyndromen auftreten, muß ein solches Syndrom (mit entsprechendem Erbgang) zunächst ausgeschlossen werden. Nach Ausschluß eines Fehlbildungssyndroms ist bei schweren bilateralen Manifestationsformen zu bedenken, daß statistisch in fast 10% der Fälle bei Verwandten ersten Grades oft asymptomatische Nieren- bzw. Harntraktfehlbildungen (insbesondere eine unilaterale Nierenagenesie) nachgewiesen werden können. Aus diesen Gründen sollte in jedem Falle eine sonographische Untersuchung der Eltern und Geschwister erfolgen. Im Falle weiterer Schwangerschaft ist in allen derartigen Fällen eine sorgfältige vorgeburtliche Ultraschalluntersuchung indiziert.

8.2.2.2
Assoziierte Anomalien

Untersuchungen der Gegenniere zeigen bei der unilateralen zystischen Nierendysplasie in 67% der Fälle Anomalien (Atiyeh et al. 1992). Darunter ist der vesikoureterorenale Reflux mit 25–43% am häufigsten (Flack u. Bellinger 1993, Kaneko et al. 1995, Karmazyn u. Zerin 1997), gefolgt von der Ureterabgangsstenose. Es wird vermutet, daß einem Teil der Fälle von Nierenagenesie, multizystischer Nierendysplasie, Ureterabgangsstenose und vesikoureterorenalem Reflux ein gemeinsamer pathogenetischer Mechanismus zugrundeliegt (Robson et al. 1994, Devriendt u. Fryns 1995). Diese Annahme wird unterstützt durch Beobachtungen, daß bei einem Patienten kombiniert oder innerhalb derselben Familie bei unterschiedlichen Personen eine Nierenagenesie, multizystische Nierendysplasie und Ureterabgangsstenose auftreten können (s. Abschn. 8.2.1; Roodhooft et al. 1984; Squiers et al. 1987). Als weiteres Indiz in dieser Richtung sind Beobachtungen zu werten, die sonographisch eine Involution von multizystisch-dysplastischen Nieren bereits in utero oder nach der Geburt berichten (Avni et al. 1987; Mesrobian et al. 1993; Hitchcock u. Burge 1994). Es ist möglich, daß ein nicht unerheblicher Anteil unilateraler Agenesien das Endergebnis einer solchen intrauterinen oder direkt postpartalen Involution multizystischer Nieren darstellt.

Ipsilaterale Samenstrangagenesien dürften bei der multizystischen Nierendysplasie häufiger sein als bisher angenommen, da ein Fehlen des Samenstrangs gewöhnlich nicht vor Erreichen des Erwachsenenalters entdeckt wird und zu diesem Zeitpunkt die vollständige Involution der dysplastischen Niere in der überwiegenden Zahl der Fälle bereits stattgefunden haben dürfte (Drake u. Quinn 1996). Die zystische Hodendysplasie ist als seltene Veränderung mit der multizystischen Nierendysplasie vergesellschaftet. Umgekehrt jedoch läßt sich bei der Mehrzahl der Patienten mit zystischer Hodendysplasie eine unilaterale Nierenagenesie oder -dysplasie nachweisen (Robson et al. 1998).

Komplikationen der multizystischen Nierendysplasie sind Schmerzen, Infektion, Bluthochdruck und maligne Entartung. In einer neueren Arbeit wird wegen des potentiellen Entartungsrisikos zur prophylaktischen Nephrektomie geraten (Rackley et al. 1994), andere halten in Anbetracht der nur sehr wenigen berichteteten Fälle von maligner Entartung diese Indikation für nicht länger haltbar (Gordon et al. 1988).

Welche Rolle der multizystischen Nierendysplasie bei der Bluthochdruckentstehung zukommt, ist unklar. Es existieren jedoch mehrere Fallberichte, nach denen die operative Entfernung der multizystischen Niere zu einer Blutdrucknormalisierung führte.

8.2.3 Familiäre Hydronephrose

Insgesamt liegen zur Frage der Beteiligung genetischer Faktoren an der Hydronephrose nur wenige Studien vor. Da Hydronephrosen, ebenso wie viele andere Nierenerkrankungen oftmals klinisch stumm verlaufen und deshalb erst spät oder zufällig diagnostiziert werden, ist die tatsächliche Inzidenz und der Anteil der genetisch determinierten Formen unklar. Familiäres Auftreten von Hydronephrosen ohne Hydroureter als Folge einer Ureterabgangsstenose wurde von zahlreichen Autoren beschrieben (als Übersicht s. Cohen et al. 1978). Die Ureterabgangsstenose wird als Ursache der Hydronephrose mit einer Häufigkeit von bis zu 60% angegeben, kreuzende untere Polgefäße mit etwa 20%. Der Hydronephrose mit Hydroureter liegt bei unauffälliger Harnblase ein vesikoureterorenaler Reflux oder eine Obstruktion im Bereich des ureterovesikalen Übergangs mit oder ohne Ureterozele zugrunde. Bei zusätzlich dilatierter Blase kommt differentialdiagnostisch der massive Reflux mit einem sog. Megazystis-Megaureter-Syndrom oder die subvesikale Obstruktion in Betracht. Festzuhalten ist, daß sich die den familiären Formen der Hydronephrose zugrundeliegenden Pathomechanismen nicht von denen der sporadischen Formen unterscheiden (Paramo et al. 1991).

Hydronephrose als Folge einer Ureterabgangsstenose folgt in einzelnen Familien offensichtlich einem autosomal-dominanten Erbgang mit variabler Penetranz (Sengar et al. 1979, Atwell 1985, Paramo et al. 1991, Santavá et al. 1997). Die unterschiedliche Ätiologie der familiären Formen spricht aber für genetische Heterogenie, so daß für die Familienberatung empirisch ermittelte Wiederholungsziffern herangezogen werden müssen. Die Wahrscheinlichkeit, bei einem Geschwister eines Indexfalles ebenfalls eine Hydronephrose festzustellen, liegt laut Paramo et al. (1991) bei 10%. Ist ein Elternteil zusätzlich betroffen, ist ein entsprechend höheres Risiko anzunehmen. Syndrome sollten selbstverständlich immer ausgeschlossen werden.

Bei familiären Hydronephrosen, die durch Ureterabgangsstenosen bedingt sind, wurde eine Assoziation mit dem Major-Histokompatibilitäts(HLA-)komplex nachgewiesen, der auf dem kurzen Arm von Chromosom 6 lokalisiert ist (Sengar et al. 1979; Mackintosh et al. 1989; Izquierdo et al. 1992). Es gibt Hinweise dafür, daß in einem Teil der Fälle Mutationen in einem auf Chromosom 6p lokalisierten Kandidatengen tatsächlich eine Rolle zu spielen scheinen (Fryns et al. 1993). Aufgrund der pathogenetischen Verwandtschaft von Nierenagenesie, multizystischer Nierendysplasie, Ureterabgangsstenose und vesikoureterorenalem Reflux als Manifestationen unterschiedlicher Entwicklungsdefekte der Ureterknospe wird derzeit diskutiert, ob diese Anomalien das Resultat (verschiedener) Mutationen in einem einzigen Gen darstellen (Devriendt u. Fryns 1995). HLA-unabhängige Fälle familiärer Hydronephrosen sind beschrieben als Hinweis darauf, daß es sich hierbei um eine genetisch heterogene Erkrankung handelt (McHale et al. 1996, Santava et al. 1997).

8.2.4 Hufeisenniere

Die Hufeisenniere ist die häufigste Verschmelzungsanomalie der Nieren und wird mit einer Häufigkeit von 1:400 Lebendgeburten angegeben. Es zeigt sich eine Bevorzugung des männlichen Geschlechts. Berichte über eine familiäre Häufung dieser Anomalie sind selten. Obwohl Meridies et al. (1976) einen autosomal-dominanten Erbgang mit inkompletter Penetranz und Expressivität in einer Familie vermuteten, in der bei Vater und Sohn eine Hufeisenniere nachgewiesen wurde, bleibt letztendlich unklar, in welcher Weise die beobachteten Familien eine genetische Prädisposition repräsentieren. Da mit dieser Anomalie keine wesentliche Morbidität verknüpft ist, dürfte aber auch einem Familienscreening keine Bedeutung zukommen.

Die Hufeisenniere ist relativ häufig mit anderen angeborenen, urogenitalen und extraurogenitalen Anomalien vergesellschaftet. So wurden Hypospadien und maldeszendierte Hoden bzw. Vagina- und Uterusanomalien in 4% bzw. 7% beschrieben. Nicht selten liegen Harnleiterduplikationen sowie ektop mündende Harnleiter und Ureterozelen vor. Vesikoureterorenale Refluxe werden in mehr als der Hälfte der Fälle beobachtet. Zystische Veränderungen, einschließlich der multizystischen Nierendysplasie und der Erwachsenenform der polyzystischen Nierenerkankung in einer oder beiden Komponenten einer Hufeisenniere sind ebenfalls berichtet (Borer et al. 1994).

Assoziierte extraurogenitale Anomalien umfassen überwiegend skelettale, kardiovaskuläre und zentralnervöse Defekte. Hufeisennieren werden bei 3% der Kinder mit Neuralrohrdefekten gefunden (Whitaker u. Hunt 1987), anorektale Fehlbildungen sind bei diesen Fällen häufig. Bei gleichzeitigem Vorliegen mehrerer Anomalien muß immer ein Fehlbildungssyndrom ausgeschlossen werden. So werden Hufeisennieren bei 20% der Trisomie 18-Fälle gefunden, beim Turner-Syndrom (45,Xo) sind es bis zu 60% (Lippe et al. 1988). Darüber hinaus weisen Hufeisennieren ein erhöhtes Risiko für Nephroblastome und ein etwa 3- bis 4fach erhöhtes Risiko für Nierenbeckenkarzinome auf (Hohenfellner et al. 1992).

8.3 Erkrankungen des Ureters

8.3.1 Harnleiterduplikation

Die Angaben über die Inzidenz von kompletten und inkompletten Harnleiterduplikationen weisen zwischen den verschiedenen Studien erhebliche Abweichungen auf. Faßt man die nicht-selektionierten Daten aus großen Autopsieserien zusammen, dann ergibt sich eine Inzidenz von 1:125 oder 0,8%. Unilaterale Doppelungen der Niere und des harnableitenden Systems sind etwa 6fach häufiger als bilaterale, eine Seitenpräferenz der unilateralen Doppelungen läßt sich nicht erkennen. Fälle mit 3- oder 4facher Nierenanlage mit 3 oder 4 zugehörigen Ureteren sind berichtet (Sourtiz et al. 1994).

8.3.1.1
Genetik

Es gibt nur wenige Berichte zur Familiarität von Nieren- und Harnleiterduplikationen. Gesichert ist, daß Eltern und Geschwister von Probanden mit einer Duplikation deutlich häufiger ebenfalls Duplikationen aufweisen, die Inzidenz erhöht sich in diesen Fällen von 1:125 auf 1:8 (Whitaker u. Danks 1966) bzw. 1:9 (Atwell et al. 1974). Diese Zahlen sind nach Ansicht von Carter (1984) gut mit der Annahme multifaktorieller Vererbung mit Schwellenwert vereinbar. Entsprechend der Erwartung für einen multifaktoriellen Erbgang ist das Risiko dann deutlich erhöht, wenn weitere Familienangehörige betroffen sind. Neben den genetischen Faktoren wurde die Bedeutung von Umwelteinflüßen in mehreren Studien herausgestellt (Phillips et al. 1987; Barnes u. McGeorge 1989). Eine bislang nicht näher charakterisierte genetische Beziehung zur Ureterabgangsstenose, dem vesikoureterorenalen Reflux, der Ureterozele und dem paraureteralen Divertikel wird diskutiert, diese Anomalien werden bei Verwandten ersten Grades von Probanden mit Harnleiterduplikationen deutlich häufiger als in der Allgemeinbevölkerung gefunden (Ayalon et al. 1979; Atwell 1985).

8.3.1.2
Assoziierte Anomalien

Harnleiterduplikationen sind häufig mit anderen Anomalien des oberen und unteren Harntraktes vergesellschaftet. Am häufigsten finden sich vesikoureterorenale Refluxe, Ureterabgangsstenosen sowie ektope Harnleitermündungen und Ureterozelen. Andere renale Anomalien, insbesondere Nierenagenesien und Nierendysplasien wurden beschrieben, selten können sie auch kontralateral auftreten (Privett et al. 1976; Fernbach et al. 1997).

8.3.2
Primärer Megaureter

Als Megaureter wird ein kongenital erweiterter Harnleiter bezeichnet. Die unterschiedliche Pathoätiologie, die den einzelnen hierunter subsummierten Krankheitsentitäten zugrundeliegt, spiegelt sich in der Klassifikation wider: obstruktiver Megaureter, refluxiver Megaureter und nicht obstruktiver, nicht refluxiver Megaureter. Jede Kategorie wird weiter in primäre und sekundäre Formen unterteilt. Hohenfellner (1986) schlägt vor, den Terminus *primärer Megaureter* nur dann zu verwenden, wenn das typische enge distale Segment besteht und im Urogramm eine Dilatation nachweisbar ist. Das histopathologische Korrelat des primär idiopathischen, obstruktiven Megaureters ist eine intrinsische Veränderung des vesikoureteralen Übergangsbereiches mit einem vermehrten Gehalt an Kollagen und einer Störung der Muskelfaseranordnung.

Die Angaben über die Inzidenz sind in der Literatur spärlich. Dem primären Megaureter wird ein Anteil von 15% aller Megaureteren zugeschrieben. Die Fehlbildung wird in 70% bei Knaben beobachtet, 25% sind bilateral. Bei unilateralem Vorkommen ist bei Knaben die linke Seite bevorzugt.

Eine familiäre Häufung des primär obstruktiven Megaureters ist außerordentlich selten. Über eine Familie ist berichtet, in der Mutter und Tochter betroffen sind (Tatu u. Brennan 1981). Für die refluxiven und anderen sekundären Formen gelten die den jeweiligen Erkrankungen zugrundeliegenden Vererbungsmechanismen.

8.3.3 Ureterozele und Harnleiterektopie

Ureterozelen sind zystische Dilatationen des intramuralen Harnleiteranteils. Bei Kindern treten sie meist im Zusammenhang mit Harnleiterduplikationen (80%) auf, von denen wiederum die Mehrzahl mit ektop mündenden Harnleitern (60%) assoziiert ist (Coplen u. Duckett 1995). Ektop mündende Harnleiter und Ureterozelen sind insgesamt selten, gestützt auf Autopsien wird ihre Inzidenz mit 1:2.000 bis 1:4.000 angegeben. Während ektope Harnleitermündungen und Ureterozelen bei Doppelnierenanlagen eine deutliche Bevorzugung des weiblichen Geschlechts zeigen, treten die seltenen Harnleiterektopien bei normaler Nierenanlage häufiger bei Jungen als bei Mädchen auf.

8.3.3.1 Genetik

Über ein familiäres Auftreten von Ureterozelen wurde erstmals von Riba (1936) berichtet, der intravesikale bilaterale Ureterozelen bei monozygoten Zwillingen beschrieb. Die Familiarität dieser Anomalie wurde durch nachfolgende Berichte über Ureterozelen bei Geschwisterkindern unterstützt (Ayalon et al. 1979; Abrams et al. 1980). Es ist bemerkenswert, daß die Eltern in der von Ayalon et al. (1979) beschriebenen Familie blutsverwandt waren und sowohl beim Vater als auch bei einer Schwester komplette Harnleiterduplikationen nachgewiesen wurden. Bilaterale Harnleiterektopien wurden von Deweerd u. Feeney (1967) bei einer Mutter und ihrer Tochter beschrieben.

8.3.3.2 Assoziierte Anomalien

Eine Assoziation mit kongenitalen extraurogenitalen Anomalien wurde in den seltenen Fällen ektoper Harnleitermündungen bei normaler Nierenanlage beschrieben (Prewitt u. Lebowitz 1976, Johnson u. Perlmutter 1980). Insbesondere die Vergesellschaftung mit Herzfehlbildungen, Analatresien und weiteren Anomalien der sog. VACTERL-Assoziation (s. Kap. 7) sind hier zu erwähnen. Nierenanomalien wie die unilaterale Nierenagenesie oder multizystische Nierendysplasie sind ebenfalls beschrieben (Leung u. Kiely 1997).

8.3.4 Vesikoureterorenaler Reflux

Der vesikoureterorenale Reflux stellt eine Anomalie des vesikoureteralen Übergangs dar, die Refluxinzidenz bei klinisch unauffälligen Kindern beträgt 0,5%. Bei Kindern mit rezidivierenden Harnwegsinfekten findet sich in 30–50% ein Reflux, wobei sich

Tabelle 8.1. Hauptrisikogruppen für vesikoureterorenalen Reflux bei Kindern

	Rezidivierende Harnwegsinefekte	Häufig asymptomatisch	
		Pränatal diagnostizierte Nierenanomalien	Geschwister von Refluxkindern
Refluxhäufigkeit	30–50%	35–70%	27–37%
Verhältnis Mädchen:Knaben	3:1	1:2	1:1[a]

[a]Das Verhältnis beruht nur auf Berichten weniger Fälle.

bei 30–60% der betroffenen Kinder bereits renale Parenchymnarben nachweisen lassen. In Abhängigkeit von Schweregrad des Refluxes, dem Auftreten von Harnwegsinfekten und dem Ausmaß einer renalen Mitbeteiligung kommt es zur Refluxnephropathie mit Hypertonie und Funktionsverlust der betroffenen Niere bis hin zur Niereninsuffizienz bei bilateraler Erkrankung.

Neben den Kindern mit rezidivierenden Harnwegsinfekten lassen sich zwei weitere Risikogruppen identifizieren, die eine deutlich erhöhte Refluxinzidenz gegenüber der Allgemeinbevölkerung aufweisen. Es handelt sich hierbei um Kinder mit im pränatalen Ultraschall diagnostizierten Nierenanomalien sowie um Geschwister von Refluxpatienten (Tabelle 8.1).

8.3.4.1 Vesikoureterorenaler Reflux bei pränatal diagnostizierten Nierenanomalien

Im Rahmen der durch pränatale Ultraschalldiagnostik diagnostizierten fetalen Nierenanomalien stellen zunehmend eine Indikation für radiologische Untersuchungen des Harntraktes auch bei asymptomatischen Neugeborenen und Kindern dar. Obwohl den pränatal diagnostizierten Nierenanomalien häufig Obstruktionen, Nierenzysten und Nierendysplasien zugrundeliegen, kann auch der vesikoureterorenale Reflux beim Feten und Neugeborenen zum Bild der Hydronephrose führen. Darüber hinaus ist bekannt, daß vesikoureterorenale Refluxe gehäuft kombiniert mit Ureterabgangsstenosen, multizystischen Nierendysplasien und unilateralen Nierenagenesien kombiniert auftreten. In den entsprechenden Abschnitten dieses Kapitels wurde hierauf ausführlich eingegangen. Zerin et al. (1993) konnten in einer umfangreichen Untersuchungsserie bei 130 Neugeborenen und Kleinkindern mit pränatal diagnostizierten Nierenanomalien in 38% vesikoureterorenale Refluxe nachweisen. Mit 42% lag die Refluxhäufigkeit bei den Kindern mit postpartal persistierender Nierenveränderung deutlich höher als bei denen, bei denen es postpartal zu einer Normalisierung der Befunde kam. Die Refluxrate betrug hier 25%. Andere Arbeitsgruppen bestätigten diese hohe Refluxhäufigkeit (Steele et al. 1989; Anderson et al. 1991; Bouachrine et al. 1996). Es ist bemerkenswert, daß alle Studien übereinstimmend in der Gruppe der Kinder mit pränatal pathologischen Nierenbefunden eine deutlich höhere Refluxinzidenz bei Knaben als bei Mädchen fanden, was im Gegensatz steht zur Gruppe der mit rezidivierenden Harnwegsinfekten symptomatischen Refluxkinder.

Bezüglich des Refluxmanagements bei asymptomatischen Kindern mit pränatal diagnostizierten Nierenveränderungen wird von den Autoren übereinstimmend empfohlen, eine prophylaktische Antibiose bis zum Sistieren des Refluxes durchzuführen (Zerin et al. 1993; Bouachrine et al. 1996). Die spontane Maturationsrate auch bei den höhergradigen Refluxen gilt in diesen Fällen allgemein als hoch.

8.3.4.2
Familiäre Reflux-Disposition

Es existieren zahlreiche Berichte über die familiäre Häufung vesikoureterorenaler Refluxe, es gibt jedoch keine Übereinstimmung hinsichtlich des zugrundeliegenden Erbgangs (Lewy u. Belman 1975; Abbeele van den et al. 1987; Middleton et al. 1975; Bailey et al. 1984; Jerkins u. Noe 1982; Aggarwal u. Verrier Jones 1989; Peeden u. Noe 1992). Für einzelne Familien erscheint die Annahme eines autosomal-dominanten, autosomal-rezessiven sowie X-chromosomal-rezessiven Erbgangs möglich. Chapman et al. (1985) gingen von einem einzigen Genlokus und dominanter Vererbung aus, die Genfrequenz wurde mit 16% errechnet. Mehrere Autoren vermuteten demgegenüber einen multifaktoriellen Erbgang des vesikoureterorenalen Refluxes (Burger 1972; Fried et al. 1975).

Zur genetischen Ätiologie des Refluxes liegen bislang nur wenige Befunde vor. Durch die Assoziation zu bestimmten HLA-Allelen wird ein Genlokus auf Chromosom 6p vermutet (Mackintosh et al. 1989). Die Rolle von PAX-Genen wird diskutiert (Sanyanusin et al. 1995).

Um die Häufigkeit vesikoureterorenaler Refluxe bei Geschwistern von Refluxpatienten abzuschätzen, werteten Peeden und Noe (1992) 24 Geschwister von 18 Indexpatienten aus. Bei elf dieser Geschwister wurden ebenfalls Refluxe nachgewiesen, entsprechend einer Refluxinzidenz von 46%. Interessant ist, daß nur eines der elf Geschwister mit Reflux an einer Harnwegsinfektion vor Untersuchung erkrankte, die übrigen zehn waren asymptomatisch. In den beiden größten Studien, in denen zusammen 1.104 Geschwisterkinder von Refluxpatienten untersucht wurden, betrug die Refluxinzidenz 27% (Wan et al. 1996) bzw. 36.5% (Connolly et al. 1997). Hervorzuheben ist, daß es sich hierbei um klinisch okkulte Refluxe, d. h. um Refluxe bei asymptomatischen Geschwisterkindern handelte. Weibliche Geschwister scheinen etwas häufiger betroffen zu sein als männliche. Das Risiko für die Kinder von Refluxpatienten liegt vermutlich noch höher als für Geschwister. Hier werden Inzidenzen von bis zu 66% angegeben (Noe et al. 1992).

Da von einem nicht unerheblichen Risiko bezüglich einer Nierenschädigung auch bei asymptomatischen Reflux-Kindern ausgegangen werden muß (Buonomo et al. 1993), ist ein Screening von Geschwistern und Nachkommen von Patienten mit vesikoureterorenalen Refluxen durch Miktionszysturethrographie, zumindest aber durch wiederholte renosonographische Untersuchungen dringend zu empfehlen.

8.4
Erkrankungen von Harnblase und Urethra

8.4.1
Ekstrophie-Epispadie-Komplex

Blasenekstrophie, kloakale Ekstrophie und Epispadie sind sehr seltene Fehlbildungen, die als verschiedene Schweregrade des gleichen embryologischen Defektes erklärt werden können. Die Inzidenz der Blasenekstrophie wird zwischen 1:10.000 und 1:50.000 Lebendgeburten angegeben und tritt doppelt so häufig bei Jungen wie bei Mädchen auf (Zaontz u. Packer 1997). Die Angaben zur Inzidenz der Epispadie variieren zwischen 1:40.000 und 1:118.000 Geburten, ausgesprochen selten findet man sie bei Mädchen mit 1:484.000. Die schwerste Form dieses Komplexes, die kloakale Ekstrophie, wird bei 1:200.000 bis 1:400.000 Geburten gefunden.

Die zum Ekstrophie-Epispadie-Komplex führende Entwicklungsstörung beginnt in der 3. Embryonalwoche. Es kommt zu keinem oder nur einem teilweisen Einwachsen von Mesoderm in eine überdimensionierte und ektope Kloakenmembran, so daß sie weiterhin den ventralen, infraumbilikalen Anteil der Bauchwand bildet. Die Kloakenmembran reißt frühzeitig ein, wobei Ausmaß des infraumbilikalen Defektes und Entwicklungszeitpunkt bestimmen, ob eine Blasenekstrophie, kloakale Ekstrophie oder Epispadie resultiert.

8.4.1.1
Genetik

Bislang sind weltweit 22 Patienten mit Blasenekstrophie beschrieben, bei denen sich durch eine familiäre Häufung Hinweise auf eine genetische Prädisposition ergeben (als Übersicht siehe Messelink et al. 1994). Die hierbei berichteten Wiederholungsrisiken lassen vermuten, daß es sich bei der Blasenekstrophie um eine multifaktoriell vererbte Fehlbildung handelt.

Das Wiederholungsrisiko für Geschwister von Blasenekstrophiepatienten wird mit deutlich unter 1% angenommen (Ives et al. 1980). Dieses niedrige Wiederholungsrisiko für Geschwister wurde von Shapiro et al. (1984) in einer großen Studie bestätigt. Eine exakte Angabe zum Wiederholungsrisiko für Geschwister von Indexpatienten war im Rahmen dieser Studie jedoch nicht möglich, weil die präzise Zahl der Geschwister in den individuellen Familien nicht ermittelt werden konnte. Beobachtungen, daß die Blasenekstrophie diskordant in monozygoten Zwillingen auftritt, unterstützen jedoch die Annahme eines niedrigen Wiederholungsrisikos dieser Anomalie für Geschwister (Lattimer u. Smith 1966; Bugge 1981; Shapiro et al. 1984).

Im Gegensatz zu dem niedrigen Geschwisterrisiko wird vermutet, daß das Wiederholungsrisiko für Nachkommen von Ekstrophiepatienten deutlich höher liegt. Shapiro et al. (1984) berichteten über zwei Frauen mit kompletter Epispadie, von denen jede einen Sohn mit Blasenekstrophie zur Welt brachte, und über eine weitere Frau mit Blasenekstrophie, die ebenfalls einen Sohn mit Blasenekstrophie hatte. Bei insgesamt 225 in dieser Studie erfaßten Nachkommen von Blasenekstrophie- und Epispadie-Patienten ist damit ein Wiederholungsrisiko von 1:70 oder 1,4% anzunehmen. Es liegt damit das Wiederholungsrisiko der Blasenekstrophie oder Epispadie für Nachkommen um das 400fache höher als für die Allgemeinbevölkerung.

8.4.1.2
Assoziierte Anomalien

Blasenekstrophie. Aufgrund der ätiologisch komplexen embryologischen Entwicklungsstörung finden sich bei Patienten mit Blasenekstrophie häufig zusätzliche

Defekte im Bereich anderer Organsysteme. Diese Fehlbildungen lassen sich pathogenetisch als Entwicklungsfelddefekt erklären. Die Anomalien stellen überwiegend Defekte der Bauchwand, der Harnblase, des inneren und äußeren Genitale sowie des Rektums und Anus dar. Gross und Cresson (1952) beschrieben in ihrer Serie von 80 Patienten mit Blasenekstrophie sieben Fälle mit Spina bifida, fünf mit Omphalozelen, drei mit rektovesikalen Fisteln, zwei mit rektoperinealen Fisteln und drei mit Myelomeningozelen. Über diese relativ hohe Inzidenz assoziierter Anomalien herrscht jedoch keineswegs Einigkeit, umfassendere Untersuchungen stehen hierzu jedoch nicht zur Verfügung. Andere beschriebene Anomalien sind häufig bilateral auftretende Leistenhernien, dysplastische Veränderungen des Beckens, Fehlstellungen der unteren Extremitäten, Analatresien, Analinkontinenz und Rektumprolaps (Stringer et al. 1994). Nicht selten sind Penis- sowie Klitoris-, Vagina- und Uterusanomalien. Der obere Harntrakt ist in den meisten Fällen unauffällig. Hufeisennieren, dystope Nieren, Nierenagenesien und Nierendysplasien mit Megaureter sind jedoch in Einzelfällen beschrieben. Aufgrund der veränderten anatomischen Situation des ureterovesikalen Übergangs werden in nahezu 100% vesikoureterorenale Refluxe beobachtet, die in aller Regel auch einer operativen Behandlung bedürfen.

Kloakale Ekstrophie. Assoziierte Anomalien betreffen sowohl Fehlbildungen des Urogenitalsystems als auch extraurogenitale Fehlbildungen, wobei sich hier grundsätzlich die bei der Blasenekstrophie aufgeführten Anomalien finden lassen. Neben den relativ häufigen Omphalozelen werden nicht selten Anomalien der von den Müllerschen Gängen abgeleiteten Organe mit Fehlbildungen von Vagina, Uterus und Eileiter beobachtet. Bei männlichen Individuen können ektop mündende Samenleiter mit Einmündung in die Harnblase oder in den distalen Ureter vorliegen.

In der Studie von Hurwitz et al. (1987), die 34 Patienten mit kloakaler Ekstrophie untersuchten, fanden sich in 85% der Patienten assoziierte Anomalien, wobei zwei Drittel dieser Anomalien den oberen Harntrakt betrafen. Hierbei fanden sich überwiegend Beckennieren, andere Anomalien waren unilaterale Nierenagenesien, multizystische Nierendysplasien und Ureterduplikationen. Auch Hydronephrosen und Nierengefäßanomalien wurden beschrieben.

Extraurogenitale Fehlbildungen betrafen die Wirbelsäule in 48% der Fälle, den Magen-Darmtrakt in 46% (Malrotationen, Duplikationen, Atresien), das Zentralnervensystem in 29% (Myelomeningozelen, Meningozelen, Lipomeningozelen) und die unteren Extremitäten in 26% (kongenitale Hüftluxationen, andere schwere Bein- und Fußfehlstellungen).

Epispadie. Die mit der Epispadie assoziierten Anomalien sind in der Regel auf Fehlbildungen des äußeren Genitale und knöchernen Beckens sowie auf Störungen des Harnkontinenzmechanismus beschränkt. Nierenanomalien werden nur selten beobachtet. Anomalien des ureterovesikalen Übergangs mit vesikoureteralem Reflux sind häufig, die Angaben liegen zwischen 30–40% (Arap et al. 1988; Kramer u. Kelalis 1982).

8.4.2 Hypospadie

Die Hypospadie ist eine der häufigsten Fehlbildungen beim Mann, die Angaben über die Inzidenz schwanken zwischen 0,2% und 1% der männlichen Neugeborenen. Sie umfaßt ein komplexes Spektrum von Anomalien der Harnröhre und des Penis, welches infolge einer Entwicklungshemmung mit unvollständiger Urethralfaltenverschmelzung entsteht. Die Klassifikation der Hypospadien erfolgt nach der Lokalisation des Meatus urethrae externus am Penis: glandulär, koronal, penil, penoskrotal, skrotal und perineal. Die Hypospadie 1. Grades entspricht den glandulären und koronalen Hypospadien, die Hypospadie 2. Grades den penilen und die Hypospadie 3. Grades den penoskrotalen, skrotalen und perinealen Formen.

8.4.2.1 Genetik

Eine familiäre Häufung der isoliert auftretenden Hypospadien ist seit langem bekannt. Kemp (1940), Lowry und Kliman (1976) und Page (1979) haben einzelne Familien beschrieben, in denen das Vererbungsmuster für die Annahme eines autosomaldominanten Erbgangs spricht. Sfrensen (1953) und Frydman et al. (1985) postulierten für deren untersuchte Familien einen autosomal-rezessiven Erbgang.

In der Mehrzahl der durchgeführten Studien wird jedoch anhand des Vererbungsmusters übereinstimmend eine multifaktorielle Vererbung für den größten Teil der isolierten Hypospadieformen postuliert (Bauer et al. 1979; Källén u. Winberg 1982). Die Angaben zu dem empirischen Wiederholungsrisiko für Brüder eines Indexpatienten variieren zwischen 6,0% und 13,3% (Sfrensen 1953; Chen u. Woolley 1971; Sweet et al. 1974; Lowry u. Kliman 1976; Tolorová 1976; Avellán 1977). Opitz (1985) hält ein Wiederholungsrisiko von 7% für die isolierte Hypospadie für realistisch. Das Hypospadierisiko für Kinder von Vätern mit Hypospadie dürfte dagegen niedriger anzunehmen sein. Das von Sfrensen (1953) ermittelte Risiko von 3,5% dürfte hier einen guten Näherungswert der in zahlreichen Studien ermittelten Wiederholungsziffern darstellen.

Gut dokumentiert ist die Korrelation des genetischen Wiederholungsrisikos mit dem Schweregrad der Hypospadie einerseits und dem Auftreten dieser Fehlbildung bei weiteren Familienangehörigen andererseits (Sweet et al. 1974; Czeizel et al. 1979). In einer Studie von Bauer et al. (1979), in der die Familienstammbäume von 177 Knaben mit unterschiedlichen Schweregraden isolierter Hypospadien erhoben wurden, ergab sich kein erhöhtes Wiederholungsrisiko bei Vorliegen einer koronalen Hypospadie, ein Wiederholungsrisiko von 12% in der penilen Hypospadiegruppe und von 19% in der penoscrotalen Gruppe. Das Wiederholungsrisiko betrug 15%, wenn zusätzlich zu dem Indexkind ein weiteres Familienmitglied (der Vater ausgeschlossen) betroffen war, und 27%, wenn der Vater betroffen war.

Für die Annahme eines multifaktoriellen Erbgangs für die Mehrzahl der Hypospadien spricht auch die Beobachtung, daß das Wiederholungsrisiko mit zunehmender Entfernung der Verwandtschaft zum Indexpatienten abnimmt (Sweet et al. 1974). Für Verwandte zweiten Grades sinkt das durchschnittliche Risiko auf 2%, für Verwandte dritten Grades sogar auf etwa 1%.

8.4.2.2
Assoziierte Anomalien

In mehreren großen Studien, in denen zusammen über 2.500 hypospade Kinder untersucht wurden, fand sich die Hypospadie als isolierte Fehlbildung in etwa 75% der Fälle (Bauer et al. 1979; Khuri et al. 1981; Leung et al. 1985) (Abb. 8.3). Umgekehrt wurden in einem von vier Hypospadiepatienten weitere Fehlbildungen oder sonstige Anomalien nachgewiesen. Die häufigsten Anomalien bildeten dabei die kongenitalen Leistenhernien sowie der uni- oder bilaterale Kryptorchismus, die zusammen 30–45% der assoziierten Anomalien darstellten (Tabelle 8.2).

In der urologischen Literatur kontrovers diskutiert wird die Frage, ob ein Screening des oberen Harntraktes bei Hypospadien notwendig ist. Die Angaben über die Häufigkeit von Anomalien des oberen Harntraktes bei Hypospadie variieren zwischen 1,7% und 14,5%. Sie umfassen Obstruktionen, renale Dysplasien und Agenesien, zystische Veränderungen, Hufeisennieren, u. a.. Ureterale Ektasien und/oder vesikoureterorenale Refluxe sowie Hydronephrosen, diejenigen Anomalien, die am ehesten einer operativen Intervention bedürfen könnten, wurden in etwa 3% nachgewiesen. Obwohl die Mehrzahl der durchgeführten Studien keine Korrelation zwischen Schweregrad der Hypospadie und Anomalien des oberen Harntraktes dokumentieren konnten, fanden Khuri et al. (1981) bei 1.076 untersuchten Hypospadiepatienten, daß die Häufigkeit von Harntraktanomalien von etwa 1% bei Hypospadien 1. Grades auf bis 8% bei Hypospadien 3. Grades ansteigt. Ferner zeigte sich in dieser Studie eine höhere Häufigkeit oberer Harntraktanomalien, wenn zusätzliche Fehlbildungen, z. B eine Myelomeningozele oder Analatresie vorlagen.

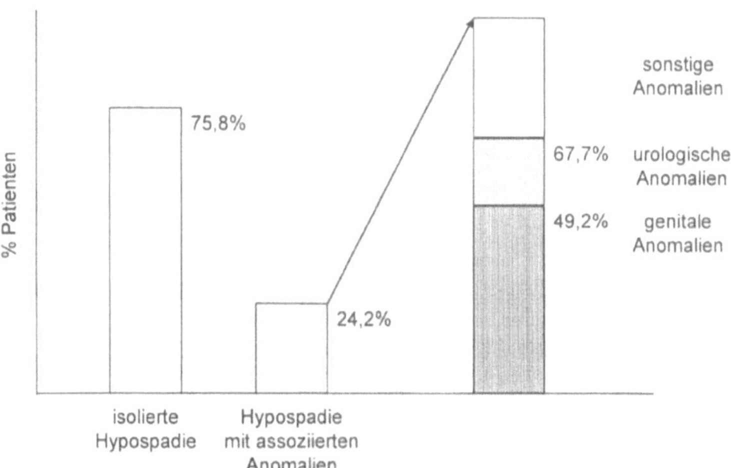

Abb. 8.3. Häufigkeit assoziierter Anomalien bei Knaben mit Hypospadie: Die prozentualen Angaben entsprechen den gemittelten Werten aus drei Studien, in denen zusammen 2.567 hypospade Knaben untersucht wurden (Bauer et al. 1979; Khuri et al. 1981; Leung et al. 1985). Anomalien des Urogenitalsystems machen 68% aller assoziierten Anomalien aus, wovon wiederum etwa zwei Drittel Genitalanomalien sind

Tabelle 8.2. Häufigste mit einer Hypospadie assoziierte Anomalie (aus Khuri et al. 1981, Leung et al. 1985, Shelton u. Noe 1985)

Anomalien	Häufigkeit [%]
Anomalien der Genital- und Leistenregion	38
Maldescensus testis, häufig unilateral	27
Leistenhernie, mit/ohne Hydrozele	27
Kryptorchismus und Leistenhernie zusammen	8
Harntraktanomalien	30
Vesikoureterorenaler Reflux	10
Hydronephrose	3
Duplikation	3
Kardiovaskuläre Anomalien	25
Ventrikelseptumdefekt	5
Offener Ductus arteriosus Botalli	4
Gastrointestinale Anomalien	10
Anus imperforatus	2
Extremitätenfehlbildungen	22
Klumpfuß	9
Anomalien des ZNS	17
Mentale Retardierung	9
Krampfleiden	3
Myelomeningozele, »tethered cord« oder Sakralagenesie	0,6
Anomalien im HNO-Bereich	40
Augenanomalien	13
Ohranomalien	8
Gesichtsspalten	2

Die Untersuchungsergebnisse der genannten Studien zusammenfassend kann empfohlen werden, bei Kindern mit Hypospadie eine Ultraschalluntersuchung der Nieren durchzuführen und in mehreren Kontrollen Urinanalysen zum Ausschluß bzw. Nachweis einer (asymptomatischen) Harnwegsinfektion durchzuführen. Ein Ausscheidungsurogramm oder Miktionszysturethrogramm bleibt denjenigen Fällen vorbehalten, in denen sich bei der Ultraschalluntersuchung eine Anomalie darstellt oder sich eine Harnwegsinfektion nachweisen läßt, die unabhängig von einer operativen oder sonstigen instrumentellen Manipulation im Bereich des Harntraktes auftritt.

Neben den Anomalien des Urogenitalsystems können assoziierte Fehlbildungen im Bereich weiterer Organsysteme vorhanden sein, der Ausschluß eines Fehlbildungssyndroms ist in solchen Fällen notwendig. Källén und Winberg (1982) beschrieben ein dreifach erhöhtes kardiovaskuläres Fehlbildungsrisiko sowie zehnfach erhöhtes Risiko für Fehlbildungen des Gastrointestinaltraktes gegenüber der Allgemeinbevölkerung. Diese erhöhten Fehlbildungsrisiken wurden durch andere Studien bestätigt (Bauer et al. 1979; Khuri et al. 1981; Leung et al. 1985) bestätigt. Ebenfalls erhöht gefunden wurden Extremitätenfehlbildungen, Spaltbildungen im Gesicht und Anomalien des Zentralnervensystems.

8.4.2.3 Chromosomale Veränderungen

Über eine erhöhte Inzidenz angeborener chromosomaler Veränderungen bei Patienten mit Hypospadie wird berichtet (Tabelle 8.3). Die Häufigkeit, mit der chromosomale Anomalien bei Hypospadie gefunden werden, liegt im Mittel zehnfach höher als

Tabelle 8.3. Inzidenz angeborener Chromosomenanomalien aus einer Untersuchung von 110 Kindern mit einem Maldescensus testis und/oder Hypospadie (aus Yamaguchi et al. 1991)

Fehlbildungen des äußeren Genitale	Zusätzliche kongenitale Fehlbildungen [%]		Gesamt [%]
	–	+	
Maldescensus testis	2,0	9,4	4,8
Hypospadie	7,1	0	5,6
Maldescensus testis und Hypospadie	25,0	20,0	22,2
Gesamt	4,3	9,8	6,4

in der Allgemeinbevölkerung (6% vs. 0,6%; Aarskog 1970; Chen und Woolley 1971; Yamaguchi et al. 1991). Häufig betroffen waren dabei die Geschlechtschromosomen, autosomale Aberrationen wurden jedoch auch beobachtet. Es wird empfohlen, vor allem die höhergradigen Hypospadiefälle und die, die mit weiteren Anomalien kombiniert sind, einer Chromosomenanalyse zuzuführen.

8.4.3 Hintere Harnröhrenklappen

Eine familiäre Häufung hinterer Harnröhrenklappen ist bekannt. Sie werden unter Geschwistern von Indexkindern häufiger beobachtet als in der Allgemeinbevölkerung, was auch für die Urethralstenose mit Aplasie der Prostata und der häufig mit einer Vaginal- und Analatresie kombiniert auftetenden Urethralatresie gilt. Es existieren darüber hinaus kasuistische Mitteilungen von Urethralklappen bei eineiigen Zwillingen (Kroovand et al. 1977; Livne et al. 1983). Obwohl nur wenige Daten zum Wiederholungsrisiko vorliegen, ist das Risiko einer Wiederholung in einer betroffenen Familie bzw. Geschwisterschaft niedrig einzuschätzen.

Auch das seltene, mit einer obstruktiven Urethropathie einhergehende Prune-belly-Syndrom tritt meist sporadisch auf, Geschwisterfälle sind selten. Es sollte hierbei immer an das Vorliegen einer Chromosomenanomalie (Trisomie 18, 21 und 13) gedacht werden.

Die Assoziation zwischen hinteren Harnröhrenklappen und Nierendysplasie ist bekannt, ihr ursächlicher Zusammenhang bislang jedoch unverstanden. Beobachtungen, daß der Schweregrad der Nierendysplasie mit zunehmender Lateralisation des Harnleiterostiums zunimmt, lassen vermuten, daß die Ursache der Nierendysplasie eher eine primäre Entwicklungsstörung darstellt, als in der Folge der urethralen Obstuktion bzw. des in 30–70% bei Knaben mit hinteren Harnröhrenklappen bestehenden vesikoureterorenalen Refluxes zu sehen ist. Der postulierte protektive Effekt des VURD (hintere Harnröhrenklappen, persistierender unilateraler Reflux, Nierendysplasie)-Syndroms auf die kontralaterale nicht refluxive Niere muß aufgrund von Langzeituntersuchungen in Frage gestellt werden (Cuckow et al. 1997).

8.4.4 Primäre Enuresis nocturna

Die Enuresis nocturna ist ein häufiges Problem, das etwa 15% der Kinder im Alter von 5 Jahren betrifft. In den meisten Fällen kommt es zu einem spontanen Sistieren, bis zum 15. Lebensjahr sinkt die Häufigkeit auf unter 1% ab. Die Familiarität der primären Enuresis ist durch zahlreiche Studien gut dokumentiert (als Übersicht s. Alon 1995). Bei etwa 40% der enuretischen Kinder hatte ein Elternteil ebenfalls eine Enuresis, bei etwa 70% findet sich mindestens ein weiteres Familienmitglied, welches eine Enuresis hat oder hatte. Die Bedeutung genetischer Faktoren in der Ätiologie der primären Enuresis wird unterstrichen durch die Untersuchungen von Kaffman und Elizur (1977), die 161 Kinder in einem Kibbuz untersuchten, welche nachts getrennt von ihren Eltern untergebracht waren und bei denen das Toilettentraining nicht von den Eltern vorgenommen wurde. Sie fanden, daß in diesem Kollektiv 67% der enuretischen Kinder Geschwister mit Enuresis hatten, bei Nicht-Enuretikern lag die entsprechende Häufigkeit bei 22%.

Die Analyse größerer Familien läßt auf einen autosomal-dominanten Erbgang mit hoher Penetranz schließen. Zwei Studien zu den molekularen Grundlagen der familiären Enuresis wurden kürzlich aus Dänemark und Schweden veröffentlicht. Eiberg et al. (1995) untersuchten elf dänische Familien mit autosomal-dominant vererbter primärer Enuresis. Durch Kopplungsanalysen wurde ein mögliches Kandidatengen auf dem langen Arm von Chromosom 13 lokalisiert, welches mit ENUR1 bezeichnet wurde (Abb. 8.4). Hinweise für molekulare Heterogenie ergaben sich durch eine kurz darauf von Arnell et al. (1997) veröffentlichte Linkage-Studie, nach der ein zweites

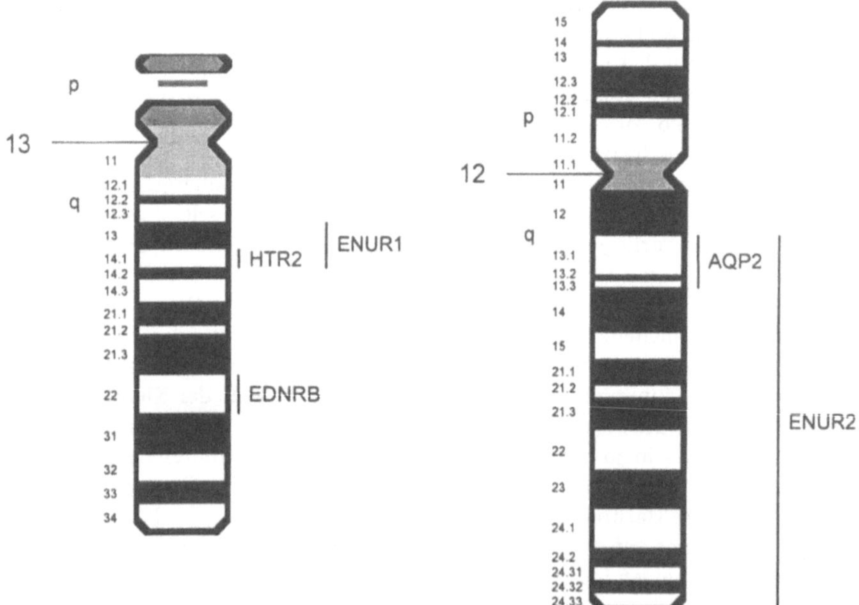

Abb. 8.4. Chromosomale Zuordnung der dominant vererbten primären Enuresis nocturna. Mit Hilfe genetischer Kopplungsanalysen wurden mögliche Kandidatengene auf 13q13-q14.2 (ENUR1) und 12q13-q24.3 (ENUR2) lokalisiert. Die zwei Neurorezeptorgene HTR2 (5-Hydroxytryptamin-2-Rezeptor) und EDNRB (Endothelin-Rezeptor) auf Chromosom 13 konnten als Kandidatengene für diese Erkrankung ausgeschlossen werden. Die Rolle von Aquaporin-2 (AQP2) auf Chromosom 12q ist unklar

Gen (ENUR2) auf dem langen Arm von Chromosom 12 angenommen werden muß. Die Rolle von ENUR1 und ENUR2 bei der Entstehung der Enuresis ist bislang jedoch unbekannt. Beide Chromosomenregionen enthalten keine offensichtlichen Kandidatengene. Ob das auf Chromosom 12q lokalisierte Gen für Aquaporin-2, ein Vasopressin-regulierter Wasserkanal, ein möglicher Kandidat darstellt, bedarf weiterer klärender Untersuchungen.

Der familiären Prädisposition kommt möglicherweise Bedeutung in der Differentialtherapie der Enuresis zu. So zeigten Hogg und Husmann (1993) an 71 Kindern mit Enuresis nocturna, daß der Behandlungserfolg mit Desmopressin bei Kindern mit positiver Familienanamnese signifikant höher lag als bei Kindern mit negativer Familienanamnese (91% vs. 7%). Dieser Zusammenhang von erfolgreichem Einsatz von Desmopressin und Familienanamnese wird durch andere Studien bestätigt (Miller et al. 1989).

8.5 Erkrankungen des Hodens

8.5.1 Maldescensus testis

Bei termingerecht geborenen Jungen findet sich ein Maldescensus testis in 3–6%, bei Frühgeborenen erhöht sich die Inzidenz auf 9%. In einer großen prospektiven Studie, in der 7.500 männliche Neugeborene zum Zeitpunkt der Geburt und im Alter von 3 Monaten untersucht wurden, fand sich eine Deszensusstörung bei 4,9% zum Zeitpunkt der Geburt. Drei Monate nach Geburt waren es noch 1,5% (John Radcliffe Hospital Cryptorchidism Study Group 1992). Es kann allgemein davon ausgegangen werden, daß bei etwa 0,8% aller Knaben nach Vollendung des 1. Lebensjahres ein behandlungsbedürftiger Maldeszensus vorliegt. Faktoren, die einen Spontandeszensus innerhalb der ersten 12 Monate begünstigen, sind niedriges Geburtsgewicht (<2.500 g), bilateraler Maldeszensus und normale Skrotalgröße. Die primär nicht palpablen oder hoch inguinal gelegenen, nicht in das Skrotum verschiebbaren Hoden haben die geringste Aussicht, noch vollständig zu deszendieren. Der Maldescensus testis tritt sehr viel häufiger unilateral als bilateral auf.

Ätiologisch handelt es sich bei dem Maldeszensus um eine endokrinologisch beeinflußbare Entwicklungsstörung, so daß es sich hierbei nicht um eine kongenitale Fehlbildung im engeren Sinne handelt. Der Hoden entwickelt sich intraperitoneal und durchwandert den Inguinalkanal zumeist schon vor der Geburt. Dieser Deszensus ist offensichtlich hormonell reguliert, dem Gubernaculum testis wird eine Rolle als Leitstruktur zugeschrieben.

Es werden verschiedene Formen des Maldescensus testis unterschieden: ein Bauchhoden als *echter Kryptorchismus* wird in etwa 6% der Fälle gesehen. Differentialdiagnostisch ist vom Bauchhoden die Anorchie abzugrenzen. *Leistenhoden* sind zumeist palpabel und finden sich zwischen innerem und äußerem Leistenring. Sie treten bei 70% der Kinder mit einem Maldeszensus auf. Eine Sonderform des Leistenhodens ist der *Gleithoden*, der durch sanften Zug bei der Untersuchung bis in den Skrotalansatz zu bringen ist, jedoch sofort nach Loslassen zurückschnellt und nicht im Skrotum verweilt. Vom Gleithoden sorgfältig zu trennen ist der *Pendelhoden*, der zeitweise skrotal und zeitweise inguinal liegt. Er stellt eine physiologische Variante des deszendierten Hodens dar. Echte *Hodenektopien*, bei denen der Hoden perineal, am Oberschenkel oder der Peniswurzel liegt, sind sehr selten.

8.5.1.1 Genetik

Für eine humangenetische Beratung müssen eine Reihe von Faktoren berücksichtigt werden. So wird das Wiederholungsrisiko unter anderem davon beeinflußt, ob andere urogenitale Anomalien vorliegen oder der Maldescensus testis als Teil eines Fehlbildungssyndroms auftritt. Im zuletzt genannten Fall entspricht das Wiederholungsrisiko dem der zugrundeliegenden Erkrankung.

Eine familiäre Häufung des isoliert auftretenden Maldescensus testis ist bekannt, wobei mehrere Studien übereinstimmend von einer multifaktoriellen Vererbung ausgehen (Abrams 1975, Rezvani et al. 1976). Jones und Young (1982) fanden bei der Untersuchung von 51 Familien mit kryptorchen Kindern, daß 9,8% der männlichen Geschwister ebenfalls betroffen waren. In 3,9% der Fälle wies der Vater einen Maldeszensus auf. Mit zunehmender Entfernung der Verwandtschaft zum Indexpatienten nahm das Risiko ab, so fand sich bei Verwandten zweiten Grades ein Maldeszensus in 5% der Fälle. In Anbetracht des erhöhten Sterilitäts- und Malignitätsrisikos maldeszendierter Hoden sollte das erhöhte Maldeszensusrisiko insbesondere der Geschwister von Indexpatienten dazu veranlasssen, auch Familienangehörige sorgfältig zu untersuchen.

8.5.1.2 Assoziierte Anomalien

Die Assoziation zwischen Maldescensus testis und anderen kongenitalen Fehlbildungen ist gut dokumentiert. Der Maldeszensus stellt eine häufige Anomalie im Rahmen komplexer Fehlbildungssyndrome dar und wird – syndromunabhängig – häufig assoziiert mit anderen kongenitalen Fehlbildungen gefunden. So wiesen in der am John Radcliffe Hospital durchgeführten Studie (John Radcliffe Hospital Cryptorchidism Study Group 1992) 42,4% der Jungen mit kongenitalen Fehlbildungen einen Maldescensus testis auf.

Die Assoziation mit genitalen Fehlbildungen ist bereits seit langem bekannt (Marshall 1982). Ein abnormes Skrotum stellt dabei die häufigste Anomalie dar. Leistenhernien und Hydrozelen sind die Folge eines inkompletten Verschlusses des Processus vaginalis peritonei. Andere Fehlbildungen betreffen Samenstrang und Nebenhoden, die partiell oder komplett atretisch sein können, und es kann eine komplette Hoden-Nebenhoden-Dissoziation vorliegen. Ebenfalls erhöht sind Anomalien des oberen Harntraktes wie Ureterabgangsstenosen, hypoplastische Nieren, Hufeisennieren und ektop mündende Ureteren. Ihre Inzidenz wird mit 15–30% bei Kryptorchismus oder Hodenektopie angegeben (Donohue et al. 1973). Eine routinemäßige Ablärung des oberen Harntraktes wird bei solchen Kindern empfohlen.

Eine klare Beziehung existiert zwischen Maldescensus testis und Hypospadie: gegenüber Kindern mit normal deszendierten Hoden ist die Hypospadiehäufigkeit bei Kindern mit einem Maldeszensus um das Dreifache erhöht (Hjertkvist et al. 1989,

John Radcliffe Hospital Cryptorchidism Study Group 1992). Ebenfalls signifikant erhöht ist die Häufigkeit kongenitaler Hüftgelenkssubluxationen.

8.5.1.3 Chromosomale Veränderungen

Eine Reihe von Studien beschäftigt sich mit der Inzidenz von Chromosomenanomalien bei Patienten mit Maldescensus testis. Ein Maldeszensus findet sich häufig bei Kindern mit angeborenen Chromosomenanomalien und wird z. B. bei der Trisomie 21 in 14–27%, beim Prader Willi-Syndrom, dem ursächlich eine Mikrodeletion auf dem langen Arm von Chromosom 15 zugrundeliegt, in über 80% gefunden (Geffner u. Lippe 1981).

Angeborene Chromosomenanomalien werden aber auch bei Patienten mit isoliert auftretenden Maldescensus testis nachgewiesen. In neueren Studien (Yamaguchi et al. 1991, Sasagawa et al. 1996) wird die Gesamthäufigkeit chromosomaler Anomalien bei Patienten mit unilateralem oder bilateralem Maldeszensus mit um 2% angegeben. Die Häufigkeit erhöht sich, wenn zusätzliche kongenitale Fehlbildungen vorliegen. Yamaguchi et al. (1991) fand die höchste Inzidenz mit 25% bei Patienten, die zusätzlich zum maldeszendierten Hoden eine Hypospadie aufwiesen (s. Tabelle 8.3). Faßt man die verschiedenen Studien zusammen, läßt sich festhalten, daß bei Patienten mit autosomalen Chromosomenanomalien meist multiple kongenitale Fehlbildungen, häufig mit mentaler Retardierung vorliegen. Bei den Patienten ohne zusätzliche Fehlbildungen sollte das Hauptaugenmerk auf Anomalien der Geschlechtschromosomen gelegt werden, z. B. das Klinefelter-Syndrom (47,XXY). Obwohl einige Studien keine erhöhte Inzidenz chromosomaler Anomalien bei isoliertem Maldescensus testis nachweisen konnten (Dougall et al. 1974, Dewald et al. 1977), wird eine Chromosomenanalyse bei den Patienten empfohlen, die zusätzlich zum Maldeszensus eine Hypospadie oder andere urogenitale Fehlbildungen aufweisen.

Literatur

Aarskog D (1970) Clinical and cytogenetic studies in hypospadias. Acta Paediatr Scand (Suppl) 203: 1–62

Abbeele van den AD, Treves ST, Lebowitz RL, Bauer S, Davis RT, Retik A, Colodny A (1987) Vesicoureteral reflux in asymptomatic siblings of patients with known reflux: radionuclide cystography. Pediatrics 79: 147–153

Abrams HJ (1975) Familial crytorchidism. Letter to the Editor. Urology 5: 849

Abrams HJ, Sutton AP, Buchbinder MI (1980) Ureteroceles in siblings. J Urol 124: 135

Aggarwal VK, Verrier Jones K (1989) Vesicoureteric reflux: screening of first degree relatives. Arch Dis Child 64: 1538–1541

Alon US (1995) Nocturnal enuresis. Pediatr Nephrol 9: 94–103

Anderson PAM, Rickwood AMK (1991) Features of primary vesicoureteric reflux detected by prenatal sonography. Br J Urol 67: 267–271

Arap S, Nahas WC, Giron AM, Bruschini H, Mitre AI (1988) Incontinent epispadias: Surgical treatment of 38 cases. J Urol 140: 577–581

Arnell H, Hjälmâs K, Jägervall M, Läckgren G, Stenberg A, Bengtsson B, Wassén C, Emahazion T, Annerén G, Petterson U, Sundvall M, Dahl N (1997) The genetics of primary nocturnal enuresis: inheritance and suggestion of a second major gene on chromosome 12q. J Med Genet 34: 360–365

Atiyeh B, Husmann D, Baum M (1992) Contralateral renal abnormalities in multicystic-dysplastic kidney disease. J Pediatr 121: 65–67

Atiyeh B, Husmann D, Baum M (1993) Contralateral renal abnormalities in patients with renal agenesis and noncystic renal dysplasia. Pediatrics 91: 812–815

Atwell JD, Cook PL, Howell CJ, Hyde I, Parker BC (1974) Familial incidence of bifid and double ureters. Arch Dis Child 49: 390–393

Atwell JD (1985) Familial pelviureteric junction hydronephrosis and its association with a duplex pelvicaliceal system and vesicoureteric reflux. A family study. Br J Urol 57: 365–369

Avellán L (1977) On aetiological factors in hypospadias. Scand J Plast Reconstr Surg 11: 115–123

Avni EF, Thoua Y, Lalmand B, Didier F, Droulle P, Schulman CC (1987) Multicystic dysplastic kidney: Natural history from in utero diagnosis and postnatal followup. J Urol 138: 1420–1424

Ayalon A, Shapiro A, Rubin SZ, Schiller M (1979) Ureterocele – a familial congenital anomaly. Urology 13: 551–553

Bailey RR, Janus E, McLoughlin K, Lynn KL, Abbott GD (1984) Familial and genetic data in reflux nepropathy. In: Hodson CJ, Hepinstall RM, Winberg J (Hrsg) Reflux nephropathy update 1983. Karger, London, S 40–51

Barnes DG, McGeorge AM (1989) The duplex ureter in Burnley, Pendle and Rossendale. Br J Urol 64: 345–346

Bauer SB, Bull MJ, Retik AB (1979) Hypospadias: a familial study. J Urol 121, 474–477

Bonnet JP, Aigrain Y, Ferkadji L (1997) Cystic dysplasia of the testis with ipsilateral renal agenesis. A case report and review of the literature. Eur J Pediatr Surg 7: 57–59
Bonnet JP, Aigrain Y, Ferkadji L (1997) Cystic dysplasia of the testis with ipsilateral renal agenesis. A case report and review of the literature. Eur J Pediatr Surg 7: 57–59

Borer JG, Glassberg KI, Kassner EG, Schulsinger DA, Mooppan UMM (1994) Unilateral muticystic dysplasia in 1 component of a horsehoe kidney: case reports and review of the literature. J Urol 152: 1568–1571

Bouachrine H, Lemelle JL, Didier F, Schmitt M (1996) A follow-up study of pre-natally detected primary vesico-ureteric reflux: a review of 61 patients. Br J Urol 78: 936–939

Buchta RM, Viseskul C, Gilbert EF, Sarto GE, Opitz JM (1973): Familial bilateral renal agenesis and hereditary renal adysplasia. Z Kinderheilk 115, 111–129

Bugge M (1981) Monozygotic twins discordant for exstrophy of the urinary bladder. J Med Genet 18: 139–141

Buonomo C, Treves ST, Jones B, Summerville D, Bauer S, Retik A (1993) Silent renal damage in symtom-free siblings of children with vesicoureteral reflux: Assessment with technetium Tc 99 m dimercaptosuccinic acid scintigraphy. J Pediatr 122: 721–723

Burger RH (1972) A theory on the nature of transmission of congenital vesicoureteral reflux. J Urol 108: 249–254

Cain DR, Griggs D, Lackey DA, Kagan BM (1974) Familial renal agenesis and total dysplasia. Am J Dis Child 128: 377–380

Carter CO, Evans K, Pescia G (1979) A family study of renal agenesis. J Med Genet 16: 176–188

Carter CO (1984) The genetics of urinary tract malformations. J Génét Hum 32: 23–29

Chapman DJ, Bailey RR, James ED, Abbott GD, Lyna KL (1985) Vesicoureteric reflux: segregation analysis. Am J Med Genet 20: 577–584

Chen YC, Woolley PV, Jr (1971) Genetic studies on hypospadias in males. J Med Genet 8: 153–159

Cohen B, Goldman SM, Kopilnick M, Khurana SV, Salik JO (1978) Ureteropelvic junction obstruction: its occurrence in 3 members of s single family. J Urol 120: 361–364

Connolly LP, Treves ST, Connolly SA, Zurakowski D, Share JC, Bar-Sever Z, Mitchell KD, Bauer SB (1997) Vesicoureteral reflux in children: incidence and severity in siblings. J Urol 157: 2287–2290

Coplen DE, Duckett JW (1995) The modern approach to ureteroceles. J Urol 153: 166–171

Cuckow PM, Dinneen MD, Risdon RA, Ransley PG, Duffy PG (1997) Long-term renal function in the posterior urethral valves, unilateral reflux and renal dysplasia syndrome. J Urol 158: 1004–1007

Czeizel A, Tinneen MD, Risdon RA, Ransley PG, Duffy PG (1997) Long-term renal function in the posterior uDees JE (1960) Prognosis of the solitary kidney. J Urol 83: 550–552

Devriendt K, Fryns JP (1995) Genetic locus on chromosome 6p for multicystic renal dysplasia, pelviureteral junction stenosis, and vesicoureteral reflux. Am J Med Genet 59:396–397

Dewald GW, Kelalis PP, Gordon H (1977) Chromosomal studies in cryptorchidism. J Urol 117: 110–112

Deweerd JH, Feeney DP (1967) Bilateral ureteral ectopia with urinary incontinence in a mother and daughter. J Urol 98: 335–336

Donohue RE, Fauver HE (1989): Unilateral absence of the vas deferens. A useful clinical sign. JAMA 261: 1180–1182

Donohue RE, Utley WLF, Maling TM (1973): Excretory urography in asymptomatic boys with cryptorchidism. J Urol 109: 912–916

Dougall AJ, Maclean N, Wilkinson AW (1974) Histology of the maldescended testis at operation. Lancet 1: 771–774

Drake MJ, Quinn FMJ (1996) Absent vas deferens and ipsilateral multicystic dysplastic kidney in a child. Br J Urol 77: 756–757

Eiberg H, Berendt J, Mohr J (1995) Assignment of dominant inherited nocturnal enuresis (ENUR1) to chromosome 13q. Nature Genet 10: 354–356

Emanuel B, Nachman R, Aronson N, Weiss H (1974) Congenital solitary kidney. A review of 74 cases. Am J Dis Child 127: 17–19

Fernbach SK, Feinstein KA, Spencer K, Lindstrom CA (1997) Ureteral duplication and its complications. Radiographics 17: 109–127

Flack CE, Bellinger MF (1993) The multicystic dysplastic kidney and contralateral vesicoureteral reflux: protection of the solitary kidney. J Urol 150: 1873–1874

Fried K, Yuval E, Eidelman A, Beer S (1975) Familial primary vesicoureteral reflux. Clin Genet 7: 144–147

Frydman M, Greiber C, Cohen HA (1985) Uncomplicated familial hypospadias: evidence for autosomal recessive inheritance. Am J Med Genet 21: 51–55

Fryns JP, Kleczkowska A, Moerman P, Vandenberghe K (1993) Hereditary hydronephrosis and the short arm of chromosome 6. Hum Genet 91: 514–515

Geffner ME, Lippe BM (1981) Genetic and endocrinologic syndromes associated with crytorchidism. In : Fonkalsrud EW, Mengel W (Hrsg) The undescended testis. Year Book Medical Publishers, Chicago, S 135–143

Gordon AC, Thomas DFM, Arthur RJ, Irving HC (1988) Multicystic dysplastic kidney: Is nephrectomy still appropriate? J Urol 140: 1231–1234

Gross RE, Cresson SL (1952) Exstrophy of the bladder: observations from eighty cases. JAMA 149: 1640–1644

Hitchcock R, Burge DM (1994) Renal agenesis: an acquired condition? J Pediatr Surgery 29: 454–455

Hjertkvist M, Damber JE, Bergh A (1989) Cryptorchidism: a registry based study in Sweden on some factors of possible aetiological importants. J Epidemiol Community Health 43: 324–329

Hogg RJ, Husmann D (1993) The role of family history in predicting response to desmopressin in nocturnal enuresis. J Urol 150: 444–445

Hohenfellner R, Walz PH (1986) Primärer und sekundärer Megaureter. In: Hohenfellner R (Hrsg) Kinderurologie in Klinik und Praxis, 1. Aufl. Thieme, Stuttgart, New York, S 268–279

Hohenfellner M, Schultz-Lampel D, Lampel A, Steinbach F, Cramer BM, Thüroff JW (1992) Tumor in the horseshoe kidney: clinical implications and review of embryogenesis. J Urol 147: 1098–1102

Hurwitz RS, Manzoni GAM, Ransley PG, Stephens FD (1987) Cloacal exstrophy: A report of 34 cases. J Urol 138: 1060–1064

Ives E, Coffey R, Carter CO (1980) A family study of bladder exstrophy. J Med Genet 17: 139–141

Izquierdo L, Porteous M, Paramo PG, Connor JM (1992) Evidence for genetic heterogeneity in hereditary hydronephrosis caused by pelvi-ureteric junction obstruction, with one locus assigned to chromosome 6p. Hum Genet 89: 557–560

Jerkins GR, Noe HN (1982) Familial vesicoureteral reflux: a prospective study. J Urol 128: 774–778

John Radcliffe Hospital Cryptorchidism Study Group (1992) Cryptorchidism: a prospective study of 7500 consecutive male births, 1984–1988. Arch Dis Child 67: 892–899

Johnson DK, Perlmutter AD (1980) Single system ectopic ureteroceles with anomalies of the heart, testis and vas deferens. J Urol 123: 81–83

Jones IRG, Young ID (1982) Familial incidence of cryptorchidism. J Urol 127: 508–509

Kaffman M, Elizur E (1977) Infants who become enuretics: a longitudinal study of 161 Kibbutz children. Monogr Soc Res Child Dev: 2–12

Källén B, Winberg J (1982) An epidemiological study of hypospadias in Sweden. Acta Paediatr Scand 293: 1–21

Kaneko K, Suzuki Y, Fukuda Y, Yabuta K, Miyano T (1995) Abnormal contralateral kidney in unilateral multicystic dysplastic kidney disease. Pediatr Radiol 25: 275–277

Karmazyn B, Zerin JM (1997) Lower urinary tract abnormalities in children with multicystic dysplastic kidney. Radiology 203: 223–226

Kemp T (1940) Hypospadie. In: Erbbiologie und Erbpathologie körperlicher Zustände und Funktionen. Bd II, Innere Krankheiten, 2. Teil. Springer, Berlin

Kenney PJ, Robbins GL, Ellis DA, Spirt BA (1985) Adrenal glands in patiens with congenital renal anomalies: CT appearance. Radiology 155: 181–182

Khuri FJ, Hardy BE, Churchill BM (1981) Urological anomalies associated with hypospadias. Urol Clin North Am 8: 565–571

Kramer SA, Kelalis PP (1982) Assessment of urinary continence in epispadias: review of 94 patients. J Urol 128: 290–293

Kroovand RL, Weinberg N, Emami A (1977) Posterior urethral valves in identical twins. Pediatrics 60: 748

Lattimer JK, Smith MJV (1966) Exstrophy closure. A follow-up on 70 cases. J Urol 95: 356–359

Leung HY, Kiely EA (1997) Single ectopic ureterocele associated with ipsilateral renal dysplasia and undescended testis. Scand J Urol Nephrol 31: 573–574

Leung TJ, Baird PA, Mc Gillivray B (1985) Hypospadias in British Columbia. Am J Med Genet 21: 39–48
Lewy PR, Belman AB (1975) Familial occurrence of nonobsturctive noninfectious vesicoureteral reflux with renal scarring. J Pediatr 86: 851–856
Lippe B, Geffner ME, Dietrich RB, Boechat MI, Kangarloo H (1988) Renal malformations in patients with Turner syndrome: Imaging in 141 patients. Pediatrics 82: 852–856
Livne DM, Delaune J, Gonzales EJ (1983) Genetic etiology of posterior urethral valves. J Urol 130: 781–784
Lowry RB, Kliman MR (1976) Hypospadias in successive generations – possible dominant gene inheritance. Clin Genet 9: 285–288
Mackintosh P, Almarhoos G, Heath DA (1989) HLA linkage with familial vesicoureteral reflux and familial pelvi-ureteric junction obstruction. Tissue Antigens 34:185–189
Madisson H (1934) Über das Fehlen beider Nieren (Aplasia renum bilateralis). Zentralbl Allg Pathol Pathol Anat 60: 1–8
Magee MC, Lucey DT, Fried F (1979) A new embryologic classification for uro-gynecologic malformations: the syndromes of mesonephric duct induced Müllerian deformities. J Urol 121: 265–267
Marshall FF (1982) Anomalies associated with cryptorchidism. Urol Clin North Am 9: 339–347
Mauer SM, Dobrin RS, Vernier RL (1974) Unilateral and bilateral renal agenesis in monoamniotic twins. J Pediatr 84: 236–238
McHale D, Porteous MEM, Wentzel J, Burn J (1996) Further evidence of genetic heterogeneity in hereditary hydronephrosis. Clin Genet 50: 491–493
McPherson E, Carey J, Kramer A, Hall JG, Pauli RM, Schimke RN, Tasin MH (1987): Dominantly inherited renal adyplasia. Am J Med Genet 26: 863–872
Meridies R, Maar K, Claussen U (1976) Klinisch-genetische Aspekte der Hufeisenniere. Urol Int 31: 239–245
Mesrobian HGJ, Rushton HG, Bulas D (1993) Unilateral renal agenesis may result from in utero regression of multicystic renal dysplasia. J Urol 150: 793–794
Messelink EJ, Aronson DC, Knuist M, Heij HA, Vos A (1994) Four cases of bladder exstrophy in two families. J Med Genet 31: 490–492
Middleton GW, Howards SS, Gillenwater JY (1975) Sex-linked familial reflux. J Urol 114: 36–39
Miller K, Goldberg S, Atkin B (1989) Nocturnal enuresis: experience with long-term use of intranasally administered desmopressin. J Pediatr 114: 723–726
Noe HN, Wyatt RJ, Peeden JN, Jr, Rivas ML (1992) The transmission of vesicoureteral reflux from parent to child. J Urol 148: 1869–1871
Opitz JM (1985) Editoral comment: hypospadias. Am J Med Genet 21: 57–60
Page LA (1979) Inheritance of uncomplicated hypospadias. Pediatrics 63: 788–790
Paramo PG, Izquierdo L, Paramo P, Jr, Llorente L, Diego A, Paez A, Gomez Ruiz JJ, Uson AC (1991) Genuine hereditary hydronephrosis in a three-generation family. Clinicopathological and genetic implications with a review of the literature. Eur Urol 20: 293–300
Peeden JN, Noe HN (1992) Is it practical to screen for familial vesicoureteral reflux within a private pediatric practice? Pediatrics 89: 758–760
Phillips DIW, Divall JM, Maskell RM, Barker JP (1987) A geographical focus of duplex ureter. Br J Urol 60: 329–331
Prewitt LH, Lebowitz RL (1976) The single ectopic ureter. Am J Roentgenol 127: 941–948
Privett JTJ, Jeans WD, Roylance J (1976) The incidence and importance of renal duplication. Clin Radiol 27: 521–530
Rackley RR, Angermeier KW, Levin H, Pontes E, Kay R (1994) Renal cell carcinoma arising in a regressed multicystic dysplastic kidney. J Urol 152: 1543–1545
Rezvani I, Rettig KR, DiGeorge AM (1976) Inheritance of cryptorchidism. Letter to the Editor. Pediatrics 58: 774–775
Riba LW (1936) Ureterocele: with case reports of bilateral ureterocele in identical twins. Br J Urol 8: 119–131
Robson WL, Rogers RC, Leung AK (1994) Renal agenesis, multicystic dysplasia, and uretero-pelvic junction obstruction – a common pathogenesis? Am J Med Genet 53: 302
Robson WL, Thomason MA, Minette LJ (1998) Cystic dysplasia of the testis associated with multicystic dysplasia of the kidney. Urology 51: 477–479
Roodhooft AM, Birnholz JC, Holmes LB (1984): Familial nature of congential absence and severe dysgenesis of both kidneys. N Eng J Med 310, 1341–1345
Sanyanusin P, Schimmenti LA, McNoe LA, Ward TA, Pierpont ME, Sullivan MJ, Byns W, Eccles MR (1995) Mutation of the PAX2 gene in a family with optic nerve colobomas, renal anomalies and vesicoureteral reflux. Nat Genet 9: 358–363
Šantavá A, Utíkalová A, Bártová A, Drábek J, Šantavy J, Scheinar J (1997) Familial hydronephrosis unlinked to the HLA complex. Am J Med Genet 70: 118–120

Sasagawa I, Nakada T, Ishigooka M, Sawamura T, Adachi Y, Hashimoto T (1996) Chromosomal anomalies in cryptorchidism. Int Urol Nephrol 28: 99–102
Schlegel PN, Shin D, Goldstein M (1996) Urogenital anomalies in men with congenital absence of the vas deferens. J Urol 155: 1644–1648
Schmidt ECH, Hartley AA, Bower R (1952) Renal aplasia in sisters. Arch Pathol 54: 403–406
Sengar DP, Rashid A, Wolfish NM (1979) Familial urinary tract anomalies. Association with the major histocompatibility complex in man. J Urol 121:194–197
Shapiro E, Lepor H, Jeffs RD (1984) The inheritance of the exstrophy-epispadias complex. J Urol 132: 308–310
Sheih CP, Li YW, Liao YJ, Chen WL, Lin JY, Chen SM (1994) Early detection of unilateral occlusion of duplicated Müllerian ducts: the use of serial pelvic sonography for girls with renal agenesis. J Urol 151: 708–710
Shelton TB, Noe HN (1985) The role of excretory urography in patients with hypospadias. J Urol 134: 97–99
Song JT, Ritchey ML, Zerin JM, Bloom DA (1995) Incidence of vesicoureteral reflux in children with unilateral renal agenesis. J Urol 153: 1249–1251
Sfrensen HR (1953) Hypospadias: with special reference to aetiology. In: Opera ex Domo Biol Hered Hum Univ Hafniensis, vol 31. Munksgaard, Kopenhagen
Sourtiz S, Damry N, Janssen F, Perlmutter N (1994) Ureteral quadruplication: the fourth case report. Pediatr Radiol 24: 604–605
Squiers EC, Morden RS, Bernstein J (1987) Renal multicystic dysplasia: an occasional manifestation of the hereditary renal adysplasia syndrome. Am J Med Genet 3 (Suppl): 279–284
Steele BT, Robitaille P, DeMaria J, Grignon A (1989) Follow-up evaluation of prenatally recognized vesicoureteric reflux. J Pediatr 115: 95–96
Stringer MD, Duffy PG, Ransley PG (1994) Inguinal hernias associated with bladder exstrophy. Br J Urol 73: 308–309
Sweet RA, Schrott HG, Kurland R, Culp DS (1974) Study of the incidence of hypospadias in Rochester, Minnesota, 1940–1970, and a case-control comparison of possible etiologic factors. Mayo Clin Proc 49: 52–58
Tatu W, Brennan RE (1981) Primary megaureter in a mother and daughter. Urol Radiol 3: 185–187
Tolorová M (1976) Hypospadias from the genetic point of view: Annotation of experimental results. Acta Chir Plast 18: 161–163
Uder M, Siemer S, Gohe D, Schneider G, Kramann B, Humke U (1998) Samenblasenzysten bei ipsilateraler Nierenagenesic. Bildgebende Diagnostik, Klinik und Langzeitverlauf. Radiologe 38: 766–773
Wan J, Greenfield SP, Ng M, Zerin M, Ritchey ML, Bloom D (1996) Sibling reflux: a dual center retrospective study. J Urol 156: 677–679
Wheeler PG, Weaver DD, Obeime MO, Vance GH, Bull MJ, Escobar LF (1997) Urorectal septum malformation sequence: Report of thirteen additional cases and review of the literature. Am J Med Genet 73: 456–462
Whitaker J, Danks DM (1966) A study of the inheritance of duplication of the kidneys and ureters. J Urol 95: 176–178
Whitaker RH, Hunt GM (1987) Incidence and distribution of renal anomalies in patients with neural tube defects. Eur Urol 13, 322–323
Yamaguchi T, Kitada S, Osada Y (1991) Chromosomal anomalies in cryptorchidism and hypospadias. Urol Int 47: 60–63
Zaontz MR, Packer MG (1997) Abnormalities of the external genitalia. Pediatr Clin North Am 44: 1267–1297
Zerin JM, Ritchey ML, Chang ACH (1993) Incidental vesicoureteral reflux in neonates with antenatally detected hydronephrosis and other renal abnormalities. Radiology 187: 157–160

KAPITEL 9

Polyzystische Nierenerkrankungen

K. Zerres

9.1 Wichtigste Charakteristika/diagnostische Kriterien

Zystische Nierenkrankheiten spielen eine wichtige Rolle in vielen Bereichen der Medizin, ca. 5–10% der Dialysepatienten leiden an Zystennieren. Zystennieren stellen eine heterogene Gruppe dar, die sowohl erworbene wie erbliche Formen einschließt. Die Klassifikation ist nicht einheitlich, zunehmend werden jedoch im klinischen Gebrauch die genetischen Bezeichnungen den pathoanatomischen vorgezogen, obwohl diese weiterhin für die Beschreibung der morphologischen Strukturveränderungen von Bedeutung sind.

Unter dem Terminus »polyzystisch« werden die beiden genetischen Entitäten, die autosomal-rezessive wie die autosomal-dominante Form zusammengefaßt. Nachfolgend sollen genetische und differentialdiagnostische Gesichtspunkte dargestellt werden.

Der klinischen Diagnosestellung kommt auch auf dem Hintergrund der heutigen Möglichkeiten der molekulargenetischen Diagnostik zentrale Bedeutung zu (Zerres et al. 1996). Tabelle 9.1 faßt die wichtigsten Charakteristika der beiden Formen zusammen.

9.2 Autosomal-rezessiv erbliche polyzystische Nierenerkrankung (ARPKD)

Synonym werden die Bezeichnungen Typ I nach Potter und infantile polyzystische Nierenkrankheit gebraucht, beide werden heute jedoch zugunsten der genetischen Bezeichnungen verlassen.

9.2.1 Formale Genetik / Häufigkeit

Blyth u. Ockenden haben 1972 auf der Basis einer Analyse von Kranheitsverläufen bei Geschwistern vier verschiedene Genorte für die ARPKD postuliert. Auf dem Hintergrund der klinischen Variabilität der ARPKD sowie einer hohen intrafamilären Ähnlichkeit der Krankheitsverläufe bei Geschwistern erscheint jedoch multiple Allelie, also die Existenz unterschiedlicher Ausprägungen eines Gens eine plausible Erklärung, die durch die molekulargenetischen Befunde bestätigt wird.

Tabelle 9.1. Kriterien zur Klassifikation der polyzystischen Nierenkrankheiten

Kriterium	Autosomal-rezessive PKD	Autosomal-dominante PKD
Pathologie, Größe Symmetrie	Vergrößert, zu Beginn normal Symmetrisch	Vergrößert, zu Beginn normal Zu Beginn z. T. über Jahre asymmetrisch
Zystenlokalisation	Sammelrohre	In allen Bereichen von Nephronen und Sammelrohren
Zystendurchmesser	Zu Beginn bis 2 mm, bei längerer Überlebenszeit bis zu mehreren cm	Zu Beginn gering, später bis zu mehreren Zentimetern
Leberveränderungen	Kongenitale Leberfibrose in sehr unterschiedlichem Ausmaß	Zystenleber bei ca. 1/3 der Patienten, häufiger bei Frauen, selten Leberfibrose!
Weitere Manifestationen	Zystische Pankreasveränderungen	Hirnbasisaneurysmen, Aneurysmen, Herzbeteiligung: Mitralklappenprolaps, Insuffizienzen
Hauptsymptome	Neugeborenenperiode: respiratorische Störungen, später: Niereninsuffizienz, portale Hypertension (sehr variabel)	Beginn meist 2.–4. Dekade, selten im Kindesalter (2%?), in Einzelfällen pränatal, im NG-Alter respiratorische Probleme und Niereninsuffizienz, Schmerzen, Hämaturie, zerebrale Blutungen
Manifestation bei betroffenen Familienangehörigen	Oft ähnlicher Verlauf bei Geschwistern, unterschiedliche Verläufe jedoch möglich	Variabel, oft intrafamiliäre Ähnlichkeit des Verlaufs, Wiederholung von frühmanifesten Fällen innerhalb einer Familie
Elterliche Nieren	Keine Auffälligkeiten	Nachweis von Zysten bei einem Elternteil, sofern die Eltern nicht zu jung sind, Spontanmutationen wahrscheinlich sehr selten

Exakte Angaben zur Häufigkeit autosomal-rezessiver Zystennieren existieren nicht. Die Schätzungen reichen von 1:6.000–1:55.000 (Bosniak u. Ambos 1975; Potter 1972). Vorläufig erscheint solange bis exaktere Daten vorliegen die Annahme einer Inzidenz von 1:20.000 entsprechend einer Heterozygotenfrequenz von ca. 1:70 eine brauchbare Basis für die genetische Beratung.

9.2.2 Molekulargenetische Befunde

Auf der Basis der Analyse von 16 Multiplexfamilien konnten wir das Gen für die ARPKD 1994 auf Chromosom 6p lokalisieren (Zerres et al. 1994). Das Intervall umfaßt anfänglich ca. 11 cM, konnte durch weitergehende Analyse von Rekombinationsfamilien zunächst weiter auf 5,4 cM (Mücher et al. 1994) und schließlich auf 3,8 cM (Guay-Woodford et al. 1995) eingeengt werden. Inzwischen steht eine Vielzahl von eng gekoppelten flankierenden genetischen Markern zur Verfügung (Abb. 9.1).

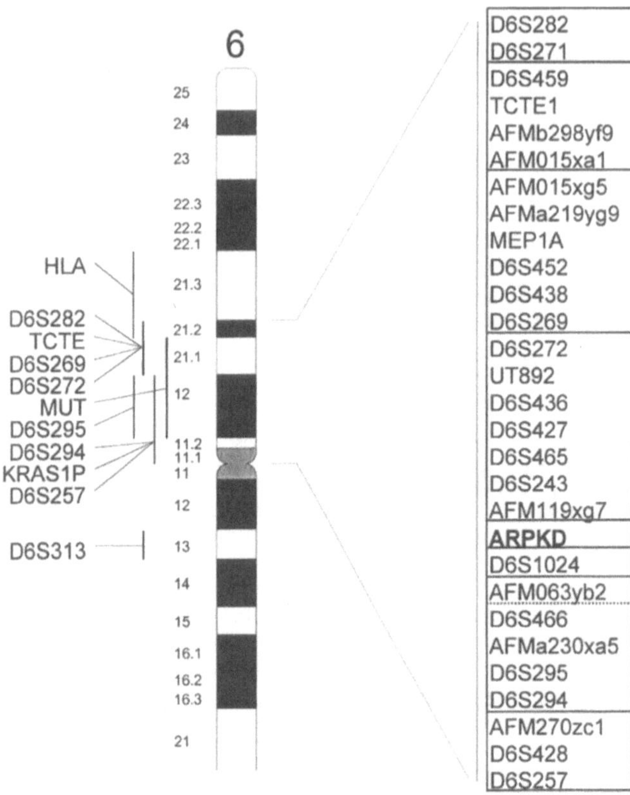

Abb. 9.1. Ideogramm des menschlichen Chromosoms 6p mit der genetischen Karte unter Einbeziehung des Genortes für die ARPKD. Die Distanzen entsprechend denjenigen von Volz et al. (1994)

9.2.3 Pränataldiagnostik

Wesentlicher Anwendungsbereich der indirekten Genotypdiagnostik ist die Pränataldiagnostik. Inzwischen liegen Erfahrungen von mehr als 60 Pränataldiagnosen vor (Zerres et al. 1997). Aufgrund der häufig infausten Prognose und des frühen Todes ist die ARPKD eine der Krankheiten mit einer großen Nachfrage nach vorgeburtlicher Diagnostik, zumal die ultrasonographische Pränataldiagnostik als unsicher eingestuft werden muß (Zerres et al. 1988). Selbst bei sehr frühen Manifestationsformen tritt die entscheidende Größenzunahme der Niere häufig erst in der 2. Schwangerschaftshälfte ein. Zahlreiche Beobachtungen falsch negativer pränataler Ultraschalluntersuchungen der ersten Schwangerschaftshälfte sind Beleg hierfür.

Nachfolgende Voraussetzungen sollten bei Anwendung der Pränataldiagnostik bedacht werden:

- Zweifelsfreie Diagnosestellung beim Indexpatienten unter Einschluß der Sonographie von Nieren und Leber. Im Falle einer pathologisch-anatomisch nicht gesicherten Diagnose mit fehlender klinischer Lebersymptomatik besteht eine wahrscheinlich eher kleine diagnostische Unsicherheit (vor allem hinsichtlich der Abgrenzung zu frühmanifesten Form der autosomal-dominant erblichen polyzystischen Nierenkrankheit).

- Eine unauffällige elterliche renale Ultraschalluntersuchung ist unabdingbare Voraussetzung für die Pränataldiagnostik.
- Blutproben bzw. DNA der Eltern und des betroffenen Kindes sowie evtl. weiterer Geschwister werden benötigt. Voraussetzung ist ein ultrasonographischer Ausschluß von Zystennieren bei gesunden Geschwistern. Sollte das betroffene Kind zum Zeitpunkt der Untersuchung bereits verstorben sein, kann möglicherwiese DNA aus evtl. vorhandenem Gewebe (Paraffin-Block bzw. histologischen Präparaten) extrahiert werden. Die Ratsuchenden sollten jedoch darauf aufmerksam gemacht werden, daß die DNA-Extraktion aus histologischem Material nicht immer möglich ist.
- Die Voruntersuchungen sollten möglichst vor Eintritt einer Schwangerschaft abgeschlossen sein.
- Aufgrund der zwischenzeitlich großen Anzahl verfügbarer hochpolymorpher Marker ist mangelnde Informativität meist kein Problem. Die genetische Distanz der flankierenden Marker beträgt derzeit maximal 4 cM (Abb. 9.1). Obwohl es bisher keine Hinweise auf genetische Heterogenie gibt, kann aufgrund der begrenzten Erfahrung diese Möglichkeit nicht sicher ausgeschlossen werden. Ein mögliches Risiko für weitere Genorte beträgt jedoch sicherlich deutlich weniger als 5%.
- Voraussetzung für die pränatale DNA-Diagnostik ist entsprechend der Richtlinien des Berufsverbandes Medizinische Genetik e.V. eine humangenetische Beratung.

9.2.4 Differentialdiagnose

Da auf der Basis der indirekten Genotypdiagnostik keine Diagnosestellung selbst möglich ist, hat die exakte klinische Diagnostik entscheidende Bedeutung. Unter den spezifischen Differentialdiagnosen müssen andere Formen zystischer Nierenkrankheiten, die isolierte kongenitale Leberfibrose (CHF) sowie Zystennieren im Rahmen von Syndromen berücksichtigt werden (s. Abschn. 9.4).

9.3 Autosomal-dominant erbliche polyzystische Nierenkrankheit (ADPKD)

Synonym werden die Begriffe«adulte« polyzystische Nierenkrankheit sowie Zystennieren Typ Potter III gebraucht. Der pathologisch anatomische Begriff Zystennieren Typ Potter III ist jedoch nicht deckungsgleich mit der autosomal-dominant erblichen Form (Zerres et al. 1984). Es wird heute zunehmend die Bezeichnung autosomaldominante Zystennieren gebraucht. Da inzwischen mindestens zwei verantwortliche Gene für die ADPKD bekannt sind, werden heute vor allem unter molekulargenetischen Gesichtpunkten die Bezeichnungen PKD1 für die auf Chromosome 16p und PKD2 für die auf Chromosom 4q lokalisierten Formen gebraucht.

Wichtige klinische und diagnostische Kriterien der beiden polyzystischen Nierenkrankheiten sind in Tabelle 9.1 zusammengefaßt.

9.3.1
Formale Genetik / Häufigkeit

Der Erbgang ist autosomal-dominant mit vollständiger Penetranz, unter der Bedingung, daß die betroffene Person das Manifestationsalter erreicht. Die Frage der sog. Antizipation, also das frühere Manifestationsalter in nachfolgenden Generationen wird kontrovers diskutiert (Fick et al. 1994; Geberth et al. 1995; Gonzalo et al. 1996). Die Frage muß derzeit offen bleiben.

Frühmanifestationen der ADPKD werden bei etwa 2% der Anlageträger beobachtet (Kääriäinen 1987). Familienuntersuchungen zeigen, daß Geschwister frühmanifester Formen ein hohes Risiko wiederum für eine frühe Manifestation tragen. Ca. 50% der Anlageträger waren ebenfalls wieder frühmanifest (Zerres et al. 1993).

Häufigkeitsziffern gehen von einer Inzidenz der ADPKD von ca 1:1.000 aus, wovon ca. 85% auf die PKD1 entfallen (Peters u. Sandkuijl 1992). Die Neumutationsrate ist unbekannt, muß jedoch aufgrund der insgesamt wenig beeinträchtigten fitness (Reproduktivität von Anlageträgern) klein sein.

9.3.2
Molekulargenetik

Die autosomal-dominant erbliche polyzystische Nierenkrankheit war nach der Huntington-Krankheit die zweite wichtige autosomal-dominant erbliche Krankheit, deren verantworliches Gen kartiert werden konnte (Reeders et al. 1985). Hinweise auf genetische Heterogenie erfolgten erst wesentlich später (Kimberling et al. 1988; Romeo et al. 1988). Die Kartierung eines weiteren Gens (PKD2) auf Chromosom 4q erfolgte im Jahre 1993 praktisch gleichzeitig durch zwei Arbeitsgruppen (Kimberling et al. 1993; Peters et al. 1993). Das PKD1-Gen wurde 1994 (Europ. ADPKD-Consortium 1994), das PKD2-Gen 1995 (Mochizuki et al. 1996) identifiziert. Hinweise auf einen weiteren Genort wurden erstmals 1996 geäußert (Daoust et al. 1995).

9.3.2.1
PKD1-Gen (Chromosom 16p)

Nach der Kartierung des Gens auf Chromosom 16 p wurden in der Folgezeit zusätzliche flankierende wie auch intragenische Marker identifiziert. Erst 1995 gelang es in kurzer Folge verschiedenen Konsortien, das verantwortliche Gen zu charakterisieren. Die Analyse wird jedoch dadurch erschwert, daß der verantwortliche Bereich in mehreren identischen Kopien vorliegt (Abb. 9.2). Das Gen, das aus 46 Exons besteht, erstreckt sich über eine Länge von ca. 53 kB mit einem Transkript von 14,2 kB. Das Protein (»Polycystin1«) besteht aus 4.302 Aminosäuren und weist eine Struktur auf, die in Abbildung 9.3 schematisch dargestellt ist. Das Protein besteht aus einer großen extrazellulären Domäne, Transmembrandömänen sowie dem intrazellulären N-Terminus. Die extrazelluläre Domäne ist v. a. durch die 16 Kopien der aus 80 Aminosäuren bestehenden Immunglobulin-ähnlichen Elemente, der PKD-Domäne, charakterisiert. Obwohl die Funktion der PKD-Domäne unbekannt ist, finden sich diese Strukturen in anderen Proteinen auf der extrazellulären Oberfläche und sind in hohem Maße glykolisiert. Der N-Terminus enthält *leucin-rich repeats*, eine LDL-A-

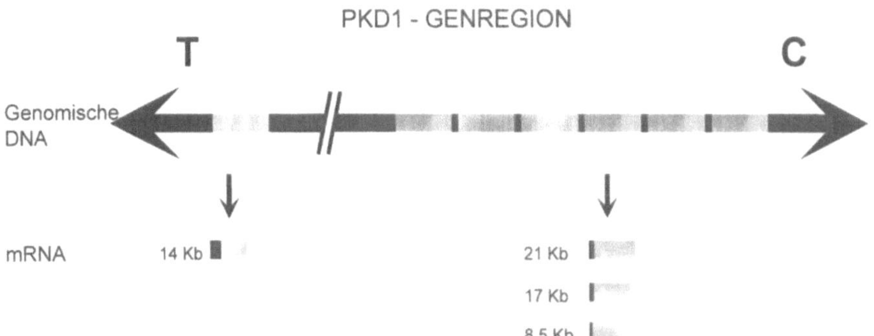

Abb. 9.2. Schematische Modelldarstellung der PKD1-Gensequenz Repeats und des proximalen Repeat-Blocks. Ein großer Bereich des PKD1-Genes zeigt eine starke Homologie zu der mehr zentromernahen Region auf Chromosom 16p. Der homologe Bereich ist mehrfach wiederholt, wobei die genaue Anzahl der Repeats nicht bekannt ist. Von diesem proximalen Repeat-Bereich sind drei mRNAs (21,17 und 8,5 kB) transkribiert, die ebenfalls die starke Homologie zum PKD1-Gen und dessen 14 kB-Transkript aufweisen. Die homologe DNA und RNA ist in grau dargestellt. (Mod. nach Roelfsema et al. 1996)

Domäne sowie eine REJ-Domäne, die für die Regulation des Moleküls verantwortlich sein könnte (Moy et al. 1996). Polycystin ist mit der Zellmembran durch 7–11 Transmembrandomänen verbunden. Der C-Terminus enthält eine »Coiled-coil-Domäne«, von der in vitro gezeigt werden konnte, daß sie mit dem C-Terminus des PKD2-Genproduktes interagiert (Qian et al. 1997; Tsiokas et al. 1997). Das PKD1-Protein ist ein großes multifunktionales Molekül, das u. a. für die Ligandenbindung sowie die Ca-Regulation von Bedeutung ist. Das Protein ist in der Zell-Zell- sowie Zell-Matrix-Interaktion beteiligt und reguliert die Signal-Transduktions-Wege durch Protein-Protein-Interaktionen an der Zytoplasmaoberfläche der Zellmembran.

Die Funktion einzelner Protein-Domänen läßt sich aus sehr unterschiedlichen Befunden der Zellbiologie ableiten (Einzelheiten s. Löhning et al. 1996):

- »Leucin rich repeats«, die von konservierten *cystin rich cluster* flankiert sind, werden u. a. mit einer Funktion der Cell-Adhäsion in Zusammenhang gebracht, die bei mehr als 40 Poteinen unterschiedlicher Funktion nachgewiesen werden konnten.
- C-type-lectin-Domänen sind an den Interaktionen von Zelloberfächen beteiligt
- »PKD repeats«, die mit Bestandteilen der Immunglobulinsuperfamilie verwandt sind, haben eine Funktion in der Erkennung von Zelloberflächen gemeinsam.

Immunhistochemische Befunde sind komplex und liefern derzeit keine zweifelsfreien weiterführenden Daten über die Funktion des Polycystins, sie bestätigen durch ihre Lokalisation als Membranprotein weitgehend die durch die Struktur abgeleitete Funktion in der Zell-Zell-Interaktion.

Die Mutationsanalyse des PKD1-Gens ist sehr schwierig. Hierfür ist einerseits die Größe des Gens mit einem Transkript von 14,2 kB sowie die starke Homologie des größeren Teils des PKD1-Gens mit einem weiter proximal liegenden Genort verantwortlich. Lediglich im Bereich des 3'-Endes existieren nicht duplizierte Bereiche, die für die Mutationsanalyse zugänglich sind. Zur Mutationsanalyse wurden bisher mehrere Methoden angewandt: PTT (»protein truncation test«), SSCP (»single strand

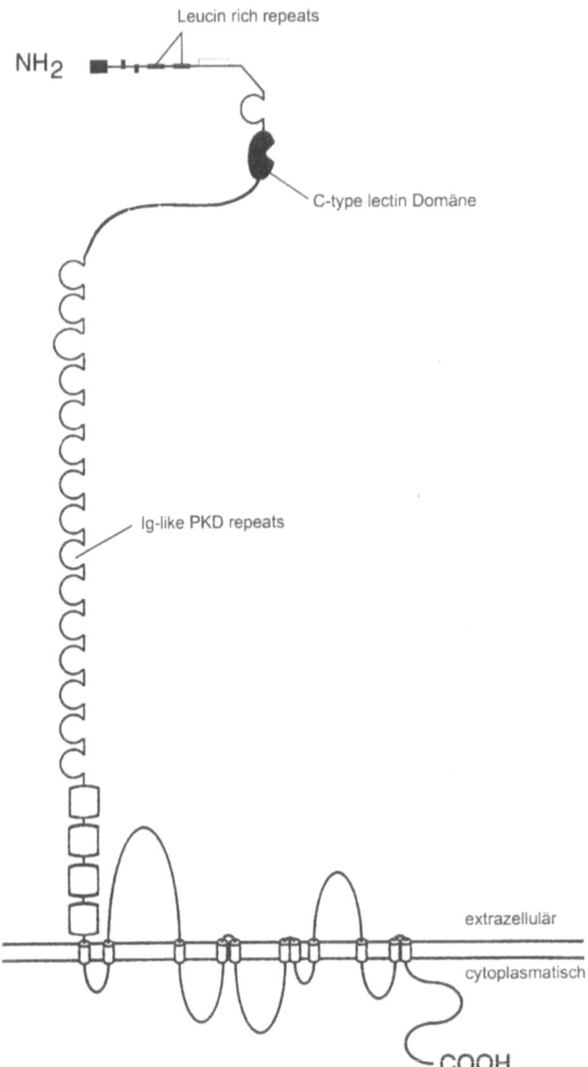

Abb. 9.3. Postulierte Struktur des Polycystin 1-Protein. Einzelheiten s. Text. (Mod. nach Hughes et al. 1995)

confirmation polymorphism test«) im Bereich der 3'-Region. Keines der genannten Verfahren ermöglicht den Nachweis aller verantwortlichen Mutationen, wodurch sich die relativ geringe Anzahl der bisher überhaupt erst identifizierten Mutationen erklären läßt. Es gibt bisher keinen Hinweis für »hot spots«.

Bisher konnte die molekulargenetische Basis frühmanifester Formen nicht aufgeklärt werden. Die mit der postulierten Antizipation in Verbindung gebrachte Hypothese eines Trinukleotidmechanismus, wie er z. B. bei der Huntington'schen Krankheit, der myotonischen Dystrophie oder dem fragilen X-Syndrom vorliegt, erscheint jedoch bei der Zystennierenkrankheit eher unwahrscheinlich (Peral et al. 1996).

Bei einzelnen Patienten mit tuberöser Sklerose und ausgeprägten Zystennieren konnten große Deletionen nachgewiesen werden, die sich sowohl auf das PKD1-Gen wie auch das TSC2-Gen erstreckten. Hierbei handelte es sich um sehr schwere Manifestationsformen, die als Neumutationen auftraten (Sampson 1996).

Durch homologie Rekombination wurde eine PKD1-truncation-Mutation als Modell für die ADPKD eingeführt (PKD1). Heterozygote für PKD1 wiesen keinen charakteristischen Phänotyp auf, während für die Mutation homozygote Tiere bereits in der Perinatalperiode mit massiv vergrößerten Zystennieren, Pankreazysten und Lungenhypoplasie starben. Die Zystenformation begann am 15. Tag der Embryonalentwicklung im proximalen Tubulus und hat in der Folge das gesamte Parenchym befallen. Die Analyse zeigt, daß das komplette Polycystin für die normale Entwicklung der Verlängerung und Reifung tubulärer Strukturen in Nieren und Pankreas notwendig ist (Lu et al. 1997). Das zum menschlichen PKD1-Gen homologe Gen der Maus weist eine 79%ige Übereinstimmung mit dem menschlichen PKD1-Gen auf. Da es im Gegensatz zum menschlichen PKD1-Gen keine weiteren Kopien gibt, konnten Löhning et al. (1997) zahlreiche Spleißvarianten identifizieren.

9.3.2.2
PKD2-Gen (Chromosom 4q)

Nach Hinweisen auf genetische Heterogenie der ADPKD in zunächst einzelnen Familien (Kimberling et al. 1988; Romeo et al. 1988) konnte durch eine systematische Studie gezeigt werden, daß etwa 15% der ADPKD-Familien«non-PKD1-Familien« sind (Peters u. Sandkuijl 1992). Es gelang dann zwei Arbeitsgruppen praktisch gleichzeitig, das PKD2-Gen auf Chromosom 4q zu lokalisieren (Kimberling et al. 1993; Peters et al. 1993).

Klinisch unterschieden sich die PKD-Formen durch den milderen Krankheitsverlauf mit einem durchschnittlichen Unterschied von ca. 10 Jahren (Ravine et al. 1992). Frühmanifeste Formen im Kindesalter konnten bisher bei PKD2 nicht nachgewiesen werden.

1996 wurde das PKD2-Gen kloniert, das sich in Struktur und Größe deutlich von dem PKD1-Gen unterscheidet (Mochizuki et al. 1996). Das Transkript des 15 Exone umfassenden Gens beträgt ca. 5,4 kB, und das verantwortliche Protein besteht aus 968 Aminosäuren und ist ein integrales Membranprotein mit 6 Transmembrandomänen. Es besteht eine 25% Übereinstimmung und eine ca. 50%ige Ähnlichkeit zwischen der PKD2-Struktur und einem 450 AS umfassenden Bereich des PKD1-Gens. Daneben weist das PKD2-Protein eine Übereinstimmung mit einem Ca-Ionenkanal auf. Die Homologie der PKD1- und PKD2-Proteine deutet auf eine Interaktion der beiden Proteine über ihre cytoplasmatischen COOH-Termini hin, die unlängst nachgewiesen werden konnte (Qian et al. 1997; Tsiokas et al. 1997). Diese Interaktion läßt vermuten, daß PKD2 sowohl als ein Homodimer als auch als ein Heterodimer-Komplex mit PKD1 existiert. Die Interaktion von PKD1 und PKD2 ist der molekulare Beleg für eien gemeinsamen *pathway* für PKD1 und PKD2.

Die Mutationsanalyse mittels Heteroduplex- bzw. SSCP-Analyse ermöglicht die Identifizierung von ca. 90% der PKD2-Mutationen (Viribay et al. 1997). Es ergeben sich keine Hinweise für Hot spots (Veldhuisen et al. 1997).

Es ließ sich keine Korrelation zwischen dem Ort der Mutation in der PKD2-kodierenden Sequenz und der Schwere der Krankheit nachweisen. Dieser Befund ist ein weiterer Hinweis dafür, daß die meisten PKD2-Mutationen Polycystin 2 inaktivieren (Pei et al. 1998).

Das Maus-*Pkd2*-Gen weist eine 91%ige Übereinstimmung und 98%ige Ähnlichkeit zu Polycystin auf der Proteinebene (Wu et al. 1997). Wu et al. (1998) haben ein mutiertes Exon 1 in den Maus-*Pkd2*-Locus eingefügt. diese Mutation führt zur Inaktivierung und zu einem echten Null1-Allel. Homo- und heterozygote Tiere entwickeln Nieren- und Leberveränderungen, die sich in tubulären Zellen, die die Fähigkeit zur Produktion von Polycystin verloren haben.

Wie bei der PKD1 führt erst ein somatischer Verlust der *Pkd2*-Expression auf der Basis eines rezessiven Mechanismus auf zellulärer Ebene zur Zystenbildung.

9.3.2.3
Pathogenese zystischer Nierenkrankheiten

Die Pathogenese zystischer Nierenkrankheiten ist komplex, die Identifizierung der ADPKD-Proteine und deren vemutete Funktion konnten die Pathogenese bisher jedoch nicht vollständig aufklären. Es gibt Evidenz dafür, daß die Zell-Zell- bzw. Zell-Matrix-Interaktionen gestört sind.

Unlängst haben Qian et al. (1996) experimentelle Hinweise dafür erbracht, daß der Zystenentstehung ein Zweischrittmutationsmechanismus zugrunde liegt. Das Modell geht davon aus, daß neben der ererbten Mutation erst der »second hit« die Zystenentstehung auslöst. Wesentlicher molekulargenetischer Beleg für diese Hypothese war der Nachweis der Monoklonalität des Zystenepithels. Diese Befunde könnten klinische Beobachtungen bestätigen, daß lediglich eine Teil der Nephrone zystisch verändert ist und daß die Krankheit auch asymmetrisch beginnen kann. Solitärzysten könnten dann durch zwei »zufällige« somatische Mutationen erklärt werden. Diese Befunde bedürfen jedoch noch einer experimentellen Bestätigung.

Die Bedeutung der Apoptose bei der Zystenentstehung ist in den letzten Jahren intensiv diskutiert worden (Woo 1995). Obwohl es Hinweise für eine Beteiligung an der Zystenentstehung gibt, bleibt auch in diesem Zusammenhang die Frage zu beantworten, inwieweit es sich auch um eine sekundäres Phänomen infolge der enormen Veränderung der Nieren durch die Zystenbildung handeln könnte. Von Interesse ist jedoch die Beobachtung, daß eine Imbalanz der c-myc-Regulation von Zellproliferation und Apoptose bei der SBM-Maus große Bedeutung für die Zystenentstehung hat und eine Überexpression von c-myc mit der Zystenbildung korreliert (Trudel et al. 1998). Weitergehende Aufschlüsse werden sich aus der exakten funktionellen Analyse der Zystennierenproteine Polyzystin ergeben.

9.3.2.4
Molekulargenetische Diagnostik bei autosomal-dominant erblichen Zystennieren

Die Anwendung molekulargenetischer Methoden in der Diagnostik von Zystennieren wird vielfach überschätzt, in der Praxis ergeben sich für die molekuargenetische Diagnostik nur sehr wenige Indikationen. Nachfolgend sollen die Möglichkeiten aber auch Grenzen der DNA-Diagnostik zusammenfassend dargestellt werden.

Molekulargenetische Diagnostik/Betreuung von Risikopersonen. Da von Einzelfällen abgesehen bisher die verantwortliche Mutation molekulargenetisch nicht nachgewiesen werden kann, beschränken sich molekulargenetische Untersuchungen weitgehend auf die indirekte Genotypanalyse. Hierbei muß jedoch stets berücksichtigt werden, daß durch die Existenz eines zweiten Genortes besonders in kleinen Familien die moleklargenetische Diagnostik mit einer Unsicherheit belastet ist.

Die molekulargenetische Diagnostik eignet sich daher im Regelfall nicht zur Abklärung einer unklaren Symptomatik von Einzelpersonen.

Da heute mit Hilfe einer Ultraschalluntersuchung der Nieren im Alter von 20 Jahren ca. 95% der Anlageträger und bis zum 30. Lebensjahr praktisch alle Anlageträger identifiziert werden können (Bear et al. 1992), ergibt sich derzeit praktisch keine Fragestellung für eine zusätzliche molekulargenetische Untersuchung.

Wegen der Möglichkeit von Komplikationen von bisher nicht erkannten Zystennierenträgern im Kindesalter halten wir eine nephrologische Untersuchung von Kindern betroffener Personen für sinnvoll. Finden sich keine Hinweise auf Komplikationen sollte in großzügigem Abstand von einigen Jahren eine Kontrolluntersuchung erfolgen, finden sich hingegen Veränderungen, sollte die betreffende Person in eine kontinuierliche Betreuung als Patient aufgenommen werden (Zerres et al. 1992). Eine präklinische molekulargenetische Anlageträgerdiagnostik (prädiktive Diagnostik) bietet für Personen ohne Symptome keine weitergehenden Vorteile. Es ergeben sich vielmehr zahlreiche Probleme der prädiktiven Anlageträgerdiagnostik. Verwiesen wird hierbei ausdrücklich auf die Notwendigkeit einer humangenetischen Beratung (Stellungnahme der Gesellschaft für Humangenetik e.V.)

Wir haben in den letzten Jahren nur in wenigen Familien eine molekulargenetische Diagnostik vorgenommen, ein Beispiel hierfür ist eine prädiktive Diagnostik bei einem Bruder einer Person mit terminaler Niereninsuffizienz, der sich als potentieller Organspender für seine betroffene Schwester zur Verfügung stellen möchte. Hier hat das molekulargenetische Ergebnis der 25jährigen Person das negative Ultraschallergebnis bestätigt.

Pränataldiagnostik/humangenetische Beratung. Entgegen der ursprünglichen Erwartung spielt die Pränataldiagnostik in ADPKD-Familien praktisch keine Rolle. Es ist die Erfahrung aller molekulargenetischen Arbeitsgruppen, daß in betroffenen Familien eine Pränataldiagnostik meist nicht in Anspruch genommen wird. Ausnahme hiervon können Familien mit frühmanifesten Zystennieren im Kindesalter sein. Geschwister von frühmanifesten Anlageträgern tragen ein hohes Wiederholungsrisiko für eine frühmanifeste Form. Eine Pränataldiagnostik erfolgt immer auf dem Hintergrund eines möglichen Schwangerschaftsabbruches bei Nachweis der verantwortlichen Haplotypen. Ein derartiger Schritt erfordert in jedem Falle vor einer entsprechenden molekulargenetischen Untersuchung eine ausführliche humangenetische Beratung.

9.4 Differentialdiagnose/Zystennieren im Rahmen von Syndromen

Differentialdiagnostisch kommen zahlreiche Krankheitsbilder in Betracht, die sich jedoch klinisch meist sicher abgrenzen lassen.

9.4.1 Kongenitale Leberfibrose (CHF)/Caroli-Syndrom/Polyzystische Leberkrankheit

Die CHF tritt obligat im Rahmen der autosomal-rezessiven Zystennieren auf (Tabelle 9.1). Ob es die isolierte CHF ohne Nierenbeteiligung gibt, ist bisher nicht vollständig geklärt. Fälle der Literatur von Markschwammnieren und CHF werden wahrscheinlich in der überwiegenden Zahl der Fälle Manifestationsformen der autosomal-rezessiven Zystennieren sein. Es ist heute unstrittig, daß in sehr seltenen Fällen die CHF auch im Rahmen der autosomal-dominant erblichen Zystennierenkrankheit auftreten kann (Cobben et al. 1990). Die CHF tritt jedoch darüber hinaus im Rahmen zahlreicher Syndrome auf. Beispiele hierfür sind das Meckel-Syndrom, Jeune-Syndrom, Kurzrippen-Polydaktylie-Syndrome, Retina-renale Dysplasie-Syndrome, renale-pankreatische Dysplasie (s. Zerres et al. 1984). Bisher gibt es nur einzelne Familien mit Zystenlebern ohne Zystennieren. In der überwiegende Zahl der veröffentlichten Familien dürfte es sich jedoch um autosomal-dominant erbliche Zystennieren handeln.

9.4.2 Glomeruläre Zystennieren

Mit diesem vor allem im anglo-amerikanischen Raum verwendeten Begriff werden unterschiedliche Entitäten bezeichnet, die als Gemeinsamkeit glomeruläre Zysten aufweisen. Vielfach liegen in diesen Fällen frühmanifeste autosomal-dominant erbliche Zystennieren vor. Bei Zystennieren Typ IV als Folgen einer urethraler Obstruktion liegen typischerweise kortikale Zystennieren vor. Bisher wurden nur sehr wenige Familien mit einer autosomal-dominant erblichen Form mit hypoplastischen Nieren beschrieben (Rizzoni et al. 1982). Der Begriff glomeruläre Zystennieren sollte für diese Form reserviert bleiben.

9.4.3 Markzystenerkrankungen

Die *juvenile Nephronophthise/medulläre Zystennierenkrankheit* ist pathoanatomisch und klinisch definiert. Es werden autosomal-rezessive Fälle (juvenile Nephronophthise) von der v. a. in den USA bekannten autosomal-dominant erblichen Form des Erwachsenenalters unterschieden. Genetisch ist die juvenile Nephronophthise heterogen, der überwiegende Teil (ca. 85%) der verantwortlichen Mutationen ist auf Chromosom 2p lokalisiert. In vielen Fällen kann durch Nachweis einer spezifischen Deletion heute die Diagnose direkt gesichert werden (Konrad et al. 1996). Das verantwortliche Gen, dessen Funktion bisher noch weitgehend unbekannt ist, konnte kürzlich durch Hildebrandt et al. (1997) identifiziert werden. Ein für eine autosomal-dominant erbliche Form verantwortliches Gen konnte auf Chromosom 1q21 kartiert werden (Christodoulou et al. 1998). Komplexere Formen mit extrarenalen Symptomen wie Retinopathie, Leberfibrose u. a. konnten bisher nicht kartiert werden, wahrscheinlich handelt es sich hierbei um eine hetrogene Krankheitsgruppe.

Markschwammnieren sind durch den Nachweis erweiterter Sammelrohre und Tubuli in einer oder mehreren Pyramiden charakterisiert. Die genetische Basis einzelner familiärer Fälle ist unklar. Markschwammnieren können als Frühstadien Manifestationen sowohl der autosomal-rezessiven als auch autosomal-dominanten Zystennieren sein, als oft einseitige Manifestation treten sie z. B. in Kombination mit einer Hemihypertrophie aus (Kuiper 1976).

9.4.4 Erworbene Zystennieren / Solitärzysten

Patienten mit chronischer Nierenisuffizienz bzw. Dialysepatienten entwicklen häufig *erworbene Zystennieren* (»aquired cystic kidney disease«), die differentialdiagnostisch immer berücksichigt werden müssen. Erworbene Zystennieren werden bei 40–50% der Dialysepatienten in Abhängikeit von der Dauer der Dialysebehandlung nachgewiesen (Ishikawa et al. 1990). Erworbene Zystennieren können in der genetischen Beurteilung von pathologisch-anatomischen Befunden Schwierigkeiten bereiten (Zerres et al. 1985).

Solitärzysten sind häufige Befunde. Ravine et al. (1993) fanden in einer Studie in der Altersgruppe von 30–49 Jahren bei 1,7%, bei 50–70-Jährigen bei 11,5% Solitärzysten.

9.4.5 Nierendyplasie

Bei der Nierendysplasie (Zystennieren Typ Potter II) handelt es sich um eine frühembryonale Entwicklungsstörung, die bei bilateralem Befall i. d. Regel mit dem Leben nicht vereinbar ist, unilateraler Befall ist häufig symptomlos. Die Nierendysplasie kann ultrasonographisch meist problemlos von polyzystischen Nierenveränderungen abgegrenzt werden und ist häufige Manifestation im Rahmen zahlreicher Symptome. Genetische Faktoren sind bei der Nierendysplasie insgesamt von untergeordneter Bedeutung, in seltenen Fällen können sie jedoch in sehr unterschiedlicher Kombination Symptom der sog. *Adysplasie*, einer autosomal-dominant erblichen Störung mit

Tabelle 9.2. Syndrome mit Zystennieren. a.-r. autosomal-rezessiv, a.-d. autosomal-dominant

Syndrom	Genetik
Meckel-Syndrom	a.-r. (heterogen?)
Jeune-Syndrom	a.-r.
Kurzrippen-Polydaktylie-Syndrome	a.-r.
Zellweger-Syndrom	a.-r. (heterogen)
Tuberöse Skerlose	a.-d. (heterogen)
von Hippel-Lindau-Syndrom	a.-d.
VATER-Assoziation	meist nicht erblich
Renale pankreatische Dysplasie	a.-r.
Retina-renale Dysplasie-Syndrome	a.-r. (heterogen?)
Fryns-Syndrom	a.-r.
Chromosomenstörungen	verschiedene Formen
Orofaciodigitales-Syndrom I	X-chromosomal
Bardet-Biedl-Syndrom	a. r. (heterogen)
Kaufmann-McKusick-Syndrom	a.-r. (?)
Prune-belly-Syndrom	meist nicht erblich
Branchiootorenales-Syndrom	a.-d.

sehr variabler Expressivität und unvollständiger Pentranz (McPherson et al. 1987) sein, die in allen Fällen eine sorgfältige Familienuntersuchung erfordert.

9.4.6 Zystennieren im Rahmen von Syndromen

Tabelle 9.2 faßt wichtige Syndrome zusammen, in deren Rahmen zystische Nierenveränderungen auftreten können. Die Nierenmorphologie selbst kann dabei sehr unterschiedlich sein und reicht von diskreten Veränderungen z. B. im Rahmen von Chromosomenstörungen bis zu ausgeprägten Formen z. B. im Rahmen des Meckel-Syndroms. Die Vererbung entspricht derjenigen des Syndroms.

Literatur

Bear JC, Parfrey PS, Morgan JM, Martin CJ, Cramer BC (1992) Autosomal-dominant polycystic kidney disease: new information for genetic counselling. Am J Med Genet 43:548–553

Blyth H, Ockenden BG (1972) Polycystic disease of kidneys and liver presenting in childhood. J Med Genet 8:257–284

Bosniak MA, Ambos MA (1975) Polycystic kidney disease. Sem Roentgenol 10:133–143

Christodoulou K, Tsingis M, Stavrou C et al. (1998) Chromosome 1 localization of a gene for autosomal dominant medullary cystic kidney disease. Hum Mol Genet 7:905–911

Cobben JM, Breuning MH, Schoots C, TenKate LP, Zerres K (1990) Congenital hepatic fibrosis in autosomal-dominant polycystic kidney disease. Kidney Int 38:880–885

Daoust MC, Reynolds DM, Bichet DG, Somlo S (1995) Evidence for a third genetic locus for autosomal-dominant polycystic kidney disease. Genomics 25:733–736

The European Polycystic Kidney Disease Consortium (1994) The polycystic kidney disease 1 gene encodes a 14 kb transcript and lies within a duplicated region on chromosome 16. Cell 77:881–894

Fick GM, Johanson AM, Gabow PA (1994) Is there evidence for anticipation in autosomal-dominant polycystic kidney disease? Kidney Int 45:1153–1162

Geberth S, Ritz E, Zeier M Stier E (1995) Anticipation of age at renal death in autosomal-dominant polycystic kidney disease (ADPKD)? Nephrol Dial Transplant 10:1603–1606

Gonzalo A, Gallego A, San Millan JL, Ortuno J (1996) Anticipation of end-stage renal disease in autosomal-dominant polycystic kidney disease. Nephrol Dial Transplant 11 [Suppl 6]:21–23

Guay-Woodford LM, Mücher G, Hopkins SD, Avner ED, Germino GG, Guillot AP, Herrin J, Holleman R, Irons DA, Primack W, Thomson PD, Waldo FB, Lunt PW, Zerres K (1995) The severe form of autosomal recessive polycystic kidney disease (ARPKD) maps to chromosoem 6p21.1-p12: implications for genetic counselling. Am J Hum Genet 56:1101–1107

Hildebrandt F, Otto E, Rensing C et al. (1997) A novel gene encoding an SH3 domain protein is mutated in nophronophthisis type 1. Nat Genet 17:149–153

Hughes J, Ward CJ, Peral B, Aspinwall R, Clark K, San Millán JL, Gamble V, Harris PC (1995) The polycystic kidney disease 1 (PKD1) gene encodes a novel protein with multiple cell recognition domains. Nat Genet 10:151–159

Ishikawa I (1990) Acquired renal cystic disease. In Gardner KD, Bernstein J (Hrsg) The cystic kidney, Kluwer Academic publishers, Dordrecht, S 351–377

Kääriäinen H (1987) Polycystic kidney disease in children: a genetic and epidemiological study of 82 Finnish patients. J Med Genet 24:474–481

Kimberling WJ, Fain PR, Kenyon JB, Goldgar D, Sujansky E, Gabow PJ (1988) Linkage heterogeneity of autosomal-dominant polycystic kidney disease. New Engl J Med 319:913–918

Kimberling WJ, Kumar S, Gabow PA, Kenyon JB, Connolly CJ, Somlo S (1993) Autosomal-dominant polycystic kidney disease: localization of the second gene to chromosome 4q13-q23. Genomics 18:467–472

Kommission für Öffentlichkeitsarbeit und ethische Fragen der Gesellschaft für Humangenetik e. V. (1991) Stellungnahme zur postnatalen prädiktiven genetischen Diagnostik. Med Genetik 3/2:10

Konrad M, Sauner S, Heidet L, Silberman F, Benessy F, Calado J, Le Paslier D, Broyer M, Gubler MC, Antignac C (1996) Large homozygous deletions of the 2q13 region are a major cause of juvenile nephronophthisis. Hum Mol Genet 5:367–371

Kuiper JJ (1976) Medullary sponge kidney. In: Gardner KD, Bernstein J (Hrsg) Cystic diseases of the kidney Wiley, New York S 151–71

Löhning C, Pohlschmidt M, Glücksmann-Kuis, Duyk G, Bork P, Schneider MO, Reeders ST, Frischauf AM (1996) Structural motifs of the PKD1 protein. Nephrol Dial Transplant 11 [Suppl 6]:2–4

Löhning C, Nowicka U, Frischauf AM (1997) The mouse homolog of PKD1: sequence analysis and alternative splicing. Mamm Geneome 8:307–311

Lu W, Peissel B, Babakhanlou H et al. (1997) Perinatal lethality with kidney and pancreas defects in mice with a targetted PKD1 mutation. Nat Genet 17: 179–181

McPherson E, Carey J, Kramer A, Hall JG, Pauli RM, Schimke RN, Tasin MN (1987) Dominantly inherited renal adysplasia. Amer J Med Genet 26:863–872

Mochizuki T, Wu G, Hayashi T, Xenophontos SL, Veldhuisen B, Saris JJ, Reynolds DM, Cai Y, Gabow PA, Pierides DM, Kimberling WJ, Breuning MH, Deltas CC, Peters DJM, Somlo S (1996) PKD2, a gene for polycystic kidney disease that encodes an integral membrane protein. Science 272:1339–1342

Moy GW, Menoza LM, Schulz JR et al. (1996) The sea urchin sperm receptor for egg jelly is a modular protein with extensive homology to the human polycystic kidney disease protein, PKD1. J Cell Biol 133:809–817

Mücher G, Wirth B, Zerres K (1994) Refining the map and defining flanking markers of the gene for autosomal recessive polycystic kidney disease on chromosome 6p21.1-p12. Am J Hum Genet 55:1281–1284

Pei Y, He N, Wang K et al. (1998) A spectrum of mutations in the polycystic kidney disease-2 (PKD2) gene from eight Canadian kindreds. J Am Soc Nephrol 9:1853–1860

Peral B, Ong ACM, San Millán JL, Gamble V, Rees L, Harris PC (1996) A stable, nonsence mutation associated with a case of infantile onset polycystic kidney disease 1 (PKD1) Hum Mol Genet 5:539–542

Peters DJM, Sandkuijl LA (1992) Genetic heterogeneity of polycystic kidney disease in Europe. Contrib. Nephrol 97:128–139

Peters DJM, Spruit L, Saris JJ (1993) Chromosome 4 localization of a second gene for autosomal-dominant polycystic kidney disease. Nat Genet 5:359–362

Potter EL (1972) Normal and abnormal development of the kidney (1972), Year Book Medical Publishers, Chicago

Qian F, Watnick TJ, Onuchic LF, Germino GG (1996) The molecular basis of focal cyst formation in human autosomal-dominant polycystic kidney disease type I. Cell 87:979–989

Qian F, Germino FJ, Cai Y, Zhang X, Somlo S, Germino GG (1997) PKD1 interacts with PKD2 through a probable coiled-coil domain. Nat Genet 16:179–183

Ravine D, Walker RG, Gibson RN (1992) Phenotype and genotype heterogeneity in autosomal-dominant polycystic kidney disease. Lancet 340:1330–1333

Ravine D, Gibson RN, Donlan J, Sheffield LJ (1993) An ultrasound renal cyst prevalence survey: specifity data for inherited renal cystic diseases. Am J Kid Dis 22:803–807

Reeders ST, Breuning MH, Davies KE, Nicholls DR, Jarman AJ, Higgs DR, Pearson PL, Weatherall DJ (1985) A highly polymorphic DNA marker linked to adult polycystic kidney disease on chromosome 16. Nature 317:542–544

Rizzoni G, Loirat C, Levy M, Milanesi C, Zachello G, Mathieu H (1982) Familial hypoplastic glomerulocystic dysplasia. A new entity? Clin Nephrol 18:263–268

Roelfsema JH, Peters DJM, Breuning MH (1996) Detection of translation terminating mutations in the PKD1 gene. Nephrol Dial Transplant 11 [Suppl 6]: 6–9

Romeo G, Costa G, Catizone L, Germino GG, Weatherall DJ, Devoto M, Roncuzzi L, Zucchelli P, Keith T, Reeders ST (1988) A second genetic locus for autosomal-dominant polycystic kidney disease. Lancet 1988;II:7–10

Sampson JR (1996) The kidney in tuberous sclerosis: manifestation and molecular genetic mechanisms. Nephrol Dial Transplant 11 [Suppl 6]:34–37

Trudel M, Barison L. Lanoix J, D'Agati V (1998) Polycystic kidney disease in SBM trangenic mice: role of c-myc in disease induction and progression. Am J Pathol 152:219–229

Tsiokas L, Kim E, Arnould T, Sukhtme VP, Walz G (1997) Homo- and heterodimeric interaction between the gene product of PKD1 and PKD2. Proc Natl Acad Sci USA 94:6965–6970

Veldhuisen B, Saris JJ, Haij S de et al. (1997) A spectrum of mutations in the second gene for autosomal dominant polycystic kidney disease (PKD2). Am J Hum Genet 61:547–555

Viribay M, Hayashi T, Telleria D et al. (1997) Novel stop and frameshifting mutation in the autosomal dominant polycystic kidney disease 2 (PKD2) gene. Hum Genet 101:229–234

Volz A, Boyle JM, Cann HM, Cottingham RW, Orr HT, Ziegler A (1994) Report of the second International workshop on human chromosome 6. Genomics 21:464–472

Woo D (1995) Apoptosis and loss of renal tissue in polycystic kidney disease. New Engl J Med 333: 18–25

Wu G, Muchizuki T, Le TC et al. (1997) Molecular cloning, cDNA sequence analysis, and chromosomal localization of mouse PKD2. Genomics 45:220–223

Wu G, D'Agati V, Cai Y et al. (1998) Somatic inactivation of PKD2 results in polycystic kidney disease. Cell 93:177–188
Zerres K, Völpel MC, Weiß H (1984) Cystic kidneys. Genetics, pathologic anatomy, clinical picture, and prenatal diagnosis. Hum Genet 68:104–135
Zerres K, Albrecht R, Waldherr R (1985) Acquired cystic kidney disease – a possible pitfall in genetic counseling. Hum Genet 71:267–269
Zerres K, Hansmann M, Mallmann R, Gembruch U (1988) Autosomal recessive polycystic kidney disease. problems of prenatal diagnosis. Prenatal Diagnosis 8:215–229
Zerres K, Rudnik-Schöneborn, Deget F (1992) Routine examination of children at risk of autosomal-dominant polycystic kidney disease. Lancet 339:1356–1357
Zerres K, Rudnik-Schöneborn S, Deget F and members of the German working group on paediatric nephrology (1993) Childhood onset autosomal-dominant polycystic kidney disease in sibs: clinical picture and recurrence risk. J Med Genet 30:583–588
Zerres K, Mücher G, Bachner L. Deschennes G, Eggermann T, Kääriäinen H, Knapp M, Lennert T, Misselwitz J, von Mühlendahl KE, Neumann HPH, Pirson Y, Rudnik-Schöneborn S, Steinbicker V, Wirth B, Schärer K (1994) Mapping of the gene for autosomal recessive polycystic kidney disease (ARPKD) to chromosome 6p21-cen. Nat Genet 7:429–432
Zerres K, Rudnik-Schöneborn S, Deget F, Holtkamp U, Brodehl J, Geisert J, Schärer K and the Arbeitsgemeinschaft für Pädiatrische Nephrologie (1996). Clinical course of 115 children with autosomal recessive polycystic kidney disease. Acta Peadiatrica 85:437–445
Zerres K, Mücher G, Becker J, Steinkamm C, Rudnik-Schöneborn S, Heikkilä P, Rapola J, Salonen R, Germino GG, Onuchic L, Somlo S, Avner ED, Harman LA, Stockwin JM, Guay-Woodford LM (1998) Prenatal diagnosis of autosomal recessive polycystic kidney disease (ARPKD): molecular genetics, clinical experience and fetal morphology. Am J Med Genet 76:137–144

KAPITEL 10

Genetik der Urolithiasis im Kindesalter

A. Hesse, B. Hoppe

10.1 Einleitung

Während der letzten Jahre wurden viele interessante Fortschritte auf dem Gebiet der Pathophysiologie und der Molekulargenetik der Urolithiasis gemacht. Einige der inzwischen beschriebenen molekularen Mechanismen wurden bei pädiatrischen Patienten erstmals aufgezeigt. Aufbauend auf verbesserten Kenntnissen der metabolischen Hintergründe und der molekulargenetischen Basis der Urolithiasis, konnten schließlich wesentlich verbesserte Therapiekonzepte aufgestellt werden.

Die Urolithiasis ist bei Kindern weniger häufig als bei Erwachsenen, hat aber auch im Kindesalter immer noch eine bedeutende Morbidität [8]. Die Inzidenz der Urolithiasis steigt mit dem Alter an, wobei bis zu 12% der Männer und 5% der Frauen im Alter von 70 Jahren mindestens einen Harnstein hatten. Im Gegensatz dazu ist die Inzidenz der kindlichen Urolithiasis seltener, variiert zwischen einzelnen Regionen [3, 8]. Innerhalb der USA ist die Urolithiasis z. B. häufiger in südöstlichen Gebieten [81].

In der Mehrzahl der pädiatrischen Patienten wird ein metabolischer Hintergrund für das Auftreten der Urolithiasis gefunden. Einige Stoffwechselerkrankungen, die mit Urolithiasis einhergehen, sind gut definiert (z. B. Zystinurie oder primäre Hyperoxalurie Typ I). Allerdings gibt es auch eine große Gruppe von Patienten, die nur eine gering erhöhte Urinausscheidung einer lithogenen Substanz (Kalzium, Oxalat), oder eine verminderte Ausscheidung eines inhibitorischen Parameters (Zitrat) zeigen. Wenn diese Abnormalitäten auch als metabolisch klassifiziert werden, wie es oft getan wird [62, 108], dann formt sich mit«Urolithiasis aus metabolischen Gründen« die größte Patientengruppe. Demzufolge haben weniger als ein Drittel aller Patienten eine idiopathische Urolithiasis. Es ist somit eminent wichtig Stoffwechseltests bei allen Patienten durchzuführen aber auch alle Familienangehörigen zu untersuchen.

Wie schon erwähnt findet man bei Kindern im Gegensatz zur Situation beim Erwachsenen in der Mehrzahl der Fälle einen metabolischen Hintergrund für die Urolithiasis. Kinder sollten demzufolge besonders gründlich untersucht werden. Hinzu kommt, daß die molekulargenetische Grundlage der Urolithiasis inzwischen bei vielen Erkrankungen beschrieben wurde. Aber auch bei anderen, häufig vorkommenden Problemstellungen, wie z. B. den einzelnen Formen der Hyperkalziurie wird sich in Zukunft sicher noch eine molekulargenetische Basis finden.

10.2 Kalziumsteine

10.2.1 Hyperkalziurie

Hyperkalziurie und kalziumoxalathaltige Steine werden sowohl bei pädiatrischen als auch bei erwachsenen Patienten mit Urolithiasis am häufigsten gesehen (Tabelle 10.1, [8]). Es findet sich keine scharfe Grenze zwischen einer noch normalen (bis zu 0,1 mmol, 4 mg/kg pro Tag [30]) oder erhöhten Kalziumausscheidung. Somit ist die Diagnose der Hyperkalziurie manchmal vage, ausgenommen für wirklich hohe Ausscheidungsparameter (>0,2 mmol/kg pro Tag). Ob solche Kinder dann schließlich einen Stein bilden oder eine Nephrokalzinose entwickeln, hängt zusätzlich von anderen Faktoren (Urinvolumen, pH) sowie der Ausscheidung weiterer lithogener und inhibitorischer Substanzen, besonders von Oxalat und Zitrat, ab [35, 48].

Die *primäre (idiopathische) Hyperkalziurie*, als autosomal-dominant vererbt beschrieben, ist die häufigste Ursache für kalziumhaltige Steine. Sie wird traditionell in einen renalen und absorptiven Subtyp unterschieden [108]. Die Urinkalziumausscheidung nach einer Fastenperiode ist beim renalen Typ erhöht, aber normal beim absorptiven Typ. Um beide Formen unterscheiden zu können, wurde der Kalziumbelastungstest (1.000 mg) eingeführt [35, 108]. Dieser ist allerdings nicht gänzlich akzeptiert und nur unter stationären Bedingungen einigermaßen verwertbar [36]. Viele pädiatrische Patienten können damit jedenfalls nicht zweifelsfrei klassifiziert werden.

Die renale Form wird durch eine reduzierte tubuläre Kalziumresorption verursacht. Eine Hypokalzämie stimuliert die Parathormonsekretion (PTH), was zu einem Anstieg der Knochenresorption und der intestinalen Absorption von Kalzium sowie letztlich zu einer höheren Vitamin D-Synthese und Hyperkalziurie führt [62]. Das Konzept der absorptiven Hyperkalziurie basiert auf einem Anstieg der intestinalen Absorption von Kalzium, was zu erhöhten Serumkalziumwerten und damit zu einer

Tabelle 10.1. Harnsteinanalyse bei Kindern mittels Infrarotspetroskopie. [8]

Steine	Mädchen (n=350) [%]	Jungen (n=500) [%]
Kalziumoxalat		
Weddellit (CaOx-dihydrat)	35,7	29,0
Whewellit (CaOx-monohydrat)	27,7	29,2
Gesamt	63,4	58,2
Infektsteine		
Struvit	12,9	15,0
Karbonatapatit	9,7	12,8
Ammoniumhydrogenurat	2,0	1,2
Gesamt	24,6	29,0
Andere Phosphatsteine		
Brushit	1,7	3,2
Harnsäure	1,4	2,2
Harnsäuredihydrat	0,3	0,6
Zystin	0,3	1,2
Protein	1,4	1,6
Artefakte	6,9	4,0

Suppression der PTH-Sekretion führt. Resultat ist der Rückgang der tubulären Kalziumabsorption und damit eine Hyperkalziurie. Eine gestiegene Affinität zu Vitamin D_3 oder eine erhöhte Produktion von 1,25$(OH)_2D_3$ mag diesen Mechanismus auslösen, weil hohe Plasma-1,25$(OH)_2D_3$-Spiegel bei Patienten mit Hyperkalziurie gefunden wurden [75, 86].

Ein *familiäres Syndrom von Hypokalzämie mit Hyperkalziurie* auf dem Boden einer Mutation des Kalzium-regulierenden Rezeptors wurde kürzlich beschrieben [56]. Dieser autosomal-dominant vererbte Hypoparathyroidismus mit Hypokalzämie wird auf eine verminderte Kontrolle durch den Kalzium-regulierenden Rezeptor zurückgeführt. Fünf heterogene missense Mutationen wurden auf dem »Kalzium-sensing-Rezeptor-Gen« (CASR) gefunden, welches auf dem Chromosom *3q13.3–21* lokalisiert ist (Tabelle 10.2, [56]). Das CASR-Gen kann entweder den Kalzium-regulierenden Rezeptor aktivieren, wie z. B. in dieser Form des Hypoparathyroidismus, oder aber inaktivieren [1,24]. Die Hypokalzämie geht einher mit einer Hyperkalziurie. Eine Behandlung mit Vitamin D resultiert in einem Anstieg der Urinkalziumausscheidung, der Entwicklung einer Nephrokalzinose und später sogar in einer Einschränkung der Nierenfunktion [79].

Eine molekulare Basis ist auch für die zwar sehr rare, klinisch aber sehr schwerwiegende Form der *idiopathischen Hyperkalziurie mit X-chromosomal rezessiver Nephrolithiasis (XRN) und Niereninsuffizienz* beschrieben worden [27]. Der primäre Defekt dieser renal-tubulären Erkrankung ist unbekannt, demzufolge war es für die Diagnostik wichtig, das mutante Gen auf dem Chromosom *Xp11.22* lokalisiert zu haben [103,104]. Dieses Gen liegt nahe den mutanten Genen von einigen Augenerkrankungen, so daß bei allen Patienten eine augenärztliche Untersuchung durchgeführt werden sollte [92].

Eine Mikrodeletion auf dem Chromosom *Xp11.22* [82] führt zur *X-chromosomalen hyperkalziurischen Nephropathie*, auch Morbus Dent genannt. Die Dent'sche-Erkrankung ist eine Form des Fanconi-Syndroms mit tubulärer Proteinurie, Hyperkalziurie, Rachitis, Nephrokalzinose, Urolithiasis und eventuellem Nierenversagen (Tabelle 10.2, [67]). Drei nonsense, vier missense und zwei »donor-splice-site« Mutationen, zusammen mit zwei intragenischen Mutationen und einer Mikrodeletion, die das Gen einrahmt, wurden bisher identifiziert [25].

Es ist allerdings zu spekulieren, daß sowohl der *Morbus Dent*, als auch die *idiopathische Hyperkalziurie mit X-chromosomal rezessiver Nephrolithiasis (XRN) und Niereninsuffizienz*, die in Italien beschriebene *x-chromosomal vererbte hypophosphatämische Rachitis*, wie die in Japan gefundene *niedermolekulare Proteinurie mit Hyperkalziurie und Nephrokalzinose* dieselbe Erkrankung beschreiben. Den Einzelbeschreibungen gemeinsam ist die Lokalisation von Mutationen des Chloridkanalgens auf Chromosom *Xp11.22* [2, 59, 103, 104, 115].

Ein Kandidaten-Gen (CLCN5), welches einen putativen renalen Chloridkanal kodiert, wurde bei Patienten mit der Dent'schen Erkrankung gefunden [25, 59, 67, 104]. Chloridkanäle sind zur Kontrolle der Membranerregbarkeit sowie für den transepithelialen Transport und möglicherweise auch für die Zellvolumenregulation wichtig [67]. CLCN5 gehört zur Familie der »voltage-gated« Chloridkanalgene (CLCN1–5, CLCNKa und Kb), die verschiedene Proteine kodierten (CLC1–5, CLCKa und Kb). Bei Patienten mit Morbus Dent werden CLC5-Funktionen ganz spezifisch behindert, was letztlich zu den aufgeführten Charakteristika der Erkrankung führt [67].

Tabelle 10.2. Genetische Defekte bei Urolithiasis

Erhöhte Ausscheidung	Erkrankung	Defekt	Gen	Vererbung
Kalzium	Familiäre idiopathische Hyperkalziurie	–	–	Autosomal-dominant
	Familiäre Hypokalzämie mit Hyperkalziurie	Kalzium-regulierender Rezeptor (CASR)	3q13.3–21	Autosomal-dominant
	X-chromosomal vererbte Hyperkalziurische Nephropathie mit tubulärer Proteinurie (M. Dent)	Verschiedene Mutationen des CLCN5-Gens (renales Chloridkanal Gen)	Xp 11.22	X-chromosomal
	X-chromosomal rezessiv vererbte Nephrolithiasis Typ I (XRN)	Verschiedene Mutationen des CLCN5-Gens (renales Chloridkanal Gen)	Xp 11.22	X-chromosomal
	X-chromosomal rezessiv vererbte hypophosphatämische Rachitis (XLRH)	–	Xp 11.22	X-chromosomal
	Distale renal tubuläre Azidose	Mutationen des RTA-1 Gens ?	–	autosomal-dominant
	Bartter-Syndrom	Na-K-2Cl Kotransporter (NKCC2)	–	–
	Williams-Beuren-Syndrom<?1>	Deletion des Elastin-Gens (ELN)	7q11.23	–
		Kalzitonin-Rezeptor-Gen (?)	7q11.3	–
	M. Wilson	Kupfer-Transport-Protein	13p14.1–21.1	–
Oxalat	Primäre Hyperoxalurie Typ 1 (PH 1)	Alanin:Glyoxylat-Aminotransferase	2q37.3	autosomal-rezessiv
	Primäre Hyperoxalurie Typ 2 (PH 2)	Glyoxylat-Reduktase/D-Glycerat-Dehydrogenase	9(p11)	autosomal-rezessiv
	Primäre Hyperoxalurie Typ 3, 4	?	?	?
Zystin	Zystinurie Typ I	rBAT / D2H (SLC3A1)	2p16.3	autosomal-rezessiv
	Zystinurie Typ III (Typ II?)		19q13.1	autosomal-rezessiv
Harnsäure	Lesch-Nyhan-Syndrom	Hypoxanthin:Guanin-Phosphoribosyl-transferase	Xq26–27.2	X-chromosomal
	Phosphoribosyl-Pyrophosphat-Synthetase-Superaktivität	Phosphoribosyl-Pyrophosphat-Synthetase	Xq22–24	X-chromosomal
	Glykogenspeicher Erkrankung Typ I	Glukose-6-Phosphatase	17q21	autosomal-rezessiv
2,8 Dihydroxy-adenin	Dihydroxyadeninurie	Adenin-Phosphoribosyl-transferase	16q22.2–22.3	autosomal-rezessiv
Xanthin	Xanthinurie	Xanthinoxidase	2p23–22	autosomal-rezessiv

Der Morbus Dent hat phänotypische Gemeinsamkeiten mit der XRN und der *X-chromosomal rezessiv vererbten hyperphosphatämischen Rachitis* (XLRH), die ebenfalls auf dem Chromosom *Xp11.22* lokalisiert wurde ([103, 104], s. o. Tabelle 10.2). Allerdings wurden verschiedene Mutationen des CLCN5-Gens in Bezug auf diese Entitäten gefunden [67]. Nichtsdestotrotz führen diese Erkenntnisse zu der Vermutung, daß CLCN5 und andere renale Chloridkanäle eine wichtige Rolle in der Pathophysiologie der Urolithiasis spielen.

Eine medulläre Nephrokalzinose und Kalzium-Phosphat-Steine sind typisch für Patienten mit distaler renal-tubulärer Azidose (d-RTA, [9]). Ein hoher Urin-pH-Wert, eine Hyperkalziurie (sekundär wegen der systemischen Azidose) und eine Hypozitraturie (aufbauend auf dem tubulären Defekt und der Azidose) sind die Charakteristika. In der kompletten Form der distalen RTA kann der Urin-pH-Wert auch nach einer Säurebelastung nicht unter pH 6,1 gesenkt werden. Ein solcher Säurebelastungstest sollte bei älteren Kindern durchgeführt werden, wenn die Diagnose distale RTA vermutet wird [36]. Vor kurzem wurde eine autosomal-dominante Form der Vererbung bei einer großen Familie mit einer hereditären Form der distalen RTA beschrieben. Sowohl eine symptomatische als auch eine asymptomatische Form werden durch ein einzelnes RTA-1 Gen verursacht, wobei Homozygotie von einer sehr schweren Form der Erkrankung begleitet ist [15].

Es gibt verschiedene klinische Entitäten, die zur Hyperkalzämie und sekundär zur Hyperkalziurie führen (Tabelle 10.3, [29]). *Der primäre Hyperparathyreoidismus*, die häufigste Ursache für die hyperkalzämische Hyperkalziurie bei Erwachsenen, ist eher selten im Kindesalter. Die *Hypervitaminose D*, aufbauend auf der Einnahme von Vitamin D enthaltenden Multivitaminpräparaten oder von Milch, der Vitamin D zugesetzt worden ist, kann eine Hyperkalzämie und Hyperkalziurie induzieren [44, 54]. Eine exzessive tägliche Einnahme von *Vitamin A* (>10.000 Einheiten) kann auch zur Hyperkalzämie und sekundär zur Hyperkalziurie führen [91]. Eine *Immobilisation* über nur vier Wochen induziert eine Abnahme des Knochenkalziums und der Knochenmasse von ungefähr 15–20% und wird von einer Hyperkalziurie begleitet. Furosemid- oder Dexamethasonlangzeitmedikation kann zur Hyperkalziurie, Nephrokalzinose oder Steinerkrankung führen (Tabelle 10.3, [45, 53]).

Eine Hyperkalziurie wird auch bei anderen Syndromen gefunden, entweder verursacht durch deren Pathogenese (*Bartter- und Williams Syndrom* [17, 29]) oder durch tubuläre Schäden (*M. Wilson und Lowe-Syndrom* [46, 107]). Patienten mit Bartter-Syndrom entwickeln eine medulläre Nephrokalzinose, aber keine Nierensteine. Die spezifischen Charakteristika sind verursacht durch Mutationen im Na-K-2Cl Kotransportergen NKCC2 [106]. Das Williams-Beuren-Syndrom (WS) mit Hyperkalzämie, Aortenstenose und mentaler Retardierung wird manchmal von Hyperkalziurie und Nephrokalzinose begleitet. Es wird durch eine Deletion des Elastingens verursacht (ELN, [71], welches auf dem Chromosom *7q11.23* gefunden wurde (s. o. Tabelle 10.2, [76]). Eine Dysfunktion des menschlichen Kalzitoninrezeptors (CTR) könnte zu Erkrankungen des Kalziummetabolismus führen, die mit einer Hyperkalzämie, wie z. B. das Williams-Beuren-Syndrom, einhergehen. Das CTR-Gen ist jedoch außerhalb des WS-Gens auf dem Chromosom *7q11.3* lokalisiert [80]. Der M. Wilson, der durch eine Hyperkalziurie und Nephrolithiasis sogar als Erstsymptom kompliziert werden kann [46], ist durch das M. Wilson-Gen (WND) auf Chromosom *13p14.1–21.1* verursacht [26]. Es kodiert ein putatives Kupfer-Transportprotein, wel-

Tabelle 10.3. Mit Urolithiasis assoziierte Stoffwechselstörungen

Metabolische Veränderungen	Stoffwechselstörung
Hyperkalziurie	
Normokalzämische Hyperkalziurie	Idiopathische Hyperkalziurie
	Distale renal tubuläre Azidose
	Diuretika (Furosemid)
	M. Wilson, Lowe-Syndrom
Hyperkalzämische Hyperkalziurie	Primärer Hyperparathyroidismus
	Immobilisation
	Hyperthyreoidismus
	Hypothyreoidismus
	Cushing-Syndrom
	Nebenierenrindeninsuffizienz
	Knochenmetastasen
	Bartter-und Williams-Beuren-Syndrom
Intestinale Hyperabsorption	Hypervitaminosis D (A)
	Idiopathische Hyperkalzämie des Kindesalters
	Sarkoidose
Hyperoxalurie	Primäre Hyperoxalurie Typ I/II
	Sekundäre Hyperoxalurie:
	Bei Malabsorptionssyndromen
	Nach Darmresektionen
	Fehlen von intestinalen, oxalatdegradierenden Bakterien (Oxalobacter formigenes)
	Diätetisch?
Hyperurikosurie	Angeborene Stoffwechselerkrankungen
	Lesch-Nyhan-Syndrom/Gicht
	Glykogen-Speicherkrankheiten I, III, V, VII
	Überproduktion bei Leukämie oder Non-Hodgkin-Lymphom
	Hohe Eiweiß Diät
Hypozitraturie	d-RTA
	Idiopathisch

ches nur in der Leber vorhanden ist und bei Patienten mit M. Wilson beeinträchtigt ist [18].

Andere Erkrankungen, die mit einer Hyperkalziurie einhergehen können, sind sowohl Hyper- als auch Hypothyreoidismus, das Cushing Syndrom, die Nebennierenrindeninsuffizienz und metastatische maligne Knochenerkrankungen [16, 62] sowie Langzeitbeatmung (Säure-Basen-Haushalt) und parenterale Ernährung (Tabelle 10.3, [45]).

10.2.2 Hyperoxalurie

Die *Hyperoxalurie* wird möglicherweise immer noch als Grund für die Kalzium-Steinerkrankung unterschätzt, obwohl Oxalat ein potenterer Risikofaktor als Kalzium für die Bildung von Harnsteinen ist [42]. Eine nur geringe Steigerung der Urinoxalsäureausscheidung ist demzufolge von Relevanz [48]. Das Urinoxalat stammt vornehmlich aus endogener Produktion, nur 5–10% kommen aus der täglichen Nahrungsaufnahme. Oxalatabsorptionsteste haben allerdings gezeigt, daß die Oxalsäureabsorption bei Kalziumoxalat-Steinpatienten zweifach höher als bei Kontrollpersonen ausfällt [33, 66]. Glyoxylat, aus dem Metabolismus von Glycin, Hydroxyprolin und Glykolat, und Ascorbinsäure sind die Hauptpräkursoren von Oxalat [117].

Die *primäre Hyperoxalurie Typ I (PH I)* ist eine seltene, autosomal-rezessiv vererbte Erkrankung [63], die durch einen Defekt im Glyoxylat-Metabolismus, nämlich einer niedrigen oder gänzlich fehlenden Aktivität der Leber-spezifischen peroxisomalen Alanin:Glyoxylat-Aminotransferase (AGT, [19, 20]), bedingt ist. Die Prävalenz der Erkrankung liegt bei zwei Patienten pro einer Million Einwohner in Europa [61].

Bis jetzt sind elf PH-I-spezifische Mutationen und andere normale Polymorphismen (C_{154} T) beschrieben worden (Tabelle 10.4), von denen die G_{630} A Mutation, verantwortlich für ein peroxisomal/mitochondriales AGT Mistargeting, die am meisten spezifische ist [23, 112]. Vor kurzem sind drei PH I spezifische Mikrosatelliten (D2S125, D2S140 und D2S895) auf dem AGT-Gen gefunden worden, welches auf dem Chromosom *2q37.3* gelegen ist und möglicherweise von einem »single copy-Gen« kodiert wird (Tabelle 10.2, [89, 112]). Das AGT-Gen enthält 11 Exons, und da die Intron-Sequenzen, die jedes Exon flankieren, bekannt sind, ist die gesamte kodierende Region des AGT-Gens mittels genomischer DNA durch Polymerase-Ketten-Reaktion amplifiziert worden [23]. Zwei verschiedene AGT-Allele sind bei normalen Individuen beschrieben worden: ein Major-Allel wird von einem Minor-Allel in mindestens drei Positionen unterschieden, wovon zwei zu einer einzelnen Aminosäureänderung führen (z. B. Pro_{11}→Leu und Ile_{340}→Met Substitutionen, Tabelle 10.4, [110]). Der dritte Unterschied ergibt sich daraus, daß das Minor-Allel eine 74 bp Verdopplung im Intron 1 enthält [23]. Die Häufigkeit, mit der das Minor-Allel auftritt, liegt bei etwa 10–20% [87]. Tabelle 10.5 zeigt die Variation der klinischen Expression in Abhängigkeit entweder von den spezifischen Mutationen oder dem jeweiligen Allel.

Tabelle 10.4. Mutationen und Polymorphismen des AGT-Gens. *VNTR* Variable number tandem repeat

Mutationen und Polymorphismen	Lokalisation	Aminosäure-Substitution	Literatur
PH I spezifische Mutationen			
$G_{243}A$	Exon 1	$Gly_{41}Arg$	[22]
$C_{320}G$	Exon 2	$Tyr_{66}Ter$	[88]
$G_{367}A$	Exon 2	$Gly_{82}Glu$	[90]
$T_{576}A$	Exon 4	$Phe_{152}Ile$	[22]
$G_{630}A$	Exon 4	$Gly_{170}Arg$	[87]
$C_{682}T$	Exon 5	$Ser_{187}Phe$	[74]
$T_{735}C$	Exon 6	$Ser_{205}Pro$	[77]
$C_{819}T$	Exon 7	$Arg_{233}His$	[112]
$G_{820}A$	Exon 7	$Arg_{233}His$	[112]
$T_{853}C$	Exon 7	$Ile_{244}Thr$	[112]
$G_{860}A$	Exon 7	$Trp_{246}stop$	[112]
Deletion/Insertion	Exon 8	-	[114]
Normale Polymorphismen			
74 bp Verdopplung	Intron 1	-	[88]
29/32 bp VNTR	Intron 4	-	[98]
$C_{154}T$	Exon 1	$Pro_{11}Leu$	[87]
$C_{386}T$	Exon 2	-	[87]
$C_{776}A$	Exon 6	-	[88]
$A_{1142}G$	Exon 10	$Ile_{340}Met$	[87]
$C_{1342}A$	Exon 11	-	[112]

Tabelle 10.5. Mutationen des AGT-Gens und phänotypische Expression [20–23]

Phänotypische Expression (%-Vorkommen)	Mutation/ Polymorphismus	Minor/Major Allel
Peroxisomal / mitochondriales	$G_{630}A$	Minor Allel
AGT - Mistargeting (41%)	$C_{154}T$	homozygot → AGT-Aktivität ↑
Partielles peroxisomal/mitochondriales AGT-Mistargeting und intraperoxisomale AGT-Aggregation (3%)	$G_{243}A$ $T_{576}A$ ($G_{630}A$)	Minor Allel (homozygot)
Normale Lokalisation von katalytisch inaktiver AGT (16%)	$G_{367}A$	Major Allel (homozygot)
Keine katalytische AGT-Aktivität und -Immunoreaktivität (40%)	$C_{682}T$ $T_{735}C$	Major Allel (homozygot)
Verschiedenes	$C_{320}G$	Heterozygot/normales (Minor) Allel möglicherweise nicht exprimiert

Ein funktioneller Mangel an AGT erlaubt Glyoxylat zu Oxalat oxidiert und zu Glykolat reduziert, anstatt zu Glycin transaminiert zu werden. Dies führt zu der charakteristischerweise stark erhöhten Urinausscheidung von Oxalat und Glykolat (>0,5 mmol/1,73 m^2 Körperoberfläche/Tag). Der Urin ist im Hinblick auf Kalziumoxalat übersättigt, was sowohl Nierensteine, eine medulläre Nephrokalzinose oder beides verursachen kann. Die Plasmaoxalatkonzentration sowie die relative Plasmasättigung für CaOx ist bei PH Patienten schon bei normaler Nierenfunktion erhöht und steigt bei Einschränkung der Nierenfunktion stark an [50, 51]. Bei Progression der Erkrankung und Abnahme der Nierenfunktion werden deshalb Kalziumoxalatkristalle relativ bald auch im Parenchym anderer Organe sowie im Knochen und auf der Retina abgelagert [63].

Obwohl die PH I eine monogene Erkrankung ist, ist ihr klinischer Verlauf nur teilweise mit dem Ausmaß des AGT-Mangels korreliert [21]. Es gibt eine sehr stark ausgeprägte klinische, biochemische und genetische Heterogenität der Erkrankung mit Patienten, die schnell ein Nierenversagen auf dem Boden einer Nephrokalzinose entwickeln und anderen Patienten, die nur hin und wieder einen Steinabgang beklagen und eine normale Nierenfunktion behalten [65]. Nierensteine oder aber eine medulläre Nephrokalzinose sind gewöhnlich die ersten Zeichen der PH I, allerdings wird die Diagnose häufig erst Jahre nach dem Erstsymptom gestellt [63]. Demzufolge ist es wichtig, eine PH I bei allen Patienten mit Kalziumoxalatsteinen auszuschließen.

Wie es für eine autosomal-rezessive Erkrankung erwartet werden kann, zeigt die PH I eine horizontale Vererbung bei der Mehrzahl der betroffenen Familien, sie kann aber auch ein vertikales Vererbungsmuster zeigen [47]. Dies ergibt sich meist durch die Segregation von drei anstatt von zwei mutanten AGT-Allelen in diesen Familien [47].

Betroffene Familienmitglieder zeigen dann sehr unterschiedliche Krankheitsphänotypen, sowohl innerhalb als auch zwischen den einzelnen Generationen. Dies kann auch bei Patienten innerhalb derselben Generation und mit demselben Genotyp beobachtet werden, was zu der Schlußfolgerung geführt hat, daß Patienten mit PH I-spezifischem AGT-Genotyp für viele Jahre asymptomatisch und undiagnostiziert bleiben können [47]. Dies muß bei der genetischen Beratung der betroffenen Familien, vor allen Dingen nach pränataler Diagnostik (»Linkage-Analyse« [99, 113]), unbedingt beachtet werden.

Die *primäre Hyperoxalurie Typ II (PH II)* wird weniger häufig als die PH I beobachtet. Sie ist charakterisiert durch eine erhöhte Urinausscheidung von Oxalat und L-Glycerinsäure, aufbauend auf einem Defekt der Leber-spezifischen D-Glycerat-Dehydrogenase und Glyoxylat-Reduktase ([116], Tabelle 10.2). Die Uringlykolatausscheidung ist normal. Der klinische Verlauf der PH II ist viel milder als der der PH I, obwohl die klinischen Charakteristika vergleichbar sind [98]. Terminales Nierenversagen ist bei der PH II eher die Ausnahme als die Regel (in 5–10% der Patienten, [69]). Das Gen für die PH II ist inzwischen auf der centromerischen Region des Chromosom 9 (wahrscheinlich p11) lokalisiert worden [120]. Die Diagnose kann auch durch die Bestimmung von Hydroxypyruvatreduktase bzw. Glykolatreduktase in einem Leberbiopsat bestimmt werden [121].

Eine *milde metabolische Hyperoxalurie* ist charakterisiert durch nur gering erhöhte Urinoxalsäureausscheidung und Plasmaoxalatwerte [95]. Allerdings ist sie nicht gut definiert und muß immer von der PH I unterschieden werden. Da die Glykolatausscheidung auch erhöht ist, schließt dies die durch eine stark erhöhte Zufuhr von Nahrungsoxalat oder aber durch gesteigerte intestinale Oxalatabsorption verursachte Hyperoxalurie aus [95]. Die Patienten haben eine häufig rezidivierende Urolithiasis, reagieren aber fast immer gut auf die Gabe von Pyridoxin [31]. Die Frage, ob dieser Typ von Hyperoxalurie nicht doch einer primären Hyperoxalurie Typ III entspricht, wird in der letzten Zeit häufig gestellt und ist Teil intensiver Forschung.

Die *sekundäre Hyperoxalurie* findet sich oft bei Patienten mit Malabsorptionssydromen, z. B. bei Patienten mit Zystischer Fibrose, bei Patienten mit chronisch entzündlichen Darmerkrankungen (M. Crohn) oder mit intestinalen Resektionen (Kurzdarmsyndrom, [49, 72]). Normalerweise wird Oxalat intestinal an Kalzium gebunden, diese Komplexe werden nicht absorbiert. Bei Patienten mit enterischer Hyperoxalurie ist Kalzium statt an Oxalat an Fettsäuren gebunden, Oxalat wird dadurch besser absorbiert. Zusätzlich führen malabsorbierte Gallensäuren zu einer verbesserten Permeabilität von Oxalsäure im distalen Kolon [117]. Auch das Fehlen von intestinalen oxalatdegradierenden Bakterien (Oxalobacter formigenes) kann eine gesteigerte Absorption von Oxalat bewirken [124]. Diese sekundären Hyperoxalurien können zu einer progressiven Nephrokalzinose und Nierenversagen führen, wenn sie nicht adäquat behandelt werden.

10.3 Zystinsteine

Die *Zystinurie* ist eine autosomal-rezessiv vererbte Erkrankung, die durch einen defekten Transport von Zystin und den dibasischen Aminosäuren Lysin, Ornithin und Arginin durch die Epithelzellen der Nierentubuli und des Intestinaltraktes verursacht wird. Die Zystinurie ist eine der häufigsten genetischen Erkrankungen mit einer Prävalenz von 1:7.000 [8]. Zystinsteine können in jedem Alter auftreten, werden allerdings seltener bei Säuglingen gesehen. Ob sich letztlich Zystinsteine entwickeln, liegt nicht nur an der Zystinausscheidung selber, sondern auch an der Höhe des Urinvolumens und einem (niedrigen) Urin-pH-Wert. Eine hohe diätetische Zufuhr von

Natrium kann die Urinzystinausscheidung erhöhen [55]. Es ist wichtig, auf die Methode zu achten, mit der die Urinzystinausscheidung bestimmt wurde: die Differenzierung zwischen Zystein und Zystin ist notwendig, da nur Zystin bei normalen Urin-pH-Werten relativ unlöslich ist [4].

Man unterscheidet drei verschiedene Phänotypen, aufbauend auf der Zystinausscheidung bei obligat Heterozygoten [96]. Die Zystinurie Typ I umfaßt die einfachen Träger, Typ II wird durch einen moderaten Anstieg der Zystinausscheidung charakterisiert und Typ III zeigt eine wenig erhöhte Zystinausscheidung. Der intestinale Zystintransport ist bei den Typen II und III gestört, bei Typ I findet sich gar keine Zystinaufnahme.

Eines der Gene, verantwortlich für die Zystinurie Typ I (rBAT bzw. D2H, Genom-Datenbank-Nomenklatur: SLC3A1, [11]), wurde kürzlich identifiziert und ist auf Chromosom *2p21* lokalisiert [83, 119]. Dieses Gen kodiert einen Aktivator des renalen/intestinalen basischen Aminosäuretransporters. Verschiedene Mutationen wurden gefunden (Tabelle 10.6), bis vor kurzem waren alle mit dem Typ I Phänotyp assoziiert [12, 52]. Die häufigste Mutation involviert die Substitution von Threonin statt Methio-

Tabelle 10.6. Mutationen und Polymorphismen des rBAT/D2H Gens. [5, 11, 52, 83]

Name	Effekt auf die Koding Sequenz	Nukleotidaustausch
Missens		
R365 W	$Arg_{365}Trp$	$C_{1093}T$
P128Q	$Pro_{128}Gln$	$C_{383}A$
Y151 N	$Tyr_{215}Asn$	$T_{451}A$
R181Q	$Arg_{181}Gln$	$G_{542}A$
T216 M	$Thr_{216}Met$	$C_{647}T$
E268 K	$Glu_{216}Lys$	$G_{802}A$
T341 A	$Thr_{341}Ala$	$A_{1021}G$
R362 C	$Arg_{362}Cys$	$C_{1084}T$
M467 K	$Met_{467}Lys$	$T_{1400}A$
M467 T	$Met_{467}Thr$	$T_{1400}A$
P615 T	$Pro_{615}Thr$	$C_{1843}A$
Y582H	$Tyr_{582}His$	$T_{1744}C$
T652R	$Thr_{652}Arg$	$C_{1932}G$
L678P	$Leu_{678}Pro$	$T_{2030}C$
F648 S	$Phe_{648}Ser$	$T_{1943}C$
Stop Kodon		
R270X	Arg Stop bei 270	$C_{808}T$
E483X	Glu Stop bei 483	$G_{1447}T$
Frameshift, Deletion, Insertion		
1749delA		del von A bei 1749
1306insC		insC bei 1306
5'del1192		del1192pb
3'del		del
Polymorphismus		
114 A/C	Kein AA Wechsel	A oder C bei 114
231 T/A	Kein AA Wechsel	T or A at 231
1136+3delT	5' Intron 6	T oder G bei 1136+3
1398 C/T	Kein AA Wechsel	C oder T bei 1398
1473 C/T	Kein AA Wechsel	C oder T bei 1473
1854 A/G	M oder I bei 618	A oder G bei 1854
2189 C/T	3' -UTR	C oder T bei 2189

nin an Kodon 467 (Met467Thr, Tabelle 10.6, [5, 84]). Ob alle Typ I Zystinuriker Mutationen im rBAT/D2H-Gen haben, steht noch nicht fest. Weitere Gene werden vermutet. Kürzlich wurde das für die Zystinurie Typ III verantwortliche Gen auf Chromosom *19q13.1* lokalisiert [6].

10.4 Harnsäuresteine

Harnsäuresteine sind relativ häufig bei Erwachsenen (5–25% aller Steine, vor allem bei Männern und bei älteren Leuten), werden aber in der westlichen Hemisphäre selten bei Kindern gefunden (1%). Sie kommen allerdings häufiger auch bei Kindern in Ost-Europa (5–10%) und im nahen Osten vor [3]. Harnsäure hat einen pK von 6,35 und ist schlecht in saurem Milieu, aber gut ab einem pH6,5 löslich. Demzufolge ist ein niedriger Urin-pH-Wert neben einem geringen Urinvolumen sowie einer erhöhten Harnsäureausscheidung der wichtigste Risikofaktor bei der Bildung von Harnsäuresteinen. Eine erhöhte Harnsäureausscheidung mag durch eine purinreiche Diät verursacht sein, tritt aber auch bei myeloproliferativen Erkrankungen, beim Tumor-Lyse-Syndrom, bei Enzym-Defekten etc. auf (Tabelle 10.3). Einige Medikamente (z. B. Probenicid, hohe Dosen von Salicylaten, Kontrastmittel) können auch die Harnsäureausscheidung erhöhen.

Eine *primäre Harnsäureüberproduktion* ist durch einige seltene angeborene Erkrankungen des Purinstoffwechsels, d. h einen Mangel an Hypoxanthin-Phosphoribosyltransferase (HPRT) und Adenin-PRT (APRT, Tabelle 10.2) hervorgerufen. Aus einem partiellem HPRT-Mangel kann neben Urolithiasis sogar ein akutes Nierenversagen resultieren [105]. Ein kompletter HPRT-Mangel definiert das *Lesch-Nyhan-Syndrom*, eine schwere X-chromosomal-rezessiv vererbte neurologische Erkrankung, die durch eine mentale Retardierung, Selbstzerstümmelung, Choreoathetose, Gicht und Harnsäuresteine charakterisiert ist [13]. Das Lesch-Nyhan Syndrom wird verursacht durch einen Fehler des Hypoxanthin-Phosphoribosyl-Transferase Gens (HPRT-Gen), welches auf dem Chromosom *Xq26–27* lokalisiert ist und aus neun Exons und acht Introns von insgesamt 57 kb besteht [56]. Mutationen, die das Überlappen von Exon 1, 2 und 9 bestimmen, und zwei missense Mutationen in Exon 3 und 8 [7, 70] sowie eine Deletion des HPRT-Genlokus [93] führen zu einem schweren Enzymmangel. Eine 5 kb DNA-Sequenz-Deletion, die ihre Endpunkte im ersten und dritten Intron des HPRT-Gens hat, wurde zusätzlich beschrieben [93].

Eine *primäre Harnsäureüberproduktion* wird auch bei der X-chromosomal vererbten Phosphoribosyl-Pyrophosphat-Synthetase 1 Superaktivität (PPS-1) gefunden. Das PPS-1 Gen ist auf dem Chromosom *Xq22–24* lokalisiert [111].

Gicht und Nephrolithiasis sind auch bei der *Glykogenspeicherkrankheit Typ 1* beschrieben [94], die durch eine Mutation des Glucose-6-Phosphat-Gens auf Chromosom *17q21* (G6P-Gen, [64]) verursacht wird. Bei japanischen Patienten wurde eine Exon-Redefinition durch eine Punktmutation im Exon 5 des G6P-Gens als hauptsächlicher Grund für die Glykogenspeicherkrankheit Typ I gefunden [58].

10.4.1 2,8 Dihydroxyadeninurie

Ein Mangel an Adenin-Phosphoribosyltransferase (APRT) verursacht die autosomal-rezessiv vererbte 2,8-Dihydroxyadeninurie (s. o. Tabelle 10.2, [14]). Einige missense Mutationen und eine 7-bp Deletion wurden in dem Adenin-Phosphoribosyltransferase-Gen auf Chromosom *16q22.2–22.3* festgestellt [10, 101]. Die Serumharnsäurewerte sind normal, die Steine sind nicht röntgendicht und werden leicht mit Harnsäuresteinen verwechselt. Wegen des APRT-Mangels kommt es zu einer Ablagerung von 2,8-Dihydroxyadenin im Nierenparenchym, Steine wachsen und es kann sogar zum Nierenversagen kommen [28]. Der Urin enthält charakteristische bräunliche, runde Kristalle. Die Sicherung der Diagnose erfolgt durch die Bestimmung der APRT-Aktivität in den Erythrozyten oder der 2,8-Dihydroxyadeninausscheidung im Urin [38, 39].

10.4.2 Xanthinurie

Mutationen des Xanthin-Dehydrogenase-Gens (XDH) sind für das letzte Enzym des Purinstoffwechsels verantwortlich und damit für die autosomal-rezessiv vererbte Xanthinurie. Das menschliche Gen für die Xanthin-Dehydrogenase wurde mittels in situ-Hybridisierung auf dem Chromosom *2p22.3→22.2* lokalisiert (s. o. Tabelle 10.2, [100, 118]). Bei der *Xanthinurie* sind die Serum-Harnsäurewerte wegen des Mangels an Xanthinoxidase, die Xanthin in Harnsäure umwandelt, sehr niedrig. Charakteristische Merkmale der Xanthinurie sind ein orangebraunes Urinsediment oder orange verfärbte Windeln und später Xanthinsteine [109].

10.5 Inhibitoren

10.5.1 Hypozitraturie

Eine niedrige Zitratausscheidung wird nicht immer adäquat als Risikofaktor für die Entwicklung eines Harnsteins genannt [73]. Zitrat, eine Trikarbonsäure, ist ein sehr potenter Inhibitor der Kalziumoxalat- und Kalziumphosphatkristallisation. 10–35% des glomerulär filtrierten Zitrats wird im Urin ausgeschieden. Bei einer Alkalose steigt die Zitratausscheidung an, da weniger Zitrat im proximalen Tubulus reabsorbiert wird. Abhängig vom Urin-pH Wert bildet sich ein stabiler Kalzium-Zitrat-Komplex und die Kalziumionen bleiben gut löslich, da weniger Ca-Ionen an Oxalat gebunden werden. Das Löslichkeitsprodukt für Kalziumoxalat verbessert sich damit. Nur 16% des Urinkalziums wird bei einem sauren Urin, aber mehr als 45% bei einem pH-Wert von 8 an Zitrat gebunden [78].

Eine stark erniedrigte Zitratausscheidung ist typisch für die distale renal tubuläre Azidose (*d-RTA* [85]). Eine Hypozitraturie tritt auch bei persistierender milder oder latenter metabolischer Azidose sowie bei Hypokaliämie und bei Patienten mit Malabsorptionssyndromen auf. Die *idiopathische Hypozitraturie* mag sekundär bei niedriger intestinaler Alkaliabsorption auftreten [102].

10.5.2
Andere Inhibitoren

Glykosaminoglykane (Heparinsulfat), Tamm-Horsefall-Protein, Nephrocalcin und Uropontin sind weitere potente Inhibitoren der CaOx-Kristallisation [32, 37, 41, 97], allerdings finden sich weit auseinandergehende Meinungen über deren tatsächliche physiologische Rolle [16, 32].

10.6.
Ausblick

Die metabolischen und einige molekulargenetische Hintergründe der Entstehung von Harnsteinen sind beschrieben worden. Es ist zu erwarten, daß die molekulargenetischen Grundlagen weiterer vererbter Stoffwechselerkrankungen, die zur Entwicklung von Harnsteinen führen, in Zukunft aufgedeckt werden. Hier deuten sich Fortschritte an vor allem bei den verschiedenen Formen der Hyperkalziurie, aber auch der primären Hyperoxalurie Typ II und den Faktoren, die zu einer verminderten Ausscheidung von inhibitorischen Parametern führen, wie z. B. der Hypozitraturie.

Literatur

1. Aida K, Koishi S, Inoue M, Nakazato M, Tawata M, Onaya T (1995) Familial hypocalciuric hypercalcemia associated with mutation in the human Ca(2+)-sensing receptor gene. J Clin Endocrin & Metab 80(9):2594–2598
2. Akuta N, Lloyd SE, Igarashie T, Shiraga H, Matsuyama T, Yokoro S, Cox JPD, Thakker RV (1997) Mutations of CLCN5 in Japanese children with idiopathic low molecular weight proteinuria, hypercalciuria and nephrocalcinosis. Kidney Int 52:911–916
3. Basaklar AC, Kale N (1991) Experiences with childhood urolithiasis (report of 196 cases). Br J Urol 67:203–205
4. Birwé H, Hesse A (1991) High-performance liquid chromatographic determination of urinary cysteine and cystine. Clin Chim Acta 199:33–42
5. Bisceglia L, Calonge MJ, Dello Strologo L, Rizzoni G, de Sanctis L, Gallucci M, Beccia E, Testar X, Zorzano A, Estivill X, Zelante L, Palacin M, Gasperini P, Nunes V (1996) Molecular analysis of the cystinuria disease gene: identification of four new mutations, one large deletion, and one polymorphism. Hum Genet 98(4):447–451
6. Bisceglia L, Calonge MJ, Totaro A, Feliubadal¢ L, Melchionda S, Garcia J, Testar X, Galucci M, Ponzone A, Zelante L, Zorzano A, Estivil X, Gasparini P, Nunes V, Palacin M (1997) Localization, by linkage analysis, of the cystinuria type III gene to chromosome 19q13.1. Am J Hum Genet 60:611–616
7. Bouwens-Rombouts AG, van den Boogaard MJ, Puig JG, Mateos FA, Hennekam RC, Tilanus MG (1993) Identification of two new nucleotide mutations (HPRTUtrecht and HPRTMadrid) in exon 3 of the human hypoxanthine-guanine phosphoribosyltransferase (HPRT) gene. Hum Genet 91(5):451–454
8. Brühl P, Hesse A & Gu KLR (1987) Harnsteinerkrankungen im Kindesalter: Ätiologie, Diagnostik, Therapie und Metaphylaxe. Wissenschaftliche Verlagsgesellschaft mbH, Stuttgart
9. Buckalew VM Jr. (1989) Nephrolithiasis in renal tubular acidosis. J Urol 141(3 Pt 2):731–737
10. Bye S, Mallmann R, Duley J, Simmonds HA, Chen J, Tischfield JA, Sahota A (1994) Identification of a 7-basepair deletion in the adenine phosphoribosyltransferase gene as a cause of 2,8 dihydroxyadenine urolithiasis. Clin Invest 72(7):550–553
11. Calonge MJ, Gasparini P, Chillaron J, Chillon M, Gallucci M, Rousaud F, Zelante L, Testar X, Dallapiccola B, Di Silverio F (1995) Cystinuria caused by mutations in rBAT, a gene involved in the transport of cystine. Nature Genet 6(4):420–425
12. Calonge MJ, Volpini V, Bisceglia L, Rousaud F, de Sanctis L, Beccia E, Zelante L, Testar X, Zorzano A, Estivill X (1995) Genetic heterogeneity in cystinuria: the SLC3A1 gene is linked to type I but not to type III cystinuria. Proc Nat Ac Sci USA 92(21):9667–9671

13. Cameron JS, Moro F, Simmonds HA (1993) Gout, uric acid and purine metabolism in paediatric nephrology. Pediatr Nephrol 7(1):105–118
14. Cebellos-Picot I, Perignon JL, Hamet M, Daudon M & Kamoun P (1992) 2,8 Dihydroxyadenine urolithiasis, an underdiagnosed disease. Lancet 339:1050–1051
15. Chaabani H, Hadj-Khlil A, Ben-Dhia N, Braham H (1994) The primary hereditary form of distal renal tubular acidosis: clinical and genetic studies in 60-member kindred. Clin Genet 45(4):194–199
16. Coe FL, Nakagawa Y, Asplin J & Parks JH (1994) Role of nephrocalcin in inhibition of calcium oxalate crystallisation and nephrolithiasis (Review). Mineral & Electrolyte Metab 20(6):378–384
17. Cote G, Jequier S, Kaplan P (1989) Increased medullary echogenicity in patients with Williams syndrome. Pediatr Radiol 19:481–483
18. Cuthbert JA (1995) Wilson's disease: a new gene and an animal model for an old disease. J Invest Med 43(4):323–336
19. Danpure CJ, Jennings PR (1986) Peroxisomal alanine:glyoxylate aminotransferase deficiency in primary hyperoxaluria type I. FEBS Letter 201:20–24
20. Danpure CJ (1989) Recent advances in the understanding, diagnosis and treatment of primary hyperoxaluria type I. J Inher Metab Dis 12:210–224
21. Danpure CJ (1991) Molecular and clinical heterogeneity in primary hyperoxaluria type I. Am J Kidney Dis 4:366–369
22. Danpure CJ, Purdue PE, Fryer P, Griffiths S, Allsop J, Lumb MJ, Guttridge KM, Jennings PR, Scheinmann JI, Mauer SM, Davidson NO (1993) Enzymological and mutational analysis of a complex primary hyperoxaluria type I phenotype involving alanine:glyoxylate aminotransferase peroxisome-to-mitochondrion mistargeting and intraperoxisomal aggregation. Am J Hum Genet 53:417–432
23. Danpure CJ (1995) Advances in the enzymology and molecular genetics of primary hyperoxaluria type 1. Prospects for gene therapy. Nephrol Dial Transplant 10(Suppl 8):24–29
24. Finegold DN, Armitage MM, Galiani M, Matise TC, Pandian MR, Perry YM, Deka R, Ferrell RE (1994) Prelliminary localization of a gene for autosomal dominant hypoparathyroidism to chromosome 3q13. Pediatr Res 36(3):414–417
25. Fisher SE, Black GC, Lloyd SE, Hatchwell E, Wrong O, Thakker RV, Craig IW (1994) Isolation and partial characterization of a chloride channel gene which is expressed in kidney and is a candidate for Dent's disease (an X-linked hereditary nephrolithiasis). Hum Mol Gen 3(11):2053–2059
26. Frydman M (1990) Genetic aspects of Wilson's disease. Journal of Gastroenterol & Hepatol 5(4):483–490
27. Frymoyer PA, Scheinmann SJ, Dunham PB, Jones DB, Hueber P, Schroeder ET (1991) X-linked recessive nephrolithiasis with renal failure. New Engl JMed 325:681–686
28. Fye KH, Sahota A, Hancock DC, Gelb AB, Chen J, Sparks JW, Sibley RK, Tischfield JA (1993) Adenine phosphoribosyltransferase deficiency with renal deposition of 2.8-dihydroxyadenine leading to nephrolithiasis and chronic renal failure. Arch Int Med 153(6):767–770
29. Garel L, Filiatrault D & Robitaille P (1988) Nephrocalcinosis in Barter's syndrome. Pediatr Nephrol 2(3):315–317
30. Ghazali S and Barratt TM (1974) Urinary excretion of calcium and magnesium in children. Arch Dis Child 49:97–101
31. Gill HS and Rose GA (1986) Mild metabolic hyperoxaluria and its response to pyridoxine. Urologia Int 41(5):393–396
32. Hess B (1994) Tamm-Horsfall glycoprotein and calcium nephrolithiasis. Mineral & Electrolyte Metab 20(6):393–398
33. Hesse A, Strenge A, Bach D, Vahlensieck W (1981) Oxalate loading test for the diagnosis of oxalate hyperabsorption. In: Urolithiasis, clinical and basic research. Eds.: Smith LH, Robertson WG, Finlayson B. Plenum Press New York – London, pp 779–781
34. Hesse A, Bach D (1982) Harnsteine, Pathobiochemie und klinisch-chemische Diagnostik, Thieme, Stuttgart-New York
35. Hesse A, Classen A, Knoll M, Timmerman F & Vahlensieck W (1986) Dependence of urine composition on the age and sex of healthy subjects. Clin Chim Acta 160:79–86
36. Hesse A, Vahlensieck W (1986) Loading tests for diagnosis of metabolic anomalies in urinary stone formers. Int J Urol & Nephrol 18(1):45–53
37. Hesse A, Wuzel H, Vahlensieck W (1986) The excretion of glycosaminoglycans in the urine of calcium-oxalate-stone patients and healthy persons. Urologia Int 41:81–87
38. Hesse A, Miersch WD, Classen A, Thon A, Doppler W (1988) 2,8 Dihydroxyadeninuria: laboratory diagnosis and therapy control. Urologia Int 43:174–178
39. Hesse A, Thon A, Classen A, Birw, H (1988) Diagnostic and therapy-control of inborn metabolic disorders by high performance liquid chromatography: 2,8-dihydroxyadeninuria, xanthinuria. Chromatographia 25(3):205–209

40. Hesse A, Sanders G (1988) Atlas of Infrared Spectra for the Analysis of Urinary Concrements, Thieme, Stuttgart-New York
41. Hesse A, Wuzel H, Vahlensieck W (1991) Significance of glycosaminoglycans for the formation of calcium oxalate stones. Am J Kidney Dis 17(4):414–419
42. Hesse A, Bongartz D, Heynck H, Berg W (1996) Measurement of urinary oxalic acid: A comparison of five methods. Clin Biochem 29(5):467–472
43. Hesse A, Tiselius HG, Jahnen A (1997) Urinary stones: Diagnosis, Treatment and Prevention of Recurrence. Karger, Basel – Freiburg – Paris – London – New York – New Dehli – Bangkok – Singapore – Tokyo – Sydney
44. Hoppe B, Gnehm HP, Wopmann M, Neuhaus T, Willi U, Leumann E (1992) Vitamin D poisoning in infants: a preventable cause of hypercalciuria and nephrocalcinosis (German) Schweiz Med Wschr 122:257–262
45. Hoppe B, Hesse A, Neuhaus T, Fanconi S, Forster I, Blau N, Leumann E (1993) Urinary saturation and nephrocalcinosis in preterm infants: effect of parenteral nutrition. Arch Dis Child 1993;69:299–303
46. Hoppe B, Neuhaus T, Superti A, Leumann E (1993) Hypercalciuria and nephrocalcinosis, a feature of Wilson's disease. Nephron 65:460–462
47. Hoppe B, Danpure CJ, Rumsby G, Fyer P, Jennings PR, Blau N, Schubiger G, Neuhaus T, Leumann E (1997) A vertical (pseudodominant) pattern of inheritance in the autosomal recessive disease primary hyperoxaluria type I. Lack of relationship between genotype, enzymic phenotype and disease severity. Am J Kidney Dis 29(1):36–44
48. Hoppe B, Jahnen A, Bach D, Hesse A (1997) Urinary calcium-oxalate saturation in healthy infants and children. J Urol 158:557–559
49. Hoppe B, Hesse A, Brömme S, Rietschel E, Michalk D (1998) Urinary lithogenic and stone inhibitory substances in cystic fibrosis. Pediatr Nephrol, 12:275–279
50. Hoppe B, Kemper MJ, Hvizd MG, Sailer DE, Langman CB (1998) Simultaneous determination of oxalate, citrate and sulfate with ion-chromatography: normal values in childhood. Kidney Int, 53:1348–1352
51. Hoppe B, Kemper MJ, Bökenkamp A, Langman CB (1998) Plasma calcium-oxalate saturation in children with renal insufficiency and in children with primary hyperoxaluria. Kidney Int, 53:921–925
52. Horsford J, Saadi I, Raelson J, Goodyer PR & Rozen R (1996) Molecular genetics of cystinuria in French Canadians: identification of four novel mutations in type I patients. Kidney Int 49(5):1401–1406
53. Hufnagle KG, Khan SN, Penn D, Cacciarelli A, Williams P (1982) Renal calcifications: a complication of long term furosemide therapy in preterm infants. Pediatrics 70:360–363
54. Jacobus CH, Holick MF, Shao Q, Chen TC, Holm IA, Kolodny JM, Fuleihan GE, Seely EW (1992) Hypervitaminosis D associated with drinking milk. New Engl J Med 326(18):1173–1177
55. Jaeger P, Portmann L, Saunders A, Rosenberg LF, Thier SO (1986) Anticystinuric effects of glutamine and of dietary sodium restriction. New Engl J Med 315:1120–1123
56. Janicic N, Soliman E, Pausova Z, Seldin MF, Riviere M, Szpirer J, Szpirer C, Hendy GN (1995) Mapping of the calcium-sensing receptor gene (CASR) to human chromosome 3q13.3–21 by fluorescence in situ hybridization, and localization to rat chromosome 11 and mouse chromosome 16. Mammalian Genome 6(11):798–801
57. Jiralerspong S, Patel PI (1996) Regulation of the hypoxanthine phosphoribosyl-transferase gene: in vitro and in vivo approaches. Proc Soc Ex Biol & Med 212(2):116–127
58. Kajihara S, Matsuhashi S, Yamamoto K, Kido K, Tsuji K, Tanae A, Fujiyama S, Itoh T, Tanigawa K, Uchida M (1995) Exon redefinition by a point mutation within exon 5 of the glucose-6-phosphatase gene is the major cause of glycogen storage disease type 1a in Japan. Am J Hum Genet 57(3):549–555
59. Kelleher CL, Buckalew VM, Frederickson ED, Rhodes DJ, Conner DA, Seidman JG, Seidman CE (1998) CLCN5 mutation Ser244 Leu is associated with x-linked renal failure without x-linked recessive hypophosphatemic rickets. Kidney Int 53:31–37
60. Kelley WN, Levy RJ, Rosenbloom, FM, Henderson HF, Seegmiller JE (1968) Adenine phosphoribosyltransferase deficiency. J Clin Invest 47:2881
61. Kopp N, Leumann E (1995) Changing pattern of primary hyperoxaluria in Switzerland. Nephrol Dial Transplant 10:2224–2227
62. Laufer J, Boichis H (1989) Urolithiasis in children: current medical management. Pediatr Nephrol 3:317–331
63. Latta K, Brodehl J (1990) Primary hyperoxaluria type I. Europ J Pediatr 149:518–522
64. Lei KJ, Chen YT, Chen H, Wong LJ, Liu JL, McConkie-Rosell A, van Hove JL, Yeh NJ, Pan LY (1995) Genetic basis of glycogen storage disease type 1a: prevalent mutations at the glucose-6-phosphatase locus. Am J Hum Genet 57(4):766–771

65. Leumann EP, Niederwieser A & Fanconi A (1987) New aspects of infantile oxalosis. Pediatr Nephrol 1:531–535
66. Lindsjö M, Danielson BG, Fellström B, Ljunghall S (1989) Intestinal oxalate and calcium absorption in recurrent renal stone formers and healthy subjects. Scand J Nephrol 23:55–59
67. Lloyd SE, Pearce SH, Fisher SE, Steinmeyer K, Schwappach B, Scheinman SJ, Harding B, Bolino A, Devoto M, Goodyer P, Ridgen SPA, Wrong O, Jentsch TJ, Craig IW, Thakker RJ (1996) A common molecular basis for three inherited kidney stone diseases. Nature 379(6564):398–399
68. Mansell MA (1995) Primary hyperoxaluria type 2. Nephrol Dial Transplant 10(Suppl 8):58–60
69. Marangella M, Petrarulo M, Cosseddu D (1994) End-stage renal failure in primary hyperoxaluria type II. New Engl J Med 330:1690 (letter)
70. Marcus S, Christensen E, Malm G (1993) Molecular analysis of the mutations in five unrelated patients with the Lesch-Nyhan syndrome. Hum Mutation 2(6):473–477
71. Mari A, Amati F, Mingarelli R, Gianotti A, Sebastio G, Colloridi V, Novelli G, Dallpiccola B (1995) Analysis of the elastin gene in 60 patients with clinical diagnosis of Williams syndrome. Hum Genet 96(4):444–448
72. Matthews LA, Doershuk CF, Stern RC, Resnick MI (1996) Urolithiasis in cystic fibrosis. J Urol 155(5):1563–1564
73. Miller LA, Stapleton FB (1985) Urinary citrate excretion in children with hypercalciuria. J Pediatr 107(2):263–266
74. Minatogawa Y, Tone S, Allsop J, Purdue PE, Takada Y, Danpure CJ, Kido R (1992) A serine-to-phenylalanine substitution leads to loss of alanine:glyoxyolate aminotransferase catalytic activity and immunoreactivity in a patient with primary hyperoxaluria type I. Hum Mol Genet 1:643–644
75. Misselwitz J, Hesse V (1990) Nephrocalcinosis, hypercalciuria and elevated serum levels of $1,25(OH)_2D$ in children. Acta Paediatr Scand 79:637–643
76. Nickerson E, Greenberg F, Keating MT, McCaskill C, Shaffer LG (1995) Deletions of the elastin gene at 7q11.23 occur in approximately 90% of patients with Williams syndrome. Am J Hum Genet 56(5):1156–1161
77. Nishiyama K, Funai T, Katafuchi R, Hattori F, Onoyama K, Ichiyama A (1991) Primary hyperoxaluria type I due to a point mutation of T to C in the coding region of the serine:pyruvat aminotransferase gene. Biochem Biophys Res Commun 176:1093–1099
78. Parks JH, Coe FL (1986) A urinary calcium-citrate index for the evaluation of nephrolithiasis. Kidney Int 30:85–90
79. Pearce SH, Williamson C, Kifor O, Bai M, Coulthard MG, Davies M, Lewis-Barned N, McCredie D, Powell H, Kendall-Taylor P, Brown EM, Thakker RV (1996) A familial syndrome of hypocalcemia with hypercalciuria due to mutations in the calcium-sensing receptor. New Engl J Med 335(15):1115–1122
80. Perez Jurado LA, Li X, Francke U (1995) The human calcitonin receptor gene (CALCR) at 7q21.3 is outside the deletion associated with the Williams syndrome. Cytogenet Cell Genet 70(3–4):246–249
81. Polinsky MS, Kaiser BA, Baluarte HJ (1987) Urolithiasis in childhood. Pediatr Clin North Am 34(3):683–710
82. Pook MA, Wrong O, Wooding C, Norden AG, Feest TG, Thakker RV (1993) Dent's disease, a renal Fanconi syndrome with nephrocalcinosis and kidney stones, is associated with a microdeletion involving DXS255 and maps to chromosome Xp11.22. Hum Mol Genet 2(12):2129–2134
83. Pras E, Arber N, Aksentijevitsch I, Katz G, Schapiro JM, Prosen L, Gruberg L, Harel D, Liberman U, Weissenbach J (1994) Localization of a gene causing cystinuria to chromosome 2p. Nat Genet 6(4):415–419
84. Pras E, Raben N, Golomb E, Arber N, Aksentijevitsch I, Schapiro JM, Harel D, Katz G, Liberman U, Pras M (1995) Mutations in the SLC3A1 transporter gene in cystinuria. Am J Hum Genet 56(6):1297–1303
85. Preminger GM, Sakhaee K, Skurla C, Pak CYC (1985) Prevention of recurrent calcium stone formation with potassium citrate therapy in patients with distal renal tubular acidosis. J Urol 134:20–24
86. Pronicka E, Rowinska E, Kulczycka H, Lukaszkiewicz J, Lorenc R, Janas R (1997) Persistent hypercalciuria and elevated 25-hydroxyvitamin D3 in children with infantile hypercalcemia. Pediatr Nephrol 11(1):2–6
87. Purdue PE, Takada Y, Danpure CJ (1990) Identification of mutations associated with peroxisome to mitochondrion mistargeting of alanine/glyoxylate aminotransferase in primary hyperoxaluria type I. J Cell Biol 111:2341–2351
88. Purdue PE, Lumb MJ, Allsop J, Danpure CJ (1991) An intronic duplication in the alanine:glyoxylate aminotransferase gene facilitates identification of mutations in compound heterozygote patients with primary hyperoxaluria type I. Hum Genet 87:394–396

89. Purdue PE, Lumb MJ, Fox M, Griffo G, Hamon-Benais C, Povey S, Danpure CJ (1991) Characterisation and chromosomal mapping of a genomic clone encoding human alanine:glyoxylate aminotransferase. Genomics 10:34–42
90. Purdue PE, Lumb MJ, Allsop J, Minatogawa Y, Danpure CJ (1992) A glycine-to-glutamate substitution abolishes alanine:glyoxylate aminotransferase catalytic activity and immunoreactivity in a patient with primary hyperoxaluria type I. Genomics. 13:215–218
91. Ragavan VV, Smith JE, Bilezikian JP (1982) Vitamin A toxicity and hypercalcemia. Am J Med Sci 283(3):161–164
92. Reinhart SC, Norden AG, Lapsley M, Thakker RV, Pang J, Moses AM, Frymoyer PA, Favus MJ, Hoepner JA, Scheinman SJ (1995) Characterization of carrier females and affected males with X-linked recessive nephrolithiasis. J Am Soc Nephrol 5(7):1451–1461
93. Renwick PJ, Birley AJ, McKeown CM, Hulten M (1995) Southern analysis reveals a large deletion at the hypoxanthine phosphoribosyltransferase locus in a patient with Lesch-Nyhan syndrome. Clin Genet 48(2):80–84
94. Restaino I, Kaplan BS, Stanley C, Baker L (1993) Nephrolithiasis, hypocitraturia, and a distal renal tubular acidification defect in type I glycogen storage disease. J Pediatr 122(3):392–396
95. Rose GA (1988) Mild metabolic hyperoxaluria. A new syndrome. In: Oxalate metabolism in relation to urinary stone. ed.: Rose GA, Springer Verlag London, pp 121–130
96. Rosenberg LE, Downing SJ, Durant JL, Segal S (1966) Cystinuria: biochemical evidence for three genetically distinct diseases. Clin Invest 45:365–371
97. Ryall RL (1996) Glycosaminoglycans, proteins, and stone formation: adult themes and child's play. Pediatr Nephrol 10(5):656–666
98. Rumsby G, Jones R, Danpure CJ, Samuell CT (1992) TaqI polymorphism of the alanine:glyoxylate aminotransferase (AGXT) locus. Hum Mol Genet 1:350
99. Rumbsy G, Mandel H, Avery C, Geraerts A (1995) Polymorphisms in the alanine:glyoxylate aminotransferase gene and their clinical application to the prenatal diagnosis of primary hyperoxaluria type 1. Nephrol Dial Transplant 10[Suppl 8]:30–32
100. Rytkonen EM, Halila R, Laan M, Saksela M, Kallioniemi OP, Palotis A, Raivio KO (1995) The human gene for xanthine dehydrogenase (XDH) is localized on chromosome band 2q22. Cytogenet Cell Genet 68(1–2):61–63
101. Sahota A, Chen J, Boyadjiev SA, Gault MH, Tischfield JA (1994) Missense mutation in the adenine phosphoribosyltransferase gene causing 2,8 dihydroxyadenine urolithiasis. Hum Mol Genet 3(5):817–818
102. Sakhaee K, Williams RH, Oh MS, Padalino P, Adams-Huet B, Whitson P, Pak CYC (1993) Alkali absorption and citrate excretion in calcium nephrolithiasis. J Bone Min Res 8(7):789–794
103. Scheinmann SJ, Pook MA, Wooding C, Pang JT, Frymoyer PA, Thakker RV (1993) Mapping the gene causing X-linked recessive nephrolithiasis to Xp11.22 by linkage studies. J Clin Invest 91(6):2351–2357
104. Scheinman SJ (1998) X-linked hypercalciuric nephrolithiasis: clinical syndromes and chloride channel mutations. Kidney Int 53:3–17
105. Sculley DG, Dawson PA, Emmerson BT, Gordon RB (1992) A review of the molecular basis of hypoxanthine-guanine phosphoribosyltransferase (HPRT) deficiency. Hum Genet 90(3):195–207
106. Simon DB, Karet FE, Hamdan JM, DiPietro A, Sanjad SA, Lifton RP (1996) Bartter's syndrome, hypokalaemic alkalosis with hypercalciuria, is caused by mutations in the Na-K-2Cl cotransporter NKCC2. Nat Genet 13(2):183–188
107. Sliman GA, Winters WD, Shaw DW, Avner ED (1995) Hypercalciuria and nephrocalcinosis in the oculocerebrorenal syndrome. J Urol 153(4):1244–1246
108. Stapleton FB, Noe HN, Jerkins G, Roy III S (1982) Urinary excretion of calcium following an oral calcium loading test in healthy children. Pediatr 69(5):594–597
109. Strauwen P, Hesse A, Thon A, Behrend H (1989) Xanthinuria with nephrolithiasis in infancy. Aktuelle Urologie 20(4):218–222
110. Takada Y, Kaneko N, Esumi H, Purdue PE, Danpure CJ (1990) Human peroxisomal L-alanine:glyoxylate aminotransferase. Evolutionary loss of a mitochondrial targeting signal by point mutation of the initiation codon. Biochem J 268:517–520
111. Tatibana M, Kita K, Taira M, Ishijima S, Sonoda T, Ishizuka T, Iizasa T, Ahmad I (1995) Mammalian phosphoribosyl-pyrophosphate synthetase [Review]. Adv Enzyme Regulation 35:229–249
112. von Schnakenburg C, Rumsby G (1997) Primary hyperoxaluria type 1: a cluster of new mutations in exon 7 of the AGXT gene. J Med Genet 34:489–492
113. von Schnakenburg C, Weir T, Rumsby G (1997) Linkage of microsatelites to the AGXT gene on chromosome 2q37.3 and their role in prenatal diagnosis of primary hyperoxaluria. Ann Hum Genet 61:365–368

114. von Schnakenburg C, Hulton SA, Milford DV, Roper HP, Rumsby G (1998) Variable presentation of primary hyperoxaluria type 1 in 2 patients homozygous for a novel combined deletion and insertion mutation in exon 8 of the AGXT gene. Nephron 70:1–4
115. Wartenfeld R, Golomb E, Katz G, Bale SJ, Goldman B, Pras M, Kastner DL, Pras E (1997) Molecular Analysis of cystinuria in Lybian Jews: exclusion of the SLC3A1 gene and mapping of a new locus on 19q. Am J Hum Genet 60:617–624
116. Williams HE, Smith LH (1968) A new genetic variant of primary hyperoxaluria. New Engl J Med 278:5:233
117. Williams HE, Wandzilak TE (1989) Oxalate synthesis, transport and the hyperoxaluric syndromes. J Urol 141:742–747
118. Xu P, Zhu XL, Huecksteadt TP, Brothman AR, Hoidal JR (1994) Assignment of human xanthine dehydrogenase gene to chromosome 2p22. Genomics 23(1):289–291
119. Zhang XX, Rozen R, Hediger MA, Goodyer P, Eydoux P (1994) Assignment of the gene for cystinuria (SLC3A1) to human chromosome 2p21 by flourescence in situ hybirdization. Genomics 24(2):413–414
120. Cramer SD, Lin K, Ferree PM, Holmes RP (in press) Characterization of the PH 2 gene: protein and genomic structure of D-glycerate dehydrogenase in humans. Proceedings of the 5th workshop on primary hyperoxaluria. Zurich, Switzerland. Nephrol Dial Transplant, in press
121. Cregeen D, Rumsby G (in press) Characterization of human hydroxy-pyruvate reductase. Proceedings of the 5th workshop on primary hyperoxaluria. Zurich, Switzerland. Neprhrol Dial Transplant, in press
122. Monico G, Milliner DS, Wilson DM, Rumsby G (in press) Atypical primary hyperoxaluria: PH type III? Proceedings of the 5th workshop on primary hyperoxaluria. Zurich, Switzerland. Nephrol Dial Transplant, in press
123. Neuhaus TJ, Blau N, Leumann EP (in press) Primary hyperoxaluria (PH) not type 1 or 2 in two pediatric patients. Proceedings of the 5th workshop on primary hyperoxaluria. Zurich, Switzerland. Nephrol Dial Transplant, in press
124. Sidhu H, Hoppe B, Hesse A, Tenbrock K, Brömme S, Rietschel E, Peck AB (1998) Abscence of oxalobacter formigenes in cystic fibrosis patients: a risk factor for hyperoxaluria. Lancet 352:1026–1030

KAPITEL 11

Familiäre Tumorerkrankungen

J. Decker, B. Zabel

11.1 Molekulare Grundlagen der Vererbung und der Tumorentstehung

Krebs entsteht aus dem Wechselspiel von endogenen (genetischen) und exogenen (Umwelt) Faktoren. Ganz entscheidend sind dabei die genetischen Prädispositionen (Keimbahn) und die erworbenen genetischen Störungen (somatische Mutationen). Beide Faktoren tragen zum molekularen Pathomechanismus der verschiedenen Tumoren in quantitativ und qualitativ unterschiedlicher Weise bei: so mag eine primär ererbte Enzymschwäche (z. B. für die DNA-Reparatur oder für die Karzinogeninaktivierung) die Voraussetzung darstellen, den dann tatsächlich karzinogenen Schaden an anderer Stelle des Genoms im Laufe des Lebens, z. B. in Abhängigkeit von der Karzinogenexposition zu erwerben. Das sich heute abzeichnende Bild der genetischen Störungen in einer Tumorzelle wird immer komplexer.

Eine Reihe klarer Hinweise unterstreichen die Definition von Krebs als Krankheit der Gene: erstens sind nahezu alle Mutagene zugleich auch sehr effektive Karzinogene, zweitens war es möglich, eine Vielzahl sehr genau definierter genetischer Veränderungen (Chromosomenaberrationen, Genmutationen) in hochspezifischer Weise bestimmten Krebserkrankungen zuzuordnen. Drittens stellt die Gentheorie des Krebses das Korrelat der Klonalitätstheorie der Tumorentstehung als ein sequentielles Mehrschrittereignis dar. Letztlich ist das Auftreten von Krebs in »Krebsfamilien« ein ganz deutliches Indiz für den Zusammenhang zwischen Genen und der Malignomentstehung. In Tabelle 11.1 werden die verschiedenen Formen dieser familiären Tumorleiden dargestellt.

Tumorsuppressorgene und Onkogene sind funktionelle Begriffe der Tumorgenetik. Onkogene sind Gene, deren (qualitativ oder quantitativ veränderten) Produkte eukaryotische Zellen maligne transformieren können. Es werden körpereigene Gene (*c-onc*) oder über Retroviren transfizierte Gene (*v-onc*) unterschieden. Durch Ampli-

Tabelle 11.1. Familiäre Tumorformen – vier grundsätzlich verschiedene Typen

Typ	Tumorform
1	Familien mit erhöhter Krebshäufung ohne eine histologische Spezifität (Chromosomeninstabilitätssyndrome), z. B. Blooms-Syndrom
2	Tumorfamilien mit Tumoren einer einzigen Histologie, z. B. Mammakarzinome
3	Familien mit einer fest-assoziierten Kombination verschiedener Tumoren, z. B. Li-Fraumeni (Sarkome, Leukämien u.v.m.)
4	Tumor-assoziierte Syndrome, d. h. die Kombination von benignen Malformationen mit Malignomen, z. B. von-Recklinghausen, von-Hippel-Lindau; multiple endokrine Neoplasie

fikation bzw. durch funktionelle Aberrationen kommt es zur vermehrten Expression des normalen Genproduktes, bzw. es entsteht ein aberrantes Genprodukt mit karzinogenem Potential. Dabei handelt es sich um einen *dominanten Mechanismus*, da bereits die Aberration eines einzelnen Allels zur Transformation führen kann. Es genügt somit eine einzelne Mutation. Proto-Onkogene sind die noch normal funktionierenden körpereigenen Gene, die z. B. bei der Signaltransduktion eine positiv regulatorische Aufgabe erfüllen. Bis heute sind weit über 60 Onkogene isoliert worden.

Für Tumorsuppressoren kodieren dagegen Gene, die über einen *rezessiven Mechanismus* wirken: Maligne Transformation erfolgt durch den funktionellen Verlust beider Allele dieser Gene. Wiederum handelt es sich um körpereigene Gene, die in ihrer normalen Funktion häufig den Zellzyklus, die Zellteilung, negativ regulieren. Fallen nun beide Allele durch zwei Mutationsschritte aus, so resultiert durch Verlust der Wachstumskontrolle die maligne Transformation, bzw. die Tumorprogression. Im Gegensatz zum Onkogen ist hier das oberste Prinzip der Verlust der Funktion. Für die Tumorforschung bedeutsam war die Entdeckung, daß grundsätzlich der gleiche Mechanismus, d. h. der vollständige Verlust (bi-allelische Deletion) des gleichen Genes sowohl für die familiären wie für die sporadischen Tumoren verantwortlich ist (Abb. 11.1). Somit stellen seltene familiäre Syndrome wertvolle biologische Modelle dar, an denen Analysen der verantwortlichen Gene durchgeführt werden können, deren Ergebnisse auch für die wesentlich häufigeren sporadischen Tumoren gleicher Histologie Gültigkeit erlangen können. Bei den familiären Formen sind zwei analytische Ansätze möglich: Untersuchungen der Keimbahnalteration durch Genkopplungsanalysen und Untersuchungen der Tumoren bezüglich ihrer zusätzlichen somatischen Alteration (des zweiten Wildtyp-Allels des gleichen Gens). Durch diesen bimodalen Ansatz können die relevanten Gene wesentlich schneller isoliert und charakterisiert werden. Dies wurde eindrucksvoll für das Retinoblastomgen, das Wilms-Tumorgen, das p53-Tumorsuppressorgen (Li-Fraumeni-Syndrom) und jüngst für das von Hippel-Lindau-Tumorsuppressorgen gezeigt.

Es ist wichtig, sich zu vergegenwärtigen, daß diese »bipolare« Sichtweise (hier Tumorsuppressorgen, dort Onkogen) eine erste Annäherung an die tatsächlichen molekularen Zusammenhänge darstellt. Die strikte Unterteilung in mono-allelischen (Überfunktion/Onkogen) und bi-allelischen (Funktionsverlust/Tumorsuppressorgen) Effekt ist eine erste akademisch/theoretische Annäherung. Erst die detaillierte Aufklärung (der normalen und) der gestörten molekularen Interaktionen der mutierten Genprodukte führt zum Verständnis der molekularpathologischen Zusammenhänge. So konnte für das p53-Tumorsuppressorgen gezeigt werden, daß die Qualität auch des ersten deletären Ereignisses absolut bedeutsam ist: so hat eine Punktmutation einen anderen Effekt als der Verlust des gesamten Genproduktes oder als die Verkürzung (»truncation«) des Proteins. Auch eine Punktmutation kann sehr unterschiedlich in ihrem Effekt sein: es kann ein Leserasterfehler zum Abbruch oder zur Translation eines qualitativ sehr veränderten Produktes führen. Selbst ein Austausch einer Aminosäure kann sehr unterschiedliche Folgen haben, zum einen in Abhängigkeit von der Lokalisation, zum anderen in Abhängigkeit davon, wie groß der physikochemische Unterschied der durch die Mutation ausgetauschten Aminosäuren im Kontext der Funktion des Gesamtmoleküls ist. Für das p53-Tumorsuppressorgen wurde gezeigt, daß diese erste Mutation durchaus auch den Zugewinn neuer Eigenschaften darstellen kann: eine sog. Gain-of-function-Mutation. Dies gilt besonders

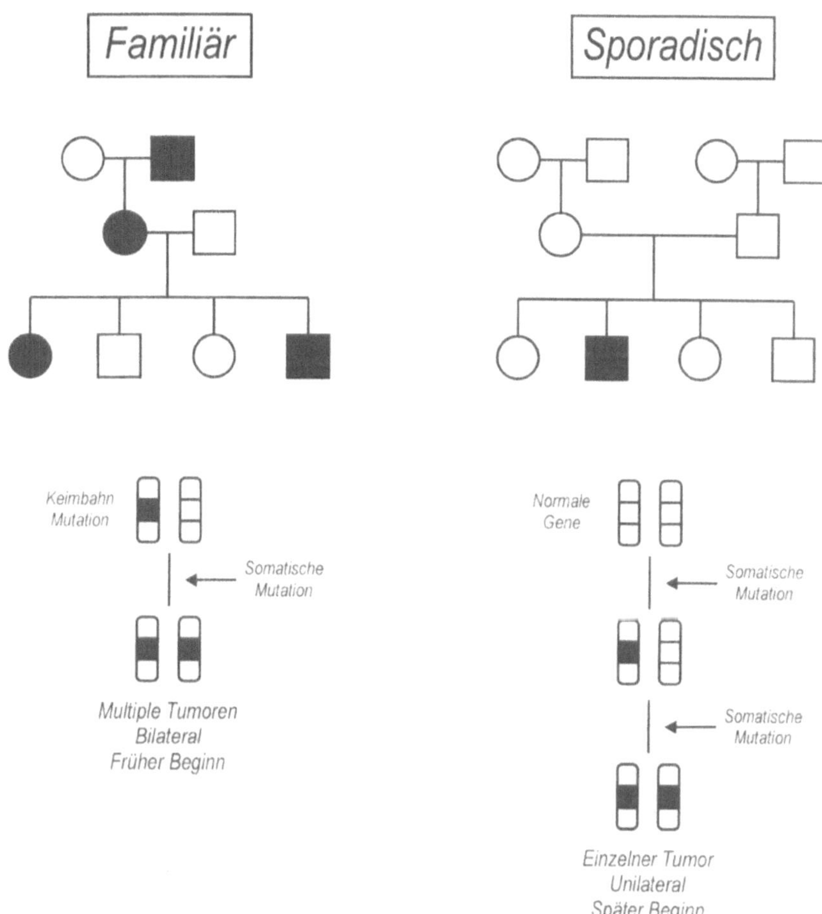

Abb. 11.1. Das »Zweitreffermodell« (»two hit« nach Knudson 1971). Erstes Ereignis bei der Karzinogenese durch ein Tumorsuppressorgen ist der Funktionsverlust des ersten Allels (schwarze Bande): häufig ist dies eine submikroskopische Veränderung, z. B. eine nur wenige Basenpaare betreffende Deletion. Das zweite zur Tumorentstehung führende Ereignis ist der funktionelle Verlust des zweiten Allels. Dies kann wiederum durch eine Punktmutation entstehen, wird aber meist durch die Deletion größerer chromosomaler Regionen verursacht. Andere Mechanismen, die zum Funktionsverlust des zweiten Allels führen können, sind der Verlust des gesamten Chromosoms durch Fehlverteilung (mitotisches Nondisjunktion) mit und ohne anschließender mitotischer Reduplikation, mitotische Rekombinationen, Genkonversionen, u. ä. (Übersicht s. bei Cavenee et al. 1983). Grundsätzlich ist der molekulare Pathomechanismus für die familiäre und die sporadische Form des gleichen Tumortyps identisch oder zumindest sehr ähnlich. Der wesentliche Unterschied besteht darin, daß bei der familiären Form die erste Störung in der Keimbahn vorliegt. Dadurch bringen alle Körperzellen »von Geburt an« die erste Voraussetzung für die Tumorentstehung mit. Es ist nur eine Frage der Zeit, bis es im genetisch betroffenen Individuum in einer Zelle zum Zusammentreffen zweier Mutationen und damit zum homozygoten Allel-Verlust des Tumorsuppressorgens kommt. Hieraus erklären sich die typischen klinischen Eigenschaften eines durch ein Tumorsuppressorgen verursachten familiären Tumorleidens. Der Krankheitsbeginn ist wesentlich früher als bei der sporadischen Form. Es finden sich sehr häufig multifokale/bilaterale Tumoren. Ganz wesentlich ist festzuhalten, daß der Erbgang für den Gesamtorganismus autosomal-dominant erscheint, auch wenn auf zellulärer Ebene ein rezessiver Mechanismus vorliegt. Bis heute noch recht unklar ist der Mechanismus, der zur Gewebe- und Zelltypspezifität der Tumorentstehung führt.

bei Genprodukten, die ihre Funktion erst durch multimere Komplexbildung wahrnehmen. Eine mono-allelische Veränderung des Genproduktes führt dann zum Erwerb neuer (potentiell auch pathologischer) Eigenschaften, die bedeuten können, daß das Genprodukt auch des normalen Allels an der Entfaltung seiner Wirkung gehindert wird. Diesen Effekt nennt man *dominant-negativ*. Hier wird deutlich, daß für jedes einzelne Gen in Form einer *Genotyp-Phänotyp-Korrelation* die funktionelle Bedeutung und klinische Relevanz der einzelnen Mutationen (Lokalisation und Qualität) aufgeklärt werden muß. Analoges gilt für die Gene, die für die DNA-Reparatur oder die fehlerfreie DNA-Replikation kodieren, oder die als sog. Modifier-Gene die Expression von nachgeordneten Genen regulieren und kontrollieren. Hier kann das resultierende pathologische Bild sehr variabel sein, je nach dem, welche genetische Mutationen sich an diesen »ersten« Effekt anschliessen. Dabei ist es wichtig, sich den Mehrschrittcharakter der Tumorkarzinogenese zu verdeutlichen, d. h. daß in den allermeisten Fällen mehrere Mutationen sukzessive in ein und derselben Zelle eintreten müssen, um zum Vollbild des malignene Phänotyps zu gelangen. Dies ist für das Kolonkarzinom exemplarisch wie noch für keinen anderen Tumortyp herausgearbeitet worden (Kinzler u. Vogelstein 1996).

11.2 Das von Hippel-Lindau(VHL)-Syndrom

Das von Hippel-Lindau-Gen ist ein Tumorsuppressorgen, das 1993 kloniert wurde (Latif et al. 1993). Das VHL-Syndrom stellt die häufigste Ursache für das Auftreten von familiären Nierenzellkarzinomen dar (Maher 1996). Für unser Verständnis der molekularen Pathomechanismen, die zur Entstehung von sporadischen Nierentumoren führen, spielt das VHL Gen heute eine entscheidende Rolle (Neumann et al. 1995; Gnarra et al. 1995; Brauch et al. 1995; Decker et al. 1997; Maher u. Kaelin 1997). Die Aufklärung der funktionellen Zusammenhänge zwischen der Aberration des Genproduktes und der Entstehung von Nierenzellkarzinomen kann die Grundlage zur Entwicklung neuer Therapiekonzepte für diese therapierefraktäre Erkrankung darstellen.

11.2.1 Klinik

Zu den typischen Manifestationen des VHL-Syndroms zählen die Angiomatosis retinae, sowie die Hämangioblastome des Kleinhirns und des zervikalen Spinalkanals. Diese sind biologisch gutartig, d. h. sie besitzen kein malignes Potential hinsichtlich ihrer Metastasierungsfähigkeit. Die ZNS-Tumoren stellen häufig die Todesursache dar. Die dritte sehr wesentliche und die Lebenserwartung limitierende Komplikation des VHL-Syndroms ist das Nierenzellkarzinom (NZK). Typisch ist die klarzellige Histologie des VHL-NZK und die Vergesellschaftung dieses soliden und in der Regel gut vaskularisierten Tumors mit dem Auftreten von multiplen Zysten (Solomon u. Schwartz 1996) (Abb. 11.2). Das NZK des VHL-Patienten scheint langsamer zu wachsen als die entsprechende sporadische Form (Maher u. Kaehlin 1997). Dies drückt sich auch im geringeren *grading* und *staging* der VHL assoziierten Nierentumoren aus. Die Tumoren sind meist bilateralen oder multiplen Ursprungs und

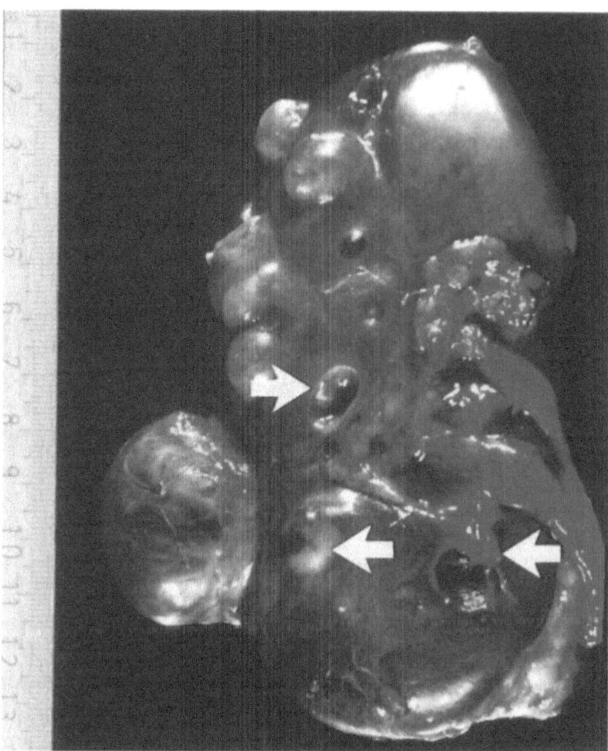

Abb. 11.2. Nephrektomiepräparat eines jungen von Hippel-Lindau-Patienten mit multiplen klarzelligen Nierenzellkarzinom. Deutlich wird die Vergesellschaftung der multifokal entstandenen Nierenzellkarzinome (s. *Pfeile*) mit Zysten

treten etwa 15 bis 25 Jahre früher auf als in ihrer sporadischen Form. Eine Abgrenzung gegenüber den verschiedenen Formen der hereditären polyzystischen Nierenerkrankungen ist wichtig, da diese nicht typischerweise mit malignen Tumoren zusammen auftreten (Schneider 1996). Gelegentlich kann diese Abgrenzung schwierig sein (Browne et al. 1997), insbesondere, wenn der heute zur Verfügung stehende Gentest keine Aussage zuläßt. Beim Vorliegen eines VHL-Syndroms ist es ganz wichtig, daß jede renale Zyste sorgfältigst (räumliche Ausdehnung, Zystenwanddicke) diagnostiziert und im Verlauf beobachtet wird. Dabei ist besonders auf solide Anteile der Zystenwand zu achten, da das Zystenwandepithel oft der Ursprung eines Karzinomes sein kann (Christenson et al. 1982; Walther et al. 1995). Liegt eine solide Struktur vor, sollte diese entfernt werden. Hierbei hat sich bei kleineren Tumoren die organerhaltende partielle Tumornephrektomie (Spencer et al. 1988; Shinohara et al. 1995) mit anschließender regelmäßiger jährlicher Kontrolle – wegen der Gefahr eines Rezidives – als ausreichend dargestellt (Steinbach et al. 1991; Campbell u. Novick 1994; Chauveau et al. 1996). Im fortgeschrittenen Stadium (Rezidiv, großer Tumor) mit bilateralem Nierenbefall bleibt oft nur die radikale Operation mit anschließender Transplantation (Steinbach et al. 1994). Zusätzlich haben VHL-Patienten auch eine erhöhte Erkrankungswahrscheinlichkeit für Phäochromozytome. Weiter werden multiple Zysten in den verschiedensten parenchymatösen Organen gefunden. Seltenere Tumormanifestationsformen sollen hier unerwähnt bleiben (Choyke et al. 1997).

Gemäß der klassischen klinischen Definition nach Melmon (Melmon u. Rosen 1964) und Neumann (Neumann 1987) wird der Träger eines einzelnen Hämangioblastoms oder einer viszeralen Manifestation bei bekannten familiären Erkrankungen an retinalen oder cerebellären Hämangioblastomen als Genträger definiert. Epididymale, Nieren- oder Pankreaszysten werden in die Bewertung nicht mit einbezogen, da diese auch ohne Assoziation mit dem VHL-Syndrom häufig sind. Bei einer möglichen *de-novo*-Mutation und daher ohne familiären Hintergrund sind zwei oder mehr Hämangioblastome (spinal, cerebellär oder retinal) oder ein einzelnes Hämangioblastom zusammen mit einer anderen viszeralen Manifestation (i. e. NZK oder Angiomatosis retinae) für die klinische Diagnose ausreichend.

In Tabelle 11.2 wird die Häufigkeit der Beteiligung der verschiedenen Organsysteme dargestellt. Neben den cerebellären Hämangioblastomen sind Nierenzellkarzinome die Haupttodesursache (Maddock et al. 1996). Nicht zuletzt deshalb ist das frühzeitige Erkennen von VHL-Patienten und deren engmaschige klinische Überwachung notwendig, oft lebensrettend (Decker et al. 1996). Die mögliche Kombination von gut- und bösartigen Tumoren in bis zu fünf verschiedenen Organsystemen ist typisch für das VHL-Syndrom. Die notwendigen klinischen Untersuchungen beim VHL-Syndrom sind:
- ausführliche Familienanamnese,
- ophthalmologische Spezialuntersuchungen,
- neurologische Untersuchungen,
- HNO: Gehörtestung,
- Blutdrucklangzeitverlauf und Katecholamine (Blut, insbesondere 24 h Urin),
- Magnetspinresonanztomographie (MRT) des Spinalkanals,
- Schädel-CT (Felsenbeindarstellung bei der Erstuntersuchung),
- abdominelle Diagnostik: Ultraschall, Computertomographie und MRT,
- MIGB (Nebennierenszintigraphie mit Benzylguanidin).

Es wird deutlich, daß sich Patienten, die an diesem pleiotropen Multiorgansyndrom leiden, nur durch einen multidisziplinären Ansatz ausreichend gut betreuen lassen. Dieser interdisziplinäre Ansatz schließt neben dem Urologen den Humangenetiker, den Molekularbiologen, den onkologisch und endokrinologisch kundigen Internisten, den Neurochirurgen, Neurologen und (Neuro) Radiologen, den Pathologen und nicht zuletzt den Ophthalmologen und HNO-Arzt ein.

Tabelle 11.2. Befallshäufigkeit der Organsysteme beim von Hippel-Lindau-Syndrom. (Literaturübersicht: Maher 1994; Maher u. Kaelin 1997; Lamiell et al. 1989)

Manifestation	Befallshäufigkeit [%]
Cerebelläre Hämangioblastome	55–59
Spinale Hämangioblastome	13–14
Angiomatosis retinae	50–57
Nierenzellkarzinome	24–28
Phäochromozytme	7–19
Nierenzysten	25–76
Pankreaszysten	8–72
Andere Manifestationen: Pankreastumoren, endolymphatischer Felsenbeintumor etc.	unter 10

Aufgrund der heute durchführbaren molekulargenetischen Tests und der durch interdisziplinäre Zusammenarbeit der verschiedenen Fachrichtungen optimierten Therapieformen, wird sich die reduzierte Lebenserwartung von VHL-Patienten deutlich verbessern lassen.

11.2.2
Erbgang, Epidemiologie

Bei der VHL-Krankheit handelt es sich um ein seltenes autosomal-dominant vererbtes Tumorprädispositions-Syndrom. Die Inzidenz wird heute auf etwa 1 : 35.000–40.000 geschätzt und ist unabhängig von der ethnischen Zugehörigkeit (Neumann u. Wiestler 1991; Maher 1994). Beide Geschlechter sind gleichermaßen betroffen. Man schätzt die *de-novo*-Mutationsrate auf ca. 5%. Dies spiegelt wider, daß es sich beim VHL-Gen um ein relativ kleines Gen von nur 639 bp handelt. Ein Zusammenhang der Mutationsrate mit dem Alter der Eltern konnte bisher nicht festgestellt werden (Lamiell et al. 1989; Maher et al. 1991; Richards et al. 1995; Neumann et al. 1995; Glavac et al. 1996). Die Penetranz der Krankheit liegt bei 90% bis zum 65sten Lebensjahr, wenngleich auch einzelne Erstdiagnosen in der siebten Lebensdekade gestellt wurden (Maher et al. 1990). Das Durchschnittsalter bei Erstdiagnose liegt bei 26 Jahren, jedoch wurden Manifestationen mit allen Formen von VHL-Tumoren auch bei Kindern beschrieben. Etwa 4% der Genträger bleiben völlig frei von klinischen Manifestationen (Davies et al. 1994; Maddock et al. 1996). Die Wahrscheinlichkeit für einen VHL-Patienten, bis zum 60sten Lebensjahr an einem retinalen oder cerebellären Hämangioblastom oder einem Nierenzellkarzinom zu erkranken, liegt bei 70% (Maher et al. 1990). Bei der Erstdiagnose werden zumeist retinale oder cerebelläre Hämangioblastome festgestellt.

11.2.3
Molekulargenetik und Diagnostik

Das VHL-Gen ist in der Chromosomenbande 3p25–p26 lokalisiert (Decker et al. 1988; Seizinger et al. 1988; Decker et al. 1989; Maher et al. 1991; Seizinger et al. 1991; Crossey et al. 1993; Decker et al. 1994) und wurde 1993 durch das sog. »positional cloning« isoliert (Latif et al. 1993). Obwohl es eine hohe Variabilität im Phänotypus gibt, scheint es neben 3p25–p26 keinen weiteren relevanten Genlokus zu geben. VHL-Tumoren zeigen zusätzlich zur Mutation typischerweise den Verlust von Sequenzen in der Chromosomenregion 3p 25–p26 (Kovacs u. Kung 1991; Crossey et al. 1994; Decker et al. 1994). Die molekulare Diagnostik erfolgt heute in Kenntnis der Genetik der Krankheit und entsprechend der Fragestellung (*De-novo*-Mutation? oder Verifikation in einem Probanden bei bekannter in der Familie mit der Erkrankung einhergehender Mutation: prädiktive genetische Beratung) mit einer Vielzahl von Methoden. Im Vordergrund steht die SSCP-Analyse (»single strand conformation polymorphism«). Hierbei werden etwa 200 bp große Abschnitte des VHL-Gens mit Hilfe der PCR (»polymerase chain reaction«) aus der DNA von Blutzellen der zu untersuchenden Patienten amplifiziert und anschließend auf einem Polyacrylamidgel aufgetrennt. Das Gel und die Laufbedingungen werden dabei so gewählt, daß die aufzudeckenden Sequenzunterschiede (Mutationen) zu einem unterschiedlichen Laufverhalten der beiden DNA-Einzelstränge (wildtypisches und mutiertes Allel) führen. Proben, die ein verändertes Laufverhalten eines Amplifikates zeigen, werden dann zur Verifikation nach einer erneuten unabhängigen PCR-Reaktion sequenziert. Mit dieser Methode lassen sich etwa 60–70% aller Keimbahnmutationen detektieren. Wendet man zusätzlich Southern-Techniken und die »Pulsed-field-Gelelektrophorese« an, können weitere 10–15% der betroffenen Patienten erkannt werden (Crossey et al. 1994; Yao et al. 1993; Richards et al. 1994). Patienten mit einer VHL-Mutation sollten dann nach Standardprotokollen (s. oben) weiter untersucht werden (Neumann et al. 1993; Maher 1993; Decker et al. 1996). Neben einer ausführlichen Familien-Anamnese sollte grosser Wert auf die verständliche Aufklärung des Patienten gelegt werden. Hierbei sollte festgelegt werden, wer einem genetischen Test unterzogen werden soll und wie der entsprechende Proband vom Testergebnis profitieren kann. Durch den sicheren Ausschluß der Nichtgenträger in gesicherten VHL-Familien läßt sich deren physische und psychische Belastung reduzieren. Die molekulargenetische Analyse gibt den Familienmitgliedern die heute mögliche Gewißheit über ihr Schicksal bezüglich der VHL-Krankheit. Genträger oder auch Nichtgenträger erhalten so eine Grundlage für ihre Lebensplanung. Durch eine Genotyp-Phänotyp-Korrelation erlangen die Mutationsanalysen eine direkte prognostische Bedeutung, da in einigen Fällen die Wahrscheinlichkeit für die Erkrankung eines einzelnen Organsystems (z. B. Phäochromozytom) entsprechend der Qualität der Mutation angegeben werden kann.

11.2.4
Genotyp-Phänotyp-Korrelation und deren klinische Bedeutung

Bisher wurden weltweit mehrere hundert VHL-Familien bezüglich ihrer Keimbahnmutation untersucht und in mehreren Studien eine Genotyp-Phänotyp-Korrelation erstellt (Yao et al. 1993; Whaley et al. 1994; Kishida et al. 1994; Crossey et al. 1994; Richards et al. 1994; Brauch et al. 1995; Shuin et al. 1995; Neumann et al. 1995; Chen et al. 1995; Brauch et al. 1995; Glavac et al. 1996; Decker et al. 1996; Zbar et al. 1996). Je nach angewandter Methode wurden zwischen 36% und 82% der Mutationen detektiert (s. oben). Insgesamt wurden mehr als 250 Mutationen gefunden, die sich auf über 100 unterschiedliche Positionen im Gen verteilen. Mutationen, die zu Verkürzungen des VHL-Proteins führen, wurden in 70% der Familien ohne Phäochromozytom gefunden. Dagegen hatten mehr als 95% der »Phäochromozytom-Familien« eine Missense-Mutation, die zwar ein vollständiges Protein ermöglicht, jedoch nur zum Aminosäureaustausch führt. Basierend auf diesen Beobachtungen wurde von Chen (Chen et al. 1995) eine Subklassifikation des VHL-Syndroms vorgeschlagen. Der VHL-Typ 2 ist durch das Vorhandensein von Phäochromozytomen und der Typ 1 durch deren Abwesenheit charakterisiert. Weiter unterteilt man inzwischen noch 2 A (mit Phäochromozytomen, aber ohne Nierenzellkarzinom) und 2B (mit Phäochromozytomen und mit Nierenzellkarzinom). Die Validität dieses neuen Klassifikationsystems wurde von Glavac et al. (Glavac et al. 1996) belegt: er fand bei 21 von 22 VHL-Typ 2-Patienten Missense-Mutationen. Diese Korrelationen werden sehr wertvoll für die präsymptomatische Diagnostik und Risikoabschätzung sein.

11.2.5 VHL-Mutationen in sporadischen Nierenzellkarzinomen (NZK) und deren Bedeutung für die NZK-Klassifikation

Ähnlich wie beim Retinoblastom - dem Prototyp eines Tumorsuppressors - war es auch beim VHL-Syndroms möglich, die im selteneren familiären Kontext aufgedeckten molekularen Pathomechanismen auf die sehr viel häufigere Situation der sporadischen Tumorform zu übertragen. Daher kommt diesem Tumorprädispositionssyndrom eine weit über seine eigene Häufigkeit in der Bevölkerung hinausgehende Bedeutung zu. Genetische Studien haben die Involvierung von Chromosom 3p in der Pathogenese des sporadischen NZK gezeigt (Zbar et al. 1987). Besonders der klarzellige Subtyp zeigt häufig den Verlust von 3p. Bisher wurden VHL-Mutationen in mehr als 300 sporadischen NZKs untersucht (Foster et al. 1994; Gnarra et al. 1994; Shuin et al. 1994; Bailly et al. 1995). Bei 30–60% der Fälle wurden Mutationen gefunden, nahezu ausschließlich im klarzelligen Subtyp (Decker u. Störkel 1998). In der Abbildung 11.3 sind die Ergebnisse der VHL-Mutationsuntersuchung der in Mainz untersuchten sporadischen klarzelligen NZK dargestellt. Dieses Ergebnis entspricht im wesentlichen den Daten der bisher veröffentlichten Studien; so fanden wir keine Mutation in den ersten 200 Basenpaaren, ebenso wurde kein Mutations-*hot-spot* gefunden, wenngleich eine Häufung von Mutationen im 3' und 5' Bereich von Exon 2 vorliegt. Dies ist eine funktionell bedeutsame Region, da angenommen wird, daß hier die Bindung mit anderen für die Funktion des VHL-Proteins bedeutsamen Proteinen - dem Elongin-Komplex - erfolgt (s. unten). Es fand sich kein bevorzugter Mutationstyp, d. h. es wurden wie in den anderen Studien etwa gleich häufig Mutationen gefunden, die entweder zur Verkürzung (»truncation«) des Genproduktes, oder zum Aminosäureaustausch (»missense«) führten. Zu diesen genomischen Veränderungen kommt noch die Inaktivierung des Gens durch eine DNA-Methylierung bei einem Teil der Tumoren (Herman et al. 1994) und durch Herabregulation der Transkription (eigene nicht veröffentlichte Daten)*. Insgesamt sind somit VHL-Veränderungen in bis zu 80% der sporadischen Nierentumoren vom klarzelligen Subtyp nachzuweisen.

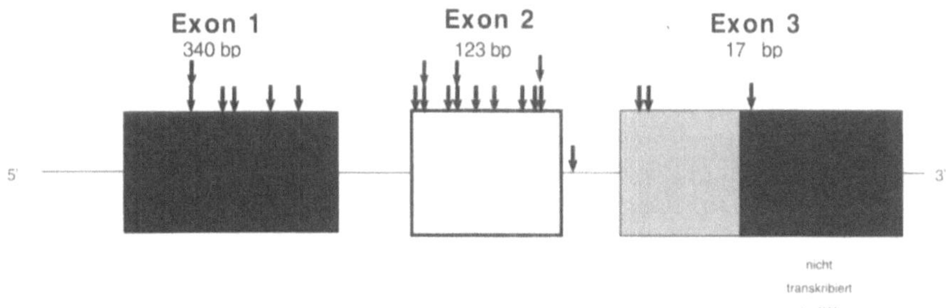

Abb. 11.3. VHL-Mutationen in sporadischen Nierenzellkarzinomen: Es werden die von unserer Arbeitsgruppe in den in Mainz untersuchten klarzelligen NZK gefundenen Mutationen gezeigt. Es fand sich kein bevorzugter Mutationstyp (vgl. Text), jedoch liegt eine Häufung von Mutationen im 3' und 5' Bereich des Exon 2 (Codon 147/148) vor (noch unveröffentlichte Daten).

---

* inzwischen publiziert: J. Mol. Med. (1999) 77:505–510

Bei sporadischen Hämangioblastomen und anderen sporadischen Formen von sonst in Verbindung mit dem VHL-Syndrom auftretender Tumoren, wurden ebenfalls Chromosom 3p-Deletionen und -Mutationen im VHL-Gen gefunden (Kanno et al. 1994; Gilcrease et al. 1995; Eng et al. 1995); auch das spricht für die große Bedeutung des VHL-Gens für die Tumorgenese.

Bei der Einteilung der Nierentumoren in histogenetische Untergruppe (Thoenes et al. 1986) spielt die genetische Klassifikation eine stetig wachsende Rolle (Decker u. Störkel 1998). Hierbei scheinen Aberrationen im VHL-Gen das klarzellige NZK zu kennzeichnen, da bisher nahezu ausschließlich bei dieser Form VHL-Mutationen gesehen wurden. Möglicherweise spielt das VHL-Gen aber auch für eine kleine Subpopulation von chromophilen/papillären NZK eine Rolle (eigene Beobachtung, sowie Brauch, persönliche Mitteilung).

11.2.6
Molekularbiologie und -pathologie

Das VHL-Gen besteht aus drei Exons mit insgesamt 639 bp. Exon 2 kann alternativ gespleißt werden, was zu zwei VHL-Transkripten von 6.0 und 6.5 kb führt. Die alternativ gespleißte mRNA wird gewebespezifisch und entwicklungsabhängig exprimiert. Beide mRNAs lassen sich im adulten Gewebe nahezu ubiquitär, aber in unterschiedlicher Quantität, nachweisen (Latif et al. 1993).

In-vitro-Tests konnten mit VHL-spezifischen Antikörpern Proteine von 18, 30 und 36 kd identifiziert werden. Die 30 und 18 kd-Proteine scheinen die Translationsprodukte des ersten und zweiten Startcodons zu sein, entsprechend 213 und 160 Aminosäuren (Stackhouse et al. 1995). Das 36 kd-Protein stellt möglicherweise eine posttranslational modifizierte Form dar. Da das VHL-Gen alternativ gespleißt wird, sind ohnehin mindestens vier Proteine zu erwarten. Das VHL-Protein (pVHL) scheint vorwiegend im Zytoplasma lokalisiert zu sein und in nahezu allen adulten Geweben und VHL-assoziierten Tumoren exprimiert zu werden (Iliopoulos et al. 1995; Los et al. 1996). Über eine Lokalisation von pVHL in Abhängigkeit von der Zelldichte wird ebenfalls diskutiert (Lee et al. 1996). In der Zellkultur wurde nach der Wiedereinführung von Wildtyp-VHL eine Suppression der Proliferation (Chen et al. 1995), sowie eine gehemmte Tumorentwicklung nach Injektion der transfizierten Zellen in Nacktmäuse gezeigt (Iliopoulos et al. 1995). Diese Tumorsuppressorfunktion von pVHL erklärt sich möglicherweise durch die Interaktion mit anderen Kernfaktoren. Es konnte nämlich gezeigt werden, das pVHL mit Elongin A um die Bindung an den Transkriptionskomplex Elongin B/C kompetitiert (Kibel et al. 1995; Duan et al. 1995a; Duan et al. 1995b). Der Elongin-A/B/C-Komplex bewirkt eine effiziente Transkription, weil er den Arrest der RNA-Polymerase II an sog. *pausing sites* verhindert (Aso et al. 1995). Durch die Bindung von pVHL anstelle von Elongin A an Elongin B/C wird die Transkriptionsrate herabgesetzt (Kishida et al. 1995). Möglicherweise wird durch eine deregulierte Kompetition von mutiertem pVHL und Elongin A um die Bindung an Elongin B/C eine erhöhte Proliferation der Zelle und damit die Entstehung eines Tumors bewirkt.

Inzwischen wurden auch andere Proteine neben Elongin B und C identifiziert, die pVHL binden können (Tsuchiya et al. 1996; Pause et al. 1997; eigene unveröffentlichte Daten).

Für die Tumorgenese von VHL-assoziierten Tumoren sowie NZKs des klarzelligen Typs scheint neben der direkten Wirkung von pVHL auf die Proliferation noch ein weiterer Effekt wirksam zu werden. Alle genannten Tumoren sind gut vaskularisierte oder zystische Geschwülste. Zur ausreichenden Versorgung mit Sauerstoff und Nahrung ist eine suffiziente Durchblutung notwendig. Seit längerer Zeit wird daher vermutet, daß Tumoren angiogenetische Faktoren sezernieren können (Weidner u. Folkman, 1996). Es konnte gezeigt werden, daß der stark angiogenetisch wirksame Faktor VEGF (»vascular endothelial growth factor«) in VHL assoziierten und sporadischen Hämangioblastomen (Wizigmann Voos et al. 1995) und in Nierenzellkarzinomen im Vergleich zu normalem angrenzenden Gewebe heraufreguliert ist (Takahashi et al. 1994; Nicol et al. 1997 und eigene Daten). In NZK-Linien konnte jetzt nach Transfektion mit Wiltyp-VHL die Herabregulation von VEGF-mRNA und -Protein gezeigt werden (Siemeister et al. 1996). In diesem Zusammenhang ist die VHL-knock-out-Maus zu erwähnen: der homozygote Verlust des VHL-Genproduktes stellt einen Letalfaktor dar, interessanterweise durch die fehlende Vaskularisation der Placenta (Gnarra et al. 1997). Da pVHL die Expression noch weiterer Hypoxie-abhängiger Gene steuert, greift es gleich an mehreren Stellen des zellulären Mikroenvironments ein (Iliopoulos et al. 1996). Heute zeichnet sich die Beteiligung von pVHL an verschiedenen bei der Tumorentstehung potentiell deregulierten Prozessen ab. Es steht zu erwarten, daß sich durch die weitere Aufklärung dieser komplexen molekularen Zusammenhänge der renalen Karzinogenese bald neue therapeutische Ansätze – wie *Antisense-RNA* oder *Oligo-Peptid* – entwickeln lassen.

11.3 Familiäre nicht-VHL-assoziierte Nierenzellkarzinome

11.3.1 Hereditäre papilläre Nierenzellkarzinome (HPNZK) und das MET-Onkogen

Erst kürzlich konnte auch das papilläre/chromophile NZK in einer familiären Form beschrieben werden (Zbar et al. 1994; Zbar u. Linehan 1996). Bei dieser selteneren histogenetischen Form liegen weder VHL-Mutationen noch Chromosom-3-Alterationen vor (Bernues et al. 1995). Tumoren treten dabei deutlich häuftiger in männlichen Genträgern auf (Zbar et al. 1995), der klinische Verlauf ist günstiger als beim klarzelligen NZK, die Tumoren treten ebenfalls bilateral und in jüngeren Jahren auf, die Penetranz kann inkomplett sein (Zbar et al. 1995). 1997 gelang es durch eine große internationale Kooperation unter Leitung von Bert Zbar am National Cancer Institute mittels »positional cloning« das Kandidatengen für diese zweite hereditäre Nierentumorerkrankung zu identifizieren und auf dem Chromosom 7 zu lokalisieren (Schmidt et al. 1997). Trisomien der Chromosomen 7, 16, 17 u. a. gehören zu den typischen genetischen Veränderungen von sporadischen papillären Nierentumoren (Kovacs et al. 1991). Das MET-Onkogen ist auf dem langen Arm von Chromosom 7 lokalisiert. In der Genkopplungsanalyse von HPNZK-Familien (Schmidt et al. 1997) fand sich eine enge Kopplung von MET mit dem Auftreten von papillären NZK. Sowohl Keimbahn- als auch somatische Mutationen des MET-Onkogens konnten beim papillären NZK detektiert werden (Schmidt et al. 1997): In 4 von 7 HPNZK-Familien ließen sich MET-Mutationen nachweisen, die (z. T.) mit der Erkrankung segregierten. In allerdings nur

3 von 60 untersuchten sporadischen papillären NZK wurden bisher somatische Mutationen des MET-Onkogens gefunden. Die Exon/Intron-Grenzen des MET-Onkogens waren z. Z. der Veröffentlichung noch nicht bekannt. Dies mag einer der Gründe dafür sein, daß ein Teil der relevanten Mutationen noch nicht gefunden werden konnte. Ein starkes Indiz, daß es sich beim MET-Onkogen tatsächlich um das HPNZK-Gen handelt, ist die Tatsache, daß die Lokalisation von drei der gefundenen MET-Mutationen mit der Lokalisation von Mutationen im RET-Onkogen in dessen Tyrosin-Kinase-Domäne korrespondieren. Zudem scheinen bereits jetzt Hinweise für einen *Hot spot* im Codon 19 vorzuliegen. Das RET-Onkogen ist in seiner hereditär mutierten Form verantwortlich für die multiple endokrine Neoplasie (MEN) Typ 2. Damit ist das MET-Onkogen das zweite gesicherte Kandidatengen für hereditäre Nierentumoren. In Analogie zum RET/MEN-Paradigma wäre MET auch das zweite Onkogen, dessen Keimbahnalteration nicht einen embryonalen Letalfaktor, sondern eine Tumorprädisposition darstellt. Weitere Untersuchungen bleiben abzuwarten. Mit Sicherheit sind – wie auch beim VHL-Gen – die Beteiligung weiterer Gene in einer sequenziellen Abfolge genetischer Veränderungen hin zum Vollbild des malignen Phänotyps notwendig (Weterman et al. 1996).

11.3.2
Andere nicht-VHL und nicht-MET-assoziierte familiäre Nierenzellkarzinome

Darauf, daß es neben den beschriebenen Konditionen NZKs auch noch in nicht-VHL- und in nicht-MET-assoziierter Form als herediäre Tumoren geben kann, sei hier der Vollständigkeit halber nur kurz hingewiesen (Teh et al. 1997).

11.4
Wilms-Tumor

11.4.1
Klinik

Bei dem nach dem Heidelberger Chirurgen Max Wilms benannten Tumor handelt sich es sich um einen bösartigen embryonalen Nierentumor, der mikroskopisch an unreifes Nierengewebe erinnert. Erstes klinisches Zeichen ist oft eine zufällig palpierte indolente Schwellung im Bereich des Abdomens. Weitere Symptome können u. a. Hämaturie und Hypertonie sein. Die bildgebende Diagnostik umfaßt insbesondere die Sonographie, das früher obligate Ausscheidungsurogramm erscheint heute bei der Mehrzahl der Kinder entbehrlich. CT- und MNR-Untersuchung dienen zur präoperativen Absicherung der Verdachtsdiagnose. Ergänzend sollte auch eine Röntgenaufnahme des Thorax erfolgen, da bei Diagnosestellung in 10% Metastasen der Lunge vorhanden sind (Wiener et al. 1998).

11.4.2
Epidemiologie

Wilmstumor (WT) oder Nephroblastom ist einer der häufigsten soliden Tumoren des Kindesalters. Die Inzidenz ist weltweit konstant und wird mit 1 auf 8.000 Kinder angegeben. Das Manifestationsalter liegt im Durchschnitt bei ca. 3–3,5 Jahren, aber es sind nicht nur Kleinkinder sondern gelegentlich Jugendliche und sehr selten auch Erwachsene betroffen. Der Tumor tritt meist einseitig, gelegentlich auch bilateral (5–10%) auf. Neben den überwiegend sporadischen Fällen gibt es selten (ca. 2%) auch ein familiäres Auftreten. Bemerkenswert ist die Assoziation des WT mit einer Reihe spezifischer Fehlbildungen, sowie sein Vorkommen im Rahmen von bestimmten Syndromen mit Tumorprädisposition. Gerade diese Befunde waren richtungsweisend, um Gene und Genbereiche zu identifizieren, die bei der Entstehung und Entwicklung dieses Tumors eine Rolle spielen (Hastie 1994; Green 1997).

11.4.3 Genetik

Ursprünglich galt der WT – neben dem Retinoblastom – als ein typisches Beispiel für einen Tumor, der dadurch zustandekommt, daß zwei Mutationen zum Ausfall beider Allele eines Tumorsuppressorgens führen (2-Hit-Modell). Das erste dieser Ereignisse kann vor (präzygotisch) oder, wie der zweite Hit, nach der Keimbildung (postzygotisch) ablaufen. Wenn die erste Mutation präzygotisch (als konstitutionelle oder Keimbahn-Mutation) auftritt, kann der Tumor erblich sein und, da alle Körperzellen betroffen sind, ein hohes Risiko bestehen, daß es zu multiplen/bilateralen Neoplasien kommt. Sporadische Tumoren entwickeln sich als Folge zweier postzygotischer somatischer Mutationen in einer einzelnen Gewebszelle. Da es unwahrscheinlich ist, daß diese zwei unabhängigen Ereignisse in mehr als einer Zelle auftreten, sind einzelne/einseitige Tumoren die Folge. Statistische Berechnungen im Rahmen der 2-Hit-Hypothese erklären auch, daß bilaterale WTs früher auftreten (mit ca. 2,5 Jahren) als unilaterale (mit ca. 3,5 Jahren; Knudson u. Strong 1972). Trotzdem scheint die Situation beim WT komplexer zu sein, als daß sie durch die Annahme der Inaktivierung eines einzelnen Genlocus erklärt werden könnte.

11.4.4 Syndrome mit WT-Risiko

WT entwickelt sich normalerweise in sonst unbeeinträchtigten Kindern. Es gibt aber bei einer Gruppe von ca. 10% zusätzliche Fehlbildungen (Wiener et al. 1998). Im Vordergrund stehen vor allem Urogenitalfehlbildungen (ca. 4,5–7,5% aller Patienten mit einseitigem WT und bis zu 13,4% aller Fälle mit bilateralem WT). Sie können als Einzelbefunde vorliegen oder Teil eines meist sporadisch auftretenden Syndroms wie WAGR-, Denys-Drash- und Frasier-Syndrom sein.

- Beim WAGR-Syndrom besteht die Assoziation von Wilmstumorrisiko mit Aniridie, Urogenitafehlbildung und Retardierung.
- Beim Denys-Drash-Syndrom (DDS) sind die Genitalfehlbildungen schwerwiegender (als intersexuelles Genitale bzw. unter dem Bild eines männlichen Pseudohermaphroditismus), in Kombination mit Glomerulopathie (Mesangiosklerose), die zu einem frühen Nierenversagen (in den ersten Lebensjahren) führt und Wilmstumorrisiko.
- Das Frasier-Syndrom umfaßt Nephropathie mit eher im 2. Jahrzehnt auftretendem Nierenversagen, XY-Gonadendysgenesie und vor allem Gonadoblastomrisiko.

Eine andere Syndromgruppe mit WT-Risiko betrifft Krankheitsbilder mit Makrosomie wie das Wiedemann-Beckwith-Syndrom und das Simpson-Golabi-Behmel-Syndrom oder reine Hemihypertrophie.

- Die Hauptbefunde des Wiedemann-Beckwith-Syndroms (WBS) oder auch EMG-Syndroms sind Exophalus bzw. andere Bauchwanddefekte, Makroglossie und Gigantismus bzw. Hemihypertrophie mit Organomegalie. Charakteristisch sind u. a. auch kleine Fehlbildungen wie die typischen Ohrkerben und oft eine neonatale Hypoglykämie. Das WBS ist in der überwiegenden Mehrzahl sporadisch, die ca. 15% familiären Fälle folgen einem autosomal-dominanten Erbgang mit variabler Expressivität und inkompletter Penetranz bei fast ausschließlicher Übertragung durch die Mutter. Das Tumorrisiko von 7–10% umfaßt vor allem den Wilms-Tumor aber auch andere embryonale Tumoren wie Hepatoblastom, Rhabdomyosarkom, Neuroblastom, adrenokortikales Karzinom.
- Patienten mit Simpson-Golabi-Behmel-Syndrom (SGBS) zeigen ein Krankheitsbild einschließlich Tumorrisiko mit großen Ahnlichkeiten zum WBS, wobei aber ein X-chromosomal-rezessiver Erbdefekt zugrundeliegt.

Seltener werden WTs bei weiteren Makrosomie-Syndromen wie Perlman- und Sotos-Syndrom beschieben, oder auch bei genetischen Krankheitsbildern wie die Neurofibromatose von Recklinghausen, Syndromen mit genetischer Instabilität wie Bloom-Syndrom, sowie bei bestimmten Chromosomenaberrationen wie Trisomie 13 und 18 (Green 1997).

11.4.5 Molekulargenetik und Diagnostik

Ausgangspunkt für die Suche nach dem ersten WT-Gen war die zytogenetische Analyse von Patienten mit WAGR-Syndrom, die zur Aufdeckung von Deletionen der Chromosomenregion 11p13 und schließlich zur Identifizierung des WT1-Gens in diesem Bereich führte. Es liegt in unmittelbarer Nachbarschaft zum Aniridie-Gen PAX6. Beide Gene können bei Deletionen gemeinsam betroffen sein, was der beobachteten Assoziation von Aniridie und WT zugrundeliegt (Hastie 1994).

Das WT1-Gen umfaßt 10 Exons und kodiert für ein nukleäres Zinkfinger-Protein (Abb. 11.4), das durch seine DNA-bindende Funktion als Transkriptionsfaktor regulatorisch aktiv ist. Eine Vielzahl von Genen wurden bisher als Ziele des WT1-Genprodukts diskutiert, die mögliche Bedeutung dieser Geninteraktionen ist bisher aber noch weitgehend unklar. Alternatives Splicing des WT1-Gens resultiert in vier verschiedenen Isoformen. Dies betrifft Exon 5 (+/- 17 Aminosäuren) und den Endbereich von Exon 9 (An- oder Abwesenheit der KTS-Aminosäure-Triplets zwischen Zinkfinger 3 und 4). Die +KTS- und die -KTS-Form unterscheiden sich zum Teil in ihren DNA-Bindungseigenschaften (Reddy u. Licht 1996).

WT1 scheint eine wesentliche Rolle bei der Urogenitalentwicklung zu spielen. Die »WT1-knock-out-Maus« zeichnet sich u. a. durch Abwesenheit von Nieren und Gonaden aus (Kreidberg et al. 1993). Beim Menschen ist die WT1-Gendosis besonders kritisch für den Ablauf der Entwicklung des männlichen Embryos. Konstitutioneller heterozygoter Verlust des WT1-Gens wie beim WAGR-Syndrom kann zu Krytorchismus und Hypospadie führen (van Heyningen et al. 1990).

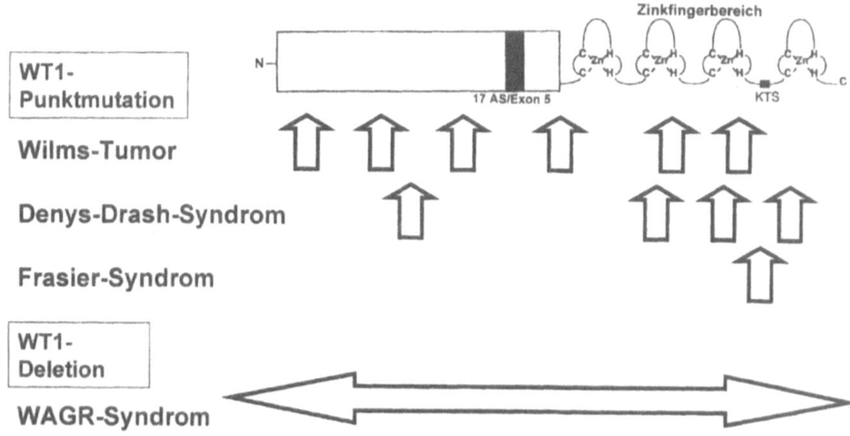

Abb. 11.4. WT1-Gen bzw. -Genprodukt: Korrelation der WT1-Mutationen mit den Krankheitsbildern Wilms-Tumor, Denys-Drash-Syndrom, Frasier-Syndrom und WAGR-Syndrom

Schwerwiegender sind die Folgen spezifischer konstitutioneller WT1-Punktmutationen, die dem Denys-Drash-Syndrom (DDS) zugrunde liegen. Ca. 92% der DDS-Mutationen betreffen die Zinkfingergenregion. Dies sind vor allem Missense-Mutationen, die zum Aminosäureaustausch mit Auswirkungen auf die DNA-Bindung dieses Bereichs führen (Little et al. 1995). Eine weitere Gruppe sind prämature STOP-Mutationen bzw. Deletionen, die das Leseraster verschieben und damit zu einem Genprodukt ohne den Zinkfingerbereich führen.

Die z.T. dominant-negativen Auswirkungen der Mutationen erklärt man sich durch Dimer-Bildung, wodurch normales WT1-Protein von mutierten Proteinen gebunden und den Wirkorten entzogen wird (Moffett et al. 1995).

Schließlich können Punktmutationen im Intron 9 dazu führen, daß es nicht zur Bildung der +KTS-Spliceform kommt. Dies hat zwar kein pathologisches Genprodukt zur Folge, aber das dadurch resultierende veränderte Verhältnis der +KTS/−KTS-Isoformen scheint spezifische Auswirkungen zu haben, die sich dann klinisch als Frasier-Syndrom manifestieren und ein hohes Gonadoblastomrisiko bedeuten (Klamt et al. 1998).

Enttäuschend für die Hoffnung, in WT1 das entscheidende WT-Tumorsuppressorgen gefunden zu haben, verliefen inzwischen durchgeführte systematische Untersuchungen, die zeigten, daß nicht mehr als 5–10% aller sporadischen WTs Mutationen des WT1-Gens aufweisen. Es sind somit nur wenige Fälle, die der 2-Hit-Hypothese folgen, mit einer heterozygoten WT1-Mutation, gefolgt vom Ausfall des zweiten Allels, meist nachweisbar durch LOH-Analyse für die 11p13-Region oder ganz selten durch Auffinden einer (Punkt)-Mutation auch im zweiten Allel (Little u. Wells 1997).

Eine WT1-Diagnostik bietet sich daher nicht für sporadische, einseitige WT-Fälle an. Erfolgversprechender ist die Suche nach einer konstitutionellen WT1-Mutation bzw. nach einer Deletion in der Chromosom-11p13-Region bei dem zusätzlichen Vorliegen einer Genitalfehlbildung und/oder Aniridie, sowie insbesondere bei bilateralen Tumoren. Auch die Tumorhistologie kann einen Hinweis auf das Vorliegen von WT1-Keimbahnmutationen geben. So sind sie gehäuft bei WTs mit vorwiegend Stroma-geprägter Histologie zu finden (Schumacher et al. 1997).

Absolut indiziert ist die WT1-Untersuchung bei Verdacht auf DDS oder Frasier-Syndrom. In Einzelfällen wurde eine WT1-Mutation von einem weniger oder nicht betroffenen Vater an sein Kind weitergegeben (Little u. Wells 1997). Die seltenen Familien mit WT-Risiko haben dagegen bisher nie eine Kopplung mit dem WT1-Locus gezeigt (s. unten).

Ein weiteres WT-Gen (WT2) wurde in die terminale Region des kurzen Arms von Chromosom 11 lokalisiert (Junien u. Henry 1994). Diese Chromosomenregion 11p15→pter spielt eine zentrale Rolle für die Ätiopathogenese des Wiedemann-Beckwith-Syndroms (WBS; Richard u. Zabel 1996). Es sind offensichtlich mehrere Gene dieses Genomabschnitts daran beteiligt, die z. T. dem Imprinting unterliegen, was heißt, daß aufgrund einer spezifischen Prägung väterliches und mütterliches Allel unterschiedlich exprimiert werden. Eines dieser Gene könnte das postulierte WT2-Gen sein. Das WBS kann somit Folge von Genmutationen in 11p15 sein, oder auch durch Vorgänge in dieser Region verursacht werden, die ein Ungleichgewicht der Genexpression bewirken.

Hinweise auf imprintete und damit spezifisch monoallelisch exprimierte Gene, sowie auf Faktoren, die eine Fehlregulation dieser Gene bewirken, sind Befunde wie

- daß die 11p15-Duplikationen immer das väterliche, Translokationen und Inversionen mit Bruchpunkt in 11p15 immer das mütterliche Chromosom betreffen
- daß ein auf die 11p15-Region beschränkter Allelverlust in WTs immer das maternale Allel betrifft.
- daß man bei ca. 10–15% aller sporadischen WBS-Patienten eine paternale uniparentale Disomie (UPD) für die Region 11p15 findet, d. h. daß zwei väterliche Kopien (und keine mütterliche) für den 11p15-Abschnitt vorliegen.

Der Nachweis einer UPD mit Hilfe von DNS-Markern, die eine Unterscheidung mütterlicher und väterlicher Chromosomenbereiche ermöglichen, ist für WBS-Patienten insofern wichtig, da dadurch das Tumorrisiko noch um ein Mehrfaches über den WBS-Durchschnittswert ansteigt.

Konkrete WBS-Kandidatengene der 11p15.5-Region sind ein paternal exprimiertes wachstumsförderndes Gen (»insulin like growth factor 2«, IGF2) und mit ihm eng verknüpft, ein maternal aktives Gen mit wachstumsregulierender bzw. Tumor-supprimierender Funktion (H19). Sie wurden z. T. im Wilms-Tumor dereguliert mit aufgehobenem Imprinting (LOI loss of imprinting mit biallelischer IGF2 und fehlender H19 Expression) gefunden (Reik u. Maher 1997).

In diesem Zusammenhang ist auch ein weiteres Gen (P57KIP2) aus dieser Chromosomenregion interessant. Es handelt sich dabei um ein Gen mit Funktion als negativer Zellzyklus-Regulator zur Steuerung von Proliferation und Differenzierung, das maternal exprimiert wird. Vereinzelt wurden Mutationen bei WBS-Patienten gefunden. Dabei scheint es sich aber um ein seltenes Ereignis zu handeln (Okeefe et al. 1997). Untersuchungen an Mausmodellen haben gezeigt, daß IGF2 und P57KIP2 für zwei Hauptbefunde des WBS verantwortlich zu sein scheinen (Überaktivität von

IGF2 führt zu Makrosomie, Ausfalll von P57KIP2 zur Omphalocele bzw. Bauchwanddefekten) (Zhang et al. 1997; Sun et al. 1997), daß bei den Tieren aber kein erhöhtes Tumorrisiko zu beobachten war. Eine Schlüsselrolle scheint IGF2 auf jeden Fall einzunehmen, das außerdem als eines der Zielgene des WT1-Transkriptionsfaktors diskutiert wird. Auch bei dem zweiten Makrosomie-Syndrom mit Wilmstumorrisiko, dem Simpson-Golabi-Behmel-Syndrom scheint es involviert. Das für dieses Syndrom verantwortliche X-chromosomale Gen GPC3 kodiert für Glypican-3, ein Mitglied der Proteoglycan-Familie. Es scheint die Interaktion des IGF2 mit seinem Rezeptor IGF2R zu modulieren. Eine GPC3-Mutation mit Funktionsverlust des Genprodukts beeinträchtigt möglicherweise die Rolle des Glypican-3 bei der IGF2R-Ligandassoziation mit der Folge einer Spiegelerhöhung des aktiven IGF2 (Pilia et al. 1996). Die Endstrecke wäre – ähnlich wie beim WBS diskutiert – eine IGF2-Erhöhung als Grundlage des Overgrowth- und Tumorprädispositions-Syndroms.

Offen ist aber immer noch die Frage, welche Bedeutung die gesamte 11p15-Region hat und ob es unter den übrigen Genen noch ein spezielles WT2-Gen gibt, das für das Tumorrisiko der Patienten verantwortlich ist (Lee et al. 1997; Cridermiller et al. 1997).

Zyto- und molekulargenetische Untersuchungen haben inzwischen auch weitere Bereiche mit möglichen WT-Genen identifiziert:

Analysen auf Heterozygotieverlust (LOH) wiesen auf einen WT3-Locus auf Chromosom 16q in der Region 16q13-q24 (LOH in ca. 20% der WT-Fällle) und auf Chromosom 1p in der Region 1p35-p36 (LOH in ca. 11% der WT-Fällle) hin. Beide Genbereiche scheinen aber nicht so sehr für die WT-Entstehung bedeutsam zu sein, sondern eher mit der Tumorprogression zusammenzuhängen und auch mit einer etwas schlechteren Prognose zu korrelieren (Grundy et al. 1994), während der auch nachgewiesene LOH für 11p (in 33%) oder eine Duplikation von 1q (in 25%) keine negativen Auswirkungen auf die Prognose zu haben scheinen.

Kopplungsanalysen in Familien mit WT-Risiko haben einen sog. WT4-Locus auf Chromosom 17q12-q21 wahrscheinlich gemacht (Rahman et al. 1996), sowie kürzlich auch einen Bereich auf Chromosom 19q (McDonald et al. 1998). Außerdem weisen vor allem zytogenetisch unterstützte Daten auf die Beteiligung der Chromosomenregionen 5q, 7p, 7q, 11q und 12q an der WT-Genese (Little u. Wells 1997; Mertens et al. 1997, Löbbert et al. 1998).

Schließlich wurden WTs auch auf p53-Mutationen untersucht, nachdem es sich bei diesem Tumorsuppressorgen um das am häufigsten in Tumoren betroffene Gen handelt. Bei familiärer p53-Mutation ist in Einzelfällen ein WT aufgetreten, so daß dieser Tumor auch zum Spektrum der Malignome des Li-Fraumeni-Syndroms gerechnet werden kann. p53-Mutationen in Nephroblastomen korrelieren mit einer spezifischen WT-Histologie. Sie werden nur bei anaplastischen WTs gefunden, die sich durch ihre besondere Therapieresistenz auszeichnen (Bardeesy et al. 1994).

11.4.6 Pathologie (Klassifikation und Grading)

Es wird angenommen, daß Nephroblastome aus dem metanephrogenen Blastem hervorgehen, das, wenn es nicht während der Fetalzeit ausreift, eine Gefahr der Entartung darstellt. Diese als Nephroblastomatose zusammengefaßten WT-Vorläuferläsionen imponieren histologisch als die sog. nephrogenen Reste. Diese in der Niere verbliebene Anteile von Blastemgewebe sind normalerweise in höchstens 1%, aber in bis zu 40% der Nieren zu finden, aus denen WTs entfernt wurden. Man unterscheidet nach der Lokalisation zwei Typen dieser Zellinseln: intralobäre nephrogene Reste (ILNR) und perilobäre nephrogene Reste (PLNR). (Abb. 11.5). Interessanterweise sind ILNRs mit den WTs assoziiert, bei denen ein Defekt der Chromosomenregion 11p13 bzw. eine WT1-Mutation zugrundeliegt. PLNRs finden sich besonders, wenn die Störung in der Chromosomenregion 11p15 wie beim WBS vermutet wird. Nephrogene Reste sind bei bilateralen WTs sehr viel häufiger zu finden als bei einseitigen WTs (Beckwith et al. 1990; Beckwith, 1997).

Beckwith hat ein vorwiegend histopathologisch basiertes Konzept entwickelt (Beckwith et al. 1990; Beckwith 1997), wie es im Rahmen der Nephroblastomatose durch Schritte der Hyperplasie, Transformation und Progression zu Entstehung und Wachsen des embryonalen Nierentumors kommen kann (Abb. 11.6). Erste molekulargenetische Analysen von nephrogenen Resten und benachbartem WT ergaben identische WT1-Mutationen (Park et al. 1993), so daß noch nicht geklärt ist, welches zusätzliche Ereignis den Übergang vom Vorstadium zum Tumor bewirkt.

Mikroskopisch findet man in den WTs drei Komponenten, von denen meist eine vorherrscht:

- tubuläre Strukturen (einschließlich unreifer Glomerula),
- Blastem (undifferenzierte kompakte Areale),
- Stroma (weniger zellreiche Bezirke; Harms u. Schmidt 1997).

Letztere Komponente scheint bei WTs mit nachgewiesener WT1-Mutation vorzuherrschen (Schumacher et al. 1997).

Von dem triphasischen Standardtyp gibt es Abweichungen, die teilweise von prognostischer Bedeutung sind. Besonders hervorzuheben sind die anaplastischen Nephroblastome, die ca. 5% der WTs ausmachen und bei einer Tumormanifestation jenseits des 5. Lebensjahrs am häufigsten sind (10% dieser WTs). Kriterien für die Anaplasie sind:

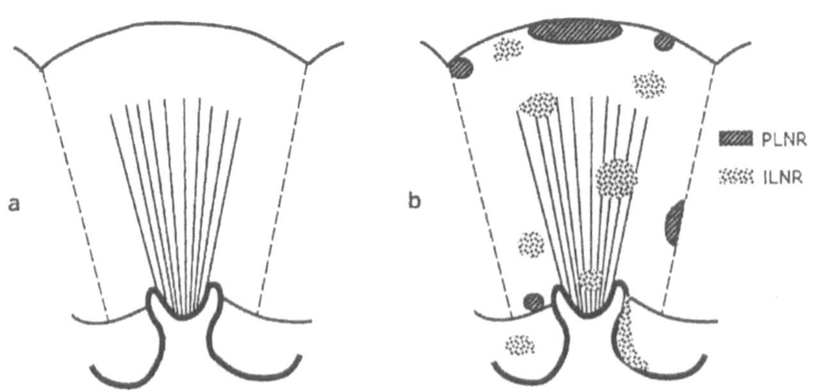

Abb. 11.5a,b. *a* Lobäre Nierenmorphologie mit Kelchstruktur. *b* Verteilung der intralobären (ILNR) und perilobären (PLNR) nephrogenen Reste. (Nach Beckwith et al. 1990; Beckwith 1997)

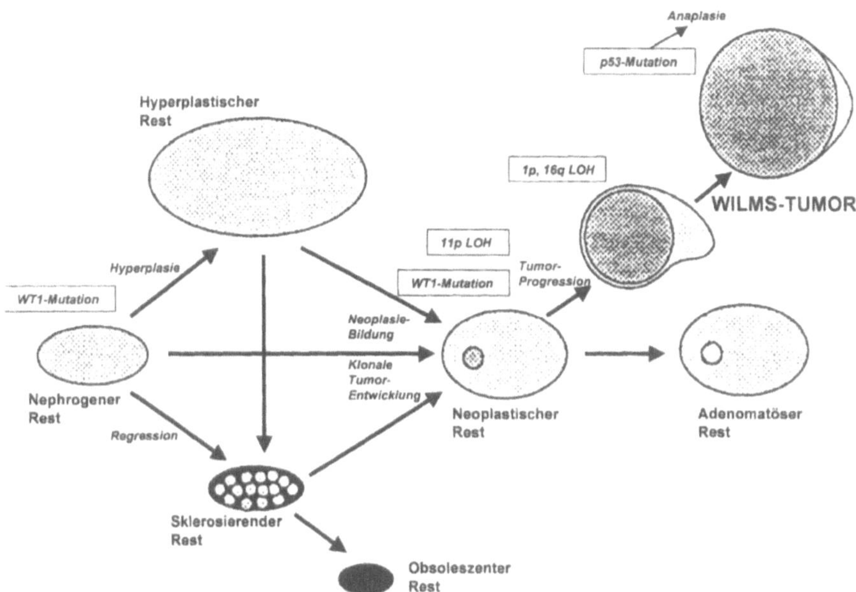

Abb. 11.6. Schematische Darstellung der möglichen Entwicklungsschritte hin zum Wilms-Tumor, ausgehend vom nephrogenen Rest. (Nach Beckwith et al. 1990; Beckwith 1997)

- erhebliche Vergrößerung der Zellkerne,
- deutliche Hyperchromasie,
- multipolare Mitosen.

Vor allem die diffuse Anaplasie, die von der fokalen Anaplasie abgegrenzt wurde, gilt als prognostisch ungünstig. Dies scheint wesentlich bedingt durch die Therapieresistenz gegenüber der Chemotherapie zu sein und nicht so sehr die Folge eines besonders aggressiv und infiltrierend wachsenden Tumortyps.

Die National Wilms' Tumor Study (NWTS) der USA unterscheidet beim Nephroblastom und seinen Varianten zwei prognostisch unterschiedliche Gruppen:
- mit günstiger Histologie,
- mit ungünstiger Histologie.

Die International Society of Pediatric Oncology (SIOP) / Gesellschaft für Pädiatrische Onkologie und Hämatologie (GPOH) grenzt unter den malignen renalen Tumoren des Kindesalters drei Gruppen ab:
- Tumoren von niedriger Malignität (9%);
- Tumoren von intermediärer bzw. histologischer Standardmalignität (78%);
- Tumoren von hoher Malignität (13%).

Das Staging (Stadium I–IV, Stadium V: bilateraler Nierenbefall) d. h. das Ausmaß der Tumorausbreitung zum Zeitpunkt der Diagnose ist ein weiteres wesentliches Kriterium zur Einschätzung der Prognose und für die Wahl der Therapie (Beckwith 1997; Harms u. Schmidt 1997; Wiener et al. 1998).

11.4.7
Therapie, Überwachung bei WT-Risiko

Bei Patienten mit Tumoren niedriger Malignität reicht oft die Operation mit kompletter Entfernung des Tumors aus. Patienten mit Tumoren der zweiten Gruppe erhalten stadienabhängig postoperativ eine Chemotherapie, während bei hochmalignen Tumoren eine Zusatzbehandlung immer durchgeführt wird. Der Anteil von Operation, Bestrahlung und Chemotherapie ist je nach Alter und Stadium der Erkrankung sowie je nach histologischem Untertyp verschieden. Eine präoperative Chemotherapie ist bei besonders großen bzw. besonders lokalisierten Tumoren ab Stadium II sinnvoll. Die rezidivfreie Überlebensrate der Patienten mit einem typischen Nephroblastom liegt inzwischen bei ca. 90%, so daß die diagnostischen und therapeutischen Bemühungen sich insbesondere auf die Fälle mit ungünstiger Prognose konzentrieren.

Routinemäßige Ultraschallüberwachung wird für Patienten mit hohem WT-Risiko empfohlen. Dies betrifft insbesondere Syndrome wie WBS, DDS, WAGR, aber auch reine Hemihypertrophie oder Aniridie mit möglicher Deletion in der Chromosomenregion 11p13. Vorgeschlagen werden Ultraschallkontrollen der Nieren alle 3 Monate bis zum 7. Lebensjahr und danach körperliche Untersuchungen 2mal pro Jahr bis zum Abschluß des Körperwachstums (Green 1997; Wiener et al. 1998).

11.5
Tuberöse Sklerose

11.5.1
Klinik

Die tuberöse Sklerose (TSC) ist eine Systemerkrankung mit einem gehäuften Auftreten von Hamartomen in verschiedenen Organen. Vor über 100 Jahren wurde das Krankheitsbild zum ersten Mal beschrieben (Bourneville 1880). Insbesondere Gehirn, Haut, Herz und Lunge sind betroffen. Oft stehen daher die zerebrale Manifestation mit mentaler Retardierung und Epilepsieneigung im Vordergrund. Im Gegensatz zum VHL-Syndrom und zum Wilms-Tumor sind sporadische, nicht-TSC-assoziierte Hamartome ausnehmend selten. Die Penetranz läßt sich schwer einschätzen, da das klinische Bild stark variiert, wobei das Ausmaß der zentralnervösen Manifestation von Qualität und Quantität der cerebralen Hamartome abhängt (Jones 1997). Die TSC-Hamartome sind zumeist gutartig, lediglich die in der Niere gefundenen Läsionen bergen ein malignes Potential (Bjornsson et al. 1996). In 45 bis zu 81% der Genträger finden sich Angiomyolipome der Nieren (Jones 1997), aber nur etwa 2–2,5% der TSC-Patienten haben maligne Nierentumoren (Cook et al. 1996; van Slegtenhorst et al. 1997).

11.5.2
Genetik

Die tuberöse Sklerose wird autosomal dominat vererbt. Dabei fällt eine hohe *de-novo*-Mutationsrate von bis zu 65–86% auf (Jones 1997; van Slegtenhorst et al. 1997). Bis heute wurden zwei Gene für die TSC isloliert (European Chromosome 16

Tuberous Sclerosis Consortium 1993; van Slegtenhorst et al. 1997), wobei möglicherweise auch noch andere Gene für die Erkrankung verantwortlich sein könnten (Janssen et al. 1990; Kandt et al. 1991; Northrup et al. 1992).

Das TSC1-Gen wurde vor kurzem in der Chromosomenbande 9q34 identifiziert (van Slegtenhorst et al. 1997). Das TSC1-Transkript (8,6 kb) wird in den verschiedensten Geweben gefunden und kodiert für ein großes Protein (130 kilodalton), welches Hamartin genannt wurde. Zur Funktion dieses Proteins ist noch sehr wenig bekannt, lediglich eine Sequenzhomologie zu einem Protein in der Hefe *S. pombe* wurde gefunden. Dies läßt eine Beteiligung an einem evolutionär hoch konservierten Regulationsmechanismus - möglicherweise der eukaryontischen Zellwachstumskontrolle - vermuten.

Das TSC2-Gen wurde mit Hilfe von Genkopplungsanalysen und schließlich durch Deletionskartierung in der Bande 16p13.3 isoliert und charakterisiert (European Chromosome 16 Tuberous Sclerosis Consortium 1993): das Genprodukt wurde Tuberin genannt. Es ist nahezu ubiquitär exprimiert und kodiert für ein Protein mit Homologien zum GTPase-aktivierenden Protein GAP3 (rap1 und rab5), in dessen funktionell relevanter Domäne inaktivierende *Missense*-Mutationen gefunden wurden (Maheshwar et al. 1997). Die ersten Hinweise für einen Zusammenhang zwischen TSC2-Mutationen und einer Fehlregulation des Zellzyklus (über CDK-abhängige G0/G1-Transition) liegen vor (Soucek et al. 1997).

Es gibt mehrere Hinweise dafür, daß die TSC-Gene Tumorsuppressorgene sind:

- Verlust der Heterozygotie (»loss of heterozygosity«, LOH) wurde in für die tuberöse Sklerose typischen Harmatomen gefunden, und zwar sowohl für den TSC1-Locus auf 16p13 (Green et al. 1994; Henske et al. 1995), wie auch für den TSC2-Locus auf 9q34 (Callen et al. 1990; Carbonara et al. 1994).
- Keimbahn-Mutationen von TSC2 inaktivieren das TSC2 Genprodukt (European Chromosome 16 Tuberous Sclerosis Consortium 1993).
- Spezifischer LOH wurde für 16p13 auch in sporadischen Angiomyolipomen der Niere gefunden (Kumar et al. 1995), was dem Knudson-Paradigma entspricht, daß ein und dasselbe Tumorsuppressorgen sowohl für die familiäre als auch für die sporadische Tumorform verantwortlich ist (Knudson 1971).

Genotyp-Phänotyp-Korrelation. Bei TSC1-Familien wird im Vergleich zu TSC2-Familien das Vorliegen einer mentalen Retardierung seltener gesehen (Jones et al. 1997). Sichere Vergleichszahlen, bezogen auf die Häufigkeit von NZK bei den verschiedenen Formen der TSC, liegen noch nicht vor. In sporadischen Fällen scheinen TSC1-Mutationen unterrepräsentiert zu sein. Um dies zu verifizieren, bedarf es jedoch Studien mit größeren Fallzahlen.

11.5.3 Tuberöse Sklerose und Nierentumoren

Die Angaben zur Häufigkeit des malignen Nierenzellkarzinom (NKZ) schwanken erheblich (Washecka u. Hanna 1991; Cook et al. 1996; van Slegtenhorst et al. 1997), sie dürfte aber deutlich niedriger (s. oben) sein als beim VHL-Syndrom (Sampson 1996). Soweit bisher beschrieben (Washecka u. Hanna 1991), waren dies vorwiegend klarzellige NZK, wobei sie häufiger ein spindelförmiges oder anaplastisches Erscheinungsbild boten (Bjornsson et al. 1996). Immunhistochemisch wurden Unterschiede zu den nicht TSC-assozierten klarzelligen NZK gesehen: So zeigen im Gegensatz zu den sporadischen die TSC-assoziierten NZK eine positive Reaktion mit dem Antikörper HMB-45, dies ist ein Marker für Melanome und von der Neuralleiste abgeleitete Tumoren. Interessanterweise zeigen auch die sporadischen Angiomyolipome der Niere eine Positivität mit diesem Antikörper. Dies unterstreicht die Annahme, daß ein direkter Zusammenhang zwischen den Angiomyolipomen und den NZK bei der TSC besteht (Bjornsson et al. 1996). Es wurde jedoch auch ein onkozytomartiges Bild beschrieben (Sugao et al. 1987). Frauen scheinen vermehrt betroffen zu sein. Im Gegensatz zu den Nierenzysten korreliert die Prävalenz von Angiomyolipomen der Niere positiv mit dem Alter. Die Nierenzellkarzinome sind häufig bilateral und werden in deutlich jüngeren Patienten gesehen als die sporadischen Tumoren.

Sowohl für TSC1, wie auch für TSC2 besteht ein Zusammenhang mit Nierenzellkarzinomen. Bei 14 von 42 sporadischen NZK wurde ein LOH in der TSC1-Region gefunden (Cairns et al. 1995), nach der Klonierung des Gens konnte sogar der homozygote Verlust von TSC1 in einem hereditären NZK gezeigt werden (van Slegtenhorst et al. 1997).

Für das TSC 2 Gen konnten Keimbahnmutationen im Eker-Rattenmodell der autosomal-dominant hereditären Nierenzellkarzinome beschrieben werden (Yeung et al. 1994; Kobayashi et al. 1995). Auch für die TSC2-Region wurde ein LOH in einem TSC-assoziierten NZK nachgewiesen (Bjornsson et al. 1996). Zur genauen Beurteilung der molekularpathologischen Bedeutung der Aberrationen der beiden TSC-Gene für die renale Karzinogenese liegen noch nicht genügend Daten vor.

Literatur

Aso T, Lane WS, Conaway JW and Conaway RC Elongin (SIII): a multisubunit regulator of elongation by RNA polymerase II. Science 269 (1995) 1439–1443

Bailly M, Bain C, Favrot MC and Ozturk M Somatic mutations of von Hippel-Lindau (VHL) tumor-suppressor gene in European kidney cancers. Int. J. Cancer 63 (1995) 660–664.

Bardeesy N, Falkoff D, Petruzzi MJ, Nowak N, Zabel B, Adam M, Aguiar MC, Grundy P, Shows T, Pelletier J Anaplastic Wilms'tumour, a subtype displaying poor prognosis, harbours p53 gene mutations. Nature Genet 7 (1994) 91–97.

Beckwith JB New developments in the pathology of Wilms'tumor. Cancer Invest 15 (1997) 153–162.

Beckwith JB, Kiviat NB, Bonadio JF Nephrogenic rests, nephroblastomatosis, and the pathogenesis of Wilms' tumor. Pediatr Pathol (1990) 1–36.

Bernues M, Casadevall C, Miro R, Caballin MR, Villavicencio H, Salvador J, Zamarron A and Egozcue J Cytogenetic characterization of a familial papillary renal cell carcinoma. Cancer Genet Cytogenet 84 (1995) 123–127.

Bjornsson J, Short MP, Kwiatkowski DJ and Henske EP Tuberous sclerosis-associated renal cell carcinoma. Clinical, pathological, and genetic features. Am. J. Pathol 149 (1996) 1201–1208.

Bourneville D Sclereuse tubereuse des circonvolutions cerebrales. Idiote et epilepsie hemiplegique. Arch. Neurol (Paris) 1 (1880) 81.

Brauch H, Bohm J and Hofler H Hippel-Lindau syndrome and sporadic renal cell carcinomas. Pathogenesis, morphologic spectrum and molecular genetics. Pathologe 16 (1995) 321–327.

Brauch H, Glavac D, Pausch F, Höfler H and Neumann HPH Genotype-Phenotype Correlations in Families with von Hippel-Lindau Disease: Missense Mutation at Codon 169 Correlates with the Development of Pheochromocytoma. Verh. Dtsch. Ges. Path. (1995) 511.

Brauch H, Kishida T, Glavac D, Chen F, Pausch F, Höfler H, Latif F, Lerman M, Zbar B, Neumann HPH, Hofler H, Lerman MI and Neumann, HP von Hippel-Lindau (VHL) disease with pheochromocytoma in the Black Forest region of Germany: evidence for a founder effect. Hum Genet 95 (1995) 551–556.

Browne G, Jefferson JA, Wright GD, Hughes AE, Doherty CC, Nevin NC and Keogh JA Von Hippel-Lindau disease: an important differential diagnosis of polycystic kidney disease. Nephrol. Dial. Transplant. 12 (1997) 1132–1136.

Cairns P, Tokino K, Eby Y and Sidransky D Localization of tumor suppressor loci on chromosome 9 in primary human renal cell carcinomas. Cancer Res. 55 (1995) 224–227.

Callen DF, Freemantle CJ, Ringenbergs ML, Baker E, Eyre HJ, Romain D and Haan EA The isochromosome 18p syndrome: confirmation of cytogenetic diagnosis in nine cases by in situ hybridization. Am. J. Hum. Genet. 47 (1990) 493–498.

Campbell SC and Novick AC Management of local recurrence following radical nephrectomy or partial nephrectomy. Urol Clin. North Am. 21 (1994) 593–599.

Carbonara C, Longa L, Grosso E, Borrone C, Garre MG, Brisigotti M and Migone N. 9q34 loss of heterozygosity in a tuberous sclerosis astrocytoma suggests a growth suppressor-like activity also for the TSC1 gene. Hum. Mol. Genet. 3 (1994) 1829–1832.

Cavenee WK, Dryja TP, Phillips RA, Benedict WF, Godbout R, Gallie BL, Murphee AL, Strong LC and White RL Expression of recessive alleles by chromosomal mechanisms in retinoblastoma. Nature 305 (1983) 779–784.

Chauveau D, Duvic C, Chretien Y, Paraf F, Droz D, Melki P, Helenon O, Richard S and Grunfeld JP Renal involvement in von Hippel-Lindau disease. Kidney Int. 50 (1996) 944–951.

Chen F, Kishida T, Duh FM, Renbaum P, Orcutt ML, Schmidt L and Zbar B Suppression Of Growth Of Renal Carcinoma Cells By The Von Hippel-Lindau Tumor Suppressor Gene. Cancer Res. 55 (1995) 4804–4807.

Chen F, Kishida T, Yao M, Hustad T, Glavac D, Dean M, Gnarra J, Orcutt L, Duh FM, Glenn G, Green J, Hsia YE, Lamiell J, Li H, Wei MH, Schmidt L, Tory K, Kuzmin I, Stackhouse T, Latif F, Linehan WM, Lerman M, Zbar B, Gnarra JR, Orcutt ML and et al: Germline Mutation in the von Hippel-Lindau Disease Tumor Suppressor Gene: Correlations with Phenotype. Hum Mutat 5 (1995) 66–75.

Choyke PL, Glenn GM, Wagner JP, Lubensky IA, Thakore K, Zbar B, Linehan WM and Walther MM Epididymal cystadenomas in von Hippel-Lindau Syndrome. Urology. 49 (1997) 926–931.

Christenson PJ, Craig JP, Bibro MC and O'Connell P Cysts Containing Renal Cell Carcinoma in von Hippel-Lindau DiseaseJ Urol 128 (1982) 798–800.

Cook JA, Oliver K, Mueller RF and Sampson JA cross sectional study of renal involvement in tuberous sclerosis J Med. Genet. 33 (1996) 480–484.

Cridermiller SJ, Reid LH, Higgins MJ, Nowak NJ, Shows TB, Futreal PA, Weissman BE Novel transcribed sequences within the BWS/WT2 region in 11p15.5 - tissue-specific expression correlates with cancer type. Genomics 46 (1997) 355–363.

Crossey PA, Foster K, Richards FM, Phipps ME, Latif F, Tory K, Jones M, Bentley E, Kumar R, Lerman M, Zbar B, Affara NA, Ferguson-Smith MA, Maher ER, Jones MH and Lerman MI Molecular genetic investigations of the mechanism of tumorigenesis in von Hippel-Lindau disease: analysis of allele loss in VHL tumours. Hum Genet 93 (1994) 53–58.

Crossey PA, Maher ER, Jones MH, Richards FM, Latif F, Phillips ME Lush, M, Foster, K, Tory, K, Green, JS, Oostra, B, Yates, JR, Linehan, WM, Affara, NA, Lerman, M, Zbar, B, Nakamura, Y and Ferguson-Smith, MA Genetic linkage between Von Hippel-Lindau disease and three microsatellite polymorphisms refines the localisation of the VHL locus. Hum Mol Genet 2,3 (1993) 279–282.

Crossey PA, Richards FM, Foster K, Green JS, Prowse A, Latif F, Lerman M, Zbar B, Affara NA, Ferguson-Smith MA, Maher ER, Lerman MI, Ferguson Smith MA and et al: Identification of intragenic mutations in the Von Hippel-Lindau disease tumour suppressor gene and correlation with disease phenotype. Hum Mol Genet 3,8 (1994) 1303–1308.

Davies DR, Norman AM, Whitehouse RW and Evans DG Non-expression of von Hippel-Lindau phenotype in an obligate gene carrier. Clin. Genet. 45 (1994) 104–106.

Decker HJ, Neumann HP, Walter TA and Sandberg AA. 3p involvement in a renal cell carcinoma in von Hippel-Lindau syndrome. Region of tumor breakpoint clustering on 3p. Cancer Genet Cytogenet 33 (1988) 59–65.

Decker HJ, Gemmill RM, Neumann HP, Walter TA and Sandberg AA Loss of heterozygosity on 3p in a renal cell carcinoma in von Hippel-Lindau syndrome. Cancer Genet Cytogenet 39 (1989) 289–293.

Decker HJ, Klauck SM, Lawrence JB, McNeil J, Smith D, Gemmill RM, Sandberg AA, Neumann HH, Simon B, Green J and Seizinger BR Cytogenetic and fluorescence in situ hybridization studies on sporadic and hereditary tumors associated with von Hippel-Lindau syndrome (VHL). Cancer Genet Cytogenet 77 (1994) 1–13.

Decker HJ, Neuhaus C, Jauch A, Speicher M, Ried T, Bujard M, Brauch H, Storkel S, Stockle M, Seliger B and Huber C Detection of a germline mutation and somatic homozygous loss of the von Hippel-Lindau tumor-suppressor gene in a family with a de novo mutation. A combined genetic study, including cytogenetics, PCR/SSCP, FISH, and CGH. Hum. Genet. 97 (1996) 770–776.

Decker HJ, Neuhaus C, Störkel S, Brauch H, Speicher M, Seliger B, Stöckle M and Huber C Genetische Grundlagen und Konsequenzen für die Tumordiagnostik und genetische Beratung beim von Hippe-Lindau Syndrom. In Lehnert H, Kopf D and Hensen J (Eds.), Endokrine Tumoren. Prognostische Parameter, rationelle Diagnostik und Therapie. (1996) 173–179.

Decker HJ, Weidt EJ and Brieger J The von Hippel-Lindau tumor suppressor gene. A rare and intriguing disease opening new insight into basic mechanisms of carcinogenesis. Cancer Genet Cytogenet 93 (1997) 74–83.

Decker HJ and Störkel S Molekulargenetische Diagnostik und Histopathologie epithelialer Nierentumoren. Onkologe 4 (1998) 214–220.

Duan DR, Humphrey JS, Chen DY, Weng Y, Sukegawa J, Lee S, Gnarra JR, Linehan WM and Klausner RD Characterization of the VHL tumor suppressor gene product: localization, complex formation, and the effect of natural inactivating mutations. Proc Natl. Acad Sci. U. S. A 92 (1995a) 6459–6463.

Duan DR, Pause A, Burgess WH, Aso T, Chen DYT, Garrett KP, Conaway RC, Conaway JW, Linehan WM and Klausner RD Inhibition Of Transcription Elongation By The VHL Tumor Suppressor Protein. Science 269 (1995b) 1402–1406.

Eng C, Crossey PA, Mulligan LM, Healy CS and Houghton DC Mutations in the RET proto-oncogene and the von Hippel-Lindau disease tumour suppressor gene in sporadic and syndromic phaeochromocytomas. J. Clin. Genet. (1995) 934–937.

European Chromosome 16 Tuberous Sclerosis Consortium: Identification and characterization of the tuberous sclerosis gene on chromosome 16. Cell 75 (1993) 1305–1315.

Foster K, Prowse A, van den Berg A, Fleming S, Hulsbeek MM, Crossey PA, Richards FM, Cairns P, Affara NA, Ferguson-Smith MA, Buys CHCM, Maher ER, Ferguson Smith MA and et al: Somatic mutations of the von Hippel-Lindau disease tumour suppressor gene in non-familial clear cell renal carcinoma. Hum Mol Genet 3(12) (1994) 2169–2173.

Gilcrease MZ, Schmidt L, Zbar B, Truong L, Rutledge M and Wheeler TM Somatic Von Hippel Lindau Mutation In Clear Cell Papillary Cystadenoma Of The Epididymis. Human Pathology 26 (1995) 1341–1346.

Glavac D, Neumann HPH, Wittke C, Jaenig H, Masek O, Streicher T, Pausch F, Engelhardt D, Plate KH, Höfler H, Chen F, Zbar B, Brauch H, Neumann HP and Hofler H Mutations in the VHL Tumor Suppressor Gene and associated lesions in Families with von Hippel-Lindau Disease from Central Europe. Hum Genet 98,3 (1996) 271–280.

Gnarra JR, Tory K, Weng Y, Schmidt L, Wei MH, Li H, Latif F, Liu S, Chen F, Duh FM,. et al: Mutations of the VHL tumour suppressor gene in renal carcinoma. Nat. Genet 7 (1994) 85–90.

Gnarra JR, Lerman MI, Zbar B and Linehan WM Genetics of renal-cell carcinoma and evidence for a critical role for von Hippel-Lindau in renal tumorigenesis. Semin. Oncol. 22 (1995) 3–8.

Gnarra JR, Ward JM, Porter FD, Wagner JR, Devor DE, Grinberg A, Emmert Buck MR, Westphal H, Klausner RD and Linehan WM Defective placental vasculogenesis causes embryonic lethality in VHL-deficient mice. Proc. Natl. Acad. Sci. USA 94 (1997) 9102–9107.

Green AJ, Smith M and Yates JR Loss of heterozygosity on chromosome 16p13.3 in hamartomas from tuberous sclerosis patients. Nat. Genet. 6 (1994) 193–196.

Green DM. Pediatric oncology update – Wilms'tumor. Europ J Cancer 33 (1997) 409–418.

Grundy PE, Telzerow PE, Breslow N, Moksness J, Huff V, Paterson MC Loss of heterozygosity for chromosomes 16q and 1p in Wilms'tumors predict an adverse outcome. Cancer Res 54 (1994) 2331–2333.

Harms D, Schmidt D Tumoren des Kindesalters. In: Pathologie. Remmle W (Hrsg.) Springer-Verlag, Berlin Heidelberg New York (1997) 501–550.

Hastie ND The genetics of Wilms'tumor – a case of disrupted development. Annu Rev Genet 28 (1994) 523–558.

Henske EP, Neumann HP, Scheithauer BW, Herbst EW, Short MP and Kwiatkowski DJ Loss of heterozygosity in the tuberous sclerosis (TSC2) region of chromosome band 16p13 occurs in sporadic as well as TSC-associated renal angiomyolipomas. Genes Chromosomes. Cancer 13 (1995) 295–298.

Herman JG, Latif F, Weng Y, Lerman MI, Zbar B, Liu S, Samid D, Duan DS, Gnarra JR, Linehan WM, et al. and et al: Silencing of the VHL tumor-suppressor gene by DNA methylation in renal carcinoma. Proc Natl. Acad Sci. U. S. A 91 (1994) 9700–9704.

van Heyningen V, Bickmore WA, Seawright A, Fletcher JM, Maule J, Fekete G, Gessler M, Bruns GA, Huerre-Jeanpierre C, Junien C Role for the Wilms'tumor gene in genital development? Proc Natl Acad Sci USA 87 (1990) 5383–5386.

Iliopoulos O, Kibel A, Gray S and Kaelin WG Jr Tumour suppression by the human von Hippel-Lindau gene product. Nat. Med 1 (1995) 822–826.

Iliopoulos O, Levy AP, Jiang C, Kaelin WG Jr and Goldberg MA Negative regulation of hypoxia-inducible genes by the von Hippel-Lindau protein. Proc Natl. Acad Sci. U. S. A 93 (1996) 10595–10599.

Janssen LA, Sandkuyl LA, Merkens EC, Maat Kievit JA, Sampson JR, Fleury P, Hennekam RC, Grosveld GC, Lindhout D and Halley DJ Genetic heterogeneity in tuberous sclerosis. Genomics 8 (1990) 237–242.

Jones AC, Daniells CE, Snell RG, Tachataki M, Idziaszczyk S. AUCH , Krawczak M, Sampson JR and Cheadle JP Molecular genetic and phenotypic analysis reveals differences between TSC1 and TSC2 associated familial and sporadic tuberous sclerosis. Hum. Mol. Genet. 6 (1997) 2155–2161.

Jones KL Smith's Recognizable Patterns of Human Malformation. Saunders, Philadelphia, 1997.

Junien C, Henry I Genetics of Wilms'tumor: a blend of aberrant development and genomic imprinting. Kidney Int 46 (1994) 1264–1279.

Kandt RS, Pericak Vance MA, Hung WY, Gardner RJ, Crossen PE, Nellist MD, Speer MC and Roses AD Linkage studies in tuberous sclerosis. Chromosome 9?, 11?, or maybe 14! Ann. N. Y. Acad. Sci. 615 (1991) 284–297.

Kanno H, Kondo K, Ito S, Yamamoto I, Fujii S, Torigoe S, Sakai N, Hosaka M, Shuin T and Yao M Somatic mutations of the von Hippel-Lindau tumor suppressor gene in sporadic central nervous system hemangioblastomas. Cancer Res. 54 (1994) 4845–4847.

Kibel A, Iliopoulos O, DeCaprio JA and Kaelin WG Binding of the von Hippel-Lindau Tumor Suppressor Protein to elongin B and C. Science 269 (1995) 1444–1446.

Kinzler KW and Vogelstein B Lessons from hereditary colorectal cancer. Cell 87 (1996) 159–170.

Kishida T, Stackhouse TM, Chen F, Lerman MI and Zbar B Cellular proteins that bind the von Hippel-Lindau disease gene product: mapping of binding domains and the effect of missense mutations. Cancer Res. 55 (1995) 4544–4548.

Kishida T, Yao M, Chen F, Orcutt ML, Lerman MI and Zbar B A novel donor splice site mutation associated with two mRNAs in von Hippel-Lindau disease. Hum Mol Genet 3,7 (1994) 1191–1192.

Klamt B, Koziell A, Poulat F, Wieacker P, Scambler P, Berta P, Gessler M Frasier syndrome is caused by defective alternative splicing of WT1 leading to an altered ratio of WT1 +/-KTS splice isoforms. Hum Molec Genet 7 (1998) 709–717.

Knudson AG. Mutation and cancer: statistical study of retinoblastoma. Proc. Natl. Acad. Sci. USA 68 (1971) 820–823.

Knudson AG, Strong LC. Mutation and cancer: a model for Wilms'tumor of the kidney. J Natl Cancer Inst 48 (1972) 313–324.

Kobayashi T, Hirayama Y, Kobayashi E, Kubo Y and Hino, OA germline insertion in the tuberous sclerosis (Tsc2) gene gives rise to the Eker rat model of dominantly inherited cancer [published erratum appears in Nat Genet 1995 Feb;9(2):218]. Nat. Genet 9 (1995) 70–74.

Kovacs G, Fuzesi L, Emanual A and Kung HF Cytogenetics of papillary renal cell tumors. Genes Chrom Cancer 3 (1991) 249–255.

Kovacs G and Kung HF. Nonhomologous chromatid exchange in hereditary and sporadic renal cell carinomas. Proc. Natl. Acad. Sci. USA 88 (1991) 194–198.

Kreidberg JA, Sariola H, Loring JM, Maeda M, Pelletier J, Housman D, Jaenisch R. WT1 is required for early kidney development. Cell 74 (1993) 679–691.

Kumar A, Wolpert C, Kandt RS, Segal J, Pufky J, Roses AD, Pericak Vance MA and Gilbert JR A de novo frame-shift mutation in the tuberin gene. Hum. Mol. Genet. 4 (1995) 1471–1472.

Lamiell JM, Salazar FG and Hsia,YE von Hippel-Lindau disease affecting 43 members of a single kindred. Medicine (Baltimore.) 68 (1989) 1–29.

Latif F, Tory K, Gnarra J, Masahiro Y, Duh FM, Orcutt ML, Stackhouse T, Kuzmin I, Modi W, Geil L, Schmidt L, Zhou F, Li H, Wei MH, Chen F, Glenn G, Choyke P, Walther MM, Weng Y, Duan DSR, Dean M, Glavac D, Richards FM, Crossey PA, Ferguson-Smith MA, Paslier DL, Chumakov I, Cohen D, Chinault C, Maher E, Linehan WM, Zbar B and Lerman MI Identification of the von Hippel-Lindau Disease Tumor Suppressor Gene. Science 260 (1993) 1317–1320.

Lee S, Chen DYT, Humphrey JS and Klausner RD Nuclear/cytoplasmic localization of the von Hippel-Lindau tumor suppressor gene product is determined by cell density. Proc. Natl. Acad. Sci. USA 93 (1996) 1770–1775.

Lee MP, Hu RJ, Johnson LA, Feinberg AP Human KVLQT1 Gene shows tissue-specific imprinting and encompasses Beckwith-Wiedemann syndrome chromosomal rearrangements. Nature Genet 15 (1997) 181–185.

Little M, Holmes G, Bickmore W, van Heyningen V, Hastie N, Wainwright B DNA binding capacity of the WT1 protein is abolished by Denys-Drash syndrome WT1 point mutations. Hum Molec Genet 4 (1995) 351–358.

Little M, Wells CA clinicasl overview of WT1 gene mutations. Hum Mutation 9 (1997) 209–225.

Löbbert RW, Klemm G, Grüttner H-P, Harms D, Winterpacht A, Zabel BU Novel WT1 mutation, 11p LOH, and t(7;12)(p22;q22) chromosomal translocation identified in a Wilms'tumor case. Genes Chromosomes & Cancer 21 (1998) 347–350.

Los M, Jansen GH, Kaelin WG, Lips CJM, Blijham GH and Voest EE Expression pattern of the von Hippel_lindau Protein in human tissues. Lab Invest. 75 (1996) 231–238.

Maddock IR, Moran A, Maher ER, Teare MD, Norman A, Payne SJ, Whitehouse R, Dodd C, Lavin M, Hartley N, Super M and Evans DGR A Genetic Register For Von Hippel-Lindau Disease. J.. Med. Genet. 33 (1996) 120–127.

Maher ER, Yates JRW, Harries R, Benjamin C, Harris R, Moore AT and Ferguson-Smith MA Clinical Features and Natural History of von Hippel-Lindau Disease. Q. J. Med. 77,203 (1990) 1151–1163.

Maher ER, Bentley E, Yates JR, Latif F, Lerman M, Zbar B, Affara NA and Ferguson-Smith MA Mapping of the von Hippel-Lindau disease locus to a small region of chromosome 3p by genetic linkage analysis. Genomics 10 (1991) 957–960.

Maher ER, Iselius L, Yates JR, Littler M, Benjamin C, Harris R, Sampson J, Williams A, Ferguson-Smith MA and Morton N Von Hippel-Lindau disease: a genetic study. J. Med. Genet. 28 (1991) 443–447.
Maher ER Von Hippel-Lindau disease. In Hodgson SV and Maher ER (Eds.), A practical guide to human cancer genetics. Cambridge University Press, Cambridge (1993) 157–162.
Maher ER Von Hippel-Lindau disease. Eur. J. Cancer 30 A (1994) 1987–1990.
Maher ER Inherited renal cell carcinoma. Br. J. Urol 78 (1996) 542–545.
Maher ER and Kaelin WG Jr von Hippel-Lindau disease. Medicine Baltimore. 76 (1997) 381–391.
Maheshwar MM, Cheadle JP, Jones AC, Myring J, Fryer AE, Harris PC and Sampson JR The GAP-related domain of tuberin, the product of the TSC2 gene, is a target for missense mutations in tuberous sclerosis. Hum. Mol. Genet. 6 (1997) 1991–1996.
McDonald JM, Douglass EC, Fisher R, Geiser CF, Krill CE, Strong LC, Virshup D, Huff V Linkage of familial Wilms'tumor predisposition to chromosome 19 and a two-locus model for the etiology of familial tumors. Cancer Res 58 (1998) 1387–1390.
Melmon KL and Rosen SW Lindau's Disease. Review of the Literature and Study of a Large Kindred. Am. J. Med. 36 (1964) 595–617.
Mertens F, Johansson B, Höglund M, Mitelman F Chromosomal imbalance maps of malignant solid tumors: a cytogenetic survey of 3185 neoplasms. Cancer Res 57 (1997) 2765–2780.
Moffett P, Bruening W, Nakagama H, Bardeesy N, Housman DE, Pelletier J Antagonism of WT1 activity by protein self-association. Proc Natl Acad Sci USA 92 (1995) 11105–11109.
Neumann HP Basic criteria for clinical diagnosis and genetic counselling in von Hippel-Lindau syndrome. Vasa 16 (1987) 220–226.
Neumann HP and Wiestler OD Clustering of features of von Hippel-Lindau syndrome: evidence for a complex genetic locus. Lancet 337 (1991) 1052–1054.
Neumann HP, Berger DP and Sigmund G Pheochromocytomas, Multiple Endocrine Neoplasia Type 2, And Von Hippel-Lindau Disease. N. Engl. J. Med. (1993) 1531–1538.
Neumann HP, Eng C, Mulligan LM, Glavac D, Zauner I, Ponder BA, Crossey PA, Maher ER and Brauch H Consequences of direct genetic testing for germline mutations in the clinical management of families with multiple endocrine neoplasia, type II. JAMA 274 (1995) 1149–1151.
Neumann HP, Lips CJ, Hsia YE and Zbar B Von Hippel-Lindau syndrome. Brain Pathol 5 (1995) 181–193.
Nicol D, Hii SI, Walsh M, Teh B, Thompson L, Kennett C and Gotley D vascular endothelial growth factor expression is increased in renal cell carcinoma. J. Urol. 157 (1997) 1482–1486.
Northrup H, Kwiatkowski DJ, Roach ES, Dobyns WB, Lewis RA, Herman GE, Rodriguez E Jr, Daiger SP and Blanton SH Evidence for genetic heterogeneity in tuberous sclerosis: one locus on chromosome 9 and at least one locus elsewhere. Am. J Hum. Genet. 51 (1992) 709–720.
Okeefe D, Dao D, Zhao L, Sanderson R, Warburton D, Weiss L, Anyaneyeboa K, Tycko B Coding mutations in p57(KIP2) are present in some cases of Beckwith-Wiedemann syndrome but are rare or absent in Wilms'tumors. Am J Hum Genet 61 (1997) 295–303.
Park S, Bernard A, Bove KE, Sens DA, Hazen-Martin DJ, Garvin AJ, Haber DA Inactivation of WT1 in nephrogenic rests, genetic precursors to Wilms'tumour. Nature Genet 5 (1993) 363–367.
Pause A, Lee S, Worrell RA, Chen DYT, Burgess WH, Linehan WM and Klausner RD The von Hippel-Lindau tumor-suppressor gene product forms a stable complex with human cul-2, a member of the Cdc53 family of proteins. Proc. Natl. Acad. Sci. 94 (1997) 2156–2161.
Piala G, Hughes-Benzie RM, MacKenzie A, Baybayan P, Chen EY, Huber R, Neri G, Cao A, Forabosco A, Schlessinger D Mutations in GPC3, a glypican gene, cause the Simpson-Golabi-Behmel overgrowth syndrome. Nature Genet 12 (1996) 241–247.
Rahman N, Arbour L, Tonin P, Renshaw J, Pelletier J, Baruchel S, Pritchard-Jones K, Stratton MR, Narod S. AUCH Evidence for a familial Wilms'tumor gene (FWT1) on chromosome 17q12-q21. Nature Genet 13 (1996) 461–463.
Reddy JC, Licht J. D The WT1 Wilms'tumor suppressor gene: how much do we really know? Biochim Biophys Acta 1287 (1996) 1–28.
Reik W, Maher ER Imprinting in clusters – lessons from Beckwith-Wiedemann syndrome. Tends Genet 13 (1997) 330–334.
Richard C, Zabel B Chromosome 11 genes and those associated with diseases. Cytogenet Cell Genet 74 (1996) 25–36.
Richards FM, Crossey PA, Phipps ME, Foster K, Latif F, Evans GA, Sampson J, Lerman M, Zbar B, Affara NA, Ferguson-Smith MA, Maher ER, Evans G, Lerman MI and et al: Detailed mapping of germline deletions of the von Hippel-Lindau disease tumour suppressor gene. Hum Mol Genet 3 (1994) 595–598.
Richards FM, Payne SJ, Zbar B, Affara NA, Ferguson Smith MA and Maher ER Molecular analysis of de novo germline mutations in the von Hippel-Lindau disease gene. Hum Mol Genet 4 (1995) 2139–2143.
Sampson JR The kidney in tuberous sclerosis: manifestations and molecular genetic mechanisms. Nephrol. Dial. Transplant. 11 Suppl 6 (1996) 34–37.

Schmidt L, Duh FM, Chen F, Kishida T, Glenn G, Choyke P, Scherer SW, Zhuang Z, Lubensky I, Dean M, Allikmets R, Chidambaram A, Bergerheim UR, Feltis JT, Casadevall C, Zamarron A, Bernues M, Richard S, Lips CJ, Walther MM, Tsui LC, Geil L, Orcutt ML, Stackhouse T, Lipan J, Slife L, Brauch H, Decker HJ, Niehaus G, Hughson MD, Moch H, Störkel S, Lerman MI, Linehan WM and Zbar B Germline and somatic mutations in the tyrosine kinase domain of the MET proto-oncogene in papillary renal carcinomas. Nat. Genet 16 (1997) 68–73.

Schneider MC Advances in polycystic kidney disease. Mol. Med. Today 2 (1996) 70–75.

Schumacher V, Schneider S, Figge A, Wildhardt G, Harms D, Schmidt D, Weirich A, Ludwig R, Royer-Pokora B Correlation of germ-line mutations and two-hit inactivation of the WT1 gene with Wilms tumors of stromal-prominent histology. Proc. Natl. Acad. Sci. USA 94 (1997) 3972–3977.

Seizinger BR, Rouleau GA, Ozelius LJ, Lane AH, Farmer GE, Lamiell JM, Haines J, Yuen JW, Collins D, Majoor Krakauer D and et al. Von Hippel-Lindau disease maps to the region of chromosome 3 associated with renal cell carcinoma. Nature 332 (1988) 268–269.

Seizinger BR, Smith DI, Filling-Katz MR, Neumann H, Green JS, Choyke PL, Anderson KM, Freiman RN, Klauck SM, Whaley J, Decker HJ and et al. Genetic flanking markers refine diagnostic criteria and provide insights into the genetics of Von Hippel Lindau disease. Proc. Natl. Acad. Sci. USA 88 (1991) 2864–2868.

Shinohara N, Nonomura K, Harabayashi T, Togashi M, Nagamori S and Koyanagi T Nephron sparing surgery for renal cell carcinoma in von Hippel-Lindau disease. J. Urol 154 (1995) 2016–2019.

Shuin T, Kondo K, Kaneko S, Sakai N, Yao M, Hosaka M, Kanno H, Ito S and Yamamoto I Results of mutation analyses of von Hippel-Lindau disease gene in Japanese patients: comparison with results in United States and United Kingdom. Hinyokika Kiyo 41 (1995) 703–707.

Shuin T, Kondo K, Torigoe S, Kishida T, Kubota Y, Hosaka M, Nagashima Y, Kitamura H, Latif F, Zbar B, Lerman MI, Yao M and et al: Frequent Somatic Mutations and Loss of Heterozygosity of the von Hippel-Lindau Tumor Suppressor Gene in Primary Human Renal Cell Carcinomas. Cancer Res. 54 (1994) 2852–2855.

van Slegtenhorst M, de Hoogt R, Hermans C, Nellist M, Janssen B, Verhoef S, Lindhout D, van den Ouweland A, Halley D, Young J, Burley M, Jeremiah S, Woodward K, Nahmias J, Fox M, Ekong R, Osborne J, Wolfe J, Povey S, Snell RG, Cheadle JP, Jones AC, Tachataki M, Ravine D, Kwiatkowski DJ and et al: Identification of the tuberous sclerosis gene TSC1 on chromosome 9q34. Science 277 (1997) 805–808.

Siemeister G, Weindel K, Mohrs K, Barleon B, Martiny-Baron G, Marmé D, Martiny Baron G and Marme, D Reversion of Deregulated Expression of Vascular Endothelial Growth Factor in Human Renal Carcinoma Cells by von Hippel-Lindau Tumor Suppressor Protein. Cancer Res. (1996) 2299–2301.

Solomon D and Schwartz A Renal Pathology in von Hippel-Lindau Disease. Hum Pathol (1996) 1072–1079.

Soucek T, Pusch O, Wienecke R, DeClue JE and Hengstschlager M Role of the tuberous sclerosis gene-2 product in cell cycle control. Loss of the tuberous sclerosis gene-2 induces quiescent cells to enter S phase. J Biol. Chem. 272 (1997) 29301–29308.

Spencer WF, Novick AC, Montie JE, Streem SB and Levin, HS Surgical treatment of localized renal cell carcinoma in von Hippel-Lindau's disease. J. Urol. 139 (1988) 507–509.

Stackhouse TM, Lerman M and Zbar B An in vitro analysis of the Von Hippel-Lindau tumor suppressor protein. Proc. Am. Assoc. Cancer Res. 36(A) (1995) 570.

Steinbach F, Novick AC and Shoskes D Renal transplantation in patients with renal cell carcinoma and von Hippel-Lindau disease. Urology. 44 (1994) 760–763.

Steinbach F, Thuroff JW, Stockle M, Furrer A, Riedmiller H, Kiewel R and Hohenfellner R Organ-preserving surgery of renal cell carcinoma. The surgical technic, results and complications. Dtsch. Med. Wschr. 116 (1991) 121–127.

Sugao H, Takiuchi H, Takatera H, Yokokawa K, Sakurai T and Kobayashi Y Renal oncocytoma associated with tuberous sclerosis: report of a case. Hinyokika Kiyo 33 (1987) 1411–1415.

Sun FL, Dean WL, Kelsey G, Allen ND, Reik W Transactivation of IGF2 in a mouse model of Beckwith-Wiedemann syndrome. Nature 389 (1997) 809–815.

Takahashi A, Sasaki H, Kim SJ, Tobisu KI, Kakizoe T, Tsukamoto T, Kumamoto Y, Sugimura T and Terada M Markedly Increased Amounts of Messenger RNAs for Vascular Endothelial Associated Factor and Placenta Growth Factor in Renal Cell Carcinoma Associated Angiogenesis. Cancer Res. 54 (1994) 4233–4237.

Teh BT, Giraud S, Sari NF, Hii SI, Bergerat JP, Larsson C, Limacher JM and Nicol D Familial non-VHL non-papillary clear-cell renal cancer. Lancet 349 (1997) 848–849.

Thoenes W, Störkel S and Rumpelt HJ Histopathology and Classification of Renal Cell Tumors (Adenomas,Oncocytomas, and Carcinomas). The Basic Cytological and Histopathological Elements and their Use for Diagnostics. Path. Res. Pract. 181 (1986) 125–143.

Tsuchiya H, Iseda T and Hino O Identification of a Novel Protein (VBP-1) Binding to the von Hippel-Lindau (VHL) Tumor Suppressor Gene Product. Cancer Res. 56 (1996) 2881–2885.

Walther MM, Lubensky IA, Venzon D, Zbar B and Linehan WM Prevalence of microscopic lesions in grossly normal renal parenchyma from patients with von Hippel-Lindau disease, sporadic renal cell carcinoma and no renal disease: clinical implications. J. Urol 154 (1995) 2010–2014.

Washecka R and Hanna M Malignant renal tumors in tuberous sclerosis. Urology. 37 (1991) 340–343.

Weidner N and Folkman J Tumoral Vascularity as a Prognostic Factor in Cancer. In De-Vita V, Hellman S and Rosenberg S. AUCH (Eds.), Important Advances in Oncology. Lippincott-Raven, Philadelphia, 1996, pp. 167–190.

Weterman MA, Wilbrink M, Janssen I, Janssen HA, van den Berg E, Fisher SE, Craig I and Geurts van Kessel A Molecular cloning of the papillary renal cell carcinoma-associated translocation (X;1)(p11;q21) breakpoint. Cytogenet Cell Genet 75 (1996) 2–6.

Whaley JM, Naglich J, Gelbert L, Hsia YE, Lamiell JM, Green JS, Collins D, Neumann HP, Laidlaw J, Li FP and et al: Germ-line mutations in the von Hippel-Lindau tumor-suppressor gene are similar to somatic von Hippel-Lindau aberrations in sporadic renal cell carcinoma. Am. J. Hum Genet 55 (1994) 1092–1102.

Wiener JS, Coppes MJ, Ritchey ML Current concepts in the biology and management of Wilms' tumor. J Urology 159 (1998) 1316–1325.

Wizigmann Voos S, Breier G, Risau W and Plate KH Up-regulation of vascular endothelial growth factor and its receptors in von Hippel-Lindau disease-associated and sporadic hemangioblastomas. Cancer Res. 55 (1995) 1358–1364.

Yao M, Latif F, Orcutt ML, Kuzmin I, Stackhouse T, Zhou FW, Tory K, Duh FM, Richards F, Maher E and et al: von Hippel-Lindau disease: identification of deletion mutations by pulsed-field gel electrophoresis. Hum Genet 92 (1993) 605–614.

Yeung RS, Xiao GH, Jin F, Lee WC, Testa JR and Knudson AG Predisposition to renal carcinoma in the Eker rat is determined by germ-line mutation of the tuberous sclerosis 2 (TSC2) gene. Proc Natl. Acad Sci. U. S. A 91 (1994) 11413–11416.

Zbar B, Brauch H, Talmadge C and Linehan M Loss of alleles of loci on the short arm of chromosome 3 in renal cell carcinoma. Nature 327 (1987) 721–724.

Zbar B, Glenn G, Lubensky I, Choyke P, Walther MM, Magnusson G, Bergerheim US, Pettersson S, Amin M, Hurley K and et al: Hereditary papillary renal cell carcinoma: clinical studies in 10 families. J. Urol 153 (1995) 907–912.

Zbar B, Kishida T, Chen F, Schmidt L, Maher ER, Richards FM, Crossey PA, Webster AR, Affara NA, Ferguson Smith MA, Brauch H, Glavac D, Neumann HP, Tisherman S, Mulvihill JJ, Gross DJ, Shuin T, Whaley J, Seizinger B, Kley N, Olschwang S, Boisson C, Richard S, Lips CH, Lerman M and et al: Germline mutations in the Von Hippel-Lindau disease (VHL) gene in families from North America, Europe, and Japan. Hum Mutat 8 (1996) 348–357.

Zbar B and Linehan WM Re: Hereditary papillary renal cell carcinoma: clinical studies in 10 families [letter]. J. Urol 156 (1996) 1781.

Zbar B, Tory K, Merino M, Schmidt L, Glenn G, Choyke P, Walther MM, Lerman M and Linehan WM Hereditary papillary renal cell carcinoma. J. Urol 151 (1994) 561–566.

Zhang PM, Liegeois NJ, Wong C, Finegold M, Hou H, Thompson JC, Silverman A, Harper JW, Depinho RA, Elledge SJ Altered cell differentiation and proliferation in mice lacking p57(KIP2) indicates role in Beckwith-Wiedemann syndrome.

KAPITEL 12

Störungen der Geschlechtsentwicklung

K. Zang

12.1 Einteilung der Geschlechtsentwicklungsstörungen

Beim Menschen, wie bei allen Säugern, besteht ein Geschlechtsdismorphismus, d. h. es existieren zwei in Morphologie, reproduktiven Fähigkeiten und Verhalten unterschiedliche Erscheinungsformen, die nur in einem heterosexuellen Zusammenwirken in der Lage sind, Nachkommen zu erzeugen. Es sollen hier nicht die erheblichen biologischen Vorteile einer solchen zunächst unökonomisch erscheinenden Form der Fortpflanzung diskutiert werden. Vielmehr soll in knapper Form der gegenwärtige Kenntnisstand über die komplexen genetischen Mechanismen erläutert werden, die zur morphologischen und funktionellen Aufrechterhaltung dieses Geschlechtsdimorphismus erforderlich sind und deren Defekte zu Störungen der genetischen Geschlechtsdeterminierung und -differenzierung unterschiedlichen Grades bis zur Geschlechtsumkehrung, aber auch zu Störungen der seelischen Geschlechtsidentität führen können.

Geschlecht im Sinne einer erfolgreichen Geschlechtsdeterminierung und -differenzierung läßt sich beim Menschen auf unterschiedlichen Ebenen definieren, die sich für die folgenden Ausführungen allerdings nicht immer sinnvoll trennen lassen.

- Das chromosomale Geschlecht 46,XX oder 46,XY, d. h. das Fehlen oder Vorhandensein eines männlich determinierenden Y-Chromosoms.
- Das Gonadengeschlecht, d. h. das Vorhandensein von Testes oder Ovarien.
- Das phänotypisch-anatomische Geschlecht, d. h. das von den Gonaden unabhängige Vorhandensein äußerer und/oder innerer männlicher bzw. weiblicher Genitalien und sekundärer Geschlechtsmerkmale.
- Das molekulare Geschlecht, d. h. das Vorhandensein oder Fehlen der erforderlichen männlich determinierenden, bzw. noch hypothetischen, weiblich determinierenden Gene auf Geschlechtschromosomen (Gonosomen) und Autosomen.
- Das psychische Geschlecht, d. h. die dem eigenen Empfinden entsprechende männliche oder weibliche Geschlechtsidentität.

Im Regelfall ist die Geschlechtszuordnung auf allen Ebenen kongruent. Mehr als ein Prozent aller Menschen zeigen jedoch eine Störung der Geschlechtsdifferenzierung unterschiedlichen Schweregrades und überwiegend bekannter Genese. Daraus resultiert eine weitere, juristische Ebene, nämlich diejenige der standesamtlichen Zuordnung. Sie erfolgt sinnvollerweise nicht immer in Übereinstimmung mit dem chromosomalen oder Gonadengeschlecht, sondern nach klinisch-pragmatischen Gesichtspunkten im Interesse einer Optimierung der sozialen Eingliederung und Lebensqualität des betreffenden Menschen.

Die Einteilung von Geschlechtsdeterminierungs- und -differenzierungsstörungen kann nach unterschiedlichen Kriterien erfolgen; einmal nach der Art des genetischen Defekts, was zu erheblichen Überschneidungen auf phänotypischer Ebene führen kann; zum anderen deskriptiv nach den morphologischen Veränderungen. Der inzwischen weitgehend aufgegebene Terminus »Intersexualität« ist genetisch nicht eindeutig definiert. Er wird allerdings gelegentlich noch zur Beschreibung eines phänotypisch nicht eindeutig zuzuordnenden Genitale verwendet.

12.2 Phylogenese der Geschlechtsentwicklung

Bei diploiden höheren Organismen haben sich die Geschlechtschromosomen offenbar entwicklungsgeschichtlich sehr früh aus »normalen«, d. h. nicht geschlechtsdifferenten Chromosomen (Autosomen) entwickelt. Es kam zu einer Anreicherung geschlechtsdeterminierender Gene auf einem Chromosomenpaar (Gonosomen). Allerdings sind noch einige für die phänotypische Geschlechtsausprägung und die Fortpflanzungsfähigkeit wichtige Gene - auch noch beim Menschen - auf Autosomen verblieben.

Die ursprünglichen Gonosomen trugen determinierende Gene für beide Geschlechter, was (weiterhin) zur Ausbildung zwittriger Individuen führte. Deren Selbstvermehrung (Parthenogenese) wurde, bevor es evolutiv zu einer zunehmenden Auseinanderentwicklung der beiden Gonosomen kam, durch sehr originelle Mechanismen unterbunden, z. B. durch die Ausreifung der geschlechtsdifferenten Keimzellen zu unterschiedlichen Entwicklungszeitpunkten des Individuums oder diejenige der Gonaden bei unterschiedlichen Umgebungstemperaturen.

Die Verkleinerung und ein zunehmender Verlust an autosomalen Genen (»Gen-Erosion«) eines der beiden Gonosomen machte die Rekombination geschlechtsdeterminierender Gene zwischen den Gonosomen während der Meiose weitgehend unmöglich. Ein Geschlecht wurde zum »homogametischen« Geschlecht mit zwei meist genreichen großen Chromosomen; bei den Säugern, aber auch bei Drosophila ist es das weibliche; bei den Vögeln und einem Teil der Fische und Kriechtiere ist es das männliche. Das andere wurde zum »heterogametischen« Geschlecht mit einem zweiten sehr kleinen Gonosom, das ganz überwiegend nur Geschlechts- und Fortpflanzungsgene trägt. Ist das männliche Geschlecht heterogametisch, werden die Gonosomen X und Y genannt, ist es das weibliche, so nennt man sie zur Unterscheidung W und Z (Charlesworth 1996).

Ein sowohl im Tierreich wie im Pflanzenreich beschrittener Seitenweg ist der völlige Verlust des zweiten Gonosoms, so daß lediglich die Anwesenheit von einem oder zwei Gonosomen, also die Gendosis für die jeweilige Geschlechtsausprägung verantwortlich ist.

Da auf dem größeren, bzw. erhaltengebliebenen Gonosom, beim Säuger dem X, jeweils noch eine große Anzahl für geschlechtsunabhängige körperliche Strukturen und Funktionen wichtige Gene lokalisiert sind, bestand die Notwendigkeit, die zwischen den Geschlechtern hierfür unterschiedliche Gendosis zu kompensieren. Bei Drosophila geschieht dies z. B. durch eine höhere Aktivität (»Expression«) X-chromosomaler Gene beim Männchen. Beim Menschen, wie bei allen Säugern, geschieht es umgekehrt durch die von Mary Lyon (1961) postulierte Inaktivierung des zweiten und eventueller weiterer X-Chromosomen bereits früh in der Embryonalentwicklung vor Beginn der Organogenese.

12.3 Genetische Grundlagen der normalen Geschlechtsentwicklung

Die ersten schlüssigen Hinweise, daß beim Säuger die Art der sich entwickelnden Gonade alle weiteren Geschlechtsmerkmale determiniert, stammen von Jost (1947). Er zeigte, daß die Entfernung der Gonadenanlage beim Kaninchenembryo bevor eine Differenzierung der inneren und äußeren Genitalien erfolgt ist, sowohl beim weiblichen als bemerkenswerterweise auch beim männlichen Embryo, zur Entwicklung von Tieren mit völlig unauffälligen inneren und äußeren weiblichen Genitalien führt. Allein das Vorhandensein von Hoden verhindert also eine sonst offenbar zwangsläufige Entwicklung zum phänotypisch weiblichen Geschlecht. Untersuchungen anderer Autoren bestätigten die Ergebnisse von Jost und zeigen, daß der gleiche Mechanismus, auch für andere Säuger gilt.

Jost bezeichnete das weibliche Geschlecht als »konstitutiv« und das männliche als »induziert«. Beim Menschen wäre demnach die Entwicklung eines männlichen Geschlechts gleichzusetzen mit einem aktiv abweichenden Differenzierungsweg zum männlichen anstelle des sich sonst zwangsläufig entwickelnden weiblichen Geschlechts.

Aufgrund unserer heutigen morphologischen, endokrinologischen und molekulargenetischen Kenntnisse über Störungen der Geschlechtsdifferenzierung ist eine solche strikte Argumentation nicht mehr zu halten. Vielmehr ist das korrekte Zusammenwirken einer großen Zahl genetischer Faktoren, die wir offenbar erst zum Teil kennen, für die Entwicklung nicht nur des normalen männlichen, sondern auch des normalen weiblichen Geschlechts erforderlich (Übersicht in Abb. 12.1).

Das Geschlecht des Kindes wird durch die männliche Keimzelle festgelegt. Für die normale Geschlechtsdeterminierung beim Menschen ist entscheidend, ob die haploide Spermie ein Y-Chromosom oder kein Y-Chromosom, d. h. ein X- oder evtl. gar kein Geschlechtschromosom enthält. Bereits die Zygote, die befruchtete Eizelle, hat somit ein Geschlecht. Unter Berücksichtigung der Ergebnisse von Jost war die Hypothese gerechtfertigt, daß allein die Anwesenheit Y-chromosomaler Faktoren (Genprodukte) darüber entscheidet, ob ein gonadal und phänotypisch unauffälliges männliches oder weibliches Individuum entsteht. Man ging zunächst von einem einzigen Y-chromosomalen Faktor aus, den man als »Testes determinierenden Faktor« (TDF) bezeichnete und der in der Lage sein sollte, weitere komplexe genetische und endokrinologische Mechanismen während der Geschlechtsdifferenzierung zu induzieren.

12.3.1 Das Sry-Gen als Testes-determinierender Faktor

Vergleichende molekulargenetische Untersuchungen bei Maus und Mensch haben gezeigt, daß entgegen der ursprünglichen Annahme nicht das schwache Y-chromosomale Histokompatibilitätsantigen HY und auch nicht der auf beiden Gonosomen codierte Transkriptionsfaktor ZFX/ZFY, sondern vielmehr eine sehr kurze Gen-

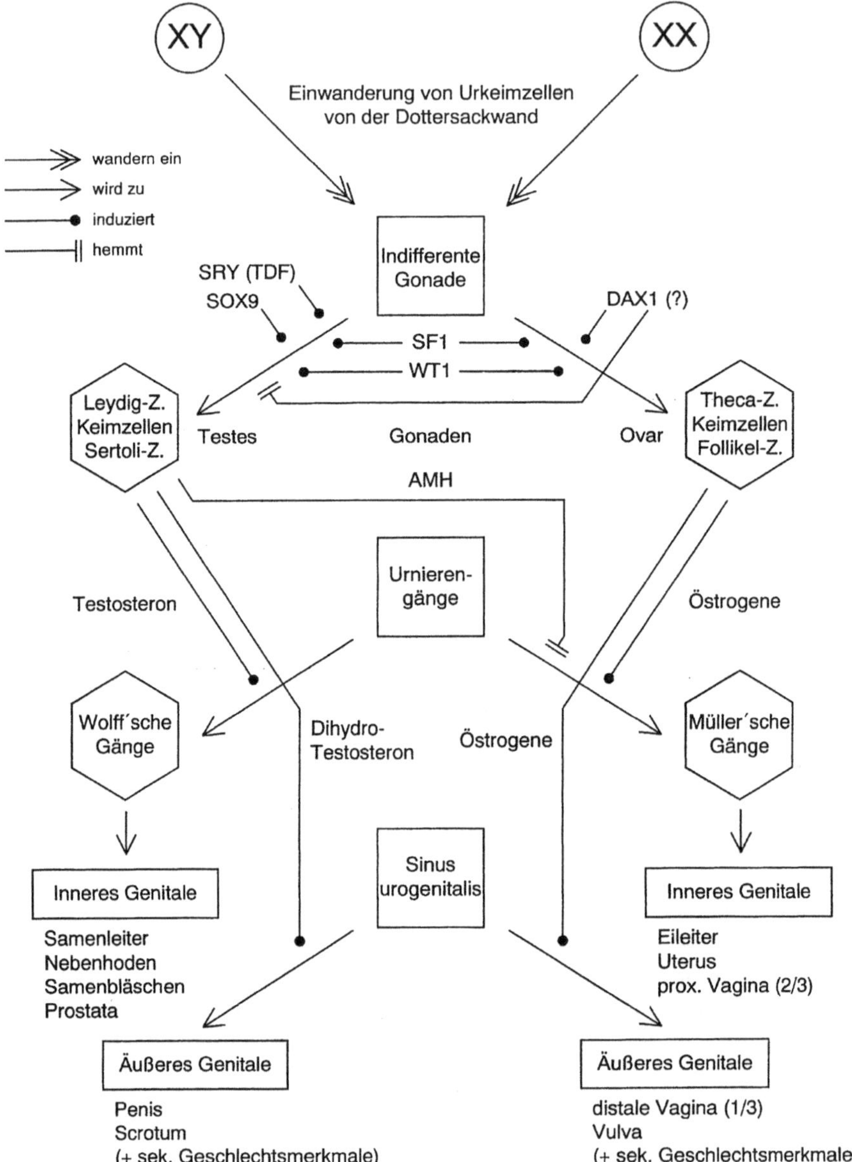

Abb. 12.1. Geschlechtsdifferente Entwicklung des Urogenitalsystems

sequenz am distalen Ende des kurzen Arms des Y-Chromosoms, das Sry-Gen[1] offenbar den Testes-determinierenden Faktor darstellt. Das Gen liegt unmittelbar neben

[1] Entsprechend der üblichen Nomenklatur werden im folgenden die Gene mit großen Anfangsbuchstaben, die Genprodukte mit großen Buchstaben geschrieben.

einer der drei sog. pseudoautosomalen Regionen des Y-Chromosoms (Yp11.32), die sich in der Meiose mit homologen Strukturen auf dem X-Chromosoms paaren können und im Falle eines »schiefen« Crossing over eine Translokation von Sry auf das X-Chromosom (Xp22.33) mit den entsprechenden genetischen Folgen bewirken können. Das Sry-Gen des Menschen ist außerordentlich klein und besitzt nur ein Exon, das für ein Protein mit 223 Aminosäuren codiert. Bemerkenswert an diesem Protein ist, daß es eine sog. »HMG-Box« (»high mobility group«) enthält, eine Struktur, die in der Lage ist, spezifisch an DNA zu binden und deren Struktur an der betreffenden Stelle erheblich zu krümmen (mehr als 80°), beides Eigenschaften, die deutlich für eine regulatorische Funktion sprechen. Sry gehört damit zu der »Sox-Genfamilie«, die offenbar wichtige Funktionen als Entwicklungsgene besitzen (Lovell-Badge 1992; Haqq et al. 1994, Bogan u. Page 1994).

Offenbar ist bei allen Säugern eine SRY-Expression zwingend erforderlich, um – beim Menschen etwa in der Mitte der 7. Embryonalwoche – die indifferente Gonadenanlage in einen Hoden zu differenzieren und damit eine Ovarentwicklung zu unterdrücken (s. Kap. 2). In seltenen Fällen wird eine Hodenagenesie und Geschlechtsumkehr auch bei intaktem Sry-Gen beobachtet und einige wenige Säugerarten besitzen das Sry-Gen nicht. Deshalb ist noch offen, ob die Wirkung von Sry allein für eine Hodenentwicklung ausreicht, oder ob andere, auch autosomale Gene zusätzlich erforderlich sind. Umgekehrt ergeben sich Hinweise für die selektive Bedeutung von Sry aus Untersuchungen an transgenen weiblichen Mäusen, die nur die Sry-Sequenz integriert hatten und sich zu phänotypisch unauffälligen männlichen Mäusen entwickelt haben (Koopman et al, 1991). Die HMG-Box von SRY (Aminosäuren 79–223) ist entwicklungsgeschichtlich hoch konserviert. Dies gilt nicht für die flankierenden Regionen, die beim Menschen rund zwei Drittel der transkribierten Sequenz ausmachen und deren Funktion noch nicht bekannt ist. Ein über die Induktion der männlichen Gonadendifferenzierung hinausgehender Einfluß von Sry erscheint bisher wenig wahrscheinlich. Die beim Menschen beobachtete Sry-Expression in verschiedenen Geweben ist in ihrer Bedeutung unbekannt und betrifft unterschiedliche Transkripte.

12.3.2 Weitere Gonaden-determinierende Gene

Ist SRY für die Differenzierung zur männlichen Gonade erforderlich, so stellt sich die Frage, welche genetischen Faktoren für die Entwicklung der indifferenten Gonadenanlage zu Hoden bzw. Ovar nach deren Besiedelung durch XY- bzw. XX-Keimzellen verantwortlich sind. (Bezüglich der morphologischen Enzelheiten wird auf den Beitrag von Jacob et al. verwiesen). Vergleichende Untersuchungen an Säugern haben zu zwei Genen geführt, die für die Entwicklung und Prägung der indifferenten Gonade verantwortlich sind, ohne eine Bedeutung für die Geschlechtsbestimmung zu haben.

12.3.2.1 Das Wt1-Gen

Das *Wt1-Gen* auf Chromosom 11p13 wurde beim Menschen ursprünglich in mutierter Form als ein bei der Entstehung des kindlichen Wilms-Tumors beteiligtes dominantes Onkogen entdeckt, wobei der Tumor in der Regel als Teil von zwei dominant erblichen Fehlbildungssyndromen auftritt; einmal dem WAGR-Syndrom (Wilms-Tumor, Aniridie, Uro-Genitalfehlbildungen und geistige Retardierung) und beim Denys-Drash-Syndrom, das außer der Tumorbildung durch urogenitale Fehlbildungen und Pseudohermaphroditismus unterschiedlichen Ausmaßes gekennzeichnet ist. Nach dem heutigen Kenntnisstand liegt jeweils molekular eine heterozygote Deletion bzw. Mutation des Gens vor, beim WAGR-Syndrom als sog. »contiguous gene syndrome« mit Ausfall mehrerer benachbarter Gene, beim DD-Syndrom als eine auf das Wt1-Gen beschränkte Mutation. In beiden Fällen besteht ein dominant negativer Wirkmechanismus; d. h. entweder blockiert das veränderte Produkt des einen Allels die Wirkung des anderen, oder das fehlende Produkt eines fehlenden Allels führt zu einer verringerten Wirkstärke des Gens (Dosiseffekt) mit den bekannten Auswirkungen auf den Phänotyp (Pelletier et al. 1991).

Entsprechend dem gemeinsamen embryologischen Ursprung von Niere und Gonade wird das Wt1-Gen beim Menschen schon sehr früh in der 2. Embryonalwoche, ab dem 9. Embryonaltag (ET) exprimiert. Untersuchungen an Mäusen mit homozygotem WT1-Ausfall ließen eine Verdickung und Umwandlung des intermediären mesodermalen Gewebes in die indifferente bipotente Gonade vermissen. Die Befunde zeigen, daß WT1 ontogenetisch deutlich vor SRY zu wirken beginnt und auch im reifen Ovar- und Testes lebenslang aktiv bleibt, also keine geschlechtsspezifische Expression, aber auch keine Interaktion mit SRY zeigt.

12.3.2.2
Das Sf1-Gen

Produkt des regulatorischen Gens *Sf1* auf Chromosom 9q33 ist ein nukleärer Rezeptor, der im adulten Organismus in allen Geweben nachweisbar ist, die Steroidhormone exprimieren (Steroidogenic factor 1). Die Expression in der embryonalen Gonadenleiste beginnt synchron zu Wt1 am 9. ET. Sie bleibt während der gesamten Hodenentwicklung erhalten und konzentriert sich auf Sertoli-Zellen, während sie im Ovar bei Beginn der Differenzierung fast völlig zurückgeht. Mäuse mit homozygoten Ausfall (»knock-out«) von SF1 entwickelten keine Nebennieren und Gonaden und starben kurz nach der Geburt. Die Migration der Urkeimzellen zur Gonadenanlage verlief normal. Gonadenanlage und eingewanderte Zellen starben jedoch vor einer geschlechtsspezifischen Differenzierung ab (Luo et al. 1994).

12.3.2.3
Das Amh-Gen

Sf1 ist anscheinend ein Regulator der Expression des Amh-Gens (AMH, Anti-Müller-Hormon, bzw. MIS, »Müllerian inhibitory substance«) auf Chromosom 19p13.3, die bei der männlichen Geschlechtsdifferenzierung selektiv in den Sertolizellen erfolgt. AMH ist eine zu der Gruppe der transformierenden Wachstumsfaktoren gehörende Proteinkinase. Es unterdrückt beim männlichen Feten auf parakrinem Wege die Entwicklung der normalen weiblichen Derivate der Müller-Gänge (s. Kap. 2). Der normale Weg der männlichen Geschlechtsdifferenzierung scheint also so zu verlaufen, daß SRY die Bildung der Sertoli-Zellen induziert, die ihrerseits AMH exprimieren.

Nach dem heutigen Kenntnisstand ist ein direkter regulatorischer Einfluß von SRY auf AMH beim Menschen unwahrscheinlich.

Ovarien, die exogenem AMH ausgesetzt sind, verlieren ihre Oogonien und differenzieren zu hodenähnlichen Strängen (Knebelmann et al. 1991). So kann es bei gegengeschlechtlichen Zwillingskälbern auf humoralem Wege intrauterin zu einer Vermännlichung der weiblichen Tieres, einer »Zwicke« (»Freemartin-Phänomen«) kommen (Bogan u. Page 1994).

12.3.2.4
Das Dax1-Gen

Bis heute ist unklar, von welchen, offenbar bei beiden Geschlechtern exprimierten Genen die bei Abwesenheit von SRY unvermeidliche Entwicklung zum weiblichen Geschlecht gesteuert wird. Geschlechtsumkehr bei Männern mit einer Duplikation im mittleren Abschnitt des kurzen Arms des X-Chromosoms führte zur Entdeckung der DSS-Region (»dosage sensitive sex reversal«) auf Chromosom Xp21 und dem Gen Dax1. XY-Männer, deren X-Chromosom diese Duplikation aufweist, zeigen eine unvollständige Testesentwicklung mit Stranggonaden und einem intersexuellen äußeren Genitale bis zur kompletten Geschlechtsumkehr. XY-Männer mit einer Deletion von Dax1 entwickeln sich dagegen unauffällig männlich. Bardoni et al. (1994) schlossen daraus, daß das Dax1-Gen an der Hodenentwicklung nicht beteiligt ist, daß aber eine doppelte Gendosis dessen Differenzierung beeinträchtigt. Da das Klinefelter-Syndrom mit zwei X-Chromosomen keine Zeichen von Intersexualität entwickelt, muß dieses Gen offenbar auf dem zweiten X-Chromosom inaktiviert werden. Die z. Z. wahrscheinlichste Funktion dieses Gens ist die Unterdrückung einer männlichen Gonadendifferenzierung durch eine aktive Kopie im weiblichen Organismus. Jimenez et al. (1996) entwickeln die Hypothese, daß auch bei der Frau Gene für den männlichen Entwicklungsweg permanent unterdrückt werden müssen, um eine weibliche Gonaden- und Genitalentwicklung zu garantieren. Bei XX-Frauen unterdrückt Dax1 in Abwesenheit von Sry offenbar zunächst männliche Entwicklungsgene, bevor zu einem späteren Zeitpunkt weibliche Entwicklungsgene aktiviert werden. Beim XY-Mann können dagegen die männlichen Entwicklungsgene bereits sehr früh zum Zeitpunkt der normalen Hodenentwicklung aktiv sein. Bei ihm wird Dax1 durch Sry gehemmt.

12.4
Hermaphroditismus verus

Ein echter Hermaphrodit verfügt sowohl über männliche als auch weibliche (rudimentäre) Gonaden. Es sind getrennte Ovar- und Testesanlagen auf beiden Seiten beschrieben, seitenverschiedene Gonadenanlagen, aber auch ein- oder doppelseitige Mischgonaden (Ovotestes), bei denen die gegengeschlechtlichen Anlagen meist in End-zu-End-Position liegen. Die Gonaden befinden sich in der Regel in der Lage des normalen Ovars. Je mehr testikuläres Gewebe vorhanden ist, desto wahrscheinlicher ist eine inkomplette oder komplette Deszendierung einer solchen Mischgonade. Tuben und Uterus sind in der Regel vorhanden, häufig als Uterus bicornuatus, bei erheblichem testikulären Anteil, als Uterus unicornuatus auf der Gegenseite. Die äußeren Genitalien können männlich, weiblich oder zwittrig sein.

Ätiologisch handelt es sich entweder um einen echten Chimärismus infolge einer Verschmelzung von zwei Zygoten unterschiedlichen Geschlechts oder der Befruchtung von Oozytenkern und zweitem Polkörperchen durch eine X- bzw. Y-Spermie. Allerdings findet man nur in etwa 30% der Fälle einen Chromosomensatz XX/XY, dagegen in 50% nur XX und in 20% nur XY. Ein echter Chimärismus ist heute durch genetische Marker eindeutig zu beweisen. Eine chromosomale Mosaikbildung muß in Blutlymphozyten nicht unbedingt nachweisbar sein. Bei Hermaphroditismus mit einheitlichem Chromosomensatz werden diskutiert: eine postzygotische Mutation, die in einem größeren Prozentsatz der Zellen zum Verlust bzw. der Translokation des Sry-Gens oder einer Duplikation des Dax1-Gens führt oder ein autosomaler Mechanismus, der eine tiefgreifende Störung der Geschlechtsdeterminierung ebenfalls in einem erheblichen Prozentsatz der Zellen auslöst (genetische Mosaikbildung).

Die Mehrzahl der Kinder mit eindeutig männlichem oder zwittrig-männlichem Genitale wird als Buben erzogen. Sie sind jedoch in der Regel fortpflanzungsunfähig. Trotz männlichem Genitale kommt es in der Pubertät meist zu einer Brustentwicklung. Bei weiblichem oder zwittrig-weiblichem Genitale und nachgewiesenem Hermaphroditismus sollte der männliche Gonadenanteil wegen des Entartungsrisikos vor der Pubertät entfernt werden. Erfolgreiche Schwangerschaften sind beschrieben.

12.5 Pseudohermaphroditismus masculinus

Diese Patienten verfügen über einen männlichen Karyotyp, d. h. ein Y-Chromosom und (rudimentäre) Gonaden eindeutig männlicher Herkunft, meist zwittrige innere Genitalien und ein zwittriges oder weibliches äußeres Genitale. Es besteht also eine Diskrepanz zwischen dem Genotyp und dem Phänotyp. Eine strenge pathologisch-anatomische Definition kennt nur solche Fälle, bei denen keine eindeutige phänotypische Geschlechtszuordnung möglich ist. Die übliche klinische Einteilung berücksichtigt auch solche Fälle, bei denen zwar ein eindeutig männliches, aber anatomisch auffälliges Genitale vorliegt.

12.5.1 XY/X-Mosaizismus (gemischte Gonaden-Dysgenesie)

Phänotypisch besteht bei diesen Patienten ein fließender Übergang zum echten Hermaphroditismus. Eine Abgrenzung ergibt sich dadurch, daß nie ein echter Chimärismus XY/XX vorliegt, sondern nur ein chromosomales Mosaik mit Verlust des Y-Chromosoms in einem Teil der Zellen (XY/X). Es besteht eine große Variationsbreite von Männern mit Hypospadie und/oder Kryptorchismus bis hin zu Frauen mit typischen Ullrich-Turner-Syndrom. Offenbar entscheidet der Prozentsatz und die Gewebeverteilung von Zellen mit (erhalten gebliebenem) Y-Chromosom über den Phänotyp. Es finden sich drei Subtypen:

12.5.1.1
Äußerlich weibliches Genitale

Theoretisch fallen in diese Kategorie ein hoher Prozentsatz von Ullrich-Turner-Patientinnen (s. dort) da postzygotisch der Verlust des Y-Chromosoms biologisch genauso wahrscheinlich ist, wie derjenige des zweiten X-Chromosoms. In der Regel findet man nach der Pubertät bindegewebige Stranggonaden ohne eindeutige Geschlechtszuordnung. Eine Brustentwicklung und eine spontane Menstruation fehlen, da keine spontane Induktion durch Sexualhormone erfolgt. Leitsymptom ist der nicht oder nur geringfügig ausgeprägte Minderwuchs (>145 cm). Der Karyotyp ist oft rein XX. Mithilfe molekularer Verfahren (PCR-Analyse) lassen sich jedoch bei diesen Patientinnen Y-chromosomale Sequenzen nachweisen. In diesem Fall ist die Entfernung der Stranggonaden wegen des Risikos für die Entwicklung eines Dysgerminoms oder Gonadoblastoms ratsam. Die psychische Entwicklung ist eindeutig weiblich. Selten kommt es zu einer Virilisierung infolge einer Testosteron-Ausschüttung der Stranggonade.

12.5.1.2
Zwittriges Genitale

Diese Patienten werden meist unter der Diagnose »gemischte Gonadendysgenesie« geführt. Sie besitzen in der Regel eine indifferente Stranggonade und einen dysgenetischen Testis. Der Chromosomensatz ist XY/X mit variablen Relationen. Differentialdiagnostisches Kriterium ist die Entwicklung eines Uterus, da dieser bei allen anderen (monogenen) Formen des männlichen Pseudohermaphroditismus fehlt. Selbst wenn ein Patient bei zwittrigem äußeren Genitale bilaterale dysgenetische Testes, aber einen Uterus besitzt, ist die wahrscheinlichste Diagnose ein XY/X-Mosaizismus.

12.5.1.3
Äußerlich männliches Genitale

Bei äußerlich männlichem Genitale ist ein XY/X-Mosaizismus sehr selten, bzw. wird fast nur aufgrund einer Pränataldiagnostik entdeckt. In der Regel entwickelt sich weder phänotypisch noch klinisch ein Pseudohermaphroditismus. Bei nur geringem Anteil an Zellen mit nur einem X-Cromosom deszendieren die Hoden. Es liegt dann in der Regel eine ungestörte Fertilität vor und es besteht kein erkennbar erhöhtes Tumorrisiko.

12.5.2
Defekte der Androgen-Biosynthese

Die Androgen-Biosynthese verläuft in zahlreichen enzymatischen Schritten vom Cholesterol bis zum Dihydrotestosteron auf unterschiedlichen Wegen, aber auch zu den weiblichen Sexualsteroiden Progesteron und Östradiol, sowie zu den Mineralo- und Glukokortikoiden. Für alle enzymatischen Zwischenschritte sind klinisch relevante Enzymdefekte bekannt, die einem autosomal- bzw. selten X-chromosomal-

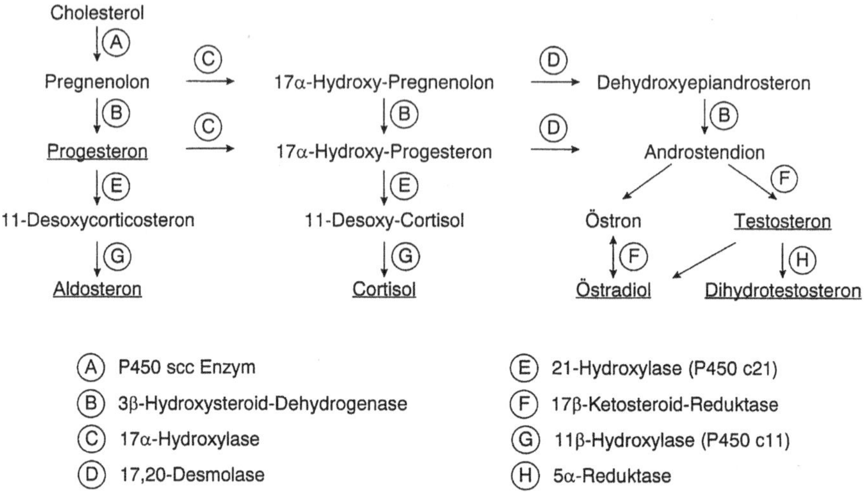

Abb. 12.2. Vereinfachte Darstellung der Synthesewege der Corticosteroidhormone

rezessiven Erbgang folgen und in homo- bzw. hemizygoter Form zu einem klinisch manifesten Bild führen. Die variable Schwere der Krankheitsbilder wird durch die Art der Mutation bzw. Deletion und die Kombination unterschiedlicher Defektallele bestimmt (»compound heterozygosity«) (Übersicht in Abb. 12.2).

12.5.2.1
Defekte des Syntheseweges

Ist der Transport des Cholesterols zur Mitochondrienmembran, dem Wirkort des P450 scc-Enzyms gestört oder die Enzymwirkung eingeschränkt, so wird bereits einer der ersten Schritte vom Cholesterol zum 5-Pregnenolon blockiert. Es kommt zu einer erheblichen Reduktion bzw. dem völligen Fehlen aller Steroidhormone mit allen klinischen Folgen (Block A). Die erhebliche Ablagerung von Cholesterol führt zu einer Lipoid-Hyperplasie der Nebenierenrinde. XY-Patienten zeigen eine Feminisierung des äußeren Genitale. Der Defekt des Folgeenzyms, der 3β-Hydroxysteroid-Dehydrogenase (Block B), führt wegen des Mangels an Mineralokortikoiden zu einem schweren Salzverlust-Syndrom und einer unterschiedlich starken Verweiblichung beim männlichen Kind, wohingegen es beim weiblichen Geschlecht infolge des hohen Dehydroepiandrosteron-Spiegels zu einer leichten Vermännlichung des äußeren Genitale kommen kann. Der 17α-Hydroxylasemangel und der 17,20-Desmolasemangel (Blöcke C und D) werden durch Enzyme verursacht, die vom gleichen Gen der P450-Familie abstammen (CYP17 auf Chromosom 10q24–25). Beim männlichen Geschlecht zeigt sich eine Feminisierung bzw. ein intersexuelles Genitale unterschiedlicher Ausprägung, sowie infolge der Vermehrung von Mineralocortikoiden häufig ein Bluthochdruck, nicht dagegen beim weiblichen Geschlecht. Der weibliche Phänotyp ist unauffällig; es kommt jedoch ohne exogene Gonadotropinzufuhr zu anovulatorischen Zyklen.

12.5.2.2
Defekt des Gonadotropin (LH)-Rezeptors (Leydigzell-Agenesie)

Das völlige Fehlen oder eine extreme Rarefizierung der Leydigzellen werden selten beobachtet. Molekulargenetische Befunde deuten auf einen Defekt des LH-Rezeptors, der für die Induktion der Leydig-Zellbildung in der Embryogenese und für die Testosteronbildung erforderlich ist. Leitsymtome sind hohe Gonadotropinwerte und das Fehlen einer hCG-Stimulierbarkeit der Testosteronproduktion (Laue et al., 1995). Infolge des Fehlens der Testosteronsynthese ist das äußere Genitale weiblich bei fast völlig normal entwickeltem inneren männlichen Genitale und Fehlen der Spermiogenese (s. S. 306, Abb. 12.1). Familienbeobachtungen zeigen einen autosomal-rezessiven Erbgang.

12.5.3
Defekt des Androgen-Rezeptors (Testikuläre Feminisierung)

Bei diesem klinischen Bild handelt es sich um eine Störung der Androgenwirkung, wobei in Abhängigkeit von der Art der Veränderung des Androgenrezeptorgens auf dem proximalen Teil des langen Arms des X-Chromosoms (Xq11–12) unterschiedlich schwere klinische Bilder entstehen. Eine komplette Testosteronresistenz führt zu einem äußerlich unauffälligen weiblichen Phänotyp bei morphologisch unauffälligen Testes, Fehlen der Müllerschen Derivate (Ovar, Tuben, Uterus), einer blind endenden Vagina unterschiedlicher Tiefe und einem unauffälligen weiblichen Genitale. Die Frauen sind von schlankem Körperbau und einer Körpergröße im oberen Perzentilenbereich. Trotz der normalen bis erhöhten Testosteronkonzentration kommt es zu einer unauffälligen Brustentwicklung. Die Sekundärbehaarung ist jedoch spärlich (»hairless women«). Die psychische Identität ist normal weiblich. Um eine Traumatisierung der Patientinnen zu vermeiden, sollte deshalb vermieden werden, den männlichen Karyotyp und die männlichen Gonaden eingehend zu diskutieren. Die Gonaden sollten unbedingt spätestens nach der Pubertät, ggf. nach endoskopischer Kontrolle entfernt werden, obwohl das Risiko einer malignen Entartung offenbar geringer ist, als bisher angenommen (Scully, 1981; Bangsboll et al., 1992).

Fehlt der Androgenrezeptor nicht völlig, sondern kommt es nur zu einem Bindungsdefekt unterschiedlichen Ausmaßes, so entsteht infolge der bereits pränatal mangelhaften Virilisierung ein inkomplettes Bild der testikulären Feminisierung mit großer klinischer Variationsbreite, das heute unter der Bezeichnung *Reifenstein-Syndrom* zusammengefaßt wird. Bei den schwereren Formen mit Kryptorchismus und labioskrotaler Fusion ist eine Anpassung an das weibliche Geschlecht und eine Entfernung der Hoden wegen der Entartungsgefahr ratsam. Bei den milderen Übergangsformen, dem eigentlichen Reifenstein-Syndrom mit noch deutlicher Testosteronwirkung, entwickelt sich häufig nur ein intersexuelles Genitale mit perineoskrotaler Hypospadie, gelegentlich sogar ein fast unauffälliges männliches Genitale. Operative Maßnahmen und Erziehung des Kindes sollten sich nach dem klinischen Befund richten. Patient(innen) mit testikulärer Feminisierung und Reifenstein-Syndrom sind infertil. Intrafamiliär folgt das Syndrom – von Spontanmutationen abgesehen – einem X-chromosomal rezessiven Erbgang. Klinisch unauffällige Anlageträgerinnen geben das Defekt-tragende X-Chromosom an die

Hälfte ihrer Söhne und Töchter weiter. Während die betroffenen Töchter wiederum zu Anlageträgerinnen werden, entwickeln die betroffenen Söhne das Syndrom (vgl. Kap. 1).

12.5.4 Fehlen der Testosteron-5α-Reduktase

Da für die Anlage und Ausreifung der inneren männlichen Sexualorgane, der Wolff'schen Derivate, offenbar der Einfluß von Testosteron ausreicht, sind diese bei den Patienten völlig normal. Die fehlende Umwandlung des Testosterons in das erheblich wirksamere Dihydrotestosteron (DHT) führt jedoch zur Ausbildung eines (fast) unauffälligen äußeren weiblichen Genitale. Die Hoden deszendieren in die Leisten oder Labien; es besteht immer eine erhebliche Spermiogenesestörung (Block H); gelegentlich entsteht eine pseudovaginale perineoskrotale Hypospadie. Der Körperbau ist männlich. Die Patienten werden in der Regel zunächst problemlos als Mädchen erzogen. Infolge der vermehrten Testosteronausschüttung ab der Pubertät kann es jedoch zu einer deutlichen Virilisierung mit peniler Klitoris, Stimmbruch, Bartwuchs, jedoch ohne Brustentwicklung kommen, die zu einer Verunsicherung bezüglich der Geschlechtsidentität führt. Operative Maßnahmen, ggf. auch eine psychotherapeutische Betreuung können erforderlich werden. Der Erbgang ist autosomal-rezessiv mit Beschränkung auf das männliche Geschlecht.

12.5.5 Defekt des Amh-Gens oder Amh-Rezeptorgens (Ovidukt-Persistenz)

Unterschiedliche Mutationen des Amh-Gens können zu einer reduzierten Hormonkonzentration führen. Defekte des Rezeptors führen zu einer verminderten Hormonwirkung. Die Männer können äußerlich unauffällig sein. Häufig liegen Leisten- oder Beckenhoden vor. Es finden sich neben normalen oder degenerativ veränderten Testes Derivate der Müller-Gänge, wie Tuben und Uterus. Da Entwicklung und Funktion der Leydig-Zellen nicht betroffen sind, ist eine normale Pubertät und Fertilität möglich. Entsprechend einem autosomal-rezessiven Erbgang mit phänotypischer Begrenzung auf das männliche Geschlecht, sind Söhne heterozygoter Eltern betroffen. Infolge des erheblichen Polymorphismus dieses Gendefekts sind dabei die Defektallele eines Patienten häufig nicht gleich (Imbeaud et al. 1995).

12.6 Männliche Geschlechtsumkehrung (XY-Frauen)

Eine Geschlechtsumkehrung ist bei beiden Geschlechtern möglich und kann genetisch sehr unterschiedliche Ursachen haben. Definiert ist sie als ein dem Kerngeschlecht XX oder XY jeweils entgegengesetztes phänotypisches Geschlecht ohne (ausgeprägte) Intersexualität der inneren und äußeren Genitalien, aber mit Vorliegen meist undefinierbarer Stranggonaden.

12.6.1 Swyer-Syndrom (reine Gonadendysgenesie)

Unter dieser Diagnose werden XY-Frauen beschrieben, bei denen infolge einer primären männlichen Geschlechtsdeterminierungsstörung bisher überwiegend unbekannter, offenbar heterogener Genese die Hoden bereits während der Differenzierung degenerieren (s. Abschn. 12.5.2). Ein Mangel an AMH und Testosteron führt zu einer ungestörten Differenzierung der Müller-Derivate und einem auch äußerlich unauffälligen weiblichen Genitale; die Stranggonaden sind ohne Keimzellen und Hormonsekretion. Dementsprechend bleiben bei normaler bis überdurchschnittlicher Größenentwicklung sekundäre Geschlechtsmerkmale und eine spontane Menstruation aus. Im Gegensatz zum 5α-Reduktasemangel erfolgt keine Virilisierung. Es besteht jedoch eine erhebliche Gefahr für eine maligne Entartung der rudimentären Gonaden. Unter Behandlung mit weiblichen Sexualhormonen ist die Entwicklung in der Regel psychisch unauffällig weiblich. Es bestehen fließende Übergänge zur gemischten Gonadendysgenesie mit zwittrigem Genitale (s. Abschn. 12.5.1.2)

Eine differentialdiagnostische Abgrenzung ergibt sich zu einem atypischen Ullrich-Turner-Syndrom, mit chromosomalem Mosaik (XY/X), oder einem Markerchromosom Y-chromosomaler Herkunft (Xmar(Y)/X). Entscheidend ist hierbei das Auftreten von »Turner-Stigmata« mit Kleinwuchs unterschiedlichen Grades. Die Bezeichnung »XY-Gonadendysgenesie« sollte auf das Swyer-Syndrom beschränkt werden, auch wenn beim atypischen Ullrich-Turner-Syndrom (s. dort) durch den Verlust eines Y-Chromosoms in einem Teil der Zellen Auffälligkeiten im Sinne einer Gonadendysgenesie auftreten können. Das gleiche gilt für die »gemischte Gonadendysgenesie«, bei der in der Regel auch ein auffälliges äußeres Genitale vorliegt.

Die klinischen Folgen mikroskopisch erkennbarer struktureller Defekte des Y-Chromosoms hängen von den verlorengegangenen Genen ab. Der Verlust des kurzen Arms führt in der Regel infolge des Verlusts des Sry-Gens zu einer Geschlechtsumkehrung (s. Abschn. 12.5.2), der Verlust des langen Arms, insbesondere der proximalen Anteile zu einer Azoospermie bei unauffällig männlichem Phänotyp (s. Abschn. 12.8.)

12.6.2 Verlust des Sry-Gens

Als Folge eines »illegitimen Crossing-over« am Rande der pseudoautosomalen Region auf dem kurzen Arm des X- und Y-Chromosoms, kann es in der Meiose zu einer Translokation des Sry-Gens, des Testes-determinierenden Faktors, von dem Y- auf das X-Chromosom kommen. Bei einem männlichen Kind ohne Sry-Gen entsteht ebenfalls eine Gonadendysgenesie mit äußeren und inneren weitgehend unauffälligen weiblichen Genitale. Rund 10% der Fälle von reiner Gonadendysgenesie im Sinne eines Swyer-Syndroms sind Sry-negativ. Vermutlich sind die übrigen Fälle auf Mutationen oder Deletionen noch unbekannter X-chromosomaler oder autosomaler Gene zurückzuführen. Eine klinische Abtrennung vom Swyer-Syndrom ist nicht möglich.

12.6.3
Kampomele Dysplasie (Defekt des Sox9-Gens)

Seit wenigen Jahren ist ein autosomal-dominantes Krankheitsbild mit generalisierter Skelettdysplasie bekannt, bei dem es in der Mehrzahl der männlichen Patienten zu einem Fehlen der Hodenentwicklung und einer kompletten Geschlechtsumkehrung kommt. Das Gen (Chromosom 17q24.3-q25.1) gehört zur Sox-Genfamilie, zu der auch Sry gehört und wirkt offenbar beim männlichen Feten während des gleichen Entwicklungszeitraums (s. Abschn. 12.3.1). Histochemisch wurde die Expression im chondrogenen und gonadogenen Gewebe beobachtet. Der Wirkmechanismus des mutierten Gens ist dominant-negativ, d. h. bereits der heterozygote Funktionsverlust löst den pathologischen Phänotyp aus. Offenbar kann ein inkompletter Funktionsverlust zu einem intersexuellen Phänotyp führen. Alle männlichen Patienten mit kampomeler Dysplasie zeigen auch eine Geschlechtsumkehrung, aber nur etwa 20% von Patienten mit Geschlechtsumkehrung ohne Sry-Defekt zeigen eine kampomele Dysplasie. Auch ist bisher bei keinem Fall von Swyer-Syndrom eine Veränderung des Sox9-Gens beobachtet worden (Meyer et al. 1997). Deshalb müssen noch weitere Gene angenommen werden, die zum Ausbleiben der Hodenentwicklung und deren phänotypischen Folgen führen.

12.7
Pseudohermaphroditismus femininus

Definitionsgemäß sind hier alle klinischen Bilder zusammengefaßt, bei denen es bei einem chromosomal weiblichen Geschlecht phänotypisch zu einem intersexuellen bis weitgehend unauffälligen männlichen Geschlecht kommt.

12.7.1
Adrenogenitales Syndrom (AGS)

Eine Vermännlichung des äußeren weiblichen Genitale kann Folge exogener Zufuhr von androgenen Hormonen während der Embryonalentwicklung infolge einer Therapie der Mutter oder eines androgen-produzierenden Tumors sein. In der Regel ist sie jedoch Folge eines von zahlreichen bekannten monogenen, autosomal-rezessiven Defekten, der von der Nebennierenrinde (NNR) synthetisierten Steroidhormone. Ausgangsmolekül ist auch hier das Cholesterol (Abb. 12.2).

Das AGS ist eine häufige Entwicklungsstörung (in Mitteleuropa etwa 1:6.300 Geburten). Es ist genetisch heterogen und folgt immer einem autosomal-rezessiven Erbgang. Etwa 2.5% der Bevölkerung sind heterozygote Anlageträger für sehr unterschiedliche Mutationen.

12.7.1.1
21-Hydroxylasemangel

Das Gen liegt in der HLA-Region auf dem kurzen Arm von Chromosom 6. Infolge der engen Koppelung werden intrafamiliär Defektallele mit dem elterlichen HLA-Haplotyp vererbt. Der Defekt verursacht rund 95% aller AGS-Fälle und entspricht dem typischen Bild. Entsprechend den bekannten Synthesewegen (Block E) kommt es zu einer

Verminderung der Produktion von Cortisol und einem dadurch induziertem ACTH-Anstieg bei gleichzeitiger durch den Block ausgelöster Vermehrung von Progesteron und NNR-Androgenen, vor allem Androstendion, aber auch Testosteron. Es sind eine Fülle unterschiedlicher Mutationen bekannt, die je nach Kombination (Compound-Heterozygotie), zu einem unterschiedlich schweren klinischen Bild, und bei 30% der Patienten zu einer zusätzlichen Störung der Mineralokortikoidsynthese führen.

Unkompliziertes AGS (nur virilisierende Form). Beim Mädchen kommt es zu einer Virilisierung des äußeren Genitale unterschiedlichen Ausmaßes, von vergrößerter Klitoris bis hin zu einer Penisentwicklung und einer von dorsal nach ventral fortschreitenden Fusion der großen Labien zu einem Scrotum. Es findet sich dann ein männliches Genitale mit leerem Scrotum und perinealer Hypospadie Das innere Genitale entwickelt sich normal (vgl. Prader-Schema, Abb. 12.3). Bei Substitutionstherapie ist eine Fertilität zu erzielen. Beim männlichen Kind besteht bei der Geburt keine Genitalfehlbildung, jedoch häufig ein vergrößertes und pigmentiertes Genitale. Unbehandelt kann sich bereits innerhalb der ersten Lebensjahre eine Pseudopubertas praecox entwickeln. Bei beiden Geschlechtern kommt es durch die vermehrten Androgene zu einem beschleunigten Wachstum, infolge des verfrühten Epiphysenschlusses allerdings zu einer verminderten Endgröße. Unbehandelt kann beim männlichen Kind eine Hodendegeneration und Infertilität eintreten. Erforderlich ist, wie beim Mädchen, eine Substitutionstherapie mit Glukokortikoiden, die das ACTH und die exzessive adrenale Androgenproduktion zurückdrängen und den Cortisolbedarf decken.

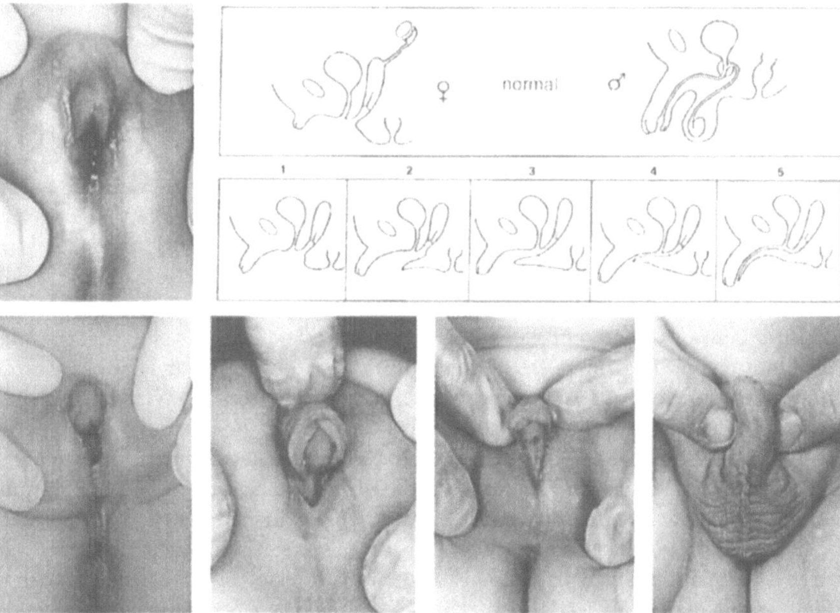

Abb. 12.3. Stadien 1–5 der Vermännlichung des weiblichen Genitale nach Prader. (Die Abbildungen wurden freundlicherweise von Dr. Hoepfner, Universitäts-Kinderklinik Leipzig überlassen)

Salzverlust-AGS. Bei diesen Patienten kommt es infolge andersartiger – allelischer – Mutationen des 21-Hydroxylase-Gens (Block E) infolge einer verminderten Aldosteronbildung zusätzlich zu der Virilisierung zu einer ausgeprägten Elektrolytverschiebung mit Na-Verlust und K-Anstieg. In den ersten Lebenswochen kann der Salzverlust zu einer lebensbedrohenden Exsikkose führen.

Late-onset-Form. Hier stellen sich die klinischen Folgen einer Mutation des 21-Hydroxylasegens beim Mädchen meist erst im Schulalter oder noch später ein. Bei Knaben wird sie in der Regel gar nicht erkannt.

Die Diagnose des AGS erfolgt durch den Nachweis der vor dem genetischen Block liegenden Metaboliten, insbesondere den erhöhten Plasmaspiegel von 17-OH-Progesteron, bzw. Progesteron. Das AGS infolge 21-Hydroxylasemangels ist heute molekulargenetisch bereits pränatal eindeutig diagnostizierbar und einer pränatalen Therapie mithilfe einer Dauersubstitution mit Cortison zugänglich.

12.7.1.2
11-β-Hydroxylasemangel

Weniger als 5% der Fälle von AGS werden durch heterogene Defekte dieses Enzyms verursacht. Das Gen liegt auf dem langen Arm von Chromosom 8 (8q21q22). Die klinische Symptomatik ist ähnlich und ähnlich variabel. Meist besteht kein Salzverlust. Es kommt jedoch infolge einer erhöhten Bildung von Mineralokortikoiden (Block G) häufig zusätzlich zu einer arteriellen Hypertonie.

12.8
Weibliche Geschlechtsumkehrung (XX-Männer)

XX-Männer sind wesentlich häufiger als XY-Frauen. In seltenen Fällen findet man im Blut den Karyotyp 45,X oder 47,XXX. In 90% der Fälle liegt eine Translokation des Sry-Gens auf ein X-Chromosom vor. Vergleichbar den XY-Frauen mit Verlust des Sry-Gens ist die Translokation dieses Gens während der väterlichen ersten meiotischen Teilung auf das X-Chromosom erfolgt. Töchter eines solchen Mannes erleiden eine primäre Störung der Geschlechtsdeterminierung. Es entwickelt sich ein dem Klinefelter-Syndrom ähnliches Bild. Es ist kein eunuchoider Hochwuchs zu beobachten. Das Bild ist mit etwa 1:20.000 sehr viel seltener als das Klinefelter-Synrom (s. dort). Unter dem Einfluß von Sry kommt es zur Induktion von Hoden und infolge des weiteren männlichen Hormonwegs zu einem unauffälligen inneren und äußeren männlichen Genitale. Häufig entwickeln sich auch schwach ausgeprägte sekundäre männliche Geschlechtsmerkmale. Da bei diesen XX-Männern in der Regel nur das Sry-Gen vorliegt, nicht aber die übrigen Y-chromosomalen Gene, kommt es zu keiner Spermiogenese (s. Abschn. 12.9, Azoospermie). Eine Fortpflanzungsfähigkeit ist nicht gegeben. Ist die X;Y-Translokation des Sry-Gens erst postmeiotisch entstanden, so ist der betreffende Mann phänotypisch unauffällig und voll fertil. Er hat aber entspechend einem dominanten Erbgang dann infertile XX-Söhne und XY-Töchter.

12.9 Azoospermie

Bei etwa 10% aller Männer liegt eine Infertilität unterschiedlicher Genese vor. Die folgenden Ausführungen beschränken sich deshalb auf die monogene Azoospermie. Bezüglich des Zusammenhangs mit der zystischen Fibrose wird auf Kapitel 13 verwiesen. Vor kurzem wurde gezeigt, daß beim Mann eine isolierte Sterilität ohne sonstige körperliche Auffälligkeiten durch Mikrodeletionen auf dem langen Arm des Y-Chromosoms (Yq11) verursacht werden kann (Vogt et al., 1996, Saxena et al., 1996). Bei einem Teil der Patienten handelt es sich um ein sog. SCO-Syndrom (»Sertoli cell only«). Beim SCO Typ I sind die Hoden klein mit Azoospermie in allen Tubuli. Hier liegt eine Mikrodeletion im proximalen Teil von Yq11 vor. Beim SCO Typ II mit einer Deletion im mittleren Yq11-Bereich finden sich in den Testes prämeiotische Keimzellen bis zu den Spermatozyten I. Bei Deletion im distalen Bereich von Yq11 liegt überraschenderweise meist eine morphologische Mosaikbildung vor mit überwiegend leeren Tubuli bzw. Tubuli mit prämeiotischen bzw. pathologischen Spermien und wenigen Tubuli, die reife bewegliche Spermien enthalten. Die Spermienzahl im Ejakulat liegen zwischen 0,1 und 2,0 Millionen/Milliliter.

Die betroffene Y-Chromosomenregion wurde als Daz-Gen-Cluster bezeichnet (»deleted in azoospermia«) mit proximal nach distal den 3 Genen Azf a, b, c (Azoospermie-Faktoren). Es handelt sich um eine zwar sehr polymorphe, aber in ihrem Grundmuster recht homogene Familie Y-chromosomaler Sequenzen, die sich genetisch offenbar alle von einem autosomalen Dazh (h: »homolog«) oder Dazla (la: »like«) genannten Gen auf Chromosom 3p24 ableiten, die auch bei den hominiden Primaten vorliegt (Yen et al. 1996; Saxena et al. 1996). Offenbar hat nicht nur das SRY-Gen, sondern auch die Daz-Genfamilie keine homologe Struktur auf dem X-Chromosom, sondern ist im Zuge der Entwicklung der Geschlechtschromosomen aus Autosomen zunächst auf die Geschlechtschromosomen und dann selektiv auf das Y-Chromosom transloziert worden. Bei Patienten mit Spermiogenesestörungen ohne Nachweis einer Deletion in der Daz-Region, wird eine Deletion im Dazh-Gen diskutiert. Bei Patienten mit isolierten unklaren Spermiogenesestörungen lassen sich heute strukturelle Veränderungen von Daz/Dazh molekulargenetisch nachweisen.

12.10 Geschlechtschromosomenanomalien

Geschlechtschromosomenaberrationen sind in unausgelesenen Neugeborenenserien häufig. Es lassen sich bei etwa 0,5% aller Kinder lichtmikroskopische numerische und/oder strukturelle Anomalien der Gonosomen nachweisen. In fallender Häufigkeit handelt es sich um das Klinefelter-Syndrom (47,XXY), das XYY-Syndrom, das Triplo-X-Syndrom und das Ullrich-Turner-Syndrom (45,X). Sie sollen im Hinblick auf körperliche Auffälligkeiten, insbesondere Fehlentwicklungen des Urogentialsystems und ihre Fertilitätsproblematik diskutiert werden.

12.10.1 Klinefelter-Syndrom (47,XXY)

Die Häufigkeit liegt bei etwa 1:600 männliche Geburten. Ätiologie ist eine chromosomale Fehlverteilung in der ersten oder zweiten meiotischen Teilung bei der Mutter oder dem Vater oder in der frühen Entwicklung der Morula. Allerdings besteht, wie beim Down-Syndrom, eine deutliche Korrelation zum mütterlichen Alter. Selten treten Varianten mit weiteren überzähligen X-Chromosomen, strukturellen Veränderungen des überzähligen X-Chromosoms oder zusätzlichen überzähligen Y-Chromosomen auf. Mosaikbildungen mit chromosomal normalen Zellen oder unterschiedlichen numerischen Varianten sind dagegen nicht selten.

Die Kinder sind zunächst körperlich unauffällig. Ab der Pubertät entwickelt sich ein relativer »eunuchoider« Hochwuchs mit Überlänge insbesondere der unteren Extremitäten und einer durchschnittlichen Endgröße bei der 75. Perzentile. Bei etwa einem Drittel der Patienten entsteht eine variable Gynäkomastie unabhängig vom Testosteronspiegel, der ab der Pubertät signifikant unter die Altersnorm fällt. Sie zeigen in der Regel einen hypergonadotropen Hypogonadismus; FSH, LH und Östriol sind erhöht. Die Patienten entwickeln einen Stimmbruch und eine in der Regel männliche Fettverteilung. Der Penis ist von eher unterdurchschnittlicher Größe, die Hoden sind meist sehr klein (Erbsengröße) mit degenerierten Tubuli, normalen Sertolizellen und einer relativen Leydigzell-Hyperplasie. Die Oligoazoospermie läßt sich durch Gonadotropingaben nicht beeinflussen. Die Intelligenz liegt mit großer Streubreite im unteren Normbereich (Durchschnitts-IQ ca. 90 mit etwas besserem Handlungsteil). Akademische Berufe kommen vor, sind aber eher selten. Mit zunehmender Zahl von X-Chromosomen nehmen urogenitale Fehlbildungen zu und die Durchschnittsintelligenz nimmt drastisch ab. Klinefelter-Patienten sind schon als Kinder in der Regel psychisch auffällig, ängstlich, schlecht belastbar. Durch eine ab der Pubertät einsetzende regelmäßige Testosteronbehandlung läßt sich sowohl die psychische Verfassung als auch das Sexualverhalten weitgehend normalisieren.

Differentialdiagnostisch bedeutsam ist vom Phänotyp her das *Kallmann-Syndrom*, das durch einen hypogonadotropen Hypogonadismus infolge eines genetischen Defekts des Gonadotropin releasing Hormons (GnRH) gekennzeichnet ist. Das Kallmann-Syndrom ist etwa zehnmal seltener als das Klinefelter-Syndrom und in der Regel von einer Anosmie begleitet. Das Syndrom ist heterogen. Die Mehrzahl der Fälle folgt einem X-chromosomal rezessiven Erbgang mit Beschränkung auf das männliche Geschlecht infolge eines Funktionsverlusts des Kallmann-Gens am Ende des kurzen Arms des X-Chromosoms (Xp22.3).

12.10.2 XYY-Syndrom (47,XYY)

Die Häufigkeit liegt bei etwa 1:1.000 männliche Geburten. Ursache ist eine chromosomale Fehlverteilung in der zweiten meiotischen Teilung des Vaters. Leitsymptom ist ein erheblicher Hochwuchs (über 95. Perzentile) der schon präpubertär einsetzt. Die Mehrzahl der Patienten bleibt wohl unerkannt. Es zeigen sich vermehrt kleinere neurologische Auffälligkeiten. Hodengröße und Urogenitalsystem sind überwiegend normal. Eine vermehrte Sub- und Infertilität ist beschrieben. Bei den Nachkommen finden sich überraschenderweise keine vermehrten Chromosomananomalien. Offenbar besteht ein »spermatogonial arrest« für die Entwicklung von Spermatozyten mit zwei Gonosomen (XY oder YY). Die Patienten entwickeln überwiegend eine normale Pubertät und ein normales Sexualverhalten. Die Intelligenz ist annähernd normal mit Linksschiefe (Durchschnitt-IQ ca. 90 mit besserem Verbalteil). Psychische Auffälligkeiten bestehen im Sinne eines linkischen Verhaltens und einer verminderten Frustrationstoleranz. Die Annahme einer Neigung zu Gewaltkriminalität ist inzwischen widerlegt (Übersicht s. Zang u. Leyking 1982). Es finden sich seltene Varianten mit 2 X- und 2 Y-Chromosomen oder mit 3 oder 4 Y-Chromosomen, die eine deutliche geistige Behinderung und einen Hypogonadismus entwickeln.

12.10.3 Triplo-X-Syndrom (47,XXX)

Die Häufigkeit beträgt etwa 1:1.200 weibliche Geburten. Ursache ist offenbar meistens eine chromosomale Fehlverteilung in der ersten meiotischen Teilung der Mutter. Mosaikbildungen (47,XXX/46,XX) sind anscheinend wesentlich häufiger als bei den anderen Gonosomenanomalien. Die Mehrzahl der Patientinnen wird vermutlich nicht entdeckt. Die kindliche Entwicklung ist normal. Vermehrt finden sich kleinere phänotypische Auffälligkeiten sog. »Minoranomalien« (vgl. Kap. 7). Die Körpergröße ist knapp unter dem Durchschnitt. Die Intelligenz liegt etwas unter derjenigen der übrigen Gonosomenanomalien (Durchschnitts-IQ ca. 85, aber mit großer Variationsbreite und besseren Leistungen im Handlungsteil). Die Patientinnen zeigen eine späte Menarche mit häufig unregelmäßigen oligomenorrhoischen Zyklen und früher Menopause. Häufig besteht ein Hypogenitalismus bzw. Hypogonadismus. Innere und äußere Genitalien sind sonst morphologisch unauffällig. Es besteht eine normale Sexualität und in der Regel normale Fortpflanzungsfähigkeit, allerdings wird ein geringfügig erhöhtes Risiko für Kinder mit gonosomalen Anomalien infolge eines nur inkompletten »oogonial arrest« von XX-Eizellen diskutiert. Frauen mit vier oder fünf X-Chromosomen sind sehr selten und dann meist geistig stark retardiert.

12.10.4 Ullrich-Turner-Syndrom (45,X)

Die Häufigkeit beträgt etwa 1:2.500–3.000 weibliche Geburten. Ursache dieses Syndroms ist das vollständige oder teilweise Fehlen des zweiten X-Chromosoms bei der Frau infolge einer Chromosomenfehlverteilung in der ersten oder zweiten meiotischen Teilung der Mutter oder des Vaters. Die Häufigkeit von Mosaikbildungen und das Fehlen eines Zusammenhangs mit dem mütterlichen Alter deuten darauf hin, daß in einem erheblichen Prozentsatz der Fälle eine postmeiotische Chromosomenfehlverteilung erst während des Morulastadiums erfolgt. Es besteht ein intrauteriner Selektionsnachteil für die Entwicklung von Feten mit nur einem X-Chromosom. Die relative Seltenheit und Untersuchungen an Abortmaterial deuten darauf hin, daß mehr als 95% abortiert werden. Leitsymptom bereits beim Kleinkind ist der Kleinwuchs und ein mehr oder minder ausgeprägtes Pterygium colli als Rest eines intrauterinen Ödems mit Nackenblasenbildung. Die durchschnittliche Endgröße liegt bei 143 cm (135 bis 150). Bei größeren Patientinnen ist eine Mosaikbildung mit XX- (ggf.

auch XY-)Zellen wahrscheinlich. Die Entwicklung des Ovars ist bis zum 5. Fetalmonat unauffällig, dann kommt es rasch zur völligen Degeneration der Oogonien und Entwicklung von Stranggonaden bis zur Pubertät. Eine Menarche tritt spontan nicht ein. Es besteht Sterilität. Es sind weniger als 30 Schwangerschaften beschrieben (offenbar Mosaikfälle). Bei den Patientinnen liegt ein hypergonadotroper Hypogonadismus mit Ovarialinsuffizienz und einem körperlichen und psychischen Infantilismus vor. Häufig findet sich ein breiter Schildthorax und nur geringe Brustentwicklung. Die Endgröße wird meist erst Ende des zweiten Lebensjahrzehnts erreicht. Eine Behandlung mit Wachstumshormonen führt zur Wachstumsbeschleunigung und scheint auch zu einem Zugewinn von mehreren Zentimetern zu führen (Rosenfeld et al. 1992). Die im Hinblick auf das Wachstum erst möglichst spät indizierte Substitutionstherapie mit Östrogenen führt zu einer merklichen psychischen Stabilisierung. Die Menses sistieren unmittelbar nach dem Absetzen. Die Geschlechtsidentität ist eindeutig weiblich. Die Intelligenz ist im Gegensatz zur älteren Literatur in der Regel praktisch normal mit sehr gutem Verbal- und meist schlechterem Handlungsteil.

Da bei Patientinnen im oberen Größenbereich häufig ein X/XY-Mosaizismus nachweisbar ist, empfiehlt sich in diesen Fällen eine Entfernung der Stranggonaden wegen der erhöhten Gefahr einer malignen Entartung. Bei Anwesenheit eines zweiten strukturell veränderten X-Chromosoms richtet sich der Phänotyp nach dem verbliebenen Teil dieses zweiten X-Chromosoms. Ein Verlust des kurzen Arms entspricht dem typischen Ullrich-Turner-Syndrom, ein Verlust des langen Arms führt häufig nur zu Sterilität bei normaler Körpergröße und fehlenden Turner-Stigmata. Wegen der charakteristischen körperlichen Symptomatik ist es wenig sinnvoll das Ullrich-Turner-Syndrom unter der Bezeichnung »weibliche Gonadendysgenesie« zu subsumieren (s. Kap. 12.5.1).

Differentialdiagnostisch bedeutsam ist das vom Phänotyp her ähnliche *Noonan-Syndrom*. Im Gegensatz zu der beim Ullrich-Turner-Syndrom häufigen Aortenstenose, finden sich beim Noonan-Syndrom gehäuft Pulmonalstenosen. Es ist etwa gleich häufig, wie das Turner-Syndrom, tritt jedoch bei beiden Geschlechtern auf; obwohl offenbar genetisch heterogen, folgt es überwiegend einem autosomal dominanten Erbgang mit verminderter Penetranz. Es findet sich keine Chromosomenanomalie. Meist besteht Fortpflanzungsfähigkeit. Die Intelligenz ist häufig leicht eingeschränkt.

12.11
Transsexualität

Unter Transsexualität oder Transsexualismus versteht man ein seelisches Zustandsbild, bei dem ein körperlich gesunder und anatomisch und physiologisch eindeutig einem bestimmten Geschlecht zuzuordnender Mensch die feste Vorstellung hat, nicht seinem eigenen, sondern dem anderen Geschlecht anzugehören. Das Krankheitsbild hat im Gegensatz zum Transvestitismus oder der Homosexualität primär nichts mit Sexualität zu tun. Die Bezeichnung ist unglücklich und rührt daher, daß die deutsche Sprache das Wort Geschlecht sowohl für Genus als auch für Sexus verwendet.

Echte Transsexuelle empfinden ihr Zustandsbild keineswegs als angenehm; der Leidensdruck kann oft ganz erheblich sein. Das angelsächsische Schrifttum verwendet die Bezeichnung »gender dysphoria syndrome«, eine phänomenologisch deskriptive Bezeichnung, die es auch erlaubt, der erheblichen Heterogenität dieses Bildes gerecht zu werden. In der Regel beginnt die Transsexualität sehr früh, so daß die Patienten glauben, schon immer transsexuell gewesen zu sein (primäre Transsexualität). Es kann sich aber auch postpubertär im Laufe des Lebens eine psychische Geschlechtsumkehrung vollziehen (sekundäre Transsexualität). Im letzteren Falle ist immer das Vorliegen einer Psychose, eines Hirntumors oder eines endokrin aktiven Tumors auszuschließen. Differentialdiagnostisch bedeutsam ist die Irreversibilität des Geschehens und der offensiv oder defensiv gelebte Wunsch, den Körper durch hormonelle und operative Eingriffe mit der Geschlechtsvorstellung in Übereinstimmung zu bringen. Die Heterogenität des Bildes zeigt sich darin, daß manche Patienten sich darauf beschränken, die nach außen hin stigmatisierenden »fremden« Geschlechtsmerkmale ablegen zu wollen, im übrigen aber stabil in ihrer Transsexualität leben und auf weitere Maßnahmen verzichten wollen. Das andere Extrem sind Patienten, die in einer zwanghaften Weise geradezu utopische kosmetisch-chirurgisch Anpassungswünsche entwickeln.

Es bestehen keine Anhaltspunkte dafür, daß Patienten mit einer Geschlechtsdeterminierungs- oder -differenzierungsstörung eine besondere Disposition zum Entwickeln einer Transsexualität aufweisen. Patienten und Patientinnen mit einem Hermaphroditismus oder Pseudohermaphroditismus masculinus bzw. femininus identifizieren sich in der Regel mit ihrem phänotypischen Geschlecht. Allerdings sind auch aufgrund eigener Beobachtung transsexuelle Patienten mit Klinefelter-Syndrom bekannt.

International wird dieses Zustandsbild inzwischen als Krankheit anerkannt und begründet in Deutschland eine Leistungspflicht der Krankenkassen. Im Rahmen der freiwilligen Gerichtsbarkeit (Transsexuellengesetz von 1980) sind Regelungen getroffen worden, die nach entsprechender Begutachtung eine Vornamensänderung und nach Durchführung hormoneller und operativer geschlechtsanpassender Maßnahmen, die zu einer Fortpflanzungsunfähigkeit führen müssen, auch eine Personenstandsänderung bis zurück zum Geburtseintrag erlauben.

Die Erfassung ist sehr unvollständig. Die Häufigkeit wird weltweit auf 1:3.000 bis 1:30.000 geschätzt. Während bei Patienten, die einen operativen Anpassungswunsch realisieren wollen, die Mann-zu-Frau-Transsexualität deutlich überwiegt, sind in der gutachterlichen Praxis beide Geschlechter annähernd gleich häufig vertreten (zur Übersicht Clement und Senf 1992).

12.12 Standesamtliche Geschlechtszuordnung und Erziehung des Kindes

Ein intersexuelles Genitale und/oder ein männlicher oder weiblicher Pseudohermaphroditismus stellen bei der Geburt des Kindes Eltern und beratende Ärzte wegen der lebenslangen Folgen vor das erhebliche Problem, ob es sinnvoller ist, das Kind standesamtlich als Junge oder als Mädchen anzumelden und entsprechend zu erziehen. Die chromosomale Geschlechtsbestimmung und soweit möglich die Abklärung des zugrundeliegenden Defekts soll in jedem Fall erfolgen. Sie ist für die Beurteilung der Möglichkeit zu sexueller Aktivität aber auch der ggf. bestehenden bzw. zu erzielenden Fortpflanzungsfähigkeit von erheblicher Bedeutung.

Beim weiblichen AGS mit unauffälligem weiblichen Karyotyp sollte sinnvollerweise das weibliche Geschlecht gewählt werden. Die prominente Klitoris wird häufig im Laufe der körperlichen Entwicklung ohne chirurgischen Eingriff unauffälliger. Evtl. erforderliche operative Eingriffe an Klitoris, Darm und Vagina sollten bereits in der frühen Kindheit durchgeführt werden (Donahoe u. Gustavson 1994). Eine normale Pubertät, ovulatorische Zyklen und erfolgreiche Schwangerschaften sind beim AGS durchaus möglich.

Beim männlichen Pseudohermaphroditismus infolge von Enzymdefekten, die die Androgensynthese oder -wirkung verhindern oder stören, ist es dagegen weniger sinnvoll das Kind dem chromosomalen Geschlecht zuzuordnen. Es gibt eine Reihe von Kriterien, die für eine »normale« männliche Entwicklung notwendig sind. Sie reichen von Urinieren im Stehen bis zu der Fähigkeit zu normalem Geschlechtsverkehr. Ist bei einem Kind die männliche Entwicklung der äußeren Genitalien so unvollständig, daß sie nicht korrigierbar ist, sollte eine operative Anpassung an das weibliche Geschlecht und eine Entfernung der (rudimentären) männlichen Gonaden erwogen werden. Erfahrungsgemäß ist in diesen Fällen eine relativ unauffällige weibliche Persönlichkeits- und Sexualentwicklung, wenn auch ohne Fortpflanzungsfähigkeit, möglich, ebenso ein normaler Geschlechtsverkehr und eine normale Partnerbeziehung als Frau. Gestörte Androgensynthese beeinträchtigt auch die Östrogensynthese. Deshalb ist es unabhängig vom angestrebten Geschlecht notwendig, ggf. frühzeitig mit weiblichen Persönlichkeits- und Sexualsteroiden zu substitutieren, um unauffällige äußere Genitalien und sekundäre Geschlechtsmerkmale zu erzielen.

Auch bei gesunden männlichen Kleinkindern ist die Testosteronkonzentration im Blut und die Ausscheidung im Urin niedrig. Andererseits ist Testosteron offenbar das entscheidende Hormon, das neben noch hypothetischen Genprodukten, die für die psychosexuelle Entwicklung entscheidende männliche Prägung auslöst. Vor einer operativen Anpassungsentscheidung ist deshalb immer ein differentialdiagnostisch weiterhelfender Testosteronprovokationstest mit hCG angezeigt.

Die Umwelt sieht den Phänotyp und nicht den Genotyp. Deshalb ist die Morphologie und Funktionsfähigkeit der Genitalien wesentlich wichtiger, als das chromosomale Geschlecht. Erfahrungsgemäß identifiziert sich das Kind aufgrund der erheblichen Sensibilität des Gehirns für Sexualhormone in der Regel mit demjenigen Geschlecht, in dem eine Hormonsubstitution erfolgt und in dem es erzogen wird, wenn sein Genitale keine besonderen Auffälligkeiten (mehr) aufweist.

Literatur

Bangsboll S, Qvist I, Lebech PE,Lewinsky M (1992) Testicular feminization syndrome and associated gonadal tumors in Denmark. Acta Obstet Gynecol. Scand. 71: 63–66

Bardoni B, Zanaria E, Guioli S et al. (1994) A dosage sensitive locus at chromosome Xp21 is involved in male to female sex reversal. Nature Genet. 7: 497–501

Bogan JS, Page DC (1994) Ovary? Testis? – A mammalian dilemma – Review. Cell 76: 603–607

Charlesworth B (1996) The evolution of chromosomal sex determination and dosage compensation. Current Biology 6: 149–162

Clement U, Senf W (Hrsg) Transsexualität – Behandlung und Begutachtung. 1996 Schattauer-Verlag Stuttgart, New York

Haqq CM, Kind CY, Ukiyama E et al. (1994) Molecular basis of mammalian sexual determination: Activation of Müllerian inhibiting substance gene expression by SRY. Science 266: 1494–1500

Imbeaud S, Faure E, Lamarre I et al. (1995) Insensitivity to anti-Mullerian hormone due to a mutation in the human anti-Mullerian hormone receptor. Nature Genet. 11: 382–388.

Jiménez R, Sánchez A, Burgos M, Diaz de la Guardia R (1996) Puzzling out the genetics of mammalian sex determination. Trends Genet. 12: 164–166

Jost A (1947) Recherches sur la différenciation sexuelle de l'embryon de lapin. III. Rôle des gonades foetales dans la différenciation somatique. Arch. Anat. Microsp. Morphol. Exp. 36: 271–316

Knebelmann B, Boussin L, Guerrier D et al. (1991) Anti-Müllerian hormone Bruxelles: a nonsense mutation associated with the persistent Müllerian duct syndrome: Proc. Natl. Acad. Sci, USA 88: 3767–3771

Koopmann P, Gubbay J, Vivian N et al. (1991) Male development of chromosmally female mice transgenic for SRY. Nature 351: 117–121

Krob G, Braun A, Kuhle U (1994) True hermaphroditism: geographical distribution, clinical findings, chromosomes and gonadal histology. Eur. J. Pediatr. 153: 2–10

Laue L, Wu SM, Kudo M et al. (1995) A nonsense mutation of the human luteinizing hormone receptor gene in Leydig cell hypoplasia. Hum. Mol. Genet. 4: 1429–1433

Lovell-Badge R (1992) Testis determination: soft talk and kinky sex. Current Opinion Genet. Devel. 2: 596–601

Luo X, Ideda Y, Parker KL (1994) A cell specific nuclear receptor is essential for adrenal and gonadal development and sexual differentiation. Cell 77: 481–490

Lyon M (1961) Gene action in the X-chromosome of the mouse. Nature 190: 372–373

Meyer J, Sudbeck P, Held M et al. (1997) Mutational analysis of the Sox9 gene in campomelic dysplasia and autosomal sex reversal: lack of genotype/phenotype correlations. Hum. Mol. Genet. 6: 91–98

Pelletier J, Bruening W, Kashtan CE et al. (1991) Germline mutations in the Wilms' tumor suppressor gene are associated with abnormal urogenital development in Denys-Drash syndrome. Cell 67: 437–447

Rosenfeld RG, Frane J, Attie KM et al. (1992) Six-year results of a randomized prospective trial of human growth hormone and oxandrolone in Turner syndrome. J. Pediatr. 121: 49–55

Saxena R, Brown LG, Hawkins T et al. (1996) The DAZ gene cluster on the human Y-chromosome arose from an autosomal gene that was transposed repeatedly amplified and pruned. Nature Genet. 14: 292–299

Schafer AJ, Goodfellow PN (1996) Sex determination in humans. Bio Essays 18: 955–963

Scully RE (1981) Neoplasia associated with anomalous sexual development and abnormal sex chromosomes. Pediatr. Adolesc. Endocr. 8: 203–217

Vogt PH, Edelmann A, Kirsch S et al. (1996) Human Y-chromosome azoospermia factors (AZF) mapped to different subregions on Yp11. Hum. Mol. Genet. 5: 933–943

Wiener JS, Teage JL, Roth DR et al. (1997) Molecular biology of the androgen receptor in genetical development. (Review article) J. Urol. 157: 1377–1386

Wolf U (1995) The molecular genetics of human sex determination. J. Mol. Med. 73: 325–331

Zang KD, Leyking B (1981) Der XYY-Mann. Chromosomale Variante oder klinisches Syndrom. Thieme-Verlag Stuttgart – New York.

KAPITEL 13

Genetische Aspekte mikroassistierter Reproduktion

B. Wullich, K. Zang

13.1 Einleitung

Auf dem Gebiet der in vitro-Fertilisierung und im direkten Umgang mit menschlichen Keimzellen waren in den vergangenen Jahren enorme Fortschritte zu verzeichnen. Nach der subzonalen Insemination (SUZI) stellt die intrazytoplasmatische Spermieninjektion (ICSI), also die Injektion eines einzelnen Spermiums in die Eizelle, das invasivste Verfahren dar. Diese Verfahren erhöhen deutlich die Chance, den Kinderwunsch von Paaren mit ungewollter Kinderlosigkeit, bei denen weniger invasive Verfahren der Reproduktionsmedizin, wie in vitro-Fertilisierung (IVF) und intratubarer Gameten- (GIFT) oder Zygoten- (ZIFT) Transfer u. a. versagen, zu erfüllen. Bisher werden die Verfahren der mikroassistierten Reproduktion primär bei Paaren angewendet, bei denen die Fertilitätsstörung andrologisch bedingt ist, bzw. bei denen trotz morphologisch und funktionell normaler Spermien die Befruchtung der Eizelle ausbleibt oder eine Störung auf der Ebene der Zona pellucida angenommen werden kann.

Die intrazytoplasmatische Spermieninjektion wurde erstmals von Palermo und Mitarbeiter (1992) beim Menschen beschrieben und wird heute weltweit angewendet. Gegenüber der klassischen IVF sind die Erfolge bei ICSI beachtlich. Es muß zudem bedacht werden, daß ICSI möglich ist und erfolgreich angewendet werden kann bei solchen Paaren, bei denen durch IVF keine oder nur mit sehr geringer Wahrscheinlichkeit Schwangerschaften zustande kommen können, wie bei Männern mit ausgeprägter Oligozoospermie oder Teratozoospermie, bei Männern mit Spermien ohne Akrosom (Globozoospermie) oder mit immotilen Spermien (Asthenozoospermie), oder bei Männern mit Verschluß-Azoospermie (z. B. kongenitale bilaterale Vas deferens-Aplasie). Nagy et al. (1995) haben gezeigt, daß das einzige Kriterium für die erfolgreiche Durchführung von ICSI das Auffinden mindestens eines lebenden Spermiums im Sediment der Ejakulatprobe ist. Für ICSI können nicht nur Spermien aus dem Ejakulat verwendet werden, sondern auch solche aus dem Nebenhoden (MESA) oder dem Hoden (TESE) selbst. Selbst beim Sertoli-cell-only-Syndrom findet man bei 50% der Patienten noch Spermien im Hoden, die für ICSI verwendet werden können. Auch bei Patienten mit Klinefelter-Syndrom (47,XXY) konnten Spermien aus dem Hoden gewonnen und für ICSI verwendet werden (Staessen et al. 1996, Hinney et al. 1997). Die aktuellste Entwicklung auf diesem Gebiet ist die Verwendung morphologisch noch undifferenzierter haploider Spermatiden bei Männern mit einem Defekt der Spermienausreifung.

Infertile Männer bilden eine pathogenetisch heterogene Gruppe. Die exakte Diagnose ist unabdingbar für die Wahl des geeigneten Therapieverfahrens. Sie ist insbesondere dann wichtig, wenn genetische Defekte als Ursache der Infertilität in Betracht kommen. In der folgenden Darstellung werden die bisher bekannten biologischen Erkenntnisse über die Frage diskutiert, ob es durch ICSI als der invasivsten Technik der mikroassistierten Reproduktion zu einer relevanten Zunahme von Chromosomenanomalien, genetisch bedingten Erkrankungen oder genetisch bedingten Fertilitätsstörungen beim Menschen kommt.

13.2 Risiko genetisch bedingter Erkrankungen und Fehlbildungen durch ICSI

Die Häufigkeit schwerwiegender Fehlbildungen beim Neugeborenen wird mit 2–3% angegeben. Betrachtet man die Fehlbildungsraten bei Neugeborenen, die nach IVF, GIFT oder ZIFT geboren worden sind, so ergeben sich keine signifikanten Abweichungen gegenüber normal gezeugten Kindern. Im Bericht der American Society for Reproductive Medicine, Society for Assisted Reproductive Technology (1996), der die Verläufe von über 6.000 Schwangerschaften nach IVF (4.912 Schwangerschaften), GIFT (1.054 Schwangerschaften) und ZIFT (233 Schwangerschaften) zusammenfaßt, werden Fehlbildungsraten nach IVF von 2,7%, nach GIFT von 1,8% und nach ZIFT von 2,4% angegeben. Daraus läßt sich ableiten, daß sich die Fehlbildungsraten von auf natürlichem Wege gezeugten Kindern und solchen, die gezeugt wurden, ohne daß die Spermien eine Selektion durch den weiblichen Genitaltrakt erfahren haben, nicht voneinander unterscheiden. Obwohl im weiblichen Genitaltrakt, insbesondere im Verlauf der Cervixpassage, eine deutliche Reduzierung morphologisch defekter, motilitätsgestörter Spermien erfolgt, scheint keine nennenswerte Selektion gegen morphologisch normale Spermien mit Chromosomenanomalien oder Genmutationen zu erfolgen.

Ein entscheidender Unterschied, der im Hinblick auf eine Selektion gegen Spermien mit genetischen Defekten zwischen IVF und ICSI angeführt werden kann, besteht auf der Ebene der Zona pellucida. Es ist hinreichend bekannt, daß an der Zona pellucida gegen morphologisch und/oder funktionell defekte Spermien selektioniert wird. Es gibt aber keinen Hinweis dafür, daß Spermien, die eine Genmutation tragen, aber morphologisch und funktionell normal sind, an der Zona pellucida zurückgehalten werden. Hätten Spermien, die z. B. Mutationen in den Genen für zystische Fibrose, Chorea Huntington, u. a. tragen, eine geringere Chance als Spermien ohne diese Mutationen, die Zona pellucida zu penetrieren und die Eizelle zu befruchten, dann würde dies zu erheblichen Abweichungen von den Mendelschen Spaltungsziffern führen. Die intrafamiliäre Vererbung solcher Krankheiten zeigt eindeutig auf, daß weder im Hoden noch im männlichen oder weiblichen Genitaltrakt und auch nicht an der Zona pellucida gegen sonst normale Spermien selektioniert wird, die monogene Defekte in ihrem Genom tragen.

Wenn jedoch an der Zona pellucida gegen morphologisch und/oder funktionell defekte Spermien selektioniert würde, dann könnte der Wegfall dieser Selektion zu einer Erhöhung der Fehlbildungsrate bei Kindern nach ICSI führen, da die Spermien häufiger als normal genetische Defekte, wie z. B. Chromosomenanomalien, aufweisen würden.

Ungeklärt ist bislang die Frage, ob eine Keimzellatresie nicht selbst ein Selektionsmechanismus darstellt, der mit ICSI umgangen wird. Es erscheint nicht unwahrscheinlich, einen Qualitätskontrollmechanismus zu postulieren, der Keimzellen eliminiert, die ein abnormes Entwicklungsmuster aufweisen. Allerdings scheint dennoch das Fehlbildungsrisiko bei den bislang geborenen Kindern nach ICSI nicht erhöht zu sein. Von Palermo und Mitarbeitern (1996) wurde von 578 mit ICSI gezeugten Kindern berichtet. Fünfzehn Kinder (2,6%) wiesen kongenitale Fehlbildungen auf, neun davon hatten schwerwiegende Anomalien. Die Brüsseler ICSI-Arbeitsgruppe fand bei 423 Kindern eine Fehlbildungsrate von 3,3% (Bonduelle et al. 1996). Diese Zahlen können nicht als relevante Erhöhung der Fehlbildungshäufigkeit angesehen werden, insbesondere wenn man dabei die erhöhte Zahl an Zwillingen und Drillingen berücksichtigt. Es ist hinreichend bekannt, daß das Fehlbildungsrisiko bei Zwillingen und Mehrlingen gegenüber Einlingen etwa um das 2- bis 3fache erhöht ist (bis zu 5%). Die (erkennbare) Abortrate wird nicht höher als nach IVF angegeben und liegt im Bereich zwischen 20–30%.

13.2.1 Chromosomenanomalien

Ergebnisse von Chromosomenanalysen bei Neugeborenen nach ICSI liegen nicht vor, nur wenige Daten sind aus pränatalen Untersuchungen bekannt. Die einzige größere pränatale Chromosomenstudie stammt von der Brüsseler ICSI-Arbeitsgruppe, die bei 585 Feten durch Chorionzottenbiopsie in der 9./10. Schwangerschaftswoche oder durch Amniozentese in der 16. Schwangerschaftswoche in fünf Fällen Anomalien der Geschlechtschromosomen nachgewiesen haben: 2 x 47,XXY, 1 x 47,XXX, 1 x 47,XYY, 1 x 46,XX/47,XXX (Liebaers et al. 1995). Mit etwa 1% scheinen damit Geschlechtschromosomenanomalien nach ICSI gering häufiger zu sein als nach natürlicher Befruchtung. Die Häufigkeit von Geschlechtschromosomenanomalien bei Schwangerschaften, in denen nach natürlicher Befruchtung aus Altersgründen (über 35 Jahre) eine Amniozentese durchgeführt wird, liegt bei 0,4% (Ferguson-Smith u. Yates 1984). Eine geringe Risikoerhöhung auch für autosomale Chromosomenanomalien nach ICSI ist nicht auszuschließen, eine relevante Aussage hierzu ist aber durch zu wenige pränatale Chromosomenanalysen von ICSI-Schwangerschaften nicht möglich.

Einer der Gründe für die erhöhte Rate von Geschlechtschromosomenanomalien dürfte darin liegen, daß ein nicht unerheblicher Anteil infertiler Männer Mosaike für das Klinefelter-Syndrom darstellen, d. h. nur ein bestimmter Prozentsatz der Körperzellen weist das überzählige X-Chromosom auf, der Rest ist normal. Abhängig vom Verhältnis der normalen zu den 47,XXY-Zellen können diese Männer phänotypisch völlig unauffällig sein. Während es beim typischen Klinefelter-Syndrom überwiegend zu einem »spermatogonial arrest« kommt, kann bei diesen Männern die Spermienreifung bis zu den Spermatozoen unbeeinträchtigt ablaufen, wobei neben Spermatozoen mit normalem Karyotyp (23,X und 23,Y) auch disome Spermatozoen (24,XX und 24,XY) entstehen können.

Über die Bedeutung von ausschließlich in den Spermien nachweisbaren numerischen und strukturellen Chromosomenveränderungen für die Fertilität ist bislang wenig bekannt. Umfangreiche Analysen von Spermatozoen *fertiler* Männer mit Hilfe von in situ-Hybridisierungstechniken haben gezeigt, daß die Häufigkeit spontaner Chromosomenaberrationen in den Spermatozoen durchschnittlich 14% beträgt (Jenderny 1996). Da diese Männer voll fertil erscheinen und gesunde Kinder haben, erhebt sich die Frage nach den Selektionsmechanismen. Die Häufigkeit von Chromosomenanomalien bei Neugeborenen liegt bei etwa 0,4–0,6%.

Die in der Literatur vorliegenden Daten über die Rate spontaner Chromosomenanomalien in den Spermien *infertiler* Männer sind widersprüchlich. Während einige Arbeitsgruppen eine signifikant höhere Rate von Spermien mit Chromosomenanomalien bei infertilen Männern gegenüber fertilen fanden, konnten andere einen solchen Unterschied nicht nachweisen. Ungeachtet der Tatsache, ob es einen Unterschied gibt, ist die entscheidende Frage, welche Bedeutung dem Vorliegen von Chromosomenanomalien in Spermien für deren Funktion im Hinblick auf die Befruchtungsfähigkeit zukommt.

Es ist davon auszugehen, daß Chromosomenanomalien per se nicht zu morphologisch defekten Spermien führen und umgekehrt morphologisch defekte Spermien nicht häufiger Chromosomenanomalien tragen als normale Spermien. An der Zona pellucida wird gegen morphologisch defekte Spermien selektioniert, aber nicht gegen Spermien mit Chromosomenanomalien. Für menschliche Spermien mit numerischen Chromosomenanomalien wurde eine Fähigkeit zur Penetration der Zona pellucida und der Befruchtung von Eizellen nachgewiesen. Ein sehr deutlicher Beweis für die Befruchtungsfähigkeit von Spermien mit Chromosomenanomalien ergibt sich aus der Beobachtung, daß ein nicht geringer Anteil geschlechtschromosomaler Aneuploidien bei Kindern die Folge eines meiotischen Non-disjunction in der Spermatogenese, also das überzählige bzw. fehlende Chromosom väterlichen Ursprungs ist: bei 100% der Patienten mit 47,XYY, bei etwa 50% der Patienten mit 47,XXY, bei etwa 10% der Patienten mit 47,XXX (Harvey et al. 1990, Hassold et al. 1990). Umgekehrt ist bei 80% der XO-Frauen das väterliche X-Chromosom verlorengegangen. In diesen Fällen muß ein Spermium mit jeweils einem zusätzlichen bzw. fehlenden Chromosom zur Befruchtung gekommen sein. Auch bei der Maus und bei anderen Tierspezies ist gezeigt worden, daß morphologisch intakte Spermien mit Chromosomenaberrationen befruchten können.

Bei 14–16% aller Männer mit Azoospermie läßt sich bei Chromosomenanalysen aus Lymphozyten und/oder aus Testisbiopsien eine konstitutionelle Chromosomenanomalie nachweisen (De Braekeleer u. Dao 1991). In der Gruppe der Männer mit schwerer Oligozoospermie beträgt diese Rate 5–7% (Retief et al. 1984, Bourrouillou et al. 1985). Insgesamt liegt damit die Häufigkeit von kongenitalen, balanciert erscheinenden Chromosomenanomalien bei Männern mit Azoospermie oder schwerer Oligozoospermie um etwa den Faktor 10 höher als in der Allgemeinbevölkerung. Dabei ist die Wahrscheinlichkeit für eine Chromosomenanomalie um so größer, je geringer die Spermienzahl ist. Die Chromosomenanomalie kann bei dem betreffenden Mann *de novo* entstanden sein, aber auch familiär vorliegen und von einem Elternteil ererbt sein. Aber: Die Fertilität bei anderen männlichen Mitgliedern der Familie mit derselben Translokation kann unauffällig sein. Die beiden Translokationschromosomen werden von Vater oder Mutter an die Nachkommen weitergegeben. Dies bedeutet, daß bei fertilen männlichen Verwandten Spermien mit der Translokation im balancierten Zustand normal befruchten können. Auch diese Beobachtungen unterstützen die Annahme, daß gegen Spermien mit Chromosomenanomalien weder im männlichen noch im weiblichen Genitaltrakt oder an der Zona pellucida selektioniert wird. Im übrigen ist darauf hinzuweisen, daß auch bei Frauen in ICSI-Kollektiven über eine erhöhte Inzidenz an chromosomalen Auffälligkeiten, v. a. gonosomale Mosaike, um etwa 3% berichtet wird (Mau et al. 1997), weitere Studien sind aber notwendig.

Bei Männern mit Chromosomentranslokationen sind im Durchschnitt 50% der Spermien chromosomal unbalanciert, die Rate schwankt in Abhängigkeit von den an der Translokation beteiligten Chromosomen zwischen 19 und 77%. Aber auch bei übereinstimmendem Karyotyp ist die Rate der unbalancierten Spermien individuell sehr verschieden. Das Risiko solcher Männer für die Geburt eines Kindes mit einer unbalancierten Translokation und schweren körperlichen und geistigen Fehlbildungen beträgt jedoch nur 5–20%. Diese Reduktion des Risikos für ein Kind mit Fehlbildungen unterscheidet sich nicht von der von Frauen mit der gleichen Translokation (Boué u. Gallano 1984). Die Reduktion ist demnach auf eine pränatale Selektion gegen fehlgebildete Embryonen mit einer erhöhten Abortrate zurückzuführen. Es erscheint deshalb bei Paaren mit idiopathischer Infertilität und habituellen Fehlgeburten eine Chromosomenanalyse beider Partner indiziert.

Die Selektion gegen chromosomal aberrante Spermien findet postkonzeptionell statt. 98% aller Keime mit Chromosomenanomalien werden spontan abortiert, z. B. 100% aller Keime mit Trisomie 16, 80% aller Keime mit Trisomie 21, 99% aller Keime mit Turner-Syndrom. In 60% aller Spontanaborte im ersten Trimenon wird eine Chromosomenanomalie gefunden (Hansmann 1993). Wie wirksam die pränatale Selektion gegen chromosomal unbalancierte Keime ist, zeigen die Untersuchungen von Plachot et al. (1987). Diese Autoren geben die Häufigkeit von Chromosomenanomalien in Oozyten mit 32%, in Spermien mit 8%, in befruchteten Eizellen mit 37%, in präimplantativen Embryonen mit 20,6%, in Embryonen im ersten Trimester mit 8–10% und bei Neugeborenen mit 0,6% an. Bourgoyne et al. (1991) haben bei induzierten Aborten in der 7. Schwangerschaftswoche in 5% der Fälle numerische Chromosomenaberrationen gefunden. Diese strenge pränatale Selektion gilt beim Menschen nicht nur für Chromosomenanomalien, sondern auch für nicht chromosomal bedingte Fehlbildungen. So ist die Häufigkeit von Fehlbildungen in der frühen Entwicklung deutlich höher ist als bei Neugeborenen (Nishimura et al. 1970). Die pränatale Selektion wirkt selbst gegen Fehlbildungen, die keine Beeinträchtigung der pränatalen Entwicklung darstellen, z. B. tiefe Gaumenspalten, bzw. sogar ohne Krankheitswert sind, z. B. Polydaktylie.

In der Embryonalentwicklung erfolgt also eine sehr starke Selektion gegen Fehlbildungen bzw. Fehlentwicklungen. Dies erlaubt den Schluß, daß selbst wenn nach ICSI die Rate an Keimen mit Defekten erhöht wäre, bei den Neugeborenen nicht mit einem relevanten Anstieg von Fehlbildungen gegenüber solchen zu rechnen ist, die normal gezeugt worden sind. Die Beobachtung einer erhöhten Rate von Geschlechtschromosomenanomalien bei Feten, die durch ICSI gezeugt wurden, ist am ehesten auf die erhöhte Inzidenz von (in Mosaikform vorliegenden) Chromosomenanomalien bei Männern zurückzuführen, die ICSI zugeführt werden. Unabhängig von diesen biologisch orientierten Überlegungen und den doch eindeutigen Ergebnissen bei den bislang geborenen Kindern wird derzeit geraten, die Paare, bei denen ICSI durchgeführt werden soll, chromosomal zu untersuchen. Im Rahmen einer genetischen Beratung sollten detaillierte Stammbäume zur Erkennung familiär bedingter genetischer Risiken erstellt werden, eine pränatale Chromosomendiagnostik (Chorionzottenbiopsie oder Amniozentese) sollte angeboten werden, und es sollten Ultraschalluntersuchungen der Stufe 3 in der 18. bis 22. Schwangerschaftswoche zur

Fehlbildungsdiagnostik stattfinden. Der Stellenwert der genetischen Präimplantationsdiagnostik wird derzeit bei Paaren mit einem hohen genetischen Risiko diskutiert, wobei sowohl technische als auch rechtliche und ethische Probleme gelöst werden müssen, da diese neuen Techniken voraussichtlich in Zukunft in größerem Umfang eingesetzt werden.

13.2.2 Zystische Fibrose und kongenitale bilaterale Aplasie des Vas deferens

ICSI gewinnt zunehmend an Bedeutung für solche Paare, bei denen beim männlichen Partner eine Azoospermie aufgrund einer kongenitalen bilateralen Aplasie des Vas deferens (CBAVD) oder eine Verschluß-Azoospermie im Bereich des Nebenhodens oder des Ductus deferens besteht. ICSI mit den aus Nebenhoden oder Testis solcher Männer gewonnenen Spermien weist Erfolgsraten für Schwangerschaften und Geburten auf, die sich nicht von denen nach konventioneller IVF unterscheiden. Es ist bekannt, daß ein Zusammenhang zwischen der zystischen Fibrose (CF) und der CBAVD besteht. Bei 97 bis 98% aller Männer mit CF besteht nämlich eine CBAVD. Die CF wird autosomal-rezessiv vererbt. Ihre Häufigkeit liegt in Europa bei Neugeborenen in der Größenordnung von 1:2.500. Jeder 25. Mensch ist demnach heterozygot für eine Mutation im CFTR(»cystic fibrosis transmembrane conductance regulator«)-Gen, welches auf dem langen Arm von Chromosom 7 (7q31) lokalisiert ist. Verwendet man Spermien eines Mannes mit CF für ICSI unter der Voraussetzung, daß die Partner nicht miteinander verwandt sind und die Partnerin aus einer Familie stammt, in der bislang kein Patient mit CF vorgekommen ist, dann beträgt das Risiko des Paares für ein Kind mit CF unterschiedlicher Form und Schwere 2%. Bei der CF kennt man heute mehr als 500 verschiedene Mutationen. Die häufigste Mutation ΔF508 wird von ca. 70% der CFTR-Allele getragen. Durch die Analyse der häufigsten Mutationen können 80–90% aller Mutationen erkannt werden. Jedes Paar, bei dem der Mann an einer CF leidet, sollte vor ICSI genetisch beraten werden, und beide Partner sollten molekulargenetisch auf Mutationen im CFTR-Gen untersucht werden.

Eine CBAVD findet man bei etwa jedem 5.000 Mann. In dem Kollektiv der infertilen gesunden Männer macht diese Diagnose 1–2% aus, bei den Männern mit Azoospermie bis zu 25%. In zahlreichen molekulargenetischen Untersuchungsserien wurden bei etwa 80% der Männer mit CBAVD Mutationen im CFTR-Gen nachgewiesen (als Übersicht siehe Stuhrmann, 1998). Die CBAVD ist dabei häufig Folge einer »Compound-Heterozygotie« für eine typische CF-Mutation und eine atypische Mutation. Da häufig ein atypisches Defektallel, seltener zwei atypische Defektallele vorliegen, lassen sich die Mutationen nicht immer nachweisen. Die häufigsten Mutationen, die man bei Männern mit CBAVD findet, sind die Mutationen ΔF508 in Kombination mit der Mutation R117H oder dem Allel 5 T, aber CBAVD-spezifische Mutationen sind nicht bekannt. Erwähnenswert ist, daß auch bei einem Teil der Männer mit einseitiger kongenitaler Vas deferens-Aplasie (CUAVD) und bei Betroffenen der bilateralen Obstruktion des Ductus ejaculatorius (BEDO) mit Anomalien der Samenbläschen, jedoch ohne Anomalien des Ductus deferens, Mutationen im CFTR-Gen gefunden wurden (Mickle et al. 1995; Meschede et al. 1997). Es läßt dies vermuten, daß CFTR-Mutationen allein noch nicht ausreichend für eine Aplasie des Vas deferens sind.

Bei Männern mit CBAVD, bei denen man Mutationen auf beiden Genen nachweisen kann und die ansonsten gesund sind, geht man davon aus, daß die CBAVD eine *forme fruste* der CF darstellt. Problematisch wird diese Aussage bei solchen Männern mit CBAVD, bei denen man nur ein defektes Allel findet, insbesondere dann, wenn der Schweißtest völlig normal ist. Es sind Brüderpaare beschrieben, die aufgrund der molekulargenetischen Analysen dieselben beiden Chromosomen 7 besitzen, aber nur einer von beiden leidet an einer CBAVD (Mercier et al. 1995; Rave-Harel et al. 1995). Da erwartungsgemäß beide Brüder dieselben Mutationen im CFTR-Gen auf beiden Chromosomen tragen, sollten beide auch von der CBAVD betroffen sein. Diese Beobachtungen zeigen, daß die CBAVD genetisch heterogen ist. Es muß zumindest noch ein weiteres Gen geben, das im mutierten Zustand in Kombination mit einer oder mehrerer CF-Mutationen zur CBAVD führt. Daraus ergibt sich derzeit die folgende Konsequenz: Findet man bei einem Patienten mit CBAVD nur ein defektes CFTR-Allel, dann sollte eine Familienuntersuchung erfolgen, auf jeden Fall dann, wenn der Patient noch CBAVD-freie Brüder hat. Mit Hilfe der indirekten DNA-Diagnostik können die beiden Chromosomen 7 des Patienten und seiner Brüder identifiziert werden. Findet man bei einem der Brüder dieselben Chromosomen 7 wie bei dem Patienten, dann ist die Annahme gerechtfertigt, daß die CBAVD nicht (nur) als Folge von Mutationen im CFTR-Gen anzusehen ist.

Jedes Paar, bei dem der männliche Partner an einer CBAVD ohne sonstige klinische Symptome einer CF leidet, sollte vor ICSI genetisch beraten werden:

- Findet man bei dem Mann mit CBAVD CFTR-Mutationen auf beiden Chromosomen und weist die Partnerin ebenfalls eine Mutation auf, dann ist ein Risiko von bis zu 50% für eine CF bei einem Kind bzw. für eine CBAVD ohne klinische Symptome einer CF bei einem männlichen Kind nicht auszuschließen (Abb. 13.1). Das Paar hat nach ICSI die Möglichkeit zu einer pränatalen Diagnostik für CF.
- Findet man bei dem Mann mit CBAVD zwei CFTR-Mutationen ohne Nachweis einer Mutation bei der Partnerin, wodurch sich mit einer Wahrscheinlichkeit von über 80% eine CF-Anlage ausschließen läßt, dann liegt das Risiko für ein Kind mit einer CF unter 1%. Entsprechendes dürfte auch für männliche Kinder im Hinblick auf das Risiko für CBAVD gelten.
- Findet man bei dem Mann mit CBAVD nur eine CFTR-Mutation, dann ist die Beratungssituation schwierig. Abhängig davon, ob weitere Brüder vorhanden sind, die ebenfalls an einer CBAVD leiden, und ob eine Mutation bei einer Partnerin nachweisbar ist, ist das Risiko für eine CF bei einem Kind entweder nicht relevant erhöht oder beträgt bis zu 25%. Die Durchführung eines Schweißtestes wird dringend empfohlen, ebenso eine Familienuntersuchung mit Hilfe der indirekten DNA-Diagnostik.

Die Beratungssituation bei den Paaren wird dadurch noch erschwert, daß der Erbgang der isolierten CBAVD heterogen ist. Dem bisher Gesagten liegt die Annahme zugrunde, daß es sich um einen autosomal-rezessiven Erbgang handelt. Dafür sprechen zwar die Befunde bei einigen Familien, aber es sind auch einzelne Familien beschrieben, für die ein X-chromosomal-rezessiver oder autosomal-dominanter Erbgang angenommen werden muß. Bei X-chromosomal-rezessiver Vererbung würde ein Mann mit isolierter CBAVD nach ICSI ausschließlich CBAVD-freie Söhne bekommen, da er an sie kein X-Chromosom vererbt, jede seiner Töchter wäre jedoch An-

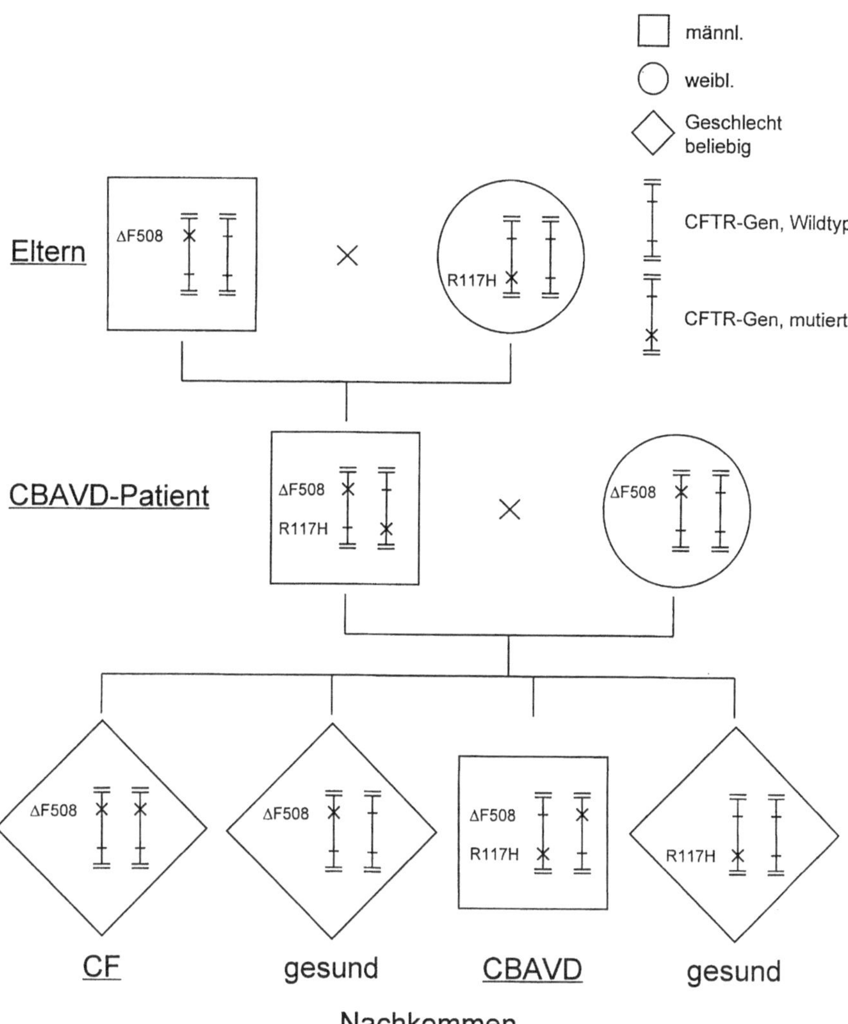

Abb. 13.1. Genetische Grundlagen der kongenitalen bilateralen Ductus-deferens-Aplasie (CBAVD). Die Eltern sind jeweils gesunde Träger einer heterozygoten Mutation im CFTR(»cystic fibrosis transmembrane conductance regulator«)-Gen (ΔF508 bzw. R117H). Auf den Sohn mit CBAVD wurden beide Defektallele vererbt, sog. »Compound-Heterozygotie«. Weist die Partnerin ebenfalls eine ΔF508-Mutation auf, dann besteht eine Risiko von 50% für ein Kind mit dem Vollbild der zystischen Fibrose (CF) oder im Falle einer Knabenschwangerschaft ein entsprechendes Risiko für eine CBAVD in der Regel ohne klinische Symptome einer CF

lageträgerin und jeder ihrer Söhne hätte ein Risko von 50%, eine CBAVD zu bekommen. Bei autosomal-dominanter, geschlechtslimitierter Vererbung hätte ein Mann mit isolierter CBAVD nach ICSI ein Risiko von 50% für einen Sohn mit CBAVD, seine Töchter wären zwar alle gesund, hätten aber ebenfalls ein Risiko von 50% für Söhne mit CBAVD.

Die Situation bei der CBAVD wird weiter kompliziert durch die Beobachtung von CBAVD-Patienten, bei denen keine CFTR-Mutationen, aber Nierenanomalien, z. B. eine unilaterale Nierenagenesie beobachtet wurden. Dieser CBAVD-Typ wird in 10–21% der CBAVD-Patienten gefunden. Es wird vermutet, daß es sich hier um eine von Mutationen im CFTR-Gen unabhängige Form handelt (Augarten et al. 1994; Dumur et al. 1995; Schlegel et al. 1996). Wie dieser CBAVD-Typ vererbt wird, ist unbekannt. Ergebnisse von sonographischen Untersuchungen der Eltern solcher Patienten liegen in der Literatur nicht vor. Aufgrund der vorliegenden Familienbefunde können der autosomal-rezessive, der X-chromosomal-rezessive und der autosomal-dominante, geschlechtslimitierte Erbgang in Frage kommen. Bei der genetischen Beratung solcher Paare ist ein Risiko von bis zu 50% für einen Sohn mit CBAVD nicht auszuschließen.

Die genetische Heterogenität der CBAVD wird voraussichtlich in den nächsten Jahren ein molekulargenetisch wichtiges Forschungsgebiet werden. Die Nachkommen von Männern mit CBAVD nach ICSI sollten sorgfältig klinisch und genetisch untersucht werden. Nur auf diese Weise wird es möglich sein, die verschiedenen Typen der CBAVD voneinander abzugrenzen, die zugrundeliegenden Erbgänge zu erkennen und dann die betroffenen Gene und ihre Mutationen zu analysieren. Derzeit können folgende Empfehlungen ausgesprochen werden:

- Es sollte vor ICSI immer eine genetische Beratung mit ausführlicher Stammbaumanalyse durchgeführt werden. Dabei sollte auch nach Verwandten mit CF und nach männlichen ungewollt kinderlosen Verwandten gefragt werden.
- Bei jedem Patienten mit CBAVD sollten sonographische Untersuchungen der Nieren erfolgen. Werden Nierenanomalien gefunden, dann sollten auch die Eltern und die weiteren Verwandten, insbesondere aber kinderlose männliche Verwandte untersucht werden.
- Bei jedem Paar sollte eine molekulargenetische Diagnostik des CFTR-Gens erfolgen. Wenn man bei dem Patienten nur eine CFTR-Mutation findet, dann sollte auf jeden Fall ein Schweißtest durchgeführt werden.

Es ist darauf hinzuweisen, daß bei Paaren mit einem erhöhten Risiko für Kinder mit CF eine pränatale Diagnostik angeboten werden kann. Es gibt jedoch keinen Grund, bei Paaren mit CBAVD beim Mann die Durchführung einer ICSI abzulehnen. Selbst wenn ein solches Paar einen Sohn mit CBAVD bekommen sollte, dürfte dieser ansonsten völlig gesund sein.

13.2.3 Genetisch bedingte Fertilitätsstörungen nach ICSI

Für die männliche Infertilität infolge einer schweren Oligoasthenozoospermie läßt sich bisher trotz eingehender Untersuchungen in 60% der Fälle keine Ursache feststellen. Unter Berücksichtigung der Folgen von Chromosomenanomalien und von möglichen Defekten in schätzungsweise 2.000–3.000 Genen, die für die Spermiendifferenzierung, Spermienreifung und Spermienfunktion wichtig sind, kommt man zu der Schätzung, daß bei über 30% aller infertilen Männer die Fertilitätsstörung genetisch bedingt sein dürfte. Durch ICSI würde in der Mehrzahl dieser Fälle die Infertilität zu einer vererbbaren Krankheit werden.

13.2.3.1
Mutationen in autosomalen Genen

Es existieren zahlreiche Hinweise dafür, daß praktisch alle Mutationen in autosomalen Genen, die für die Differenzierung der männlichen Keimzelle wichtig sind, rezessiv sind, d. h. nur dann zu einer Störung der Spermatogenese und zu zahlenmäßigen, morphologischen oder funktionellen Defekten der Spermien führen, wenn das Gen auf beiden homologen Chromosomen defekt ist. So haben Männer mit Globozoospermie oder mit Karthagenersyndrom, die selbst infertil sind, durchaus fertile Väter, die für den Gendefekt heterozygot sind. Dies bedeutet, daß Männer, die heterozygot für eine Mutation in einem Keimzell-relevanten Gen sind, ganz normal fertil sind. Spermien, die den Gendefekt tragen, sind ebenso unauffällig wie die Spermien, die diesen Gendefekt nicht tragen. Diesem biologischen Phänomen liegt ein evolutionär alter Mechanismus zugrunde. Alle Keimzellen, die von einer einzigen A-Spermatogonie abstammen, bleiben bis zum Abschluß der Spermienbildung im Testis synzytial miteinander verbunden (Chubb 1993). Über Zytoplasmabrücken tauschen die haploiden Keimzellen Proteine, messenger RNA und ribosomale RNA aus, so daß auch defekte Spermien morphologisch und funktionell unauffällig und fertil sein können.

Das bedeutet, daß bei Verwendung von Spermien oder ganz allgemein haploiden Keimzellen eines Mannes, dessen Keimzellstörung auf die Homozygotie für einen Gendefekt zurückzuführen ist, nach ICSI praktisch nur heterozygote Kinder entstehen, wobei die Söhne ganz normal fertil sind. Homozygote Söhne, die dann ebenfalls infertil wären, können nur entstehen, wenn auch die Partnerin eines solchen Mannes zufällig heterozygot für denselben Gendefekt ist. Wegen der Seltenheit solcher Gendefekte in der Population ist dies äußerst unwahrscheinlich.

13.2.3.2
Mutationen auf dem X-Chromosom

Auf dem X-Chromosom ist bisher kein Gen sicher bekannt, welches für die Spermatogenese von Bedeutung ist und im defekten Zustand zu männlicher Infertilität führt. Ein mögliches Kandidatengen für die männliche Infertilität könnte das Gen für den Androgenrezeptor darstellen, das in der Region q12 des X-Chromosoms lokalisiert ist. Mutationen in diesem Gen sind als Ursache der Androgeninsensitivität bekannt und resultieren in einem weiten Spektrum von Störungen und phänotypischen Auffälligkeiten (Hiort et al. 1996). Daneben ist von phänotypisch unauffälligen Männern mit Azoospermie oder schwerer Oligozoospermie berichtet worden, bei denen ebenfalls eine reduzierte Androgenrezeptoraktivität festgestellt wurde. Molekulargenetische Untersuchungen des Gens für den Androgenrezeptor sind bei diesen Patienten jedoch bislang kaum durchgeführt worden. Androgenrezeptor-Mutationen bei infertilen Männern mit Oligo- und Azoospermie scheinen selten zu sein (Puschek et al. 1994). Es wurde jedoch über einen Patienten mit Azoospermie berichtet, bei dem die Testosteron- und LH-Konzentrationen im Blut normal waren und bei dem als Ursache der Azoospermie eine minimale Reduzierung der Androgensensitivität infolge einer Mutation im Androgenrezeptor angenommen wird (Akin et al. 1991). Unter der Annahme, daß Mutationen im Androgenrezeptor bzw. in anderen X-chromosomalen Genen Ursachen männlicher Infertilitätsstörungen zumindest in einem Teil der Fälle sein könnten, ergibt sich die Frage nach dem genetischen Risiko für Infertilität bei den männlichen Nachkommen solcher Männer nach ICSI. Alle nach ICSI gezeugten männlichen Nachkommen wären gesund und trügen nicht den Gendefekt, alle Töchter wären Anlageträgerinnen. Die Hälfte ihrer Söhne hätte dann wieder die X-chromosomal bedingte Infertilität, so daß sich die Mutation erst in der übernächsten Generation auswirken würde. Insgesamt dürfte jedoch die Zunahme an fertilitätsgestörten Männern über die Generationen gering sein.

13.2.3.3
Yq-Mikrodeletionen

Auf dem Y-Chromosom sind eine Reihe von Genen bekannt, die die Spermatogenese kontrollieren. Es handelt sich dabei unter anderem um Gene im Bereich Yq11, in dem die sog. Azoospermiefaktor (AZF)-Region liegt, wobei den YRRM (RBM)- und DAZ-Gen-Familien hier eine wesentliche Rolle zuzukommen scheint (vgl. Kap. 12). Die Angaben zur Häufigkeit von Mikrodeletionen in diesen spezifischen Bereichen auf dem langen Arm des Y-Chromosoms variieren zwischen 1% und 18% aller Männer mit nicht-obstruktiver Azoospermie oder schwerer Oligozoospermie. Die überraschend hohen Häufigkeitsunterschiede sind vermutlich durch unterschiedliche klinische Vorselektion zu erklären. Wenn diese Mikrodeletionen tatsächlich ursächlich für die Azoospermie oder Oligozoospermie verantwortlich sind, dann besteht ein offensichtliches Risiko für die männlichen Nachkommen, mit dem defekten Y-Chromosom auch die Infertilität zu erben. Nur durch sorgfältig angelegte Studien werden Yq-Mikrodeletionen unter den ICSI-Vätern in ihrer Häufigkeit exakt erfaßt und deren Konsequenz für die Nachkommen beurteilt werden können.

13.2.4
Genetische Prägung (»imprinting«) und mitochondriale DNA

Ein Reihe von Fragen bleibt unbeantwortet. Es ist bekannt, daß Vater und Mutter unterschiedliche genetische Beiträge zu ihren Nachkommen leisten, was als genetische Prägung (»imprinting«) bezeichnet wird (Hall 1990). Normalerweise werden das maternale und paternale Allel eines Gens gleichermaßen exprimiert. »Geprägte« Gene hingegen weichen von diesem den Mendel-Regeln entsprechenden Phänomen ab. Bei geprägten Genen ist ein elterliches Allel funktionell stumm, während das andere aktiv ist. In dem Prozeß der genetischen Prägung kommt der reversiblen Methylierung von DNA eine wichtige Rolle zu. Überraschenderweise zeigten experimentelle Untersuchungen an Mäusen, daß sich das Methylierungsmuster während der Spermienreifung im Nebenhoden signifikant verändert. Obwohl DNA-Methylierung mit Imprinting nicht identisch ist und entsprechende Daten beim Menschen nicht vorliegen, ist dennoch zumindest theoretisch denkbar, daß Gameten, die dem proximalen männlichen Genitaltrakt durch MESE- und TESA-Techniken entnommen wurden, ein anderes genetisches Prägungsmuster aufweisen als reife ejakulierte Spermien.

Ebenfalls unbeantwortet ist die Frage, welchem Schicksal die mitochondriale DNA der Spermien nach direkter Injektion in das Ooplasma unterworfen ist. Die mitochondriale DNA wird normalerweise maternal vererbt. Darüber hinaus ist bekannt, daß mitochondriale DNA eine hohe Suszeptibilität für Punktmutationen und Deletionen aufweist und über keine Mechanismen verfügt, diese Defekte zu reparieren (Cummins u. Jequier 1994). Über die Konsequenzen, die aus der Einschleusung defekter mitochondrialer DNA für den Elektronentransport oder andere oxidative Zellfunktionen resultieren, kann bislang nur spekuliert werden.

13.3 Stellenwert der humangenetischen Beratung und Pränataldiagnostik

1995 hat die Arbeitsgemeinschaft für Gynäkologie und Fortpflanzungsmedizin der Deutschen Gesellschaft für Gynäkologie und Geburtshilfe Empfehlungen zu Voraussetzungen, Indikationsstellung, Dokumentation und Kontrolle der intrazytoplasmatischen Spermieninjektion formuliert. So soll z. B. die Aufklärung eines betroffenen Paares »alle relevanten medizinischen, juristischen und sozialen Gesichtspunkte berücksichtigen«. In jedem Fall erforderlich sei eine genetische Beratung des Paares und ggfs. eine entsprechende Untersuchung.

In der Praxis finden diese Empfehlungen keine einheitliche Handhabung. Während in einigen Zentren die genetische Beratung fester Bestandteil der Vorbereitung zu ICSI ist, erfolgt in anderen Zentren das Beratungsgespräch nur bei Hinweisen auf das Vorliegen von vererbbaren Krankheiten. Obwohl die genetische Beratung subfertiler Paare im Zusammenhang mit assistierter Reproduktion sich nicht grundsätzlich von anderen Beratungsindikationen unterscheidet, ergeben sich dennoch einige spezifische Aspekte und Anforderungen. Sie setzen außer medizinisch-genetischen Kenntnissen auch die Kenntnis grundlegender reproduktionsmedizinischer Zusammenhänge voraus.

Die ersten empirischen Daten aus der Anwendung mikroassistierter Reproduktionstechniken sind ermutigend, da sie auf keine relevante Zunahme an Fehlbildungen oder Krankheiten bei den Kindern hinweisen. Dies steht in Einklang mit den theoretischen Überlegungen, die sich aus formalgenetischen und allgemein biologischen Überlegungen ergeben. Dennoch bleiben eine Reihe von Fragen unbeantwortet. Weder übertriebene Ängstlichkeit noch zu große Sorglosigkeit hinsichtlich der Risiken mikroassistierter Reproduktionstechniken erscheinen gerechtfertigt. Hohe Priorität kommt dem Ziel zu, ein ausreichend großes Datenmaterial zu sammeln, welches zuverlässige Aussagen über den Ausgang von durch ICSI induzierten Schwangerschaften erlaubt. Vor allem sind umfassende Langzeituntersuchungen von solchen Kindern notwendig, die auch intellektuelle und Verhaltensparameter erfassen.

Grundsätzlich ist zu fordern, daß allen Ehepaaren, die an ICSI interessiert sind, eine prätherapeutische humangenetische Beratung zuteil wird. Diese sollte sowohl die Vermittlung von detaillierten Informationen zu genetischen Aspekten des Therapieverfahrens selbst als auch eine aus den Gegebenheiten des Einzelfalles abgeleitete individuelle Risikobewertung enthalten. Ein häufiger individueller Risikofaktor bei mit ICSI behandelten Paaren ist die altersgebunden ansteigende Aneuploidierate. Die Identifizierung spezifischer genetischer Riskofaktoren setzt die sorgfältige Erhebung der persönlichen und Familienanamnese sowie die umfassende körperliche Untersuchung hinsichtlich evtl. vorhandener Fehlbildungen oder kleiner morphologischer Auffälligkeiten voraus. Die genetische Beratung soll auch die Ergebnisse der Karyotypisierung beider Elternteile sowie möglicherweise durchgeführter DNA-analytischer

Untersuchungen einschließen. Allen durch ICSI schwangeren Frauen sollte die Möglichkeit einer pränatalen Diagnostik durch Chorionzottenbiopsie oder Amniozentese angeboten werden (Übersicht 13.1). Der Tripeltest oder der hochauflösende Fehlbildungsultraschall können als Alternativen oder Ergänzungen diskutiert werden. Es ist wichtig darauf hinzuweisen, daß die Aussagemöglichkeiten der prätherapeutischen Risikoabschätzung sowie die Pränataldiagnostik limitiert sind und daß ein erhöhtes Risiko für medizinisch bedeutsame genetische Erkrankungen nicht völlig ausgeschlossen werden kann. Die genetische Risikobeurteilung darf aber nicht dazu führen, Ehepaare gegen ihren Willen von einer Behandlung auszuschließen. Jede Form der Diskriminierung aufgrund der genetischen Konstitution ist ethisch nicht vertretbar. Nach bisherigen Erfahrungen entscheidet sich die überwiegende Mehrzahl der Paare, die ein genetisches Risko tragen, trotzdessen für die Fertilitätstherapie. Der Patientenautonomie ist im Rahmen der assistierten Reproduktion eine hohe Prioriät einzuräumen.

Übersicht 13.1. Empfohlene genetische Untersuchungen im Zusammenhang mit der intrazytoplasmatischen Spermieninjektion (ICSI)

Vor ICSI:

- Humangenetisches Beratungsgespräch mit detaillierter Stammbaumanalyse; dabei sind ICSI-unabhängige Partner-spezifische Zusatzrisiken zu diskutieren und ggf. auszuschließen (Haftungsproblematik)
- Sorgfältige körperliche Untersuchung hinsichtlich Fehlbildungen und/oder morphologischer Auffälligkeiten
- Chromosomenanalyse beider Partner mit hochauflösender Bandentechnik
- CFTR (»cystic fibrosis transmembrane conductance regulator«)-Mutationsanalyse beider Partner bei
  - beidseitiger kongenitaler Ductus-deferens-Aplasie (CBAVD)
  - einseitiger kongenitaler Ductus-deferens-Aplasie (CUAVD)
  - beidseitiger Obstruktion des Ductus ejaculatorius (BEDO) mit Anomalien der Samenbläschen
- Ein allgemeines Yq-Mikrodeletions-Screening wird derzeit nicht empfohlen

Pränataldiagnostik in einer ICSI-Schwangerschaft:

- Keine grundsätzliche Indikation zur pränatalen Chromosomenanalyse (lediglich erhöhtes Risiko für Geschlechtschromosomenanomalie)
- Chromosomenanalyse bei nachgewiesener Chromosomenaberration bei einem Elternteil (balancierte strukturelle Anomalie oder Mosaik) oder bei erhöhtem mütterlichem Alter als sog. Altersindikation (≥35 Jahre)
- CFTR-Mutationsanalyse beim Feten abhängig von der individuellen Risikoabschätzung für das Vollbild einer zystischen Fibrose bei jedem Paar, bei dem der Mann eine CBAVD/CUAVD/BEDO hat
- Ggf. aus der Partnerkonstellation sich ergebende erhöhte Risiken für ein monogenes Erbleiden sind, sofern möglich, molekulargenetisch abzuklären

Literatur

Akin JW, Behzadin A, Iho SPT, McDonough PG (1991) Evidence for a partial deletion in the androgen receptor gene in a phenotypic male with azoospermia. Am J Obstet Gynecol 165: 1891–1894

Augarten A, Yahav Y, Kerem BS, Halle D, Laufer J, Szeinberg A, Dor J, Mashiach S, Gazit E, Madgar I (1994) Congenital bilateral absence of vas deferens in the absence of cystic fibrosis. Lancet 344: 1473–1474

Bonduelle M, Legein J, Buysse A, van Assche E, Wisanto A, Devroey P, van Steirteghem A, Liebaers I (1996) Prospective follow-up study of 423 children born after intracytoplasmic sperm injection. Hum Reprod 11: 1558–1564

Boué A, Gallano P (1984) A collaborative study of the segregation of inherited chromosomal structural rearrangements in 1356 prenatal diagnosis. Prenat Diagn 4: 45–67

Bourgoyne PS, Holland K, Stephens R (1991) Incidence of numerical chromosome anomalies in human pregnancy estimation from induced and spontaneous abortion data. Hum Reprod 6: 555–565

Bourrouillou G, Dastugue N, Colombies P (1985) Chromosome studies in 952 infertile males with a sperm count below 10 million/ml. Hum Genet 71: 366–367

Chubb C (1993) Genetic control of spermatogenesis and steroidogenesis. In: Desjardins C, Ewing LL (eds) Cell and molecular biology of the testis. Oxford University Press, New York Oxford, S 90–107

Cummins JM, Jequier AM (1994) Treating male infertility need more clinical andrology, not less. Hum Reprod 9: 1214–1219

De Braekeleer M, Dao TN (1991) Cytogenetic studies in male infertility: a review. Hum Reprod 6: 245–250

Dumur V, Gervais R, Rigot JM, Delomel-Vinner E, Lafitte JJ, Roussel P (1995) Congenital bilateral absence of vas deferens in absence of cystic fibrosis. Lancet 345: 200–201

Ferguson-Smith MA, Yates JRW (1984) Maternal age specific rates for chromosome aberrations and factors influencing them: report of a collaborative European study on 52,965 amniocenteses. Prenat Diagn 4: 5–44

Hall JG (1990) Genomic imprinting: review and relevance to human diseases. Am J Hum Genet 46: 857–873

Harvey J, Jacobs PA, Hassold T, Pettay D (1990) The parental origin of 47,XXY males. Birth Defects Orig Art Ser 26: 289–296

Hassold T, Arnovitz K, Jacobs PA (1990) The parental origin of the missing or additional chromosome in 45,X and 47,XXX females. Birth Defects Orig Art Ser 26: 297–304

Hinney B, Guttenbach M, Schmid M, Engel W, Michelmann HW (1997) Pregnancy after intracytoplasmic sperm injection with sperm from a man with a 47,XXY Klinefelter's karyotype. Fertil Steril 68: 718–720

Hiort O, Sinnecker GH, Holterhus PM, Nitsche EM, Kruse K (1996) The clinical and molecular spectrum of androgen insensitivity syndromes. Am J Med Genet 63: 218–222

Jenderny J (1996) Chromosomenanalyse menschlicher Spermatozoen: Spontane und induzierte Chromosomenaberrationen. Med Genetik 8: 302–309

Liebaers I, Bonduelle M, Van Asche E, Devroey PO, Van Steirteghem (1995) Sex chromosome abnormalities after intracytoplasmatic sperm injection. Lancet 346: 773

Mau UA, Bäckert IT, Kaiser P, Kiesel L (1997) Chromosomal findings in 150 couples referred for genetic counselling prior to intracytoplasmic sperm injection. Hum Reprod 12: 930–937

Mercier B, Verlingue C, Lissens W, Silber SJ, Novelli G, Bonduelle M, Andrezet MP, Ferec C (1995) Is congenitial bilateral absence of vas deferens a primary form of cystic fibrosis? Analyses of the CFTR gene in 67 patients. Am J Hum Genet 56: 272–277

Meschede D, Dworniczak B, Behre HM, Kliesch S, Claustres M, Nieschlag E, Horst J (1997) CFTR gene mutations in men with bilateral ejaculatory-duct obstruction and anomalies of the seminal vesicles. Am J Hum Genet 61: 1200–1202

Mickle J, Milunsky A, Amos JA, Oates RD (1995) Congenital unilateral absence of the vas deferens: a heterogeneous disorder with two distinct subpopulations based upon aetiolgy and mutational status of the cystic fibrosis gene. Hum Reprod 10: 1728–1735

Nagy ZP, Liu J, Joris H, Verheyen G, Tournaye H, Camus M, Derde MC, Devroey P, Van Steirteghem AC (1995) The result of intracytoplasmic sperm injection is not related to any of the three basic sperm parameters. Hum Reprod 10: 1123–1129

Nishimura H (1970) Incidence of malformations in abortions. In: Fraser FC, McKusick VA (eds) Congenital malformations. Excerpta Medica. Amsterdam New York, pp 275–283

Palermo G, Joris H, Devroey P, Van Steirteghem AC (1992) Pregnancies after intracytoplasmic injection of single spermatozoon into an oocyte. Lancet 340: 17–18

Palermo GD, Colombero LT, Schattman GL, Davis OK, Rosenwaks Z (1996) Evolution of pregnancies and initial follow-up of newborns delivered after intacytoplasmic sperm injection. JAMA 276: 1893–1897

Plachot M, Grouchy J de, Junca AM, Turleau C, Conillon P, Cohen S, Salat-Baroux J (1987) From oocyte to embryo: a model, deduced from in vitro fertilization, for natural selection against chromosome abnormalities. Ann Genet 30: 22–32

Puschek EE, Behzadian MA, McDonough PG (1994) The first analysis of exon 1 (the transactivation domain) of the androgen receptor gene in infertile men with oligospermia or azoospermia. Fertil Steril 62: 1035–1038

Rave-Harel N, Madgar I, Goshen R, Nissim-Rafinia M, Ziadni A, Rahat A, Chiba O, Kalman YM, Brautbar C, Levinson D, Augarten A, Kerem E, Kerem B (1995) CFTR haplotype analysis reveals genetic heterogeneity in the etiology of congenital bilateral aplasia of the vas deferens. Am J Hum Genet 56: 1359–1366

Retief AE, Van Zyl JA, Menkveld R, Fox MF, Kotze GM, Brusnicky J (1984) Chromosome studies in 496 infertile males with a sperm count below 10 million/ml. Hum Genet 66: 162–164

Schlegel PN, Shin D, Goldstein M (1996) Urogenital anomalies in men with congenital absence the vas deferens. J Urol. 155: 1644–1648

Society for Assisted Reproductive Technology, The American Society for Reproductive Medicine (1996) Assisted reproductive technology in the United States and Canada: 1994 results generated from the American Society for Reproductive Medicine/Society for Assisted Reproductive Technology Registry. Fertil Steril 66: 697–705

Staessen C, Coonen E, Van Assche E, Tournaye H, Joris H, Devroey P, Van Steirteghem AC, Liebaers I (1996) Preimplantation diagnosis for X and Y normality in embryos from three Klinefelter patients. Hum Reprod 11: 1650–1653

Stuhrmann M (1998) Das klinische Spektrum von Fertilitätsstörungen durch Mutationen im CFTR-Gen. Reproduktionsmedizin 14: 54–65

Sachverzeichnis